新看護学

10

成人看護［2］

血液・造血器疾患患者の看護　内分泌・代謝疾患患者の看護
脳・神経疾患患者の看護　運動器疾患患者の看護
［特論］リハビリテーション看護

● 執筆

魚住　遥
東京大学医学部附属病院看護部

尾矢　博子
新潟県立中央病院看護部

苅田　達郎
東京都立多摩総合医療センター副院長

草刈　由美子
大東文化大学教授

倉持　江美子
東京大学医学部附属病院看護師長

小林　優子
駒沢女子大学教授

近藤　泰児
東京都立多摩総合医療センター名誉院長

嶋野　ひさ子
松蔭大学准教授

鈴木　祥生
成仁会長田病院副院長

鈴木　由美
東京大学医学部附属病院看護部

鈴木　竜司
川崎すずき内科クリニック院長

髙尾　昌樹
国立精神・神経医療研究センター病院
臨床検査部・総合内科部長

高橋　奈津子
神奈川県立保健福祉大学教授

田代　千香
国際医療福祉大学助教

藤本　純子
慶應義塾大学病院

宮川　義隆
埼玉医科大学病院教授

柳井田　恭子
川崎市立井田病院副看護部長

医学書院

発行履歴

1970 年 2 月 1 日	第 1 版第 1 刷	
1971 年 2 月 1 日	第 1 版第 2 刷	
1972 年 2 月 1 日	第 2 版第 1 刷	
1974 年 2 月 1 日	第 2 版第 4 刷	
1975 年 2 月 1 日	第 3 版第 1 刷	
1977 年 2 月 1 日	第 3 版第 4 刷	
1978 年 2 月 1 日	第 4 版第 1 刷	
1980 年 4 月 1 日	第 4 版第 5 刷	
1981 年 1 月 6 日	第 5 版第 1 刷	
1983 年 2 月 1 日	第 5 版第 4 刷	
1984 年 1 月 6 日	第 6 版第 1 刷	
1987 年 1 月 6 日	第 6 版第 6 刷	
1988 年 1 月 15 日	第 7 版第 1 刷	

1990 年 3 月 1 日	第 7 版第 4 刷
1991 年 1 月 7 日	第 8 版第 1 刷
1995 年 2 月 1 日	第 8 版第 5 刷
1996 年 1 月 6 日	第 9 版第 1 刷
2001 年 2 月 1 日	第 9 版第 7 刷
2002 年 1 月 6 日	第 10 版第 1 刷
2008 年 2 月 1 日	第 10 版第 10 刷
2009 年 1 月 15 日	第 11 版第 1 刷
2012 年 4 月 1 日	第 11 版第 8 刷
2013 年 1 月 6 日	第 12 版第 1 刷
2017 年 2 月 1 日	第 12 版第 5 刷
2018 年 1 月 6 日	第 13 版第 1 刷
2022 年 2 月 1 日	第 13 版第 5 刷

新看護学 10　成人看護 2

発　　　行　2023 年 1 月 6 日　第 14 版第 1 刷 ©

著者代表　宮川義隆

発 行 者　株式会社　医学書院

　　　　　代表取締役　金原　俊

　　　　　〒113-8719　東京都文京区本郷 1-28-23

　　　　　電話　03-3817-5600（社内案内）

　　　　　　　　03-3817-5657（販売部）

印刷・製本　三美印刷

本書の複製権・翻訳権・上映権・譲渡権・貸与権・公衆送信権（送信可能化権を含む）は株式会社医学書院が保有します．

ISBN978-4-260-05001-2

本書を無断で複製する行為（複写，スキャン，デジタルデータ化など）は，「私的使用のための複製」など著作権法上の限られた例外を除き禁じられています．大学，病院，診療所，企業などにおいて，業務上使用する目的（診療，研究活動を含む）で上記の行為を行うことは，その使用範囲が内部的であっても，私的使用には該当せず，違法です．また私的使用に該当する場合であっても，代行業者等の第三者に依頼して上記の行為を行うことは違法となります．

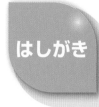

はしがき

学習にあたって

　みなさんはこれまで,「専門基礎」および「基礎看護」を通して,看護を実践するうえで必要な知識と技術,および看護従事者としての普遍的な態度について学んできた。本書「成人看護」では,「専門基礎」「基礎看護」で学んだことをふまえ,現実に健康上の障害をもった成人期の患者に対して,それぞれの知識や技術をどのように展開したらよいのかについて学習する。

　看護の対象の中心となるのは健康上の問題や課題をもった人間であり,看護はその人を中心に展開されなければならない。しかし,ひとくちに成人といっても,きわめて幅広い年齢層の人々が含まれ,男性もいれば女性もいる。また成人期は人生における活動期であり,個人がそれぞれの価値観や生活をもち,職業や学業,家事,育児などに力を注ぐ時期でもある。

　これら成人期の人々の健康をまもり,疾病や障害からの回復に向けて援助していくためには,疾患について基本的な知識を修得することが必要である。そして,患者を中心とした看護を展開するためには,人間の行動や生活,社会のシステムなど,さまざまな側面から看護を学んでいかなければならない。

　本書「成人看護」の領域では,まず「成人看護総論」を通して成人患者の特徴を理解し,その後,各系統にそって学習を展開していく。各系統別では,はじめに「看護の役割」で看護の特徴を把握したうえで,第1章で解剖生理,病態生理,検査,治療・処置などの基礎的な事項を学習する。次に第2章では主要な疾患について学ぶ。これらは,専門基礎科目において履修した知識を確認しつつ学習することが望ましい。これらの基礎知識をふまえて,第3章では診察や治療などの補助,症状への対応,疾患をもつ患者への療養指導などといった,看護の実際を学習する。

　さまざまな知識を臨床の場に適用し,それを実践能力にまで高めていくためには,たゆまぬ学習が求められる。本書は,そうした自己学習にも十分に対応できるよう配慮されている。本書での学習を通じて,さまざまな状態にある成人の患者に対して,准看護師として適切に対応し,看護を提供する能力を養ってほしい。

改訂の経過とカリキュラムの変遷

　本書は，1970(昭和45)年に准看護学生のための教科書として初版が刊行された。以来，その役割とその重要性に鑑みて，医学・看護学および周辺諸科学の発展・分化や，社会の変化などをいち早く読み取りながら，看護の質の向上に資するべく定期的に改訂を重ねてきた。あわせて，学習者の利便を考慮しながら，記載内容の刷新・増補，解説の平易化をはかり，より学びやすい教科書となるように努めてきた。幸い，このような編集方針は全国の教育施設から評価をいただき，本書を幅広く利用していただくこととなった。

　2022(令和4)年度より適用となる新カリキュラムでは，成人看護と老年看護の時間数は210時間が維持された。一方，臨地実習の留意点に「在宅などの多様な場における対象者の療養生活を学ぶ内容とする」が加わったように，成人看護においても多様な場での看護を意識した教育が求められることになった。『新看護学　成人看護』の各巻では，社会の変化に伴い要請される看護の役割を担えるよう，准看護師として求められる情報量を考慮しつつ内容の充実をはかり改訂を進めている。

改訂の趣旨

　今改訂においても，引き続き「成人看護」に関する新知見を盛り込み，内容の刷新に努めた。全体を通じて，記述はなるべく簡潔・平易なものとし，日常生活で目にすることの少ない漢字・用語については，ふりがな(ルビ)を充実させた。また，より学習に取り組みやすくするため，それぞれの系統の導入部となる「看護の役割」には，イラストや写真などを挿入して，患者のすがたと看護の役割を具体的にイメージできるようにした。さらに，前回の改訂に引きつづき，知識の定着と学習のたすけとなるよう，各章末には「復習問題」を設けた。

　なお，編集にあたって，表現の煩雑さを避けるため，特定の場合を除いて看護師・准看護師に共通する事項は「看護師」と表現し，准看護師のみをさす場合には「准看護師」とした。また保健師・助産師などを含めた看護の有資格者をさす場合には「看護者」あるいは「看護職」としたので，あらかじめご了解いただきたい。

　今後とも准看護師教育のさらなる充実・発展を目ざし，本書が適切で使いやすいテキストとなるように最善の努力を重ねてまいりたい。本書をご活用いただいた読者や有識者の皆さまより，忌憚のないご意見をお寄せいただければ幸いである。

　2022年11月

著者ら

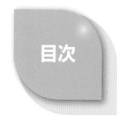

目次

血液・造血器疾患患者の看護

内分泌・代謝疾患患者の看護

看護の役割
柳井田恭子　　　　　　　　　**56**

第 **1** 章
基礎知識
鈴木竜司　　　　　　　　　　**58**

A．内分泌器官のしくみとはたらき ……… **58**

第 **2** 章

おもな疾患

鈴木竜司
71

第 **3** 章

患者の看護

柳井田恭子
109

脳・神経疾患患者の看護

看護の役割

嶋野ひさ子　　　**132**

第1章 基礎知識

鈴木祥生・髙尾昌樹　　**134**

第2章 おもな疾患

鈴木祥生・髙尾昌樹 **167**

第**3**章

患者の看護

草刈由美子・田代千香・尾矢博子・小林優子　**330**

[特論]リハビリテーション看護

第 1 章
リハビリテーションにおける看護
倉持江美子・魚住遥　**382**

第 2 章
リハビリテーションの実際
鈴木由美　**393**

第 **3** 章

患者・家族の主体性を引き出す看護

魚住遥

408

A．ADL 機能向上のための援助 …………… **408**

B．患者・家族への教育 **417**

血液・造血器疾患患者の看護

看護の役割

　血液は，血球成分として赤血球・白血球・血小板を含み，それぞれ酸素運搬，感染予防，止血機能を担っている。血液・造血器疾患では，疾患自体やその治療によって，この3種類の血球が単独で，あるいは複合して異常を生じることが多い。赤血球減少による貧血，白血球減少による易感染状態（感染しやすい状態），血小板減少による出血傾向が，血液・造血器疾患の三大症状である。この三大症状に対する看護が，血液・造血器疾患の看護ではとくに重要となる。

　血液は全身を循環して影響を及ぼすため，局所症状だけではなく，全身症状の観察が必要である。これらの症状以外にも，薬物療法の副作用によって，吐きけなどのさまざまな症状が生じる。

　血液・造血器疾患は，日常よくみられる鉄欠乏性貧血など軽症の疾患から，白血病，悪性リンパ腫，再生不良性貧血などの悪性疾患や，さまざまな難病といった生命にかかわる重篤な疾患まで多岐にわたる。近年，造血器悪性腫瘍に対し，とくに分子標的治療薬による薬物療法や造血幹細胞移植といった治療が進歩し，治癒が期待できるようになってきている。

　しかし，治療効果が得られず，予後が厳しい場合もいまだ多い。そのため患者・家族は病状や治療効果に対して不確かさを感じながら長期に療養しており，非常にストレスや不安が大きい。看護師は患者の病状，治療状況，経過に合わせて，身体的・精神的苦痛を緩和し，患者・家族と信頼関係を形成・維持できるようにかかわる必要がある。

セルフケアの●
支援
　血液・造血器疾患患者は，比較的セルフケア能力が高く保たれており，通院しながら社会生活を営んでいる患者も多いため，症状の緩和や予防，また副作用への対応に関して患者自身の果たす役割は大きい。看護師は，患者のセルフケア能力に合わせて，患者が主体的に治療に参加し，症状が管理できるようにかかわる必要がある。

合併症の予防●
　血液の悪性疾患では，疾患や薬物療法によって，骨髄での血球の産生が著しく障害される状態となる場合があり，これを骨髄抑制という。骨髄抑制があるときには，感染の拡大や重篤化によって敗血性ショック・呼吸不全となる場合や，血小板減少や凝固因子の異常によって肺出血・脳内出血などが引

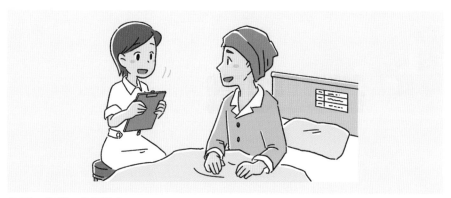

○図　患者の心理的ケア

きおこされ，危機的状況に陥る場合もある。看護師は，治療経過や日々の血液検査データを把握し，バイタルサインや患者の訴え，症状を注意深く観察し，異常の早期発見と合併症の予防に努めなければならない。

　また，この時期は発熱や貧血による転倒の危険性がある。頭蓋内出血は転倒により生じることが多いため，転倒予防のケアが必要である。

心理的側面の●
支援　造血器の悪性疾患，血液難病の患者・家族は，病名の告知を受けると，死や治療に対する不安をいだきやすい。

　とくに治療開始時は，患者は自分のおかれている状況の理解が困難である。そのため，看護師は適切に症状緩和をはかりながら，患者の身体状況と心理状況に合わせて教育的なかかわりを行う。同時に患者・家族の訴えを傾聴し，医療者もともに病気と向き合っていくという姿勢を示し，信頼関係の形成と維持に努める（○図）。

　治療を繰り返すうちに精神的にも落ち着き，薬物療法に対するセルフケア行動も確立されるようになってくる。しかし，患者は再発に対する不安や見通しの不確かさなど，さまざまな感情をいだきながら生活しているため，非常に気持ちが揺れやすく，傷つきやすい側面がある。看護師はそのことを理解してかかわる。

　状況によっては，造血幹細胞移植などのリスクの高い治療を選択する際の，意思決定支援も必要となる。また，通常の薬物療法では治療効果が乏しくなってきた場合には，今後の治療や自分の人生について患者がどのように考えているのかを傾聴し，その気持ちを尊重するようなかかわりが望まれる。

社会的側面の●
支援　血液・造血器疾患は，青年期・壮年期といった社会的役割が大きい時期の発症が比較的多いという特徴がある。職業上の役割や家庭内での役割を思うように遂行することが困難になり，さまざまな悩みや葛藤が生じやすい。場合によっては，患者自身の価値観の転換も必要になる。社会的・経済的な問題に対しては，必要に応じて医療ソーシャルワーカー（MSW）への相談や，患者会などの情報の共有を行う。治療を優先させなければいけない状況であっても，患者の社会的側面を理解し，可能な限り調整をはかる。

第1章 基礎知識

A 血液のはたらきと造血のしくみ

1 血液のなりたち

血液はヒトの生命の維持に必須である。血液量は体重の約8%を占め，体重50kgの成人では約4Lある。全血液量の3割以上を失うと，生命が危険な状態になる。

血液の成分● 血液は**血球**と**血漿**の2つの成分からなる。血球は全血液量の約45%を占める細胞成分であり，**赤血球・白血球・血小板**からなる（➡図1-1）。血漿は全血液量の約55%を占める黄色の液体成分であり，水分に加えて，アルブミン・グロブリン・凝固因子などのタンパク質，電解質，糖質，脂質などを含む。また，血液が凝固した際に分離する成分を**血清**という。血清は，血漿から凝固因子を除いたものである。

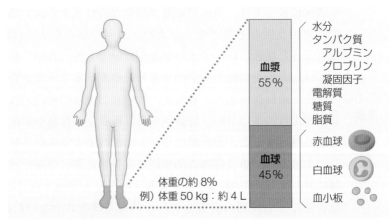

体重の約8%
例）体重50kg：約4L

血漿 55%	水分 タンパク質 　アルブミン 　グロブリン 　凝固因子 電解質 糖質 脂質
血球 45%	赤血球 白血球 血小板

➡図1-1　血液の成分

2 血液のはたらき

1 血球のはたらき

血球には赤血球・白血球・血小板があり，それぞれ固有のはたらきがある。

赤血球● 　赤血球は大きさが約 7 μm の，核をもたない細胞である。酸素の運搬に必要な**ヘモグロビン**を含む。赤血球の寿命は約 120 日とされ，古くなった赤血球は，おもに脾臓のマクロファージが処理する。

白血球● 　白血球は**顆粒球・単球・リンパ球**からなり，おもに免疫を担当する。

　①**顆粒球**　形態と機能からさらに**好中球・好酸球・好塩基球**に分類される（◯ 8 ページ，**図 1-4**）。

（1）好中球：細菌を貪食，除去するはたらきがある。

（2）好酸球：寄生虫の除去と，花粉症・気管支喘息・アトピー性皮膚炎などのアレルギー反応に関与する。

（3）好塩基球：免疫グロブリン IgE を介した即時型アレルギー反応（蕁麻疹・アナフィラキシー反応など）に関与する。

　②**単球**　異物を細胞内に取り込み，分解する力（貪食能）が強い。組織内に移行して**マクロファージ**になる。

　③**リンパ球**　機能と表面抗原によって，**T 細胞**（T リンパ球），**B 細胞**（B リンパ球），**NK 細胞**（NK リンパ球）に分類される。

（1）T 細胞：胸腺で成熟し，ウイルス感染細胞や腫瘍細胞を破壊する。T 細胞には，CD4 陽性の**ヘルパー T 細胞**と CD8 陽性の**細胞傷害性 T 細胞**がある。ヘルパー T 細胞はサイトカインを分泌し，細胞傷害性 T 細胞とマクロファージを活性化させる。また，B 細胞の抗体産生も促進する。

（2）B 細胞：リンパ節や脾臓などのリンパ組織において，抗原刺激を受けると抗体を産生する**形質細胞**（プラズマ細胞），または抗原を記憶する**メモリー B 細胞**（記憶 B 細胞）に分化する。

（3）NK 細胞：非特異的[1]にウイルス感染細胞と腫瘍細胞を攻撃する。

血小板● 　骨髄中の巨核球の細胞質のかけらであり，大きさが約 3 μm で，寿命は約 10 日間である。止血と創傷治癒において重要な役割をもつ。

2 止血と線溶

止血● 　血管が破れて出血すると，おもに血小板がはたらく**一次止血**と，凝固因子がかかわる**二次止血**がおきる。一次止血では，血管の損傷によって露出したコラーゲンに血小板が粘着し，活性化した血小板が凝集をおこす（◯ **図 1-2-**

1）特定の物質や構造，細胞などを対象とすることを特異的，対象が不特定なことを非特異的という。

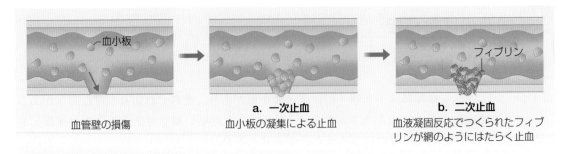

血管壁の損傷

a. 一次止血
血小板の凝集による止血

b. 二次止血
血液凝固反応でつくられたフィブリンが網のようにはたらく止血

● **図1-2 一次止血と二次止血**

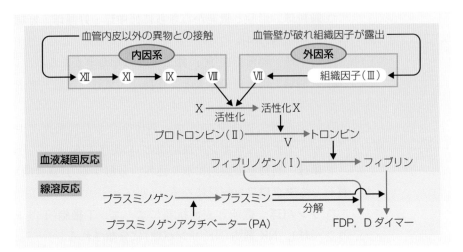

● **図1-3 血液凝固反応と線溶反応**

a)。二次止血ではさまざまな凝固因子が活性化されて産成された**フィブリン**（線維素）が，一次止血でできた血小板の凝集塊（一次血栓）を安定させて，二次血栓が形成される（● 図1-2-b）。

血液凝固反応 ● 鼻血が出てもすぐに血がとまるのは，凝固因子による**血液凝固反応**がすみやかに進むからである（● 図1-3）。凝固反応は，内因系と外因系の2つに分けられる。血管壁が破れて組織因子が露出すると，**外因系凝固反応**が活性化される。一方，**内因系凝固反応**は，第XII因子が血管内皮以外の異物に触れると活性化され，下流の第XI因子，第IX因子，第VIII因子がつぎつぎと活性化される。内因系・外因系ともに，第X因子の活性化を通じて**トロンビン**を産生

olumn

ワルファリンの作用

第II，VII，IX，X因子は肝臓における産生にビタミンKを必要とする。ビタミンK拮抗薬であるワルファリンを内服すると，これらの凝固因子が減少し，心房細動に伴う脳梗塞・深部静脈血栓症などの血栓症を予防できる。

し，さらにその作用によって，フィブリノゲン(線維素原)から血小板を網状におおうフィブリンをつくり出す。

線溶●　生体内において血栓が過剰にできると，脳梗塞・心筋梗塞などの血栓症を発症する。これを防いでいるのは，**プラスミン**がフィブリノゲン・フィブリンを分解する，**線溶**(線維素溶解)とよばれる反応である。線溶によって生じる D ダイマーとフィブリノゲン/フィブリン分解産物(FDP)は，血栓症などの凝固異常症では高値を示す。

3 造血のしくみ

造血●　血液をつくることを**造血**，造血を担う器官を**造血器**という。おもな造血器は，胎児では肝臓と脾臓であり，成人では骨髄である。すべての血液細胞は，**造血幹細胞**とよばれる未熟な細胞が成熟したものである(⊙ 8 ページ，図 1-4)。

　　血球の成熟には**造血因子**が必要である。造血因子には，赤血球の造血に必要なエリスロポエチン(EPO)，顆粒球の造血に関与する顆粒球コロニー刺激因子(G-CSF)，血小板の造血に必要なトロンボポエチン(TPO)などがある(⊙ 図 1-4)。これらの因子は人工的に生産が可能であり，治療に応用されている(⊙ 13 ページ，「造血因子投与」)。

造血器障害●　骨髄などの造血器に障害があると，血球がうまくつくられず，貧血や白血球減少症，血小板減少症を引きおこす。造血器障害のおもな原因として，造血器腫瘍・再生不良性貧血・化学療法・放射線療法などがある。

B おもな症状と病態生理

　　血液・造血器の疾患・障害によってみられる症状には，貧血や発熱，出血傾向などがある。

1 貧血

貧血とは，ヘモグロビン濃度が基準値以下に低下した状態である。WHO(世界保健機関)による基準では，成人男性は 13 g/dL 未満，成人女性は 12 g/dL 未満が貧血とされる。

　　貧血では，酸素の運搬機能が低下しているため，立ちくらみ・動悸・息切れ・疲れやすさが多くみられる。一般に，ヘモグロビン濃度が 10 g/dL 程度にまで低下すると自覚症状があらわれるが，貧血がゆっくりと進む場合には自覚症状が出ないことがある。

　　貧血の分類や貧血を示す疾患については，後述する(⊙17 ページ)。

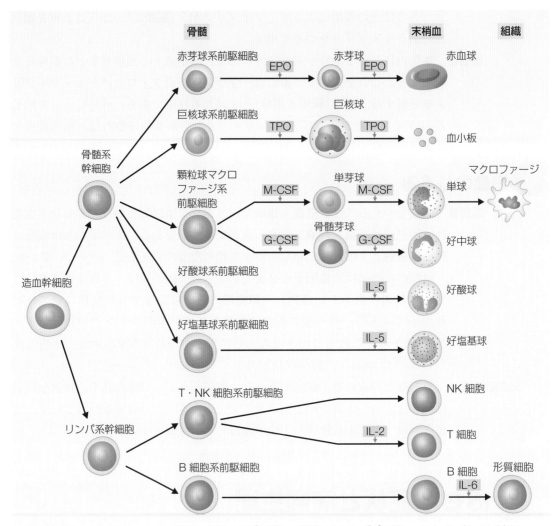

EPO：エリスロポエチン，TPO：トロンボポエチン，IL：インターロイキン，
M-CSF：マクロファージコロニー刺激因子，G-CSF：顆粒球コロニー刺激因子

◯ 図1-4 血球の分化

2 発熱

　　血液疾患がある患者で発熱がみとめられる場合，原因は感染症であること
が多い。痰・尿や血液の細菌学的検査および，胸部X線撮影などの検査を
行い，感染臓器と原因菌をすみやかに見つける必要がある。

　　なお，悪性リンパ腫では，腫瘍そのものが発熱の原因となることがあり，
これを腫瘍熱という。腫瘍熱であれば，化学療法によって腫瘍が縮小すると
解熱する。

③ 出血傾向

　血小板または凝固因子の異常によって出血しやすい状態を，**出血傾向**とよぶ。皮下出血(大きさ3mm未満の点状出血と3mm以上の斑状出血がある)や，鼻・歯肉・性器出血などのほか，血友病などの凝固因子異常症に多くみられる関節内や筋肉内の出血がある。

④ 臓器の腫脹

　血液疾患でみられる臓器の腫脹として，**リンパ節腫脹**と**脾臓腫大(脾腫)**が最も多い。

リンパ節腫脹●　リンパ節炎では圧痛があるが，悪性リンパ腫では圧痛がないことが特徴である。リンパ節は悪性リンパ腫のほか，悪性腫瘍の転移や，膠原病，感染症(結核・細菌・ウイルス)などでも腫脹するので，慎重に鑑別診断を進める必要がある。頸部のリンパ節腫脹を主訴に来院する患者の多くは，感染症による頸部リンパ節炎である。

脾腫●　脾腫は慢性骨髄性白血病・骨髄線維症・悪性リンパ腫などのほか肝硬変でもみとめられる。

⑤ 好中球減少症

　好中球数が1,500/μL以下のものを**好中球減少症**といい，500/μL以下となった場合を**無顆粒球症**という。疾患が原因であるもののほか，解熱鎮痛薬・抗菌薬・抗甲状腺薬・化学療法薬などの薬剤の影響が知られている。免疫機能が低下するため，感染症を合併しやすくなる。

　なお，38℃以上の発熱を伴う発熱性好中球減少症では，感染症が急速に悪化して死亡する危険性が高い。薬剤性の発熱性好中球減少症では，すみやかに原因薬剤を中止し，抗菌薬と好中球を増やすG-CSF製剤の投与を開始する。

C　おもな検査

　血液・造血器の検査として，それぞれの血球や骨髄・リンパ節，血液凝固・線溶の検査などがある。

① 血球の検査

　血球の測定は，自動血球計数装置を用いて行われる。おもな検査の基準値として，赤血球数(RBC)やヘモグロビン濃度(Hb)などがある(⊃表1-1)。

赤血球系●　赤血球系の検査項目には，赤血球数，ヘモグロビン濃度(Hb)，ヘマトク

表1-1　おもな血球の検査の基準値

検査項目	基準値		意味
	男性	女性	
赤血球数(RBC)	430〜570万/μL	380〜500万/μL	一定容積の血液中の赤血球数
ヘモグロビン濃度(Hb)	14〜18 g/dL	12〜15 g/dL	血液中のヘモグロビン濃度
ヘマトクリット値(Ht)	40〜50%	35〜45%	血液中の赤血球容積の割合
網赤血球(Ret)	0.5〜2%		赤血球に占める網赤血球の比率
平均赤血球容積(MCV)	81〜100 fL*		赤血球1個の体積
平均赤血球ヘモグロビン濃度(MCHC)	31〜35%		赤血球中のヘモグロビン濃度
白血球数(WBC)	4,000〜8,000/μL		一定容積の血液中の白血球数
血小板数(Plt)	15〜35万/μL		一定容積の血液中の血小板数

＊「フェムトリットル」と読む。フェムト(f)は $10^{-15}(1/10^{15})$ を示す。

リット値(Ht)，網赤血球(網状赤血球)，赤血球指数(MCVやMCHC)などがある。これらの値の検査は，貧血や多血症の診断に役だつ。

　網赤血球は，骨髄で産生されたばかりの未熟な赤血球である。再生不良性貧血では減少し，出血や溶血性貧血では高値を示す。

白血球系●　肺炎・膠原病などの炎症性疾患で白血球数は増加する。また，白血病では，白血球数が異常高値を示すことが多い。白血球数が多い場合は，その内訳となる血液像を調べる。

　未成熟の細胞である**芽球**(●8ページ，図1-4)の増加がみられれば，急性白血病が疑われる。形の異常なリンパ球(異型リンパ球)がみとめられる場合，ウイルス感染症とリンパ系悪性腫瘍などを鑑別する必要がある。好酸球増加がみられる場合は，寄生虫感染かアレルギー疾患が疑われる。

　白血球数が減少している場合は免疫不全状態にあるので，感染症対策が必要となる。

血小板数●　白血病や再生不良性貧血，特発性血小板減少性紫斑病，播種性血管内凝固症候群(DIC)では，血小板数が減少する。一方，鉄欠乏性貧血・慢性炎症・本態性血小板血症では，血小板数が増加する。

　なお，検査結果で血小板数のみが低下している場合は，採血後の凝集によって見かけ上は血小板数が少なくなる偽性血小板減少症である可能性がある。そのため，クエン酸ナトリウムが添加された血小板専用の採血管に変更するなどで鑑別する必要がある。

2 骨髄検査

　骨髄検査には，骨髄液を採取する**骨髄穿刺**と，骨組織を調べる**骨髄生検**がある。

骨髄穿刺●　骨髄穿刺は，後腸骨稜を第一選択として行う。後腸骨稜を局所麻酔し，骨髄穿刺針を用いて骨髄液をシリンジに吸引して採取する(●図1-5)。採取

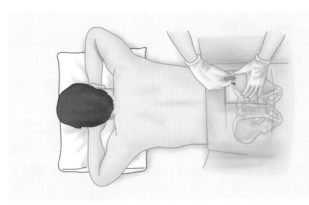

検査時は腹臥位とし，
局所麻酔後に後腸骨稜
に穿刺針をさす。

○図1-5　骨髄穿刺

した骨髄液を用いて，細胞数の測定や，塗抹標本の作製，細胞表面マーカー
検査，染色体検査，遺伝子検査などを行う。とくに白血病の診断に必要で，
外来で実施可能な検査である。

骨髄生検● 　骨髄穿刺よりも太い専用の骨髄生検針を用いて，骨組織を採取する。再生
不良性貧血や，骨髄線維症，悪性リンパ腫，悪性腫瘍の骨転移を疑う場合に
行う。凝固異常症がある場合は，検査後に筋肉内出血を合併することがある
ので，原則として禁忌である。

③ リンパ節生検

　悪性リンパ腫を疑う場合，はれているリンパ節を摘出して，病理診断を行
う。全身のリンパ節がはれている場合，摘出がしやすい頸部リンパ節が望ま
しい。健康な人でも1cm以下の腫脹をみとめることがあるので，リンパ節
生検は2cm以上のリンパ節を対象とする。

④ 血液凝固・線溶検査

血液凝固検査● 　血液凝固異常症を調べるには，内因系凝固反応を反映する**活性化部分トロ
ンボプラスチン時間（APTT）**と，外因系凝固反応を反映する**プロトロンビン
時間（PT）**を用いる。血友病では，第Ⅷ因子または第Ⅸ因子が減少するので，
APTTが延長する。播種性血管内凝固症候群（DIC）では，APTTとPTの
両者が延長し，フィブリノゲンが減少する。

線溶検査● 　線溶によって生じるFDPとDダイマー[1]を調べる。両者ともにDICと深
部静脈血栓症・肺血栓塞栓症などの血栓・塞栓症で上昇する。

───────────────────────

1）Dダイマーは凝固反応が進んで安定化したフィブリンのみから生じる。

5 細胞表面マーカー検査

　血球表面の特異的な抗原を表面マーカー（表面抗原）という。この抗原は，細胞表面に存在する特異的な分子であり，その種類に応じて CD（cluster of differentiation）番号がふられている。

　細胞表面マーカー検査では，モノクローナル抗体を用いて表面マーカーの検査を行い，急性白血病・多発性骨髄腫・悪性リンパ腫などの造血器腫瘍を鑑別診断できる。なお，造血器腫瘍の染色体検査と遺伝子検査の結果をもとに，治療反応性と生命予後を予測することもできる。

D おもな治療・処置

　血液・造血器疾患では化学療法が最も多く行われるが，ほかに放射線療法や支持療法，輸血，造血幹細胞移植も行われる。

1 薬物療法

　胃がん・肝がんなどの固形がんの治療は外科手術が中心となるが，造血器腫瘍では抗がん薬を用いた**化学療法**が中心となる。化学療法の効果は高く，急性骨髄性白血病の約 8 割は完全寛解（➡23 ページ）となり，約 3 割に根治が期待できる。一方，副作用として，吐きけや脱毛，骨髄抑制，感染症，貧血，出血傾向，不妊症がある。

　代表的な抗がん薬を➡**表 1-2** にまとめた。なお，最近では治療効果を高め，副作用を少なくした分子標的治療薬による薬物療法が増えている。

➡表 1-2　代表的な薬物療法と作用機序

		作用機序	薬剤
アルキル化薬		DNA をアルキル化して，DNA 複製を阻害	シクロホスファミド水和物，メルファラン
代謝拮抗薬		核酸合成を阻害	シタラビン，メトトレキサート
植物アルカロイド		細胞分裂に必要な微小管の形成を阻害	ビンクリスチン硫酸塩，ビンブラスチン硫酸塩
アントラサイクリン系抗生物質		トポイソメラーゼⅡを阻害	イダルビシン塩酸塩，ダウノルビシン塩酸塩，ドキソルビシン塩酸塩
分子標的治療薬	チロシンキナーゼ阻害薬	慢性骨髄性白血病の原因遺伝子 *BCR-ABL* を阻害	イマチニブメシル酸塩，ダサチニブ水和物，ニロチニブ塩酸塩水和物
	抗 CD20 モノクローナル抗体	B 細胞の表面抗原を標的とする抗体医薬	リツキシマブ，オビヌツズマブ
ビタミン A 誘導体		急性前骨髄球性白血病の原因遺伝子 *PML-RAR-α* を阻害	トレチノイン

② 放射線療法

　　放射線療法は，とくに悪性リンパ腫に対して効果が高い。根治を目ざして化学療法と併用，あるいは緩和医療としても行う。放射線をあてる領域には副作用（口内炎，胃腸炎，皮膚の色素沈着など）があらわれることがある。放射線療法は 10〜20 回に分けて行うことが多く，外来で行う場合もある。

③ 支持療法

　　化学療法に並行して，その副作用を軽減する処置がとられる。これを**支持療法**という。おもに感染の防止が目的となる。

① 抗菌薬

　　造血器腫瘍・再生不良性貧血などでは，免疫機能が低下しており，感染症対策がきわめて重要である。易感染状態では，弱毒性の病原体によっても日和見感染をおこす可能性が高い。血液疾患に伴う感染症としては肺炎と敗血症が多いが，免疫不全状態では感染症が急速に悪化して致命的になる危険性が高い。感染が疑われたら，原因菌が同定される前に広域型の抗菌薬と抗真菌薬の投与を開始する。

　　日和見感染症の原因微生物としては，緑膿菌・大腸菌などのグラム陰性桿菌や，メチシリン耐性黄色ブドウ球菌（MRSA），真菌（アスペルギルス属菌，カンジダ属菌，クリプトコッカス属菌，ニューモシスチス-イロベチー），サイトメガロウイルスなどが多い。病原菌が同定されたら，感受性のある抗菌薬に変更する。

② 造血因子

　　再生不良性貧血や，化学療法による好中球減少症に対しては，G-CSF 製剤を投与して好中球を増加させることで，感染症を予防できる。慢性腎不全による腎性貧血には，赤血球造血を刺激するエリスロポエチン製剤と，低酸素誘導性因子-プロリン水酸化酵素（HIF-PH）阻害薬が有効である。また，難治性の特発性血小板減少性紫斑病には，巨核球造血を刺激して血小板数を増やすトロンボポエチン受容体作動薬が効果を示す。

③ 輸血療法

　　手術や外傷による出血，および血液疾患による血球減少症などに対して，**輸血療法**が行われる。輸血用血液の製剤には，赤血球製剤，血小板製剤，血漿製剤があり，それぞれ治療の目的によって適応が異なる（● 表 1-3）。

　　輸血実施時には，輸血過誤を防ぐために，複数の医療従事者が患者の氏名・血液型，製剤・血液製造番号・交差適合試験結果などを，声に出して確

表1-3　おもな輸血製剤

製剤	目的	適応	貯法，有効期間
赤血球製剤（RCC）	貧血の改善	急性出血，血液疾患による貧血，慢性出血	2〜6℃，21 日間
血小板製剤（PC）	血小板数の増加	大量出血，血液疾患，DIC	20〜24℃（要振盪），4 日間
血漿製剤（新鮮凍結血漿；FFP）	凝固因子の補充	DIC，血栓性血小板減少性紫斑病，肝障害による凝固因子減少，大量輸血による希釈性凝固異常症	−20℃以下，1 年間

認することが望ましい。

　成人の場合，通常，最初の 10〜15 分間は 1 分間に 1 mL 程度，その後は 1 分間に 5 mL 程度の速さで輸血する。輸血開始後，少なくとも 5 分程度は患者の状態を観察し，急性反応の有無を確認する。また 15 分程度経過した時点で，あらためて患者の様子を観察する。輸血による副作用が発生したときは，ただちに輸血を中止し，適切な処置を行う。輸血後移植片対宿主病（●50 ページ）の予防のため，輸血用血液には放射線照射を行い，リンパ球を不活化させておく。

4 造血幹細胞移植

　造血幹細胞移植とは，正常な造血幹細胞を輸注し，造血機能を正常化させることによって，血液疾患を根治させる究極の治療法である。移植前に大量の抗がん薬投与（大量化学療法）や全身への放射線照射といった前処置により，腫瘍細胞を根絶しておく。無菌室（移植病室）を備え，移植療法の経験豊富な専門医がいる医療機関で行う。近年，造血幹細胞移植の治療成績は向上しており，5 年生存率は再生不良性貧血では 80%，急性骨髄性白血病では約 40% である。

　移植はヒト白血球抗原（HLA）[1]が一致した他人の造血幹細胞を移植する同種移植と，自分の造血幹細胞を用いる自家移植に分けられる（●表1-4）。

1 同種移植

　輸注する造血幹細胞の種類として，骨髄・臍帯血・末梢血幹細胞がある（●表1-4）。兄弟姉妹に適切なドナー（提供者）がいない場合は，骨髄バンク・臍帯血バンクを利用する。同種移植の適応となる疾患は，急性白血病・骨髄異形成症候群・再生不良性貧血などである。

　同種移植のおもな合併症として，感染症に加え，輸注したリンパ球が宿主

1）HLA：白血球をはじめとした全身の細胞表面に存在するタンパク質群で，個人によって異なる。不適合者間の移植では拒絶反応がおこる傾向が強い。両親から遺伝し，兄弟姉妹間では 1/4 の確率で一致する。血縁者以外では，HLA が完全に一致する確率は低い。

表 1-4　造血幹細胞移植の分類

	分類	概要
提供者による分類	同種移植	HLA が一致した他人の幹細胞を移植する。
	自家移植	みずからの幹細胞を移植する。
採取部位による分類	骨髄移植	全身麻酔をして骨髄 400〜800 mL を採取する。
	臍帯血移植	臍帯（へその緒）から臍帯血を採取する。
	末梢血幹細胞移植	ドナーに G-CSF を投与して造血幹細胞を末梢血中に動員し，成分献血装置を用いて採取する。

（移植を受けた側）を攻撃する反応があり，これを**移植片対宿主病**（GVHD）という。一方で，輸注したリンパ球が患者の体内にある白血病細胞を攻撃する移植片対白血病反応（GVL）もみられるため，自家移植よりも治療効果が高い。

　造血器悪性腫瘍の根治を望めるが，移植後 100 日以内に死亡する移植関連死の確率は約 30% と高く，移植療法の適応については専門医が慎重に判断する。同種移植の適応は，一般に 50 歳までといわれているが，最近では前処置で用いる抗がん薬の量を減らすことによって，50 歳以上の患者にも適応を拡大した**骨髄非破壊的移植**（ミニ移植）が増えている。

❷ 自家移植

　自分の造血幹細胞を凍結保存しておき，大量化学療法後に輸注することによって，造血機能の正常化と腫瘍の根絶による延命効果を期待する治療法である。ほとんどの場合，末梢血の造血幹細胞を移植する**自家末梢血幹細胞移植**をさす（ 表 1-4）。おもに多発性骨髄腫と悪性リンパ腫の再発・難治例に対して行う。

まとめ

- 血液は血球成分と血漿成分からなる。
- 血球には赤血球，白血球，血小板があり，それぞれ酸素の運搬，免疫，止血のはたらきがある。
- 血球は成人ではおもに骨髄において造血幹細胞から産生される。
- 血液疾患の症状には，貧血，発熱，出血，臓器の腫脹などがある。
- 診断のために，血球，骨髄・リンパ節や，凝固・線溶の検査を行う。
- おもな治療には，薬物療法，支持療法，造血幹細胞移植などがある。

復習
問題

❶ 次の文章の空欄を埋めなさい。

▶血液量はヒトの体重の約(① 　　)％ を占める。

▶血液は(② 　　)と(③ 　　)の２つの成分からなる。血球は(④ 　　)(⑤ 　　)(⑥ 　　)からなる。

▶赤血球は核をもたない細胞であり，寿命はおよそ(⑦ 　　)日である。酸素の運搬に必要な(⑧ 　　)を含む。

▶白血球はその形態と機能から(⑨ 　　)(⑩ 　　)(⑪ 　　)に分類される。

▶血液をつくる役割を担う器官を(⑫ 　　)という。おもな⑫は胎児では(⑬ 　　)と脾臓であり，成人では(⑭ 　　)である。

▶すべての血液細胞は(⑮ 　　)が成熟したものである。

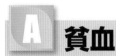

おもな疾患

血液疾患は，貧血，白血病などの腫瘍性疾患，および出血性疾患に大きく分けられる。以下では，これらにそれぞれ含まれる重要な疾患を取り上げ，その病態と症状・検査・治療を解説する。

A 貧血

貧血(● 7 ページ)を示す疾患は多く，平均赤血球容積(MCV)と平均赤血球ヘモグロビン濃度(MCHC)によって，小球性低色素性貧血，正球性正色素性貧血，大球性正色素性貧血に分けられる(● 表 2-1)。最も多い原因は，鉄欠乏性貧血である。

1 鉄欠乏性貧血

鉄の動態● 健常人の体内には，鉄が約 3 g 存在する。そのうち約 70% がヘモグロビン中のヘム鉄として赤血球に，約 30% が貯蔵鉄として肝臓・脾臓などに存在している。

1 日の食事中に含まれる鉄分は約 20 mg であり，そのうち約 1 mg が十二指腸と空腸上部から吸収される。一方，尿・便・汗から 1 日あたり約 1 mg の鉄が排泄されるので，体内の鉄量は一定に保たれている(● 図 2-1)。しかし，消化管出血・不正性器出血・過多月経などにより失う鉄分が多くなると，

● 表 2-1　貧血の種類

	小球性低色素性貧血	正球性正色素性貧血	大球性正色素性貧血
MCV(fL)	≦80	81〜100	≧101
MCHC(%)	≦30	31〜35	31〜35
鑑別すべき疾患	鉄欠乏性貧血 鉄芽球性貧血 サラセミア 慢性炎症に伴う貧血	溶血性貧血 再生不良性貧血 出血性貧血 腎性貧血	巨赤芽球性貧血
		骨髄異形成症候群	

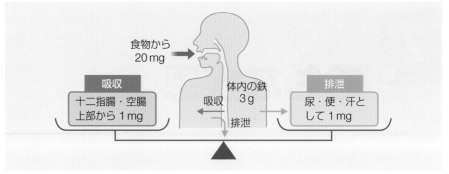

食物から
20 mg

吸収

十二指腸・空腸
上部から1 mg

体内の鉄
3 g

吸収

排泄

排泄

尿・便・汗と
して1 mg

● 図2-1　鉄の吸収と排泄のバランス(1日)

鉄欠乏性貧血をきたす。鉄欠乏性貧血を見つけたら，出血の原因となる消化管がんや子宮のがん，子宮筋腫，子宮内膜症，痔などがないか，精密検査を行う。

症状● 　立ちくらみ・息切れ・動悸・疲れやすさなどの貧血症状が主としてみられ，爪の変形(さじ状爪)，氷などをかじる異食症を合併することがある。

検査● 　小球性低色素性貧血で，血清鉄とフェリチン[1]の両者が低値を示す。

治療● 　出血の原因である基礎疾患の治療を行い，鉄剤を経口投与する。約2週間で貧血の改善がみとめられる。貧血の改善後も，フェリチン値が正常化するまで，約3〜6か月間の投与が必要である。

2 巨赤芽球性貧血

巨赤芽球性貧血は，核酸合成に必要なビタミンB_{12}，または葉酸欠乏によって生じる貧血である。骨髄中の赤芽球が大型化することからこのようによばれる(● 図2-2)。

ビタミンB_{12}は胃から分泌される内因子と結合して，回腸から吸収される。ビタミンB_{12}が欠乏するおもな原因として，①摂取不足(菜食主義者など)と，②胃全摘後や自己免疫が関与する萎縮性胃炎による内因子の欠乏がある。葉酸欠乏は，アルコール中毒者・妊婦・抗てんかん薬服用者にみられることが多い。なお，抗内因子抗体・抗壁細胞抗体による自己免疫が原因で，ビタミンB_{12}が欠乏して生じる巨赤芽球性貧血を**悪性貧血**という(● 図2-2)。

症状● 　葉酸欠乏による場合は一般的な貧血症状がみとめられる。ビタミンB_{12}欠乏による場合は，貧血症状や，消化器症状，舌の痛みと舌乳頭の萎縮を伴うハンター舌炎，しびれ・深部知覚障害・病的反射などの神経症状(亜急性

---

1) ヘモグロビンの分解後，鉄は遊離鉄となり，輸送タンパク質のトランスフェリンと結合して造血器(骨髄)や肝臓に運ばれる。この形のものを血清鉄とよぶ。肝臓に運ばれた鉄に結合して貯蔵鉄となるタンパク質をフェリチンとよぶ。

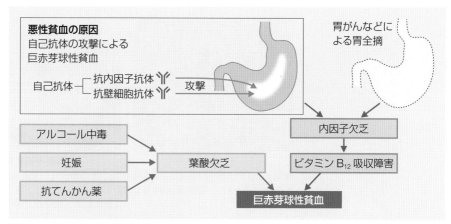

悪性貧血の原因
自己抗体の攻撃による
巨赤芽球性貧血

自己抗体 ── 抗内因子抗体
　　　　 ── 抗壁細胞抗体 ──→ 攻撃

胃がんなどに
よる胃全摘

アルコール中毒
妊娠
抗てんかん薬 ──→ 葉酸欠乏

内因子欠乏 ──→ ビタミン B_{12} 吸収障害 ──→ 巨赤芽球性貧血

◯図 2-2　巨赤芽球性貧血の病態

◯表 2-2　再生不良性貧血の種類

先天性		ファンコニ貧血
後天性	特発性	原因不明，全体の約 80%
	二次性	薬剤・放射線・化学物質が原因
	特殊型	肝炎後，または発作性夜間ヘモグロビン尿症（PNH）との合併

連合性脊髄変性症）を合併することがある。

検査●　大球性正色素性貧血で，ビタミン B_{12} または葉酸が低値を示す。末梢血には大型の赤血球と過分葉好中球が出現し，**汎血球減少症**[1]をきたすことがある。骨髄中には巨大な赤芽球がみとめられる。

治療●　悪性貧血と胃全摘後のビタミン B_{12} 欠乏に対しては，ビタミン B_{12} の筋肉内注射を行う。数日で貧血は改善傾向を示すが，外来では 2～3 か月に 1 度，注射を続ける必要がある。葉酸欠乏に対しては，葉酸製剤を経口投与する。

3　再生不良性貧血

　　再生不良性貧血は，骨髄中の造血幹細胞の障害によって造血能が低下して，汎血球減少症をきたした難治性の血液疾患である。再生不良性貧血は，先天性か後天性かにより，さらに，後天性の場合は発症の機序によって分類される（◯表 2-2）。約 80% は原因が不明（特発性）であるが，造血幹細胞移植と免疫抑制療法を行えば，予後は比較的良好である。

症状●　汎血球減少症による貧血症状・易感染状態・出血症状がおもな症状である。とくに免疫不全状態に伴う感染症の合併に注意する。

検査●　赤血球・白血球・血小板のすべてが減少する。また，造血能が低下してい

1）汎血球減少症：赤血球・白血球・血小板の，すべての系統の血球が減少すること。

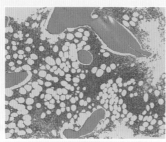 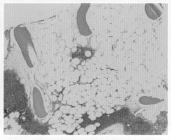

a. 健常人	**b. 再生不良性貧血**

健常人(a)と比較して, 再生不良性貧血患者の骨髄(b)は低形成(造血細胞が少ないこと)で, 脂肪髄(白色部)になっている。

(写真提供：川崎市立川崎病院　入江理恵氏)

◯ **図 2-3　再生不良性貧血の骨髄像**

るため, 網赤血球も減少する。診断には骨髄検査が必要であり, 骨髄中の有核細胞が著しく減少し, 脂肪におきかわった脂肪髄がみられる(◯ 図 2-3)。

治療● 　40 歳以下の重症例で, HLA が一致する血縁者ドナーがいれば, 造血幹細胞移植を行う。移植によって, 約 90% に根治を期待できる。40 歳以上, もしくは若年でも適切なドナーがいない場合は, 抗胸腺細胞グロブリン(ATG), シクロスポリンなどの免疫抑制薬と造血因子(G-CSF, トロンボポエチン受容体作動薬)を用いる。軽症例には, タンパク質同化ステロイド[1]などを用いることがある。なお, 必要に応じて輸血療法を行う。

4 溶血性貧血

　溶血性貧血は, 赤血球の破壊(**溶血**)が亢進し, 貧血をきたす疾患である。溶血性貧血の原因は, 先天性のものと後天性のものに分けられる(◯ 表 2-3)。最も多いのは, 赤血球膜に対する自己抗体が原因で発症する**自己免疫性溶血性貧血**(AIHA)である。AIHA には溶血がおこる温度の違いにより, 温式AIHA と冷式 AIHA(寒冷凝集素症)がある。

　家族歴がある場合は, 常染色体顕性(優性)遺伝形式をとる遺伝性球状赤血球症が疑われる。発作性夜間ヘモグロビン尿症(PNH)では, 造血幹細胞の遺伝子変異によって, 補体(免疫反応を補助する血中タンパク質群)を抑制する赤血球膜上の CD55 および CD59 抗原が失われ, 溶血をきたす。

症状● 　溶血により血中のビリルビンが上昇して黄疸となる。胆石症や脾腫を合併することもある。

検査● 　正球性正色素性貧血となる。遺伝性球状赤血球症の赤血球は球状となる。

──────────

1) タンパク質同化ステロイド：ステロイドである男性ホルモン(アンドロゲン)の男性化効果を弱め, タンパク質同化作用を増強した製剤。

○ 表 2-3　溶血性貧血の原因

原因の分類		原因となる疾患・治療
先天性	赤血球膜異常	遺伝性球状赤血球症
	ヘモグロビンの異常	サラセミア，鎌状赤血球症
	赤血球の酵素異常	グルコース-6-リン酸脱水素酵素欠損症，ピルビン酸脱水素酵素欠損症
後天性	免疫によるもの	自己免疫性溶血性貧血，新生児溶血性疾患，血液型不適合輸血，薬剤性溶血性貧血
	物理的な破壊	播種性血管内凝固症候群(DIC)，血栓性血小板減少性紫斑病(TTP)，溶血性尿毒症症候群，人工弁置換，行軍ヘモグロビン尿症(マラソンなどが原因)
	造血幹細胞の異常	発作性夜間ヘモグロビン尿症(PNH)

　溶血に共通する検査所見として，貧血のほかに，間接ビリルビン高値，網赤血球増加，血清乳酸脱水素酵素(LDH)高値，血清ハプトグロビン低値，尿中ウロビリノゲン高値がある。なお，AIHA では，クームス試験[1]が陽性となる。また，冷式 AIHA では，寒冷凝集素価が高値を示す。

治療●　温式 AIHA の治療には，副腎皮質ステロイドを用いる。冷式 AIHA は寒冷曝露を避ける。輸血が必要な症例には，抗 CD20 抗体のリツキシマブや抗補体 C1s 抗体のスチムリマブによる薬物療法を検討する。遺伝性球状赤血球症では，脾臓摘出によって貧血が改善する。なお，発作性夜間ヘモグロビン尿症には，輸血，または補体 C5 に対する抗体医薬ラブリズマブの投与を行う。

5 急性出血性貧血

　急性出血性貧血は，外傷・手術・分娩(ぶんべん)・消化管出血(吐血・下血)などで急激な出血によって貧血をきたした状態をいう。全血液量の約 30% を失うと，生命に危険が及ぶ。

症状●　一般的な貧血症状に加えて，出血量が多いと失神，ショック状態となる。

検査●　正球性正色素性貧血がみられる。

治療●　赤血球輸血に加えて，血圧維持のために生理食塩水などで細胞外液を補充する必要がある。

6 二次性貧血

　二次性貧血は，慢性感染症・膠原病・悪性腫瘍・腎疾患などの基礎疾患が原因で生じる貧血である。

症状●　一般的な貧血症状に加えて，基礎疾患による症状がみとめられる。

検査●　慢性疾患に伴う貧血(ACD)では，小球性低色素性貧血，血清鉄低値，血

1）クームス試験：患者の赤血球に結合している自己抗体を，抗ヒトグロブリン抗体を用いて凝集させることで，その有無を調べる検査をいう。

清フェリチン高値がみられる。慢性腎不全では，腎臓で産生される赤血球造血因子エリスロポエチンの分泌が減少し，正球性正色素性貧血となる(**腎性貧血**)。

治療● まず基礎疾患の治療を行う。鉄の利用障害が原因で貧血が生じているため，鉄剤の投与は無効である。腎性貧血には，エリスロポエチン製剤を皮下投与するか，経口の低酸素誘導因子プロリン水酸酵素(HIF-PH)阻害薬を処方する。

B 白血病

白血病は急激な臨床経過をとる**急性白血病**と，ゆっくりと進む**慢性白血病**に分類される。いずれも骨髄中の血液細胞の遺伝子異常が原因でおきる造血器悪性腫瘍である。

1 急性白血病

急性白血病は，**急性骨髄性白血病**(AML[1])と**急性リンパ芽球性白血病**(ALL[2])に分けられる(➡ 表2-4, 5)。急性リンパ芽球性白血病は，**急性リン**

➡ 表2-4 急性骨髄性白血病(AML)のWHO分類(2017)

1. 反復性遺伝子異常を伴うAML
　A)t(8;21)を伴うAML
　B)inv(16)またはt(16;16)を伴うAML
　C)*PML-RARA*を伴う急性前骨髄球性白血病
　D)t(9;11)を伴うAML
　E)t(6;9)を伴うAML
　F)inv(3)またはt(3;3)を伴うAML
　G)t(1;21)を伴うAML(巨核芽球性)
　　暫定疾患)*BCR-ABL1*を伴うAML
　H)*NPM1*遺伝子変異を伴うAML
　I)*CEBPA*遺伝子両アレル変異を伴うAML
　　暫定疾患)*RUNX1*遺伝子変異を伴うAML

2. 骨髄異形成関連の変化を伴うAML
3. 治療関連骨髄性腫瘍
4. AML, 非特異的
　A)未分化AML
　B)成熟傾向を伴わないAML
　C)成熟傾向を伴うAML
　D)急性骨髄単球性白血病
　E)急性単球性白血病
　F)急性赤白血病
　G)急性巨核芽球性白血病
　H)急性好塩基球性白血病
　I)骨髄線維化を伴う急性汎骨髄症
5. ダウン症候群に関連した骨髄増殖症

➡ 表2-5 急性リンパ芽球性白血病/リンパ芽球性リンパ腫(ALL/LBL)のWHO分類(2017)

1. Bリンパ芽球性白血病/リンパ腫(B-ALL/LBL)，非特異的
2. 反復性遺伝子異常を伴うBリンパ芽球性白血病/リンパ腫(B-ALL/LBL)
3. Tリンパ芽球性白血病/リンパ腫(T-ALL/LBL)
4. NK細胞リンパ芽球性白血病/リンパ腫(NK-ALL/LBL)

---

1) AML：acute myeloid leukemia の略。
2) ALL：acute lymphoblastic leukemia の略。

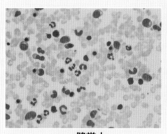 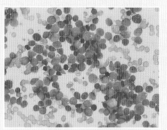

a. 健常人
有核細胞数は正常（正形成）で，骨髄球・赤芽球がみられる。

b. 急性リンパ性白血病
有核細胞が増加（過形成）している。異型性のある大型のリンパ芽球が増加し，正常な造血細胞が減少している。

（写真提供：慶應義塾大学病院中央臨床検査部　三ツ橋雄之氏・清水長子氏）

⮕ **図 2-4　急性リンパ性白血病の骨髄塗抹標本**

パ性白血病ともよばれる。

　急性白血病の患者のうち，成人の場合は 8 割が AML，小児の場合は 9 割が ALL である。染色体異常の種類により予後が異なる。

症状●　臨床経過は急速であり，感染症による発熱，貧血症状，出血症状を示す。出血症状は鼻，口腔内，皮下が多い。ALL では，リンパ節と脾臓の腫大がある。白血病細胞が急速に増加して正常な造血が抑制されるため，未治療では数週間で致命的となる。

検査●　末梢血では白血球と芽球の増加，貧血と血小板減少がある。診断には骨髄検査が必要であり，骨髄中の芽球の割合が 20% 以上となる（⮕ 図 2-4）。

治療●　急性白血病の治療の中心は，①化学療法による白血病細胞の根絶，②抗菌薬と抗真菌薬による感染症対策，③輸血による支持療法であり，病型に合わせた化学療法が用いられる。寛解導入療法により骨髄中の芽球が 5% 未満に減少し，正常な造血が回復した状態を**血液学的完全寛解**という（⮕ 図 2-5）。血液学的完全寛解のあとは，地固め療法と維持療法を行うことにより，遺伝子検査でも白血病細胞を検出できない**分子生物学的完全寛解**を目ざす。

　初回治療により完全寛解にいたる確率は約 80% であるが，再発することが多い。高齢者は合併症が多いため，強力な化学療法を行えないのが課題である。

① 急性骨髄性白血病（AML）

検査●骨髄中の芽球の 3% 以上がミエロペルオキシダーゼ反応陽性であれば，急性骨髄性白血病となる。表面マーカーは一般に CD13 または CD33 が陽性である。急性骨髄性白血病の 10% を占める**急性前骨髄性白血病（APL）**は DIC を合併する。

治療●化学療法による寛解導入療法を行う（⮕ 表 2-6）。完全寛解後は病型に応じた

◇ 表2-6　おもな急性白血病の病型と治療

病型	治療薬	備考
急性骨髄性白血病	イダルビシン塩酸塩，シタラビン	再発・難治例には造血幹細胞移植
急性前骨髄球性白血病	トレチノイン(ビタミンA誘導体)	再発・難治例には三酸化ヒ素(亜ヒ酸)
急性リンパ性白血病	ドキソルビシン塩酸塩，ビンクリスチン硫酸塩，プレドニゾロン，L-アスパラギナーゼ	フィラデルフィア染色体陽性例は予後不良で，ダサチニブの併用と造血幹細胞移植を検討

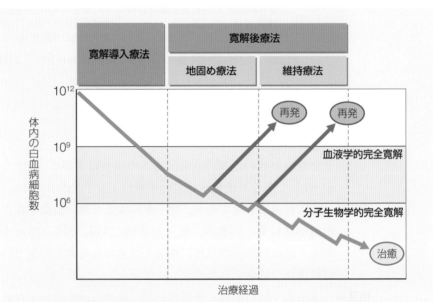

急性白血病は再発しやすいため，化学療法を繰り返し行い，白血病細胞の根絶(total cell kill)を目標にする。

◇ 図2-5　急性白血病の治療

地固め療法を行う。

　染色体の予後不良群については，50歳以下でドナーがいれば第一寛解期に造血幹細胞移植を検討する。予後良好群は再発時に，造血幹細胞移植を検討する。

　染色体転座 t(15;17)をもつ急性骨髄性白血病に対しては，全トランス型レチノイン酸(ATRA)と亜ヒ酸が有効である。ATRAと亜ヒ酸による治療では，白血病細胞が急速に成熟するため，これにより急性呼吸不全・急性腎不全・体重増加などの分化症候群を合併することがある。

② 急性リンパ芽球性白血病(ALL)

検査●ペルオキシダーゼ反応陽性となる骨髄中の芽球が3%未満の場合は，急性リンパ芽球性白血病と診断する。急性リンパ芽球性白血病の20%はフィラデルフィア染色体(◇ 図2-6)が陽性で，予後不良である。

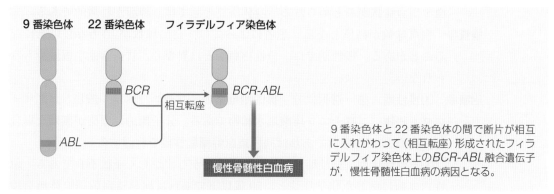

9 番染色体　22 番染色体　フィラデルフィア染色体

BCR
相互転座
ABL
BCR-ABL

慢性骨髄性白血病

9 番染色体と 22 番染色体の間で断片が相互に入れかわって（相互転座）形成されたフィラデルフィア染色体上の*BCR-ABL*融合遺伝子が，慢性骨髄性白血病の病因となる。

○ 図 2-6　フィラデルフィア染色体（模式図）

治療● 化学療法による寛解導入療法を行う（○ 24 ページ，表 2-6）。再発例に対しては，分子標的治療薬であるブリナツモマブ[1]による免疫療法が有効である。また，若年 ALL 患者の T 細胞から遺伝子組換え技術により作製したキメラ抗原受容体発現 T 細胞（CAR-T）による治療も行われ，その効果は造血幹細胞移植に匹敵する。そのほか，CD22 を標的とする抗体にカリキアマイシンを結合させた抗体薬物複合体も有望である。

　フィラデルフィア染色体陽性 ALL の場合は，チロシンキナーゼ阻害薬により約 90％ に完全寛解を期待できる。ただし，早期に再発するため，ドナーがいれば同種造血幹細胞移植を行う。

　小児 ALL は，強力な化学療法を繰り返すことにより，約 9 割に長期生存を期待できる。

2 慢性白血病

　慢性白血病は，慢性骨髄性白血病と慢性リンパ性白血病に分けられる。急性白血病と異なり，年単位でゆっくりと進行する。

1 慢性骨髄性白血病

　慢性骨髄性白血病は，**フィラデルフィア染色体**をもつ造血幹細胞が腫瘍性に増殖する疾患である。無治療の場合，5 年程度，慢性期を維持するが，芽球が増加する移行期を経て，やがて急性白血病に移行（**急性転化**）する。分子標的治療薬の登場によって，慢性骨髄性白血病の 10 年生存率は約 90％ と劇的に向上した。

症状● 　症状に乏しく，健康診断などで白血球数高値を指摘されて，偶然見つかることがある。急性転化例では，急性白血病と同じく，感染症による発熱・貧

1）ブリナツモマブは，腫瘍細胞を破壊する T 細胞を芽球に近づけるはたらきをもつ。

血・出血症状がみとめられる。身体所見としては，脾腫が特徴的である。

検査● 　白血球数が高値となる。患者によっては，白血球数が 10 万/μL 以上になることがある。慢性期では，急性白血病とは異なり，貧血も血小板減少もみられない。

治療● 　①慢性期　第一選択は分子標的治療薬のイマチニブメシル酸塩[1]，ダサチニブ水和物，ニロチニブ塩酸塩水和物である。分子標的治療薬が無効な場合は，50 歳以下の患者であれば同種造血幹細胞移植を検討する。

　②急性転化期　慢性期とは異なり，治療がむずかしく予後不良である。急性白血病に準じた化学療法と，50 歳以下であれば同種造血幹細胞移植を検討する。

❷ 慢性リンパ性白血病

　慢性リンパ性白血病は，白人では白血病の約 30% を占めるが，日本人では白血病の約 3% と，まれな疾患である。高齢者に多く，ゆっくりと進行するため，未治療で経過観察することが多い。本疾患では，異常 B 細胞の増加によって，免疫グロブリンの減少，T 細胞の機能低下をきたし，感染症にかかりやすくなる。

症状● 　初期には自覚症状に乏しいが，異常 B 細胞が増えるとリンパ節と脾臓が軽度に腫大する。進行すると，発熱・貧血・血小板減少症を合併する。

検査● 　CD5 陽性 B 細胞の増加と，免疫グロブリンの低下がみとめられ，進行例では貧血・血小板減少がみられる。

治療● 　症状がなければ，経過観察を行う。発熱や，リンパ球の急激な増加，貧血と血小板減少の進行，全身状態の悪化をきたした場合，フルダラビンリン酸エステル，シクロホスファミド水和物，経口 BTK[2]阻害薬のイブルチニブ，リツキシマブなどによる化学療法を行う。

❸ 成人 T 細胞白血病リンパ腫（ATLL）

　成人 T 細胞白血病リンパ腫（ATLL）はレトロウイルスのヒト T リンパ球向性ウイルス 1（**HTLV-1**，ヒト T 細胞白血病ウイルス 1 型）が原因となり，T 細胞が腫瘍性に増殖する造血器悪性腫瘍である。わが国では，とくに九州・沖縄地方に多く，おもに母乳を介して感染する。母子感染を防ぐために，授乳を避ける必要がある。また性行為でも感染し，とくに男性から女性に感染しやすいため，コンドームによる感染予防が望ましい。

　国内には約 100 万人の HTLV-1 感染者がいるが，成人 T 細胞白血病を発症するのは約 3% であり，キャリア全員が発症するわけではない。原因は同

---

1) イマチニブメシル酸塩：イマチニブメシル酸塩は，BCR-ABL タンパク質の酵素活性を抑制することで白血病を治療する。
2) ブルトン型チロシンキナーゼ（BTK）：B 細胞の成熟に重要な役割をもつ酵素。

じ HTLV-1 であるが，患者によって白血病または悪性リンパ腫と異なる病型で発症する。急性型・慢性型・くすぶり型・リンパ腫型に分類される。発症時から化学療法に抵抗性を示すため，予後は不良である。

症状●　発熱・皮疹やリンパ節腫大・肝臓腫大・脾腫がみられる。進行すると，急性白血病や悪性リンパ腫のように，貧血や，血小板減少症，全身状態の悪化を呈する。

検査●　末梢血に，核に切れ込みがある花弁状の特徴的な白血病細胞が出現する。そのほか，高カルシウム血症，可溶性インターロイキン-2(sIL-2)受容体高値，HTLV-1 抗体陽性を示す。確定診断には，遺伝子検査を行って白血病細胞に HTLV-1 が組み込まれていることを確認する。

治療●　くすぶり型・慢性型は症状に乏しく，経過観察を行う。急性型・リンパ腫型には，多剤併用化学療法を行う。50 歳以下でドナーがいれば，同種造血幹細胞移植を検討する。高カルシウム血症の補正には，生理食塩水・ループ利尿薬・ビスホスホネート製剤の投与を行う。

C その他の造血器腫瘍

造血器腫瘍では白血病が代表的であるが，そのほかに骨髄異形成症候群や多発性骨髄腫などがある。

1 骨髄異形成症候群(MDS)

骨髄異形成症候群(MDS[1])は，造血幹細胞の後天的な異常による血球減少[2]と，急性白血病への移行を特徴とする。染色体または遺伝子の異常によって，血球は正常と異なる形態(異型性)を示し，血球が正常に成熟できない(無効造血)ため，血球減少をきたす。なお，約 30% が急性白血病に移行するので，白血病の前がん病変とされる。高齢者に多く，ほとんどが原因不明であるが，悪性腫瘍に対する放射線・化学療法後に発症することもある。人口の高齢化に伴い，患者数が増加している。

症状●　減少する血球の種類に応じて，免疫機能低下に伴う感染症，貧血症状，出血症状がある。

検査●　正球性正色素性または大球性正色素性貧血を示す。病型によっては，貧血に加えて白血球または血小板の減少を伴うこともある(◯ 表2-7)。また骨髄検査を行うと，約 50% に染色体異常と骨髄細胞の異型性がみられる。骨髄中の芽球が 20% 以上に増えれば，急性白血病と診断する。

1）MDS：myelodysplastic syndrome の略。
2）ヘモグロビン濃度 10 g/dL 以下，好中球数 1,500/μL 以下，血小板数 10 万/μL 以下が基準。

⊃ 表 2-7　骨髄異形成症候群の WHO 分類（2016）

病型	骨髄所見
1 系統の血球の異形成を伴う不応性血球減少症（RUCD）：不応性貧血（RA），不応性好中球減少症（RN），不応性血小板減少症（RT）	1 系統の血球のみに異形成，芽球<5%，環状鉄芽球<15%
環状鉄芽球の増加を伴う不応性貧血（RARS）	赤芽球系のみに異形成，芽球<5%，環状鉄芽球≧15%
多系統の異形成を伴う不応性血球減少症（RCMD）	2 系統以上で 10% 以上の細胞に異形成，芽球<5%
芽球増加を伴う不応性貧血-1（RAEB-1）	芽球 5〜9%
芽球増加を伴う不応性貧血-2（RAEB-2）	芽球 10〜19%
分類不能型 MDS（MDS-U）	1 系統以上で 10% 未満の細胞に異形成，芽球<5%
5 番染色体欠損だけを伴う MDS（5q⁻）	5 番長腕染色体欠損，巨核球が正常または増加，芽球<5%

⊃ 表 2-8　多発性骨髄腫と原発性マクログロブリン血症の比較

	多発性骨髄腫	原発性マクログロブリン血症
病変部位	骨髄	リンパ節と骨髄
増加するモノクローナルタンパク質	IgG 型，IgA 型，ベンス=ジョーンズ型（まれに IgD 型，IgE 型）	IgM
病的骨折	多い	ない
腎障害	多い	少ない
過粘稠度症候群	少ない	多い

治療●　低リスク群に対しては，経過観察しながら造血因子の投与などを行う。高リスク群では急性白血病への移行も多いため，急性白血病に準じた治療も検討する。

　病型・染色体異常・輸血依存性から，国際予後スコアリングシステム（IP-SS-R）を用いて，生存期間と急性白血病への移行を予測することができる。

② 多発性骨髄腫

　B 細胞が成熟して抗体（免疫グロブリン）を産生するようになった細胞を形質細胞という（◎8 ページ，図 1-4）。**多発性骨髄腫**は，形質細胞が骨髄で腫瘍性に増殖する造血器悪性腫瘍である。60 歳以上の高齢者に多く，造血器腫瘍の約 10% を占める。増加するモノクローナルタンパク質（M タンパク質）の免疫グロブリン（Ig）の種類によって，IgG 型・IgA 型・ベンス=ジョーンズ型などに分けられる（IgD 型・IgE 型もあるが，きわめてまれである）。骨髄腫によって腫瘍性に異常増殖した形質細胞（骨髄腫細胞）が破骨細胞を活性化させるため，病的骨折を合併することが多い（◎表 2-8）。

　なお，高齢者の約 10% に病的意義が不明なモノクローナルタンパク質血症（MGUS）がみられるが，年に 1% の割合で骨髄腫に移行することから，MGUS は前がん病変と考えられている。

症状● 　貧血症状と，腰椎圧迫骨折による腰痛が多い。病気が進行すると，免疫機能低下に伴う感染症による発熱や，腎障害，高カルシウム血症による意識障害を合併することもある。

検査● 　正球性正色素性貧血，血清中にモノクローナルタンパク質増加を示す。頻度が最も高い IgG 型骨髄腫では，血中 IgG が高値を示し，IgM と IgA は減少する。ベンス=ジョーンズ型では，血中の免疫グロブリンは正常であり，尿中に免疫グロブリン軽鎖由来のベンス=ジョーンズタンパク質をみとめ，腎障害を合併しやすい。

　骨髄腫の診断には骨髄検査を行い，骨髄中に異型性のある形質細胞の腫瘍性増殖を確認する。また，骨の X 線検査を行い，腰椎などの病的骨折の有無を確認する。

治療● 　65 歳以下では，RD 療法（ボルテゾミブ＋レナリドミド＋デキサメタゾン）などによる寛解導入療法を行う。さらに，自家末梢血幹細胞移植を行うことによって，生命予後を約 5 年程度延長することができる。65 歳をこえると合併症が多くなり，自家移植による生命予後の改善効果が明らかでない。

　なお，移植適応がない高齢者に，サリドマイド，サリドマイド誘導体のレナリドミド水和物，ボルテゾミブ，抗 CD38 抗体（ダラツムマブ，イサツキシマブ）が効果を示す。病的骨折の予防および高カルシウム血症に対しては，ビスホスホネート製剤のゾレドロン酸水和物の静脈内注射を行う。高齢の患者が多いため，同種造血幹細胞移植の効果と安全性は確立していない。

③ 原発性マクログロブリン血症

　原発性マクログロブリン血症は，B 細胞性腫瘍の 1 つであり，IgM を産生する形質細胞様の B 細胞が腫瘍性に増殖する疾患である（⊕表 2-8）。

症状● 　血清中に IgG よりも分子量が大きい IgM が増加するため，血液の粘稠度が増し，頭痛・めまい・視力障害・出血傾向といった**過粘稠度症候群**を示す。また全身のリンパ節腫大・肝脾腫を伴う。

検査● 　正球性正色素性貧血と，血清 IgM のモノクローナルな増加などを特徴とする。リンパ節と骨髄中に，B 細胞の腫瘍性増殖がみとめられる。眼底所見として，ソーセージのように怒張した網膜静脈が確認できる。

治療● 　症状がなければ経過観察でよいが，症状がある場合は，アルキル化薬，プロテアソーム阻害薬のボルテゾミブ，BTK 阻害薬のチラブルチニブ，CD20 抗体のリツキシマブの投与を検討する。過粘稠度症候群が重度の場合は，血漿交換療法を行う。

④ 悪性リンパ腫

　悪性リンパ腫は，おもにリンパ節や脾臓などのリンパ系組織で，リンパ球が腫瘍性に増殖する造血器悪性腫瘍である。予後が良好な**ホジキンリンパ腫**

⊃ 表2-9　悪性リンパ腫の種類と特徴

	ホジキンリンパ腫	非ホジキンリンパ腫
ホジキン細胞とリード-スタンバーグ細胞	有	無
病変と広がり方	頸部リンパ節に多く，鎖骨上，縦隔に連続性に広がる。	あらゆるリンパ節（一部は胃・中枢神経などのリンパ節以外の臓器）から発生し，非連続性に広がる。
好発年齢	20歳代と60歳代	60歳代
割合	10%	90%
おもな化学療法	ABVD療法，抗CD30抗体	B細胞性にはR-CHOP療法，T細胞性にはCHOP療法。
予後	良好	不良であることが多い。

と，高齢者に多く予後不良な**非ホジキンリンパ腫**に分けられる（⊃ 表2-9）。腫瘍が限局する場合は，薬物療法と放射線療法を併用する。腫瘍が全身に広がる進行期では，薬物療法を行う。

① ホジキンリンパ腫

　ホジキンリンパ腫は，リンパ節内に特徴的な大型の腫瘍細胞であるホジキン細胞（単核）とリード-ステルンベルグ細胞（多核）が存在する，悪性リンパ腫である。20歳代と60歳代に多い。

症状●　無痛性のリンパ節腫大を頸部にみとめる。発熱・寝汗・体重減少などの全身症状は**B症状**といわれ，予後不良因子の1つである。

検査●　悪性リンパ腫の腫瘍マーカーである可溶性インターロイキン2（sIL-2）受容体が高値となる。診断にはリンパ節生検を行い，ホジキン細胞とリード-ステルンベルグ細胞，反応性に増殖したリンパ球を確認する。また，CT検査やPET-CT検査で腫瘍の広がりを確認する（⊃ 図2-7）。病期診断は，骨髄検査を行う。

治療●　病変が限局している場合には，ABVD療法（ドキソルビシン塩酸塩〔アドリアマイシン〕＋ブレオマイシン塩酸塩＋ビンブラスチン硫酸塩＋ダカルバジン）と放射線療法を併用する。進行期ではABVD療法のみを行う。ブレオマイシン塩酸塩による肺障害を避けるため，微小管阻害薬が結合した抗CD30抗体のブレンツキシマブ ベドチンが使われることも多い。5年生存率は，約80%と予後良好である。

② 非ホジキンリンパ腫

　悪性リンパ腫のうち，ホジキンリンパ腫以外のものを非ホジキンリンパ腫という。病理学的には，増殖する腫瘍細胞の起源に基づき，B細胞性，T細胞性，NK細胞性に分類される（⊃ 表2-10）。臨床的には，悪性度に基づく分

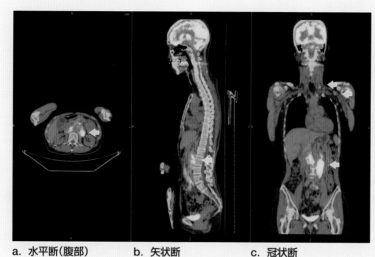

左右頸部，左鎖骨上から左右腋下，腸間膜リンパ節に病変(水色矢印)をみとめる。

a. 水平断(腹部)　　　b. 矢状断　　　c. 冠状断

⬱ 図 2-7　悪性リンパ腫(ホジキンリンパ腫)の画像検査(PET-CT)

⬱ 表 2-10　おもな非ホジキンリンパ腫

分類	悪性度	病型	病変部位	特徴
B 細胞性	低悪性度	MALT リンパ腫	胃に多い	胃 MALT リンパ腫は，ヘリコバクター-ピロリの除菌療法によって約半数が治癒する。
		濾胞性リンパ腫	リンパ節	非ホジキンリンパ腫の約 20%。
	中悪性度	びまん性大細胞型リンパ腫	おもにリンパ節だが消化管にも発生	非ホジキンリンパ腫の約 60%。
	高悪性度	バーキットリンパ腫	リンパ節	腫瘍の増殖が速い。
T 細胞性	低悪性度	菌状息肉症　セザリー症候群	皮膚	菌状息肉症は皮膚に限局し，セザリー症候群は白血化した状態。

　類がよく使われる。

症状● 　無痛性のリンパ節腫大を頸部にみとめる。B 症状がみられれば予後不良である。

検査● 　ホジキンリンパ腫に準ずる。リンパ節生検で異型性のある細胞の増殖がみられるが，ホジキン細胞とリード-ステルンベルグ細胞は存在しない(⬱ 図2-8)。

治療● 　低悪性度リンパ腫である胃原発の MALT(粘膜関連リンパ組織)リンパ腫には，ヘリコバクター-ピロリの除菌療法を行う。濾胞性リンパ腫は，限局期には放射線治療を，進行期にはベンダムスチンとリツキシマブによる BR 療法を行う。

　びまん性大細胞型 B 細胞リンパ腫は，限局期であれば R-CHOP 療法 3 サイクル後に放射線照射，進行期であれば R-CHOP 療法の 6〜8 サイクル強化により，約 50% に長期生存を期待できる。高悪性度のバーキットリンパ腫

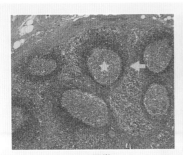
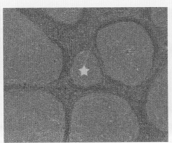

a. 正常

b. 濾胞性リンパ腫（低悪性度）

c. びまん性大細胞型リンパ腫（中悪性度）

正常のリンパ節の皮質には，胚中心（図中☆印）を伴う濾胞構造がある（図中黄色矢印）。

濾胞性リンパ腫では，胚中心様構造の密な増加をみとめる。

びまん性大細胞型リンパ腫では，正常構造がなくなり，腫瘍細胞の浸潤でおきかわる。

（写真提供：川崎市立川崎病院　入江理恵氏）

◐ 図 2-8　非ホジキンリンパ腫のリンパ節病理所見

は，化学療法の進歩によって約 80％ が長期生存できるようになった。T 細胞性・NK 細胞性は，化学療法の効果が乏しく予後不良である。

5 骨髄増殖性腫瘍

　骨髄細胞が後天性の遺伝子異常によって腫瘍性増殖を示し，多血症・白血球増加・血小板増加などを示す造血器悪性腫瘍を，**骨髄増殖性腫瘍**という。健常人では造血因子が受容体に結合すると，細胞内シグナル伝達経路が活性化して，骨髄中の血液細胞が増殖・分化する。しかし骨髄増殖性腫瘍では，細胞内の *JAK2*（チロシンキナーゼ），*MPL*（トロンボポエチン受容体），*CALR* 分子シャペロン遺伝子に突然変異があるため，造血因子が受容体に結合しなくてもつねに活性化している。そのため，多血症・白血球増加・血小板増加をきたす。骨髄増殖性腫瘍には，真性赤血球増加症，本態性血小板血症，骨髄線維症と慢性骨髄性白血病（◐ 25 ページ）がある。

1 真性赤血球増加症

　真性赤血球増加症は造血器悪性腫瘍の 1 つで，骨髄中の赤芽球が腫瘍性に増殖し，赤血球が増加する**多血症**をきたす病態である。脱水やストレス多血症と区別する必要がある。予後は良好であるが，10 年以上経過すると約 10％ が骨髄線維症や急性白血病に移行する。

症状● 　多血症による顔のほてり，頭痛，耳鳴り，めまいが多い。血栓症や皮膚瘙痒症，軽度の脾腫を合併することがある。

検査● 　ヘモグロビン濃度（Hb）が上昇し，男性で 16.5 g/dL 以上，女性で 16.0 g/dL 以上になる。約 90％ に遺伝子変異（*JAK2　V617F*）がみられ，白血球・

血小板増加を伴うことが多い。骨髄は過形成であり，骨髄細胞の異型性はみられない。フィラデルフィア染色体(⊙25ページ)は陰性である。

治療● ヘマトクリット(Ht)が50%以下になるまで，1回あたり400 mLの瀉血[1]を毎月1回行う。瀉血が無効な場合，ヒドロキシカルバミドによる化学療法を行うか，JAK阻害薬のルキソリチニブリン酸塩を投与する。血栓症予防には，低用量アスピリンが有効である。

② 本態性血小板血症

本態性血小板血症は，骨髄中の巨核球が腫瘍性に増殖し，血小板が増加する造血器悪性腫瘍である。骨髄増殖性腫瘍のうち，最も予後が良好である。真性赤血球増加症と異なり，骨髄線維症や急性白血病に移行することはまれである。

症状● 症状がないことが多いが，血小板数が100万/μL以上では，頭痛・耳鳴り・めまいや，指先の循環不全による痛み(肢端紅痛症)を伴うことがある。約1/3の症例で脳梗塞・心筋梗塞などの血栓症を合併する。

検査● 血小板数が45万/μL以上に増加する。骨髄では，異型性のない大型の巨核球の増加がみとめられる。約50%に*JAK2*遺伝子の*V617F*変異がみられる。フィラデルフィア染色体は陰性である。

治療● ヒドロキシカルバミドまたはアナグレリド塩酸塩を用いた薬物療法により，血小板数を60万/μL以下に保つ。

③ 骨髄線維症

骨髄線維症は骨髄増殖性腫瘍の一種で，骨髄の線維化を特徴とする。異型性のある巨核球が分泌するサイトカインが，線維芽細胞[2]を刺激してコラーゲンを増やし，骨髄が線維化する難病である。

症状● 貧血・巨大脾腫・肝腫大が特徴である。

検査● 末梢血では，正球性正色素性貧血や，異常赤血球(涙滴赤血球，有核赤血球)，芽球を含む未熟な骨髄球系細胞，巨核球がみられる。骨髄においては線維化が進行しており，骨髄穿刺では骨髄液が吸引採取できない(ドライタップという)ため，骨髄生検を行い，骨髄中の線維が増えていることを鍍銀染色で確認する。約50%に*JAK2*遺伝子の*V617F*変異がみられる。フィラデルフィア染色体は陰性である。

治療● 50歳以下でドナーがいれば，造血幹細胞移植が唯一の根治療法であるが，実際には適応が限られるため，輸血，タンパク質同化ステロイドを用いる。脾腫による腹痛が悪化した場合は，脾臓への放射線照射を行う。平均生存期

1）瀉血：静脈から血液を体外に出す治療法。
2）線維芽細胞：結合組織の主要成分であるコラーゲン線維や弾性線維を産生する細胞。

間は約 5 年であり，約 30% は急性白血病に移行し，致命的になる。JAK 阻害薬のルキソリチニブリン酸塩が有効である。

D 出血性疾患

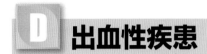

出血性疾患とは，血小板または凝固因子の不足により，出血症状をきたすものである。適切な治療を行うために，出血症状の原因をよく調べることが必要である。

1 特発性血小板減少性紫斑病(ITP)

特発性血小板減少性紫斑病(ITP)は，免疫学的機序により血小板数が減少する自己免疫疾患である。従来は自己抗体が付着した血小板が脾臓で破壊されることがおもな病態とされてきたが，近年，自己抗体が巨核球の成熟を抑制すること，さらに巨核球造血因子であるトロンボポエチンの不足によって巨核球が造血不全状態になることも原因であると明らかにされた。

小児では自然治癒する急性型が多いが，成人では 90% が慢性型となる。女性は男性より約 3 倍多く，女性の好発年齢は 30 歳代と 60 歳代である。

症状 四肢の皮下出血が多い。血小板数が 2 万/μL 以下になると，鼻出血・口腔内出血・月経過多などがみられることがある。

検査 白血球と赤血球は正常であるが，血小板数が 10 万/μL 以下に減少する。高齢者では，同じように血小板数が低下する骨髄異形成症候群(◐ 27 ページ)との鑑別のために，骨髄検査を行う。ITP の骨髄標本では，芽球数は正常で，異型性もなく，巨核球数は血小板付着像を欠くことが多い。染色体異常はない。

治療 小児にみられる急性 ITP の約 90% は，自然に軽快する。成人 ITP では，血小板数 3 万/μL 以上ならば出血の危険性が低いため経過観察でよいが，血小板数 3 万/μL 以下または出血症状がある場合には，以下の治療を行う。

(1) ヘリコバクター–ピロリ除菌療法：ヘリコバクターピロリ感染者は，除菌療法によって約半数が治癒する。

(2) 副腎皮質ステロイド製剤：ヘリコバクターピロリ感染がない，もしくは除菌療法が無効な場合は，プレドニゾロンを用いる。約 80% に有効である。

(3) 脾臓摘出術または造血因子投与：副腎皮質ステロイド製剤が無効な場合は，脾臓摘出術(脾摘)または巨核球造血を刺激して血小板数を増やすトロンボポエチン受容体作動薬を用いる。脾臓摘出術により約 70% に根治が期待できる。

(4) リツキシマブ：脾臓摘出術を望まない患者に向いており，約 60% に有

効である。

(5) 緊急時の対応：血小板数が 1 万/μL 以下で出血症状が強い場合，手術，分娩時には，γグロブリン大量療法を行う。緊急時には血小板輸血とステロイドパルス療法を併用してよい。

2 血友病

　　血友病は，凝固因子の第Ⅷ因子または第Ⅸ因子が先天的に欠乏しているために，出血傾向を示す凝固異常症である。第Ⅷ因子欠乏症を**血友病 A**，または第Ⅸ因子欠乏症を**血友病 B** という。**X 連鎖潜性（劣性）遺伝**のため，原則として男子にのみ発症し，女子は保因者（キャリア）となる。

　　なお，まれな疾患であるが，第Ⅷ因子に対する阻害物質（インヒビター）となる自己抗体による血友病を，後天性血友病 A という。

症状●　皮下出血はほとんどなく，関節内か筋肉内の出血が特徴である。鼻出血，抜歯後の止血困難で見つかることが多い。

検査●　出血傾向があるにもかかわらず，血小板数は正常である。内因系凝固反応異常のため活性化部分トロンボプラスチン時間（APTT）が延長し，外因系凝固反応のプロトロンビン時間（PT）は正常である。

治療●　成人になっても，小児科に通院することが多い。出血時や運動時には，血液凝固因子製剤を投与する。中等症以上には，血液凝固因子製剤を定期的に家庭で静脈内注射する。近年，血友病 A に対して皮下投与が可能な抗体医薬エミシズマブが実用化された。

3 フォン＝ヴィレブランド病

　　フォン＝ヴィレブランド病（VWD）は，一次止血に必要な**フォン＝ヴィレブランド因子**（VWF）の先天的異常によって，出血傾向を示す疾患である。常染色体顕性（優性）遺伝の形式をとる。血管が破れて皮下組織に血小板が粘着する際に必要な VWF が減少し，出血時間が延長する。

症状●　鼻出血が最も多く，皮下・歯肉・消化管出血，過多月経がみられることもある。

検査●　出血時間は延長するが，血小板数は正常である。APTT は延長することもあるが，PT は正常である。確定診断は，第Ⅷ因子活性の低下と VWF の活性低下による。

治療●　日ごろの治療は不要であるが，抜歯や手術などの出血時には VWF を多く含む第Ⅷ因子製剤または VWF 製剤（遺伝子組換え）を投与する。軽症例では，デスモプレシン酢酸塩水和物（DDAVP）を静脈内注射すると，血管内皮からVWF が放出されて，止血される。

播種性血管内凝固症候群（DIC）

　　　播種性血管内凝固症候群（DIC）は，感染症（おもに敗血症）や悪性腫瘍，産科疾患（胎盤早期剝離，稽留流産など），熱傷などによって生じる。凝固反応が亢進して，全身の微小血管に血栓が多発し，多臓器不全にいたるとともに，凝固因子と血小板が凝固反応の亢進によって消費されて減少するため，全身に強い出血症状を示す重篤な疾患である。血栓症と出血症状の両者を合併するため，致死的になることが多い。

症状●　基礎疾患の症状に加えて，臓器虚血症状と出血症状を示す。
　（1）虚血症状：脳梗塞による麻痺・意識障害，肺の微小血管障害による呼吸困難，心血管障害によるショック状態，急性腎不全による尿量減少。
　（2）出血症状：頭蓋内・肺・消化管出血は致命的である。軽症なものとしては皮下・鼻・口腔内出血がみられる。

検査●　血小板数の低下，APTT と PT の延長，フィブリノゲン低値，FDP と D ダイマーの高値を示す。補助診断として，アンチトロンビン（AT）低値，トロンビン-アンチトロンビンⅢ複合体（TAT）高値，プラスミン-プラスミンインヒビター複合体（PIC）高値がある。

治療●　基礎疾患の治療をせずに DIC が改善することはないので，基礎疾患の治療を最優先させる。臓器虚血症状が強い場合は，抗凝固療法としてヘパリン，低分子ヘパリン，トロンボモジュリン製剤を使うことがある。AT が 70% 未満に低下している場合はヘパリンの効果が減弱するので，AT 製剤を追加する。いずれの治療薬も検査値を改善するが，生命予後の改善効果は明らかにされていない。

⑤ IgA 血管炎

　　　IgA 血管炎は，IgA が関与するアレルギー反応が毛細血管の透過性を亢進させ，出血と浮腫をきたす良性疾患である。アレルギー性紫斑病，または**シェーンライン-ヘノッホ紫斑病**ともいう。急性上気道炎が契機となり，おもに小児に発症する。

症状●　急性上気道炎の数週間後に，紫斑・急性腹症・関節痛・腎障害を示す。

検査●　出血症状があるが，血小板数と APTT・PT は正常である。血清中の IgA と C 反応性タンパク質（CRP）は高値を示す。

治療●　予後は良好で，数週間以内に自然軽快するが，一部は IgA が腎臓に沈着して，慢性腎炎に移行することがある。急性腹症・関節炎には，非ステロイド性抗炎症薬または副腎皮質ステロイド製剤を用いる。

⑥ 血小板機能異常症

　　　血小板機能異常症は，遺伝性の先天性疾患と，アスピリンなどの解熱鎮痛

薬による後天性疾患に分けられる。先天性のものとして，ベルナール-スーリエ症候群と血小板無力症があるが，どちらも非常にまれな疾患である。

症状●　先天性の血小板機能異常症では，小児期から鼻出血・皮下出血がみられる。

検査●　ベルナール-スーリエ症候群では血小板数が減少し，巨大血小板が出現する。一方，血小板無力症では血小板数は正常である。両疾患ともに血小板凝集能試験で異常を示す。なお血小板機能異常症では，APTT，PT，フィブリノゲン，FDP などの血液凝固マーカーは正常であり，出血時間が延長する。

治療●　通常は未治療でよいが，手術・分娩時には血小板輸血を行う。

まとめ

- 貧血という病気は，症状は共通でも，鉄欠乏性貧血，巨赤芽球性貧血，再生不良性貧血，溶血性貧血，急性出血性貧血，二次性貧血などの種類があり，原因によって診断法や治療法は異なる。なかでも，鉄欠乏性貧血は最もよくみられるものである。
- 急性白血病のおもな治療法は抗がん薬による化学療法，造血幹細胞移植などであり，一部の白血病では，ビタミン A 誘導体のトレチノインが有効である。貧血，感染，出血が治療中もおこるので，十分な支持療法も必要である。
- 慢性骨髄性白血病はイマチニブを用いた分子標的療法によって，長期生存率は 90％ にまで改善された。しかし，成人 T 細胞白血病リンパ腫はいまだ適切な治療法に乏しい。
- 骨髄異形成症候群は急性白血病への移行も多く，移行が予測される場合は白血病に準じた治療が必要になる。
- 悪性リンパ腫や多発性骨髄腫は比較的よくみる血液疾患であり，化学療法などによってよく治療できる。
- 出血傾向は，白血病や再生不良性貧血のような血小板が減る病気の一症候のこともあるが，原因不明の血小板減少や凝固異常あるいは血管性のものもあるのでよく検索し，それぞれに対して適切な治療する。

復習問題

❶ 次の文の空欄を埋めなさい。

▶貧血には，鉄分が失われることで生じる（①　　　　　　　　）やビタミン B_{12}，葉酸欠乏によって生じる（②　　　　　　　　）などがある。

▶急性白血病は，小児では（③　　　　　　　）が多く，成人では（④　　　　　　　）が多くみられる。

▶慢性白血病の 1 つに，（⑤　　　　　　　）染色体をもつ造血幹細胞が腫瘍性に増殖する（⑥　　　　　　　）白血病がある。

▶悪性リンパ腫には（⑦　　　　　　　　）と（⑧　　　　　　　）がある。（⑦）は予後が良好であるが（⑧）は予後不良である。

第3章 患者の看護

A 共通する看護

1 急性期

　血液・造血器疾患の急性期は，原疾患の急性増悪期や，化学療法実施時・実施後の骨髄抑制の時期にあたる。化学療法実施時は，アナフィラキシーショックや，腎機能・肝機能・心機能の低下が予想されるため，全身状態の観察を行い，バイタルサインや検査データに注意し，異常があれば医師に報告し，早期に対処できるようにする。

　急性増悪や骨髄抑制によって造血機能が著しく低下している場合には，とくに感染や出血に注意する。看護師が注意するばかりでなく，患者のセルフケア能力に合わせ感染予防・出血予防について指導・教育し，患者自身が感染予防・出血予防，早期発見・報告ができるようにかかわる。

　また，骨髄抑制期には，発熱や貧血もみられ，倦怠感やふらつきが生じやすい。そのような状態で転倒すると脳出血をおこし致命的となる場合もあるため，症状緩和をはかるとともに，安静がはかれるように日常生活援助も重要となる。

　また，治療初期であっても骨髄抑制期に急激に身体症状が悪化する場合は，家族の衝撃や動揺も大きく，家族へのケアも重要となる。

2 慢性期

　血液・造血器疾患の慢性期は，造血機能が保たれ，全身状態が落ち着いている時期である。外来での薬物療法・輸血療法などの治療が継続されている場合もあれば，治療を行わず経過をみている場合もある。

　慢性期には，患者・家族がセルフケア能力を高め，症状のモニタリング，症状緩和ができるようにする。また患者・家族は療養を日常生活に組み込みながら，それぞれの役割が発揮できるように社会生活を調整する必要がある。そして，慢性期を維持し，再発・急性増悪を早期発見するために，定期的な

受診が求められる。そのため，看護師には，患者・家族に対する相談・教育や精神的ケアが求められる。

3 終末期

　　血液・造血器疾患患者の終末期は，完治を目ざした治療を実施しても効果が乏しく，腫瘍の増殖を阻止できなくなった状態と，治療による副作用によって急激に重篤な感染症や，播種性血管内凝固症候群（DIC），多臓器不全などが引きおこされた状態である。

　　造血器腫瘍はほかのがんに比べ，若年・壮年期の発症が多い傾向がある。完治を目ざし，長期にわたり治療を継続してきた患者・家族にとって，緩和ケアへの移行は簡単に受容できるものではない。患者の思いを傾聴し，揺れる気持ちに寄り添うかかわりが求められる。造血器腫瘍は，終末期においても少量の化学療法や輸血によって症状が緩和することがあり，地域や在宅での療養の選択がむずかしい場合もあるが，患者・家族の QOL の維持のために，どのような治療・ケア・療養場所が望ましいのかを一緒に考えながら，患者・家族が納得して意思決定できるようにかかわる必要がある。

B おもな症状に対する看護

　　血液疾患では，疾患と，化学療法や放射線療法といった治療の影響で，骨髄抑制が生じやすい。これにより，貧血・易感染状態・出血傾向が三大症状となる。ここでは，これらの症状と，血液・造血器疾患でよくみられるリンパ節腫脹に対する看護について述べる。

1 貧血

　　化学療法に伴う骨髄抑制による貧血をはじめ，鉄欠乏性貧血，溶血性貧血，悪性貧血，再生不良性貧血などさまざまな種類の貧血がある。貧血の自覚症状は，ヘモグロビン濃度が 10 g/dL 以下にならないと出現しないことが多い。経過が緩慢な場合は，ヘモグロビン濃度が 7 g/dL 以下になるまで自覚症状があらわれない場合もあり，とくに自覚されにくい。なお，日常的によくみられる鉄欠乏性貧血は，鉄剤の投与や食事により改善することが多い。

観察のポイント● ・貧血を示すデータ（赤血球数〔RBC〕，ヘモグロビン濃度〔Hb〕，ヘマトクリット〔Ht〕）
　　・皮膚・粘膜の色調（皮膚・眼瞼結膜・口腔粘膜・口唇・爪の蒼白）
　　・随伴症状（倦怠感，めまい，立ちくらみ，耳鳴，頭痛，動悸，息切れ，呼吸困難感，食欲不振，四肢の冷感，浮腫，意識レベルの低下など）（⇨表3-1）

⊙ 表3-1 ヘモグロビン濃度(Hb)と貧血症状

Hb(g/dL)	症状
9以上	皮膚・口唇・口腔粘膜・爪・眼瞼結膜の蒼白
8	全身組織の酸素欠乏→心拍数の増加，呼吸数増加，動悸，息切れ，微熱
7	酸素欠乏→狭心症(胸部不快感・絞扼感)，頭痛，めまい，耳鳴，失神，倦怠感，四肢冷感，思考力低下，心拍出量の増加
6	血液濃度の低下による血流の変化→心雑音
5	全身の酸素欠乏→口内炎・舌炎，筋肉のこむらがえり，食欲不振，吐きけ，便秘，低体温
4以下	心不全・浮腫・昏睡(生体にとって危険な状態である)

- 栄養状態
- 心不全徴候
- 呼吸状態(経皮的動脈血酸素飽和度〔Spo_2〕など)

看護ケア● ①**貧血時の対処** 酸素の運搬能が低下しているため，運動を避け，安静にする必要がある。貧血の程度によって安静度を決め，これに応じて日常生活の援助を行う。めまいや立ちくらみがあるときは，歩行時に付き添い，必要であればポータブルトイレや尿器を使用する。

また，酸素欠乏により，四肢の冷感を訴えることが多い。室温や衣類を調節したり，温罨法や足浴などで四肢を保温したりする。

起立性低血圧がおきやすいため，体動はゆっくりとゆとりをもって行う。また転倒の危険性も高いため，環境を整備し，転倒を回避する。

②**貧血に対する教育ケア** 貧血の検査データや自覚症状について説明し，症状出現時は医療者に報告するよう説明する。とくに化学療法を施行している患者には，骨髄抑制期にめまいや立ちくらみによって転倒をおこしやすいこと，出血傾向もあるため致命的となる危険性もあることを説明し，転倒予防と安静の必要性が理解できるようにする。また活動動作は，息切れ，動悸などの症状が出ない範囲でゆっくりと行うよう指導する。

食事では，鉄や葉酸，ビタミン B_6・B_{12}，ビタミン C，タンパク質など，貧血の原因に合わせて不足している栄養素やその吸収を促進できる栄養素を補う。ただし，バランスのよい食事を規則正しくとり，タンパク質やビタミン類を十分に摂取することが基本である。

2 易感染状態

白血球数 $1,000/\mu L$ 以下，または好中球数 $500/\mu L$ 以下になると，重篤な感染症が発症しやすくなる。病原微生物の侵入口となる部位に注意し，感染徴候となる症状を観察する。好中球が減少している際に発熱した状態を発熱性好中球減少症とよび，感染部位が不明なことが多い。また免疫抑制薬を使用しているときは，炎症反応が抑えられるため，感染徴候となる症状がみら

れないまま，感染が重症化している場合もある。検査データとあわせて，感染徴候を注意深く観察する。

　そのほか，化学療法薬の直接的な作用と，白血球の減少に伴う感染症によって口内炎が生じやすい。口腔内のトラブルは疼痛が強く，食事摂取にも影響するなど患者の苦痛が大きいため，予防・早期発見・対処に努める。

　このように易感染状態にある患者に対しては，感染徴候の注意深い観察，侵入する病原微生物をできるだけ減らすこと，感染予防行動を支援することが基本である。

観察のポイント●
- 血液検査データ(白血球数，好中球数，白血病細胞数，炎症性物質)
- 感染しやすい部位とその症状(◆図 3-1)
- 治療内容(免疫抑制薬などの種類・量・投与スケジュールなど)
- 発熱の有無
- 栄養状態
- 口唇・口角・口腔内(歯・歯肉・頬粘膜・舌)の状態，口腔乾燥・疼痛の有無
- ストレスの有無・程度
- 感染予防行動に対する知識・意欲・実施状況

看護ケア●　**①感染予防**　日常的な清掃を行うとともに，ぬいぐるみ・生花・鉢植えなどの持ち込みを制限する。また動物との直接接触を制限する。

　医療者・患者・家族の手指衛生を徹底させる。ケアや処置を行う際は，マ

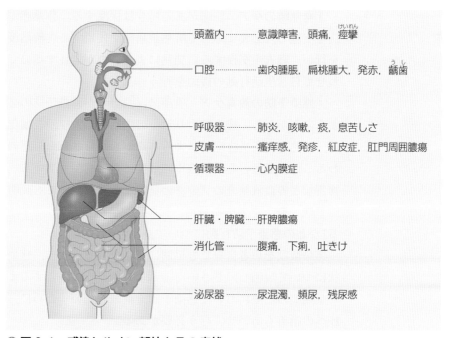

頭蓋内 ············ 意識障害，頭痛，痙攣(けいれん)

口腔 ············ 歯肉腫脹，扁桃腫大，発赤，齲歯(うし)

呼吸器 ············ 肺炎，咳嗽，痰，息苦しさ

皮膚 ············ 瘙痒感，発疹，紅皮症，肛門周囲膿瘍

循環器 ············ 心内膜症

肝臓・脾臓 ······ 肝脾膿瘍

消化管 ············ 腹痛，下痢，吐きけ

泌尿器 ············ 尿混濁，頻尿，残尿感

◆図 3-1　感染しやすい部位とその症状

スクを着用するなどの標準予防策をまもる。とくに，白血球数 1,000/μL 以下が続くときは，高性能微粒子フィルターを装着した個室での管理が望ましい。面会を制限し，とくに感染リスクのある人との接触を避ける。

皮膚と粘膜を清潔に保つ。とくに口内炎発症予防のために，化学療法前に歯科診察，口腔ケア指導を受けることが望ましい。歯ブラシは，やわらかいものを選択する。含嗽（うがい）は，日中は 2 時間ごと，夜間は覚醒時に行う。含嗽剤はとくに使用する必要はなく，水でかまわない。熱いものやかたいものは摂取しないようにし，口腔粘膜を傷つけないようにする。

カテーテル類は必要最小限にし，定期的な交換・消毒を行い，感染徴候に注意する。便秘や下痢にならないように排便状態を整える。排便後は，温水洗浄便座を使用し，陰部の清潔を保つよう指導する。

食事・水分摂取状況を観察し，栄養状態が保たれるようにする。白血球数が減少しているときは，生ものの摂取は避ける。

医師の指示に基づいて，G-CSF 製剤や抗菌薬の投与を行う。

また気分転換や深呼吸などを促し，ストレスの緩和ができるようにする。

②**口内炎のケア**　口腔内に損傷があるときは，アルコール配合の含嗽剤やポビドンヨードは使用しない。口内炎に対しては，抗炎症・組織修復作用のある含嗽剤や適切な薬剤を使用し，悪化を防ぐ。含嗽のみでは，プラークコントロール（歯垢除去）ができないので，鎮痛をはかり，歯肉・粘膜を傷つけないよう注意しながらやわらかい歯ブラシで口腔ケアを継続できるようかかわる。また，口腔内への刺激が少なく食べやすい食事内容となるよう，必要時は栄養士に相談する。

③**発熱時のケア**　悪寒がある場合は保温する。体熱感がある場合は，冷罨法を実施し，必要に応じて解熱鎮痛薬を使用する。解熱後の発汗時には清拭を行い，寝衣を交換する。発熱により体力が消耗するので，適宜，患者に合わせて日常生活行動の援助を行う。

④**感染予防の教育ケア**　看護師は，患者が感染予防の必要性を認識できるようにかかわる。感染により治療の中断や，入院が長期化する場合があること，発熱・局所炎症症状による苦痛がもたらされ，最悪の場合，生命にかかわることを患者の心理状態や理解度に合わせて説明する。白血球数や炎症性物質などの血液検査のデータの見方と意味についても説明する。

手洗いや，マスクの着用，口腔ケア，面会制限，活動制限（人混みを避ける）などの感染予防行動について説明する。

感染徴候を患者自身でも早期に発見できるように，感染しやすい部位や症状について説明し，ささいなことでも医療者に報告するように伝える。

長期間の治療において感染予防を継続していくために，患者だけでなく家族への指導もあわせて行う必要がある。

3 出血傾向

　　再生不良性貧血・特発性血小板減少性紫斑病などの疾患や，化学療法によって血小板数が減少する場合や，血友病・播種性血管内凝固症候群（DIC）のように凝固因子に問題があり，出血傾向となる場合がある。血小板数が 4 万/μL 以下で止血機能が遅延し，出血傾向が生じる。さらに血小板数 1 万/μL 以下では，脳内出血・肺出血などの致命的な出血が生じやすい。

　　出血しやすい部位は，血管が豊富にある皮膚・鼻・口腔・気道・消化管・眼・眼底・性器などである。

観察のポイント●
- 出血傾向を示すデータ（血小板数，プロトロンビン時間〔PT〕，活性化部分トロンボプラスチン時間〔APTT〕，フィブリノゲン/フィブリン分解産物〔FDP〕，フィブリノゲン濃度など）
- 出血しやすい部位とその症状（● 図 3-2）
- 意識レベル
- 末梢神経障害（手足のしびれ，知覚異常の有無と程度）
- 生活行動

看護ケア●
　①**出血予防**　安静臥床を原則とするが，それによって起立性低血圧，めまいがおこりやすくなる。起立時などは転倒しないように注意を促すとともに，ベッド周囲や廊下など環境を整備する。

　　皮膚と粘膜を清潔に保ち，適度な湿潤状態を維持する。また皮膚や粘膜を

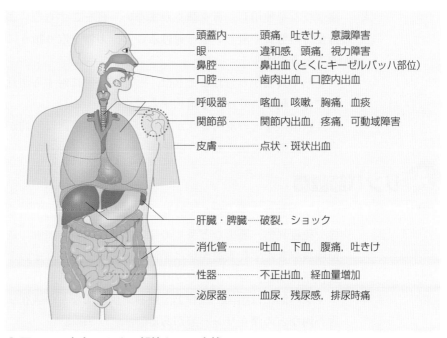

● 図 3-2　出血しやすい部位とその症状

強くこすらないように注意し，皮膚を締めつけるような衣類は避ける。血圧測定時や採血時などには，マンシェットや駆血帯をきつくしすぎないよう注意する。

努責（いきみ）や激しい咳で脳内出血や肺出血が誘発されることがあるので，排便状態を整え，必要に応じて鎮咳薬を使用する。

薬物，輸血療法を管理する。

②**出血時の対処**　原則として安静にし，圧迫しても問題のない部位は圧迫止血を行って自然止血を待つ。

鼻出血は，鼻翼を圧迫するか綿球を挿入して圧迫止血を行う。口腔内出血は，口腔内の血液を含嗽によって除去する。消化管からの出血がある場合は，飲食を制限する。脳内出血・肺出血の徴候があるときは医師にすみやかに報告し，救命処置を行う。出血が多量に及ぶ場合は輸血が行われるので，全身状態を観察し，副作用の出現に注意する。

出血は患者の恐怖心・不安を増強させる。出血時は落ち着いた態度で接し，患者が安心できるようにかかわる。

③**出血に対する教育ケア**　血小板の機能とその数値が低いことの意味を説明し，患者自身が出血傾向の状態にあることを自覚し，予防的行動がとれるように指導する。

皮膚の乾燥・摩擦・圧迫による損傷や出血を防ぐために，皮膚は清潔にしてクリームなどで保湿する。また，やわらかい寝衣を選び，下着や靴下による圧迫を防ぐ。清潔行動の際は，皮膚を強くこすらないように説明する。

歯肉・痔核・鼻腔・結膜などの粘膜からの出血を防ぐために，やわらかい歯ブラシを使用し，鼻を強くかまない，目をこすらないよう指導する。また排便時の努責や激しい咳を避けること，刃物を取り扱うにあたっては注意することを説明する。

発熱や貧血がみられるときは，とくに転倒に対する注意が必要であり，滑りにくい靴やスリッパを選択するよう指導する。

点状出血などの皮膚症状があらわれたり，止血に時間がかかったりした場合は，医療者に伝えるよう話す。

④ リンパ節腫脹

リンパ節は，全身に広く分布しており，免疫反応上重要な臓器である。炎症や免疫異常，腫瘍など多くの原因で腫脹する。血液・造血器疾患でリンパ節腫脹をきたす代表的疾患は悪性リンパ腫であり，そのほかには白血病，伝染性単核球症，マクログロブリン血症などがある。

リンパ節には頸部，鎖骨上，腋窩，鼠径部などの表在リンパ節と，縦隔，腹腔内などの深在リンパ節がある。

観察のポイント● • リンパ節腫脹の部位，大きさ，数，性状，可動性，かたさ，圧痛の有無

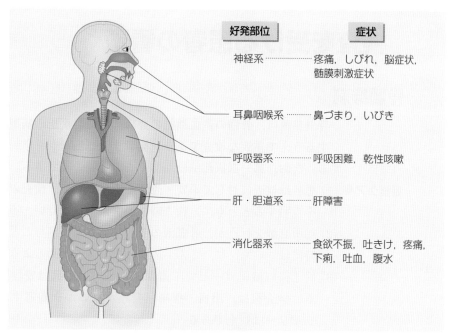

⏩ 図 3-3　リンパ節腫脹の好発部位とその症状

- 画像診断の確認(深部リンパ節の大きさ,深さ,進展範囲など)
- リンパ節腫脹による全身症状(倦怠感,発熱,盗汗,体重減少など)
- リンパ節腫脹の好発部位とその症状(⏩ 図 3-3)
- リンパ節腫脹による圧迫症状

看護ケア●　①圧迫症状のケア

- 頸部リンパ節腫脹や縦隔リンパ節腫脹による気道圧迫や胸水貯留がある場合は,呼吸状態を把握し,必要時酸素投与を行う。
- 腹部臓器への圧迫によって腸蠕動が抑制されて便秘になりやすいため,温罨法や腹部マッサージなどで腸蠕動を促す。必要時,緩下薬を使用する。

②発熱時のケア

- 解熱鎮痛薬の投与,冷罨法の実施。
- 安静にし,水分補給,保温に努める。

③疼痛緩和

- 炎症性のリンパ節腫脹の場合には,解熱鎮痛薬や冷罨法にて対処する。
- 腫瘍性のリンパ節腫脹の場合には,WHO 方式がん疼痛治療法にそった疼痛コントロールが必要になる。WHO 方式がん疼痛治療法とは,WHO ががん疼痛治療の成績向上のために作成した治療法であり,「鎮痛剤使用の4 原則」(①経口的に　②時間を決めて規則正しく　③患者ごとの個別的な量で　④その上で細かい配慮を)とからなる。

検査を受ける患者の看護

 骨髄穿刺

　　　　骨髄穿刺は，骨髄の造血機能の評価，造血器疾患の病型診断や病期の判定をするうえで重要な検査である。腸骨または胸骨[1]を穿刺し，骨髄液を吸引する。なお，第一選択部位は，あくまで後腸骨稜である。

看護ケア●　(1) 患者は検査に対して不安・恐怖心を伴うので，検査の目的・方法・時間を説明するとともに，検査時は適宜声かけを行い，不安の軽減に努める。

　　　　(2) 局所麻酔を行うが，骨髄液の吸引時にとくに痛むことが多いので，吸引時には「いち，に，さん」のかけ声で息をとめるように患者に促す。

　　　　(3) 終了後は滅菌ガーゼで圧迫固定をし，30分間は安静臥床で止血をはかる。検査後は，出血・疼痛・発熱がないかを観察する。当日の入浴・シャワーは禁止である。

D 治療・処置時の介助

1 輸血

　　　　輸血は，原疾患や化学療法後の骨髄抑制による貧血，出血傾向への対症療法として行われる。貧血に対しては，ヘモグロビン濃度 7 g/dL 以下の場合に濃厚赤血球製剤の，出血傾向に対しては，血小板数 2 万/μL 以下の場合に血小板輸血の適応となる。播種性血管内凝固症候群（DIC）の場合は，新鮮凍結血漿製剤の適応になる。

　　　　異型輸血は致命的な事故になる。取り違えのないように輸血の準備から終了まで安全に実施しなければならない。

看護ケア●　(1) 患者の氏名・血液型，輸血の種類・量・ロットナンバー・有効期限を 2 名で声に出して確認する。投与時には，本人と血液型プレートで二重に確認して投与する。

　　　　(2) 輸血の重篤な副作用は，投与後 15 分以内に生じることが多い。したがって開始直後はゆっくりと滴下し，5 分間は患者のそばにいて副作用の有無を観察する。

　　　　(3) 1 単位あたり 60〜90 分かけて滴下を調節し，15〜30 分ごとに訪室して患者の状態を観察する。

1）胸骨で行う場合は，恐怖心が増すので目隠しをすることもある。

(4) 即時型の副作用として溶血反応, 発熱反応, アレルギー反応, うっ血性心不全がある。呼吸困難, 胸部圧迫感, 発熱, 蕁麻疹（じんましん）, 浮腫などの症状の出現に注意する。症状出現時は輸血をいったん中止して医師に報告し, 副作用に応じた処置を行う。

2 化学療法

造血器腫瘍に対しては, 抗がん薬を数種類組み合わせる多剤併用療法が行われることが多い。抗がん薬は正常細胞も傷害するため, 副作用は避けられない。看護師は, 副作用の予防・早期発見・対処により, 患者が化学療法を安全に, できるだけ少ない負担でのりこえていけるよう援助することが求められる。また, 近年, 外来で化学療法が実施されることが多くなっている。そのため, 実施している化学療法の副作用の出現時期と対処方法を, 外来時に指導・教育し, セルフケアができるようにかかわることが求められる。

化学療法の特徴●　化学療法の副作用は, 骨髄抑制と骨髄以外の副作用に大別される。骨髄以外の副作用としては, 皮膚・粘膜障害, 脱毛, しびれ(末梢神経障害), 吐きけ・嘔吐, 便秘・下痢などの消化器症状, その他(性機能・腎機能・肝機能・心機能障害など)がある。なお副作用には, 投与時, 早期(化学療法開始から2週間前後), 中後期に出現するものがそれぞれある(◉表3-2)。

副作用の種類は, 使用する抗がん薬によって異なる。骨髄抑制, 吐きけなどはほとんどの薬剤で生じるが, 薬剤特有の出現しやすい副作用もある。生じやすい副作用と代表的な抗がん薬の種類には, 心毒性(アントラサイクリン系薬剤), 肝障害(アルキル化薬, 代謝拮抗薬), 神経毒性・便秘(ビンカアルカロイド系薬剤), 粘膜障害(メトトレキサート, アントラサイクリン系薬剤, アルキル化薬), 性機能障害(アルキル化薬)などがある。

看護ケア●　(1) 使用している抗がん薬の種類・量・時期を把握し, 副作用発現の時期・種類を予測してかかわる。

(2) 抗がん薬投与時はアレルギー症状や吐きけ・嘔吐といった消化器症状があらわれやすい。投与後2週間ごろは骨髄抑制がピークとなるので, 感

◉表3-2　抗がん薬の副作用が発現する時期

早期	投与当日	アレルギー反応(アナフィラキシー), 血圧低下, 頻脈, 不整脈, めまい, 発熱, 血管痛, 耳下腺痛, 吐きけ・嘔吐(予測性・即時性)
	2〜3日	全身倦怠感, 食欲不振, 吐きけ・嘔吐(遅延性)
	7〜14日	口内炎, 下痢, 食欲不振, 胃部重圧感
中期	14〜28日	臓器障害(骨髄, 内分泌腺, 生殖器, 心臓, 肝臓, 腎臓, 膵臓), 膀胱炎, 皮膚の角化・肥厚, 色素沈着, 脱毛, 神経症状, 免疫不全
	2か月〜1年	肺線維症
後期	2〜6年	二次発がん

染・出血・貧血症状の対処が中心になる。

(3) 副作用の出現は，使用している抗がん薬の種類・量および個人差も大きく影響する。とくに腎障害・肝障害・心機能障害は，全身状態に影響し，化学療法の中断の必要性もあることから血液データと症状を注意深く観察する。

(4) 抗がん薬は，中心静脈か末梢静脈のどちらかで点滴されることが多いので，輸液速度などの正確な輸液管理と感染予防が必要である。

(5) 末梢静脈で抗がん薬を投与する場合，血管外に抗がん薬がもれるとその強い細胞毒性により，刺入部周辺に壊死性の皮膚炎を生じることがあるため，注意が必要である。

吐きけ・嘔吐の
ケア● 　化学療法による吐きけ・嘔吐には，①即時性(化学療法後約1〜2時間で始まる)，②遅延性(化学療法後24〜48時間で始まり数日継続)，③予測性(化学療法開始前から生じる。精神的要因が大きい)の3種類がある。その対処として，まずは適切な制吐剤の投与が行われる。即時性の場合は，5-HT$_3$受容体拮抗薬が有効である。遅発性の場合は，NK$_1$受容体拮抗薬やデキサメタゾンが有効である。

　また，におい，衣類，体位などを調整することも重要である。あたたかいかゆや米飯のにおいが吐きけを誘発する場合があるため，にぎり飯や麺類が好まれる。嘔吐後はすみやかに片づけ，含嗽の準備をしておく。

　食事は患者の嗜好に合わせ，好きなときに好きな量，好きなものを食べてよい。ただし，消化のよいものをとり，脂肪分の多い食物や，刺激物は避けたほうがよい。場合により栄養補助食品を利用する。

　吐きけ・嘔吐に対する不安を聞き，次回の治療に対する不安・恐怖心を軽減する。呼吸法や本人が好むリラクセーションをはかることも有効である。

脱毛のケア● 　治療開始後2週間ほどで脱毛が始まる。抜けはじめると進行は速く，ほとんどの毛髪が抜ける。

　患者には，事前に脱毛の時期や程度を説明し，長髪の場合は，治療開始前に切っておくことが望ましいことを伝える。また化学療法が終了したら，髪質は変化する可能性があるが，髪はまたはえてくることを伝える。

　脱毛が始まったら毛髪が散乱しないようにベッドの周囲は清潔に保つ。また頭皮の保護・保温をすすめ，かつら・帽子・バンダナの使用などによる容姿補整の情報を提供する。

　看護師は脱毛に対する本人の気持ちに寄りそい，共感する姿勢で接する。

❸ 放射線療法

　造血器腫瘍に対する放射線療法は，病変が限局している悪性リンパ腫や多発性骨髄腫などの根治を目ざした治療として行われる場合と，腫瘍による脊髄圧迫症状や疼痛などの症状の緩和のために行われる場合がある。また造血

◯表3-3　放射線療法による有害事象の分類

	急性有害事象	晩期有害事象
時期	治療開始後数週間～約3か月	治療開始後約3か月後～数年
症状のあらわれる臓器	細胞分裂がさかんな臓器（骨髄・皮膚・粘膜・生殖腺など）	細胞分裂がゆるやかまたはない臓器や組織（骨・腎臓・肝臓・肺・心臓・中枢神経系など）
回復	回復する	回復が困難または不可能

幹細胞移植の前処置として，腫瘍細胞の死滅ならびに拒絶反応の予防のために全身照射が行われる。

放射線療法の●
特徴　　放射線療法は，がんの局所的な治療法であるが，周囲の正常細胞にも障害を及ぼすため，有害事象が生じる。有害事象には，全身症状と，照射部位によって出現するさまざまな局所症状がある。また急性のものと放射線療法後3か月から数年後に生じる晩期のものがある（◯表3-3）。

看護ケア●　　①**放射線療法の実施にあたっての看護ケアのポイント**

(1) 放射線療法の目的，照射部位，線量，スケジュールを把握し，発現する副作用の時期や種類を予測してかかわる。

(2) 放射線療法の方法，副作用とその対処方法について患者に説明する。

(3) 放射線療法は医療者がそばにいない隔離された環境下での治療であり，患者は不安や恐怖をおぼえる場合もある。治療開始前には，患者が治療の方法について理解しているかを再度確認し，不安の軽減に努める。

(4) 照射中は，照射部位を動かさないよう説明する。また，事前に皮膚に照射部位を示す印をつけるので，その印を治療終了時まで消さないよう説明する。

②**有害事象に対するケアのポイント**

(1) 放射線宿酔のケア

放射線宿酔のおもな症状は，倦怠感，吐きけ・嘔吐，気分不快，食欲不振であり，放射線照射数時間後から数日内に生じる。全身照射や上腹部の照射で生じやすい。

①放射線宿酔は，治療を開始した当初におきやすく，症状は徐々に落ち着いてくることを伝える。

②食事は，高タンパク質・高カロリーで，のどごしのよいもの，やわらかいものなどを，患者の好みも考慮して工夫する。必要に応じて栄養補助食品の活用を検討する。

③活動と休息のバランスをはかる。

(2) 皮膚症状のケア

放射線療法に伴う皮膚炎の予防・軽減には，皮膚の清潔・保湿を保ち，刺激をできる限り避けることが基本である。

①下着や衣類は，やわらかいものを着用し，ワイヤーの入ったブラジャーや締めつけのきつい衣類は避ける。

②入浴時は熱い湯は避け，よく泡だてた洗浄剤で，皮膚をこすらないようにやさしく洗うようにする。

③照射野が日光にあたらないようにする。

④皮膚症状に合わせて保湿剤を使用し，また，必要時は軟膏処置ができるようにかかわる。

④ 造血幹細胞移植

通常の化学療法では治癒がむずかしい場合に行われる治療法で，自己またはドナーの造血幹細胞を移植して白血病などの治癒を目ざす治療法である。全身放射線療法・大量化学療法によって患者の骨髄機能をほとんどなくしたうえで移植を行うため，白血球数が非常に低値となる。骨髄機能の回復までの約1か月間，患者は移植病室という清潔が保たれ隔離された部屋で生活する。

意思決定の支援● 造血幹細胞移植は危険度の高い治療であるため，本人が納得して治療が選択できるよう，意思決定を支援することが重要である。

不妊のケア● 移植に伴う全身放射線療法や大量化学療法によって不妊になる可能性が高い。精子や卵子の凍結保存などの生殖医療も進んでいるので，移植後に挙児希望の場合は，移植前に専門家への相談の機会をもつことが望ましい。

GVHDのケア● 移植後は移植片対宿主病（GVHD）という特有の副作用が生じる。移植後100日までに生じる急性GVHD（皮疹・下痢・肝機能障害）と，それ以降に多様な症状が出現する慢性GVHDがある。移植後は，骨髄機能が十分に回復していないこと，免疫抑制薬を使用していること，GVHDなどにより易感染状態であることから，感染予防を継続する必要がある。

E 急性白血病患者の看護

ここでは代表的な疾患として，急性白血病患者の看護について述べる。

急性白血病患者は，感冒症状や点状出血，歯肉出血，倦怠感などの症状を自覚して受診し，血液検査で異常が指摘され，緊急入院となる場合が多い。診断後は，寛解を目ざして**寛解導入療法**とよばれる強力な化学療法が施行される。化学療法開始から約2〜3週間は，白血球・赤血球・血小板が著明に減少する骨髄抑制期となる。その後，骨髄機能が回復し，骨髄検査により寛解が得られれば，通常は**地固め療法**とよばれる化学療法が施行される。その間も再発の可能性はあり，再発がみとめられれば，再度，寛解導入療法が繰り返される。治療効果が得られれば，退院となり外来での経過観察となるが，

　治療効果が得られず，終末期を迎える場合もある。また白血病の種類や患者の身体状態・年齢によって，造血幹細胞移植が選択される場合もある。

　このように急性白血病患者は，化学療法を繰り返し施行する必要があり，ほかのがんに比べ，入院が長期化しやすい。看護師は，患者の治療状況・経過を理解し，長期にわたって信頼関係を形成・維持しながら患者と家族を支えていく必要がある。以下，急性白血病の看護について経過別に述べる。

① 診断から寛解導入療法施行期の看護

告知・入院・治療開始時の精神のケア
　急性白血病は進行が急激なため，診断後，緊急入院となることが多い。最近では病名を告知する場合が多いため，入院当初の患者は，病名告知，突然の入院によるショック，化学療法に対する不安などによって，精神的にも不安定になりやすい。さらに診断が確定後，数日のうちに寛解導入療法が開始され，患者は状況を十分理解する間もなく，精神的にも身体的にも非常につらい状況におかれる。また，化学療法開始後2〜3週間で脱毛することが多く，ボディイメージの変化により自己概念が低下しやすい。

　このように診断初期の患者は，化学療法という未知の体験に直面し，さまざまな身体的苦痛や生命の危機にさらされる。看護師は，患者の状況を見まもり，気持ちに共感しながらともに病気と向き合う態度を示し，信頼関係の形成に努めることが重要である。

化学療法の副作用に対するケア
　化学療法により吐きけ・嘔吐などのさまざまな苦痛症状が出現する。副作用の発現には個人差があるが，適切な薬剤やケアによって緩和できる。副作用に対する十分な苦痛の緩和がなされないと，患者は次の治療への不安や恐怖が増強し，前向きに治療に取り組むことがむずかしくなる。そのため看護師は，使用している抗がん薬によって出現しやすい副作用の種類・時期を把握・予測して症状の有無を観察し，対処することが求められる。

生命危機を回避するためのケア
　この時期には，白血病細胞の増殖や化学療法の副作用によって正常な造血機能が抑制され，骨髄抑制が著明となる。そのため，重篤な感染症や，大出血によるショックや呼吸不全などによって，生命が危険な状態となる場合もある。看護師は，まず致命的な感染・出血がおきないように予防・早期発見・対処を心がけることが重要である。

　骨髄抑制期には，発熱・貧血によって転倒の危険度が高まり，頭蓋内出血から致命的となる場合がある。また，治療の初期は白血病細胞が増殖しており腫瘍細胞の数が多いため，化学療法で腫瘍崩壊症候群[1]がおき，腎不全となる可能性もある。看護師は，患者の全身状態と検査データを注意深く観察

1）大量の腫瘍細胞が化学療法によって崩壊した結果，細胞成分の分解産物である尿酸やカリウムなどが血液中に急激に増え，電解質のバランスがくずれたり，血液が酸性に傾いたり，腎臓が障害されたりすることを腫瘍崩壊症候群という。腫瘍崩壊症候群により生じた腎不全を腫瘍崩壊症候群性腎不全という。

し、異常の早期発見に努め、生命の危機を回避できるようにかかわる必要がある。

感染予防、出血予防、貧血時の対処には、患者の理解や協力が必要である。しかし、患者にとって寛解導入療法やはじめての化学療法は、身体的・精神的負担が非常に大きいため、すべてを理解してセルフケアを行う余裕はない。看護師が、さまざまな苦痛や症状の緩和をはかりながら、患者の状況に合わせて、できる範囲で教育を進めていくことが望ましい。

2 寛解期から外来通院期の看護

セルフケアの支援● 寛解導入療法施行後、骨髄機能が回復し、骨髄検査によって寛解が確認されれば、次の地固め療法とよばれる治療に入る。この時期には、患者は一度化学療法をのりこえたことによって精神的に安堵し、病気や治療への関心が高まっている。

看護師はこの時期に、自己管理に対する意欲や必要性の理解度、感染予防行動などの実施状況、社会的支援の状況、全身状態をみながら、疾患や感染予防、出血予防、転倒予防などのセルフケアについて教育する。必要な自己管理ができていれば、患者の努力を認めた声かけを行い、動機づけを高めながらさらに継続できるよう励ます。

しかし2度目の骨髄抑制期が始まると、全身状態がわるくなる可能性がある。患者の自己管理にまかせきりにせず、全身状態のわるいときは、看護師が代行するとともに苦痛・症状の緩和に努める。

外来通院のケア● 外来通院にあたっては、定期受診だけでなく、発熱・出血などの症状がみられたらすぐ受診するよう説明する。とくに外来で化学療法が継続される場合は、感染予防、出血予防、および貧血時の対処などを患者自身で継続できるように指導する。また入院時に比べ、医療者と接する機会が少なくなり、患者はひとりで不安をかかえ込んでしまいやすい。看護師は、患者の状況をみながらできるだけ声かけをし、相談しやすい雰囲気で接する。がん看護専門看護師や認定看護師による看護外来などといった、患者が相談できる場があることが望ましい。

社会復帰に向けてのケア● 白血病は、家庭や職業上での役割が大きい青年期や壮年期の発症が多い。看護師は、患者や家族に対し、社会的な不安について話したり、家族で調整できるようにかかわることが求められる。また必要時は、MSWに依頼するなどといった、社会的な不安に関して相談できる体制があることを伝えることが重要である。家事や仕事は、はじめは体力に合わせて無理せず行うように指導する。また同病者の経験を聞くことで患者どうしでサポートできる場合もあるため、患者会などの社会資源を紹介する。

3 再発から終末期の看護

再発期の●
精神的ケア

　長期にわたって治療を継続してきた患者にとって，再発を告げられること
は病名告知よりもショックが大きいと思われる。不眠や精神症状が出現して
いる場合は，精神科に依頼する必要もある。

　看護師は患者の状況を見まもり，患者と向き合い信頼関係を築きながら
ゆっくりと患者の気持ちを聴き，医師の説明をどのように認識し，予後や今
後の治療についてどのようにとらえているのかを確認する。また，信頼関係
が成立したうえで，治療がうまくいかなかった場合についてどのように考え
ているか，どのような希望をもっているかを聴くことが，今後の治療選択を
考えるにあたって重要である。患者の気持ちは身体状況によって非常に揺れ
やすく不安定になりやすいため，そのつど不安を傾聴する。

終末期における●
症状緩和ケア

　白血病患者は，化学療法のたびに著明な骨髄抑制がおき，重篤な肺炎・出
血などによって生命の危機にさらされるため，終末期とする時期を明確に特
定しにくい。しかし，通常の化学療法を施行しても治療効果が乏しく寛解に
いたらない場合や，副作用による身体の侵襲のほうが治療効果よりも大きい
と考えられる場合，心機能・腎機能・肝機能などが低下して全身状態の悪化
が予測される場合は，終末期と考えられる。

　終末期には，白血病細胞の増殖によって，骨髄抑制に加え臓器浸潤(中枢
神経，骨，皮膚，歯肉，リンパ節，肝臓など)による症状も出現する場合が
ある。これらの症状の緩和に化学療法が有効なことが多いため，寛解を目ざ
す化学療法でなく，白血病細胞の増殖を抑えるための少量の抗がん薬を使用
する緩和のための化学療法が行われる。また，出血・貧血に対しては，輸血
療法が必要である。これらの治療の効果をみながら副作用にも対処していく。

終末期の●
精神的ケア

　白血病は，終末期においても症状緩和のために化学療法や輸血療法が必要
である。そのため，白血病患者は地域や在宅での療養へと移行することが，
ほかのがんに比べてまだむずかしい面がある。患者・家族の状況をみながら，

Column

慢性骨髄性白血病に対して分子標的治療薬を継続する患者の看護

　慢性骨髄性白血病の治療として，分子標的治療薬が使用されるようになり，長期
生存が見込まれるようになった。しかし，慢性骨髄性白血病の治療に用いる分子標
的治療薬は，吐きけ・骨髄抑制・浮腫などの副作用があり，対処する必要がある。
また，分子標的治療薬は高額であるため，長期継続による経済的負担が問題となる。
加えて薬剤耐性や治療の中断によって再発や急性白血病へ移行する可能性も指摘さ
れている。看護師は，分子標的治療薬の継続に伴う副作用の症状マネジメントを，
患者みずからセルフケアできるようにかかわるとともに，心理面・社会面にも目を
向け，外来診療の場でも相談できることをまず伝えることが重要である。

可能なときに外泊できるよう援助することも大切である。患者や家族が現状をどのようにとらえているのか，どうしたいのかを傾聴し，患者・家族の思いが生活に反映できるように医療者間で協力して援助を行う。

●参考文献
1) 飯野京子ほか：血液・造血器（系統看護学講座），第15版．医学書院，2019.
2) 菅野かおり編：がん薬物療法による有害事象への対応．がん看護25(2)，南江堂，2020.
3) 田村和夫ほか：血液がん　最新治療と支持療法．がん看護22(2)，南江堂，2017.
4) 堀田知光監修：血液・造血器疾患エキスパートナーシング．南江堂，2015.
5) 宮本仁：もっと知りたい白血病治療，第2版．医学書院，2019.

まとめ

- 血液疾患の三大症状は，貧血，易感染，出血であり，これらの症状の予防，早期発見，緩和ケア，合併症の予防の看護とセルフケア教育が重要である。
- 患者や家族が，病名告知により死や治療に対する不安やさまざまな不確かさを感じながら生活していることを理解し，信頼関係を形成・維持できるようにかかわる。
- 青年期・壮年期での発症の患者では，とくに家庭内・職業上の役割遂行が困難になり，悩みや葛藤をいだいていることも多いため，患者の価値観を理解しながら，役割調整できるような介入が必要である。
- 急性白血病患者のケアでは，患者の病期と治療経過をふまえ，とくに再発期や終末期では，患者・家族の思いを尊重してかかわる姿勢が求められる。

復習問題

❶ 貧血患者の看護について，正しい選択肢に○をつけなさい。

①酸素の運搬能低下のため，（安静・運動）が必要である。

②四肢の（冷感・温感）を訴えることが多く，（冷罨法・温罨法）を行う。

❷ 空欄を埋めなさい。

▶輸血の重篤な副作用は，開始後（①　　　）分以内に生じることが多いため注意する。

▶化学療法の副作用として，正常な造血機能が抑制される（②　　　　　　）がある。

▶造血幹細胞移植後には（③　　　　　　）という特有の副作用が生じる。

❸ 正しい選択肢に○をつけなさい。

①輸血療法時，患者名などの確認は（1人・2人）で行う。

②急性白血病では，診断後数日のうちに（地固め療法・寛解導入療法）が行われる。

③化学療法による吐きけ・嘔吐がある患者の食事は（規則的に・好きなときに）とれるようにする。

内分泌・代謝疾患患者の看護

看護の役割

1 患者の特徴

　　　身体機能の調整と，栄養素を取り入れ排出する代謝は，人が生きるうえで欠かせない重要な機能である。

　　　身体の機能の調整は，神経を介して行われる神経性調節と，血液を介して行われる化学性調節の2つに大別される。後者にかかわる代表的な物質はホルモンであり，その異常によって引きおこされるのが内分泌疾患である。

　　　また代謝には，エネルギー代謝・糖代謝・脂質代謝・タンパク質代謝・尿酸代謝などがあるが，これらの異常によって引きおこされる代謝疾患の多くは，遺伝的な素因のうえに生活習慣やストレスが複雑にからみ合って生じる。

身体面の特徴● 　内分泌・代謝疾患は，特定の機能というより全身の調整や代謝機能にまたがっているため，多くは全身に影響を及ぼし，多様な症状を呈する。さらに，調整能力が低下した結果，感染やストレス・疲労などによって急性増悪をおこしやすくなっている。一方で，糖尿病・脂質異常症などの代謝疾患は，初期には自覚症状に乏しいため，検査値の異常としてはじめて発見される場合が多い。

心理・社会面の● 　内分泌疾患では，ホルモンの異常により，いらいらや抑うつなどの気分の
特徴 　変化，動作緩慢などの行動の変化，多毛や満月様顔貌などの外見の変化が生じる。これらの変化は，自分らしさを失うことにもなり，自尊心が低下しやすい。また，内分泌・代謝疾患の多くは慢性に経過するため，生涯にわたる治療や自己管理が必要になる。経済的負担や家族の精神的負担，周囲からの偏見による精神的苦痛も大きく，将来への不安が高まることがある。

2 看護師の役割

　　　内分泌・代謝疾患は，代表的な慢性疾患である。このうち，糖尿病や痛風，メタボリックシンドロームなどは生活習慣病とよばれており，その人の身体にとって不適切な生活習慣の積み重ねが発病に影響する。近年では医学の進歩により平均寿命がのびる一方で，生活が裕福になるとともに生活習慣病が増加し，その発症年齢が若年化してきている。生活習慣病を予防し，増悪さ

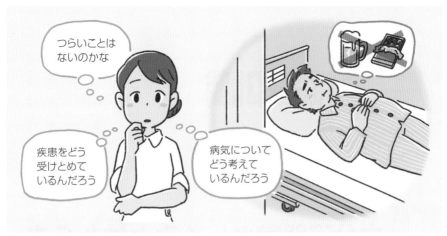

つらいことは
ないのかな

疾患をどう
受けとめて
いるんだろう

病気について
どう考えて
いるんだろう

● 図　内分泌・代謝疾患者のケア

せないためには，それまでの食習慣や生活習慣を変容していくことが求められるが，これは容易なことではない。日々の生活における行動の選択はその人自身が行うものであり，生活習慣は病院で医師や看護師らがつくるものではないからである。看護師は，その人を知り，その人らしく生きられるよう，生活習慣の変容を受け入れていく気持ちを育て，変容の仕方を学び，継続的治療の習慣化（生活習慣の改善）を支援する必要がある（● 図）。

身体面のケア●　まず，身体面のケアとしては，患者がその人らしく生きられるよう，機能障害を最小限にし，正常な身体機能が維持できるようかかわることが重要である。そのためには，患者の訴えをよく聞きながら身体の変化をとらえ，それを一緒に確認し合うことが必要になる。また，ライフスタイルの変化やストレス状況を確認し，急性増悪を防ぐケアも大切である。

その際，支援している家族に対してもわかりやすく説明していく。治療を継続していくための方法を患者・家族と一緒に考えるとともに，継続できているかを確認していく必要がある。

心理・社会面の●
ケア　心理・社会面のケアとしては，ホルモンの異常に伴う身体や気分の変化は，患者自身がわるいわけではなく，疾患によって生じるものであり，症状のコントロールにより改善されることを理解できるように説明することが必要である。また，病気で悩んでいるのは患者だけではないことを伝え，悩みを共有できる場を提供することも重要である。家族の状況を把握し，支援することも忘れてはならない。

このような支援のためには，看護師だけではなく医師・栄養士・薬剤師・理学療法士らといった多職種とチームを組み，急性増悪の予防，薬物療法，疾患に伴う精神的問題へのケア，患者のセルフケアを促す教育的支援を行うことが重要となる。チームのなかで看護師は患者に最も近い存在であり，ケアの調整を担うことも大切である。

第

1

章

基礎知識

A 内分泌器官のしくみとはたらき

1 内分泌器官のしくみとホルモン調節

内分泌系● 　内分泌系は，生体が個体を維持し，種の保存を行うための細胞間情報伝達システムである。内分泌系では，内分泌細胞から分泌される微量の化学物質である**ホルモン**が重要なはたらきを担っている。ホルモンは血流を介して運搬され，遠隔の特定の細胞（標的細胞）を刺激する（◯図1-1-a）。最近では，情報伝達物質が血流を介さず近傍の細胞に作用する**傍分泌系**，分泌細胞自身に作用する**自己分泌系**の存在も明らかになっており，これらを広義の内分泌系に含めることもある（◯図1-1-b, c）。ここでは，血流を介して作用する狭義の内分泌系について述べる。

内分泌器官● 　ホルモンを分泌する腺組織を**内分泌腺**といい，内分泌腺を有する器官を内分泌器官という。おもな内分泌器官には，視床下部，下垂体，甲状腺，副甲状腺（上皮小体），膵臓，副腎，性腺（卵巣・精巣）などがある（◯図1-2）。なかでも下垂体は，下位のさまざまな内分泌腺を調節する内分泌系の中枢的な存在であり，さらにその上位には視床下部が存在している。

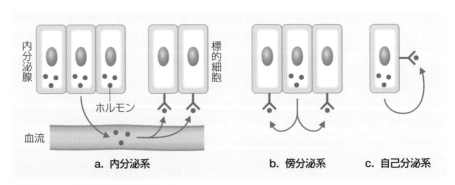

　　a. 内分泌系　　　　　　　b. 傍分泌系　　c. 自己分泌系

◯**図 1-1　生体の情報伝達方式**

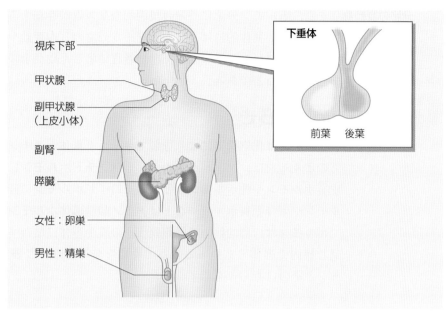

● 図1-2　おもな内分泌器官

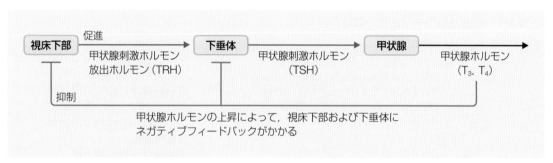

● 図1-3　フィードバック調節の例

フィードバック●
調節

生体には内部環境をつねに一定に保とうとする性質がある。これを**ホメオスタシス**(恒常性)といい，内分泌系・神経系・腎臓・肺などが大きな役割を担っている。その際にはたらく調節機構が**フィードバック調節**であり，内分泌系の特徴である。

内分泌腺から分泌されたホルモンは標的臓器に作用するが，その効果が内分泌腺にフィードバックされ，分泌が抑制(**ネガティブフィードバック**)されたり，促進(**ポジティブフィードバック**)されたりして，ホメオスタシスを維持している。

たとえば，視床下部からの甲状腺刺激ホルモン放出ホルモン(TRH)および下垂体からの甲状腺刺激ホルモン(TSH)によって甲状腺ホルモンが上昇しすぎると，視床下部および下垂体にネガティブフィードバックがかかりTRH や TSH が低下するというしくみである(● 図1-3)。これらは，内分泌疾患を理解するうえで非常に重要な調節機構である。

分泌の変動● 　また，ホルモン分泌に一定の規則的なリズムが存在することも内分泌系の特徴である。具体的には，コルチゾール分泌の日内変動や，月経周期に応じたゴナドトロピン分泌の変動，発育過程に応じた成長ホルモンや性ホルモン分泌の変動などである。

② ホルモンのはたらき

　ホルモンは化学構造により分類できる。下垂体ホルモンをはじめとする多くのホルモンは，タンパク質からなる**ペプチドホルモン**に分類される。副腎皮質ホルモンや性ホルモンなどは**ステロイドホルモン**に分類され，甲状腺ホルモンや副腎髄質ホルモンなどは**アミノ酸誘導体ホルモン**に分類される。

　ホルモンは，標的細胞の細胞膜表面の膜受容体に結合するか，細胞膜を通過し核内受容体に結合することで作用を発揮する。○ 表1-1 におもなホルモンとそのはたらきを示す。

○ 表1-1　おもなホルモンとそのはたらき

内分泌器官		ホルモン	おもなはたらき
視床下部		成長ホルモン放出ホルモン(GHRH)	GH分泌を促進
		副腎皮質刺激ホルモン放出ホルモン(CRH)	ACTH分泌を促進
		甲状腺刺激ホルモン放出ホルモン(TRH)	TSH分泌を促進
		ゴナドトロピン放出ホルモン(GnRH)	ゴナドトロピン分泌を促進
下垂体	前葉	成長ホルモン(GH)	インスリン様成長因子1(IGF-Ⅰ)分泌を促進
		副腎皮質刺激ホルモン(ACTH)	コルチゾール分泌を促進
		甲状腺刺激ホルモン(TSH)	$T_3 \cdot T_4$分泌を促進
		性腺刺激ホルモン(ゴナドトロピン)　黄体形成ホルモン(LH)　卵胞刺激ホルモン(FSH)	精巣・卵巣を刺激
		プロラクチン(PRL)	乳腺発達・乳汁産生
	後葉	バソプレシン(VP)＝抗利尿ホルモン(ADH)	腎臓に作用し尿量減少
		オキシトシン(OXT)	子宮収縮，射乳
甲状腺		トリヨードサイロニン(T_3)，サイロキシン(T_4)	代謝促進
		カルシトニン	血中カルシウム減少
副甲状腺(上皮小体)		副甲状腺ホルモン(PTH)	血中カルシウム増加
膵臓(膵島)		インスリン	血糖低下
		グルカゴン	血糖上昇
副腎	皮質	鉱質(電解質)コルチコイド(アルドステロンなど)	腎臓でナトリウム吸収，カリウム排泄
		糖質コルチコイド(コルチゾールなど)	血糖上昇，タンパク異化，免疫抑制
		副腎男性ホルモン	男性化
	髄質	カテコールアミン(アドレナリン，ノルアドレナリン，ドパミン)	血圧・脈拍上昇，血糖上昇
精巣(睾丸)		テストステロン(男性ホルモン)	男性化
卵巣		エストロゲン(卵胞ホルモン)	女性化
		プロゲステロン(黄体ホルモン)	体温上昇，妊娠維持

栄養素代謝のあらまし

代謝 ● 　生体は，生命活動を維持するために必要な物質を外界から摂取し，生体内で利用できるかたちに変換する。その一方で，不必要な物質は分解して体外に排出している。このような生体内における物質の化学的変化や外界との物質の交換を，**代謝**（メタボリズム）とよぶ。このうち，簡単な構造の化合物からより複雑な構造の化合物に合成する反応を**同化**（アナボリズム）とよび，逆の方向に向かう分解反応を**異化**（カタボリズム）とよぶ。

エネルギー代謝 ● 　生物界においては，植物が太陽の光エネルギーを捕捉して化学エネルギーにかえ，これを利用して物質の同化を行い多種の有機化合物を合成する。動物は，この有機化合物を食物として摂取して異化し，この過程で遊離されるエネルギーをアデノシン三リン酸（ATP）の合成に用いる。ATP とは生体におけるエネルギーの運搬体であり，そのエネルギーはいろいろな物質の同化や生体が行う各種の仕事に用いられる。生体における ATP の合成やその利用に関連した諸反応は，**エネルギー代謝**とよばれる。

　生体は，エネルギーとなるべき**糖質**（炭水化物），**脂質**，**タンパク質**の**三大栄養素**を摂取し，各臓器の機能・構造の恒常性を維持している。それらの代謝は，**糖代謝**，**脂質代謝**，**タンパク質代謝**とよばれる。各栄養素は消化管でそれぞれグルコース（ブドウ糖），脂肪酸およびグリセロール，アミノ酸に分解される。さらに小腸から血液中に吸収され，門脈内へ運ばれて肝臓に取り込まれたあと，生体の各組織へ供給される。糖質と脂質はおもにエネルギー源として使用され，余剰分はそれぞれグリコーゲン，トリグリセリドといったかたちで肝臓・筋肉と脂肪組織に貯蔵される。タンパク質はおもに酵素・ホルモンなどの機能分子や，コラーゲンなどの構造分子として体内に存在し，飢餓時にはエネルギー源としても利用される。

1 糖代謝

　糖質は人間のエネルギー源として最も重要なもので，とくに中枢神経系においてはグルコースが唯一のエネルギー源である。健常者では，血糖値を低下させる唯一のホルモンであるインスリンと，インスリンの作用に拮抗して血糖値を上昇させるホルモン（グルカゴン，カテコールアミン，成長ホルモン，コルチゾールなど）の微妙なバランスによって，血糖値が 70～140 mg/dL の範囲に精密に調節されている。

　血糖値の極度の低下は中枢神経系の細胞の機能低下をもたらし，逆に糖尿病のような血糖値の持続的な高値はさまざまな全身の合併症をもたらす。日常臨床においても，内分泌・代謝疾患患者の大部分を占めるのが糖尿病であり，糖代謝の理解はとくに重要である。

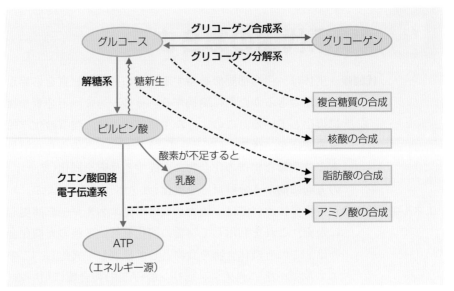

⊃ 図1-4　糖代謝経路

糖代謝経路● 　グルコースは，主として**解糖系**という糖代謝経路を経てピルビン酸に分解され，さらにミトコンドリアに入り**クエン酸回路，電子伝達系**という経路を経る。この過程で，1分子のグルコースから最終的に30分子程度のATPが産生され，エネルギー源として使用される（⊃図1-4）。

　エネルギー過剰の際は，グリコーゲン合成系を経て**グリコーゲン**として貯蔵され，絶食時にはグリコーゲン分解系を経てグルコースに変換される。また，長時間の絶食でグルコースが不足すると，おもに肝臓で解糖系が逆行して，グルコースが生成される**糖新生**が促進される。糖新生には，タンパク質の分解で生じたアミノ酸や，脂肪の分解で生じたグリセロール，乳酸などが利用される。

　また，このような解糖系とクエン酸回路を中心とした糖代謝経路は，脂肪酸の合成，アミノ酸の合成，遺伝情報の伝達に重要な核酸の合成，細胞や間質の構築物質や生理活性物質となる複合糖質（タンパク質などと結合した糖質）の合成などとも密接にかかわっている（⊃図1-4）。

2 脂質代謝

　小腸から吸収された脂肪酸およびグリセロールは，トリグリセリドに変換されて脂肪細胞に貯蔵される。脂質より糖質が優先してエネルギー源として利用されるが，エネルギー不足になると，トリグリセリドが脂肪酸とグリセロールに分解される。グリセロールは解糖系に入り利用され，脂肪酸はβ酸化という代謝経路を経てATPを産生する。

　β酸化が過剰になるとケトン体が産生される。糖尿病においてインスリン

の作用不足が高度になると，エネルギー源として糖ではなく脂肪酸が多く導入される結果，ケトン体が増え**ケトーシス**となり，さらに血液が酸性に傾き**アシドーシス**に向かう。これをケトアシドーシスという。

脂質には，ほかに細胞膜の主成分となるリン脂質や糖脂質などの複合脂質，コレステロールや胆汁酸やステロイドホルモンなどのステロールなどがあり，それぞれに代謝経路がある。

③ タンパク質(アミノ酸)代謝

小腸から吸収されたアミノ酸は，おもにタンパク質の合成に利用される。生体のタンパク質はある一定の速度で分解と合成を繰り返しており，このような生体物質の入れかわりを代謝回転という。不要になったアミノ酸は分解され，そのアミノ基の窒素はアンモニアとなり，さらに肝臓で尿素に変換されて尿中に排泄される。また，飢餓時にはタンパク質の分解が促進され，得られたアミノ酸がエネルギー源として利用される。

また，生体内で合成することができない，もしくは合成されても必要量に満たないアミノ酸が9種類あり，これらは**必須アミノ酸**といわれる。必須アミノ酸は，食物としてとらなくてはならないが，それ以外のアミノ酸はクエン酸回路から供給可能である。

C　おもな症状と病態生理

① 内分泌・代謝疾患に伴うおもな症状

内分泌・代謝疾患では特徴的な身体所見を呈することが多い。各疾患の詳細については，第2章で述べる。

肥満●　内分泌・代謝疾患では身長と体重の測定が必須であり，評価として，体重〔kg〕/(身長〔m〕)^{2}で求められる BMI(body mass index；体格指数)が頻用されている。22 が標準で，25 以上が肥満，30 以上が高度肥満，18.5 未満がやせとされる。同じ肥満でも，内臓脂肪型肥満(上半身肥満)と皮下脂肪型肥満(下半身肥満)に分けられ，前者のほうが生活習慣病とのかかわりが深いと考えられている。

肥満をきたす疾患には，クッシング症候群，甲状腺機能低下症，インスリノーマなどがある。やせをきたす疾患には，甲状腺機能亢進症，褐色細胞腫，進行した糖尿病などがある。

成長異常●　高身長をきたす疾患には，下垂体性巨人症，クラインフェルター症候群などがある。低身長をきたす疾患には，成長ホルモン分泌不全性低身長症(下垂体性低身長症)，先天性甲状腺機能低下症(クレチン症)，ターナー症候群

などがある。

顔貌の変化● 特徴的な顔貌（がんぼう）を呈する疾患が多く，先端巨大症，甲状腺機能亢進症・低下症，クッシング症候群などがある。

発汗異常● 多汗をきたす疾患には，甲状腺機能亢進症，先端巨大症，褐色細胞腫などがある。発汗減少をきたす疾患には，甲状腺機能低下症がある。

色素異常● 色素沈着をきたす代表的な疾患には，アジソン病（慢性の原発性副腎皮質機能低下症）がある。

体毛異常● 女性に男性型多毛を生じる疾患には，クッシング症候群などがある。

血圧異常● 高血圧をきたす疾患の代表的なものとして，原発性アルドステロン症や褐色細胞腫がある。原発性アルドステロン症では，低カリウム血症も併発する。ほかにもクッシング症候群，甲状腺機能亢進症，先端巨大症などでも高血圧をきたす。低血圧をきたす疾患には，下垂体機能低下症，アジソン病などがある。

脈拍異常● 頻脈を呈する疾患には，甲状腺機能亢進症，褐色細胞腫，低血糖などがある。徐脈を呈する疾患には，甲状腺機能低下症，下垂体機能低下症，アジソン病などがある。

口渇・多飲・多尿● 糖尿病，尿崩症などでみられる。

意識障害● 意識障害は，急性副腎不全（副腎クリーゼ），甲状腺クリーゼ，高カルシウム血症クリーゼ，高血糖性の糖尿病性昏睡または低血糖性昏睡などでみられる。

2 内分泌疾患の病態生理

内分泌疾患は，ホルモンの分泌低下（**機能低下症**[1]）と分泌過剰（**機能亢進症**）に大きく分けて考えると理解しやすい。また，多種類のホルモン分泌異常がおこる**多発性内分泌腫瘍症**（MEN[2]）や**多腺性自己免疫症候群**は内分泌疾患のなかでも特徴的である。一方，最近では，画像診断の進歩によって，ホルモンの異常を示さない非機能性の内分泌腫瘍（しゅよう）をみつけられるようになった。これは**偶発腫（インシデンタローマ）**とよばれる。

機能低下症● 機能低下症には先天的なものと後天的なものがある。先天的なものとしては，内分泌腺の無形成，ホルモンの遺伝子異常などがある。後天的なものとしては，自己免疫，腫瘍，感染，出血や梗塞（こうそく）などの循環不全，外傷などによる内分泌腺の破壊や機能障害がある。また，上位内分泌腺からの刺激ホルモンの不足により生じる続発性（二次性あるいは三次性）の機能低下症もある。

機能亢進症● ホルモンが過剰になることでおこる機能亢進症には，いくつかのパターンがある。①ホルモン産生腫瘍によりホルモンが過剰に分泌される場合，②上

1）ホルモンが過剰に存在する場合でも，標的となる受容体に結合したあとの反応が障害されることで，機能低下症となる場合もある。

2）multiple endocrine neoplasia の略。

位内分泌腺からの刺激ホルモンの過剰により生じる続発性(二次性あるいは三次性)の場合，③バセドウ病の抗TSH受容体抗体のように刺激性の自己抗体でホルモンの過剰産生が生じる場合，④亜急性甲状腺炎や無痛性甲状腺炎のように内分泌腺の破壊によって貯蔵していたホルモンが一時的に流出して生じる場合などである。

多発性内分泌●
腫瘍症(MEN)　複数の内分泌腺に腫瘍または過形成が特定の組み合わせで生じるもので，1型と2型に分類される。家族性に発生することが多い遺伝性疾患である。

1型は下垂体・副甲状腺・膵島の3つの内分泌腺に高い割合で発生するものである。2型は甲状腺髄様がんを伴い，褐色^{かっしょく}細胞腫などを合併するものである。甲状腺髄様がんと褐色細胞腫の合併はシップル症候群ともよばれる。

多腺性自己免疫●
症候群　内分泌臓器の自己免疫疾患が合併するものを多腺性自己免疫症候群という。たとえば，慢性甲状腺炎とアジソン病の合併は，シュミット症候群として知られる。

異所性ホルモン●
産生腫瘍　その臓器では本来分泌されないホルモンを分泌する腫瘍を異所性ホルモン産生腫瘍といい，進行がんで発症することが多い。異所性副腎皮質刺激ホルモン(ACTH)産生腫瘍，異所性抗利尿ホルモン(ADH)産生腫瘍，副甲状腺ホルモン関連タンパク質(PTHrP)の分泌による高カルシウム血症，インスリン様成長因子Ⅱ(IGF-Ⅱ)の分泌による低血糖などがある。

③ 代謝疾患の病態生理

代謝疾患は，糖・脂質・タンパク質代謝をはじめとする各種の代謝に関連して生じ，頻度の少ない遺伝性のものを含めると非常に多くの疾患がある。また，その病態生理も多岐にわたる。そのため，本書では，臨床的に頻度が高く重要な糖尿病を中心に，脂質異常症，高尿酸血症，さらにメタボリックシンドロームと肥満症について，病態生理も含めた各論を第2章で取り上げることにする。

D　おもな検査

① 内分泌疾患の検査

① ホルモンの血中濃度測定

内分泌疾患は，機能低下症あるいは機能亢進症がおもなものであるため，正確な血中ホルモン濃度の測定とその評価が重要である。

ホルモンの血中濃度は，姿勢，食事，運動，ストレスなどにより変動し，日内リズムも存在する。性や年齢の影響を受けるものもある。ホルモンの基

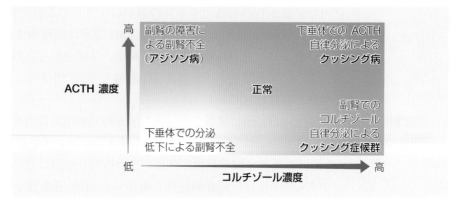

:::図1-5　ACTHとコルチゾールの関係

礎血中濃度の測定にあたっては，原則として早朝空腹時に，安静臥位で採血する。以前と比べ，ホルモンの測定法が格段に進歩して高感度で測定できるようになり，負荷試験を行わなくても，精度の高い診断がある程度可能になっている。

　的確な診断のためにはフィードバック調節を意識して検査項目を選択する必要がある。たとえばACTHとコルチゾールのような上位ホルモンと下位ホルモン（:::図1-5），あるいは，副甲状腺ホルモン（PTH）と血清カルシウムのような，ホルモンとその効果の指標を同時に測定することが重要である。

② ホルモンおよび代謝産物の尿中量測定

　ホルモンおよび代謝産物の1日尿中排泄量はホルモン分泌の1日量を反映し，副腎疾患の診断と経過観察などによく用いられる。

　副腎皮質機能の評価には，尿中遊離コルチゾールとその代謝産物である17-水酸化コルチコステロイド（17-OHCS）や17-ケトステロイド（17-KS）の測定が行われる。

　副腎髄質機能評価には，尿中カテコールアミンとその代謝産物であるメタネフリン・ノルメタネフリンの測定がなされる。

③ 免疫学的評価

　内分泌疾患，とくに甲状腺疾患では，自己免疫が病因となっていることが多いため，血中自己抗体の測定が重要である。バセドウ病における抗TSH受容体抗体，慢性甲状腺炎（橋本病）における抗甲状腺抗体（抗サイログロブリン抗体，抗甲状腺ペルオキシダーゼ抗体）は診断に必須である。

④ ホルモン負荷試験

　内分泌疾患が疑われるが，臨床症状に乏しく，血中ホルモンの基礎レベル

値の判断がむずかしい場合には，さまざまな負荷試験で診断する。診断確定や細かい病型分類のために行うことが多い。しかし，前述のとおり，近年はホルモンの測定法が進歩し，基礎レベル値で診断されることが増え，負荷試験が必要とされる場面は限定されてきている。

刺激試験● 　刺激試験は，機能低下症が疑われる場合に行われる。たとえば下垂体前葉機能低下症が疑われる際には，視床下部ホルモンである副腎皮質刺激ホルモン放出ホルモン（CRH），成長ホルモン放出ホルモン（GHRH），TRH，GnRHの4者を同時に負荷して下垂体を刺激し，それぞれ増加するはずのホルモン〔ACTH，成長ホルモン（GH），TSH，LH/FSH〕を測定する。すべて無反応または低反応の場合は，汎下垂体機能低下症と診断される。また，一部のホルモンのみが反応しない場合は，そのホルモンの単独欠損症と診断される。

抑制試験● 　抑制試験は，機能亢進症が疑われる場合に行われる。たとえばクッシング症候群（コルチゾール分泌過剰症）では，少量のデキサメタゾン[1]0.5 mgを検査前夜に内服させ下垂体のACTH分泌を抑制させても，翌朝の血中コルチゾール分泌が抑制されない（5 μg/dL以上）ことから診断される。

　そのほかにも負荷試験は多数あるが，詳細は第2章で述べる。

5 画像検査

　画像検査は，かつてはホルモン基礎値の測定やホルモン負荷試験を行って，障害部位を確定したあとに行う検査と位置づけられていた。しかし，近年の画像検査の進歩と普及を考えると，早い段階から積極的に活用すべきである。とくに超音波，CT，MRIの進歩は，サイズが小さい場合が多い内分泌腺腫瘍の局在診断を飛躍的に向上させた。

　また，機能性（ホルモン産生性）内分泌腫瘍の検出に有用なのが各種のシンチグラフィー[2]であり，甲状腺・副甲状腺・副腎などの診断で用いられている。それぞれの内分泌腺に最も適した検査法を選ぶ必要がある。

　それぞれの疾患における画像検査の限界を知る必要もある。たとえば同じ副腎腫瘍でも，クッシング症候群では腫瘍が3 cm程度のことが多くCTで容易に診断されるが，原発性アルドステロン症では腫瘍径が小さいため，CTの検出限界以下であることが多い。

2 代謝疾患の検査

1 糖尿病

　糖尿病の検査は，血糖値（空腹時または随時），ヘモグロビンA1c

1）合成ステロイド薬。コルチゾールと同様の作用を有し，下垂体のACTH分泌にネガティブフィードバックをかける。
2）体内に放射性同位体を投与し，発せられる放射線を体外でとらえて画像化する検査法。

(HbA1c)，血中 C ペプチド(⊙ 97 ページ)，抗グルタミン酸脱炭酸酵素(抗GAD)抗体の測定が，実際の臨床の現場で重要項目となる。場合によっては，75 g 経口グルコース負荷試験を行うこともある。詳細は第 2 章で取り上げる(⊙ 94 ページ)。

② 脂質異常症

脂質異常症の検査では，LDL コレステロール，HDL コレステロール，中性脂肪の 3 つを測定することが重要である。詳細は第 2 章で取り上げる(⊙ 103 ページ)。

E　おもな治療・処置

1 内分泌疾患の治療・処置

機能低下症●　機能低下症の治療の原則は，ホルモン補充療法による欠乏ホルモンの補充である。上位の刺激ホルモンの低下による場合でも，補充するのは末梢のホルモンであることが多い。たとえば，下垂体の ACTH 分泌の低下による副腎皮質機能低下症でも，補充するのは末梢の副腎皮質ホルモンのコルチゾールとなる。

補充は，日内リズムを考慮するなど，生理的状態に合わせて行う。また，ステロイドホルモンや甲状腺ホルモンは経口投与可能であるが，インスリンや成長ホルモンなどのペプチドホルモンは経口投与が不可能なため，皮下注射などで行う。

機能亢進症●　機能亢進症の治療は，ホルモン産生腫瘍の場合は原則として外科的に腫瘍を切除するが，放射線治療も行われる。先端巨大症やプロラクチノーマに対するブロモクリプチンメシル酸塩や，バセドウ病に対する抗甲状腺薬のように，薬物を用いたホルモン産生阻害も行われる。

2 代謝疾患の治療・処置

糖尿病，脂質異常症，肥満症・メタボリックシンドローム，高尿酸血症などの代謝疾患の治療では，薬物療法だけではなく，食事療法・運動療法といった生活習慣改善の指導が重要な役割を担うことが多い。詳細は第 2 章で取り上げる。

まとめ

- 内分泌系とは，生体が個体を維持し，種の保存を行うための細胞間情報伝達システムである。内分泌細胞から分泌され，血流を介して運搬され，遠隔の標的細胞を刺激する微量の化学物質であるホルモンが重要なはたらきを担っている。
- おもな内分泌器官として，視床下部，下垂体，甲状腺，副甲状腺（上皮小体），膵臓，副腎，性腺（卵巣，精巣）などがあげられる。
- 生体には内部環境をつねに一定に保とうとする性質があり，これをホメオスタシス（恒常性）という。その際にはたらく調節機構がフィードバック調節である。
- 生体は，エネルギーとなるべき糖質，脂質，タンパク質の三大栄養素を摂取する。これらは消化管でそれぞれグルコース，脂肪酸およびグリセロール，アミノ酸に分解され，小腸で吸収され，生体の各組織へ供給される。糖質，脂質はおもにエネルギー源として使用され，タンパク質はおもに機能分子や構造分子として，また飢餓時にはエネルギー源としても利用される。
- 内分泌・代謝疾患のおもな症状として，肥満・やせ，高身長・低身長，特徴的な顔貌，多汗・発汗減少，色素沈着，体毛異常，高血圧・低血圧，頻脈・徐脈，口渇・多飲・多尿，意識障害などがあげられる。
- 内分泌疾患は，機能低下症と機能亢進症に大きく分けて考えられる。ホルモンの基礎血中濃度の測定は，原則，早朝空腹安静臥位で採血する。必要に応じてホルモン負荷試験を行い診断する。近年の画像検査の進歩が診断能力の向上に役だっている。治療は，機能低下症では欠乏ホルモンの補充，機能亢進症では外科的な腫瘍切除または薬物治療となる。

復習問題

1 次の図の①〜④の名称を答えなさい。

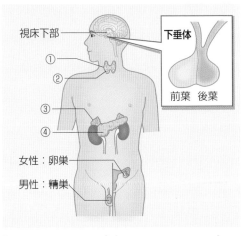

視床下部

下垂体

前葉　後葉

①
②
③
④

女性：卵巣

男性：精巣

（①　　　　　　　）（②　　　　　　　　　）
（③　　　　　　　）（④　　　　　　　　　）

2 空欄を埋めなさい。

▶内分泌系では，微量の化学物質である（①　　　　　　）が重要な役割を担っている。

▶生体の内部環境をつねに一定に保とうとする性質を（②　　　　　　　　）という。

▶代謝のうち，より複雑な化合物への反応を（③　　　　）とよび，その逆の反応を（④　　　　　　）とよぶ。

▶グルコースは糖代謝経路を経て（⑤　　　　　　　）に分解される。また，エネルギー過剰の際は（⑥　　　　　　）合成系を経て（⑥）として貯蔵される。

❸ 左右を正しく組み合わせなさい。

①成長ホルモン　　　・　　　・Ⓐ膵臓

②インスリン　　　　・　　　・Ⓑ下垂体前葉

③エストロゲン　　　・　　　・Ⓒ精巣

④テストステロン　　・　　　・Ⓓ卵巣

❹ 正しい語に○をつけなさい。

①中枢神経系においてエネルギー源となる
　のは（グルコース・グリコーゲン）である。

②低血圧をきたすのは（クッシング症候
　群・下垂体機能低下症）である。

③（甲状腺機能亢進症・甲状腺機能低下症）
　では，多汗をきたす。

④ホルモン負荷試験のうち，刺激試験は
　（機能亢進症・機能低下症）が疑われる場
　合に行われる。

❺ 次の問いに答えなさい。

①抗 TSH 受容体抗体の測定が診断に重要
　な疾患はなにか。

　　　　　　　答（　　　　　　　　　）

②機能性内分泌腫瘍の検出に有用な，放射
　線同位体を体内に投与する画像検査をな
　んとよぶか。

　　　　　　　答（　　　　　　　　　）

第2章 おもな疾患

A 内分泌疾患

1 下垂体疾患

　下垂体は前葉と後葉に分かれ，それぞれ異なるホルモンを分泌している。前葉ホルモンとしては，**副腎皮質刺激ホルモン（ACTH）**，**成長ホルモン（GH）**，**甲状腺刺激ホルモン（TSH）**，**プロラクチン（PRL）**，**黄体形成ホルモン（LH）**，**卵胞刺激ホルモン（FSH）**がある（⊕表 2-1）。LH と FSH を合わせて**性腺刺激ホルモン（ゴナドトロピン）**という。また後葉ホルモンとしては，**バソプレシン（VP；抗利尿ホルモン〔ADH〕ともいう）**，**オキシトシン（OXT）**がある。

　下垂体ホルモンでは，視床下部との関係を理解することが大切である。前葉ホルモンは，視床下部ホルモンによる分泌促進・抑制の調節を受けている（⊕図 2-1）。一方，後葉ホルモンは，視床下部で産生されて下垂体後葉へと運搬され，血中に分泌されている。

　下垂体前葉ホルモンを測定する場合は，対応する末梢ホルモンを同時に測定することが重要である（⊕65 ページ）。

⊕表 2-1　下垂体前葉ホルモンのはたらきと欠乏症状

下垂体前葉ホルモン	はたらき	欠乏症状
副腎皮質刺激ホルモン（ACTH）	副腎皮質に作用し，生命維持に必須のコルチゾールの分泌を促進	倦怠感，食欲低下・体重減少，低血糖，低血圧，意識障害
成長ホルモン（GH）	さまざまな組織に作用し，インスリン様成長因子Ⅰ（IGF-Ⅰ）の分泌を促進	小児では低身長，成人では不活発・肥満・倦怠感
甲状腺刺激ホルモン（TSH）	甲状腺に作用し，甲状腺ホルモンの分泌を促進	動作緩慢，無気力・感情鈍麻，眠け，寒がり，疲れ，便秘，乾燥皮膚，徐脈
プロラクチン（PRL）	乳腺に作用し，乳腺発達・乳汁産生促進	産褥期の乳汁分泌低下
性腺刺激ホルモン（ゴナドトロピン）	男性の精子形成やテストステロン産生，女性の卵胞発育やエストロゲン・プロゲステロン産生を促進	二次性徴の欠如・進行停止，性欲低下，月経異常，不妊

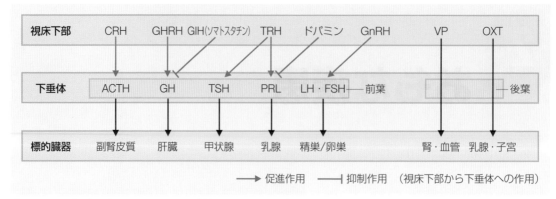

○図 2-1 視床下部ホルモンと下垂体ホルモンの関係

　　ここでは，前葉に関連した疾患として，下垂体前葉機能低下症，GH 産生下垂体腺腫[1]などによる先端巨大症，ACTH 産生下垂体腺腫などによるクッシング病，PRL 産生下垂体腺腫であるプロラクチノーマについて述べる。また，後葉に関連した疾患として，尿崩症について述べる。そのほかの下垂体疾患としては，TSH 産生下垂体腺腫，ゴナドトロピン産生下垂体腺腫も頻度は少ないが知られている。

① 下垂体前葉機能低下症

　　下垂体前葉機能低下症は，下垂体前葉ホルモン（ACTH，GH，TSH，PRL，LH・FSH）が低下する疾患である。1 つのホルモンが障害される単独欠損症と，ほぼすべてのホルモンが障害される汎下垂体機能低下症に分類される。また，障害の部位により，視床下部性のものと下垂体性のものに分けられる。視床下部性の場合は，おもに抑制的な調節を受けている PRL だけは正常〜分泌亢進となる。

原因●　ホルモン産生能のない脳腫瘍である下垂体腺腫が原因となるものが 30% 弱，原因不明の特発性のものが 20% 強と多い。また，女性では，分娩時の大量出血に伴う下垂体梗塞が原因となることがあり，これはシーハン症候群とよばれる。

症状●　欠乏するホルモンに応じた症状があらわれる（○ 71 ページ，**表 2-1**）。脳腫瘍に伴う頭痛や視野障害をみとめることもある。

診断●　症状や下垂体ホルモンの血中基礎値の低下から下垂体前葉機能低下症が疑われる際には，**4 者負荷試験**を行う（○ 66 ページ）。また，下垂体 MRI で視床下部や下垂体の腫瘍の有無を確認する。

　　単独欠損症では，ゴナドトロピン単独欠損症[2]は比較的多く，ACTH 単

1）腺腫：分泌腺の上皮に発生する良性の腫瘍。アデノーマともいう。
2）ゴナドトロピン単独欠損症：男性に多く，思春期前に発症すると二次性徴の障害と類宦官様<ruby>宦官<rt>かんがん</rt></ruby>体型（テストステロン分泌不全に伴う，高身長で手足が長い体型）が特徴である。

独欠損症，GH 単独欠損症もみられるが，TSH やプロラクチンの単独欠損症はきわめてまれである。

治療● 　治療としては，ホルモン補充療法が行われる。ACTH 分泌低下に対してはコルチゾールの経口投与，TSH 分泌低下に対しては甲状腺ホルモンの経口投与を行うが，両者ともみとめられる場合はコルチゾールの投与を先行させ，安定してから甲状腺ホルモンを追加する。これは，甲状腺ホルモンのみを投与すると，副腎不全が助長されることがあるためである。

　　GH 分泌低下に対しては，小児の低身長（成長ホルモン分泌不全性低身長症〔下垂体性低身長症〕）や成人期の重症型 GH 分泌不全に成長ホルモンの皮下注射を行う。ゴナドトロピン分泌低下に対しては，男性では二次性徴の発現を目的としたテストステロンの筋肉内注射，女性では病態に応じたさまざまな治療がなされる。プロラクチンの補充は行われていない。また，脳腫瘍が原因の場合は，腫瘍の外科的切除や放射線治療が行われる。

② 先端巨大症（末端肥大症）

　　先端巨大症は，成長期以降の骨端線閉鎖後に GH の過剰分泌を生じ，インスリン様成長因子Ⅰ（IGF-Ⅰ）の上昇を介して，手足末端の肥大，顔貌の変化，さらに糖尿病などの代謝異常，高血圧や心肥大，呼吸器疾患，悪性腫瘍（大腸がんや乳がんが多い）などを合併する疾患である。

　　40〜60 歳での発症が多く，男女差はない。放置例では予後がわるく，60 歳までに死亡する例が多い。一方，骨端線閉鎖前に発症したものは，高身長となり，**下垂体性巨人症**とよばれる。16〜20 歳の発症が多く，男性に多い。

原因● 　原因の 99% が，良性の脳腫瘍である GH 産生下垂体腺腫である。頻度は少ないが，異所性の GHRH 産生腫瘍が原因となることもある。

症状● 　症状としては，特徴的な顔貌（眉弓部の膨隆，鼻・口唇の肥大，下顎の突出・巨大舌），手足容積の増大，著明な発汗がみられ，典型例では一見して診断がつく。75% 以上の症例で腫瘍径が 1 cm 以上[1]と大きく，物理的な圧迫による頭痛や，視神経の圧迫による視野障害の出現頻度が高い。GH 産生性下垂体腺腫がプロラクチンも産生することで，高プロラクチン血症の症状があらわれることがある。

診断● 　検査所見としては，GH 血中基礎値[2]の上昇（3.0 ng/mL 以上），血中 IGF-Ⅰの上昇がみられる。また，75 g 経口ブドウ糖負荷試験を行うと，健常人でみられる GH 分泌の抑制（GH 底値 0.6 ng/mL 未満）がみられない。

　　画像検査では，下垂体 MRI で下垂体腫瘍が検出されることが多く，頭部 X 線では腫瘍の拡大に伴うトルコ鞍の二重床・風船様拡大がみられる。また，

1）下垂体腺腫のうち，腫瘍径が 1 cm 以上のものをマクロアデノーマ，1 cm 未満のものをマイクロアデノーマとよぶ。
2）健常人では入眠時に分泌が亢進する日内変動がみられ，早朝空腹時 1.0 ng/mL 以下である。

手指 X 線では手指末端骨の花キャベツ様変形, 足部 X 線では足底部軟部組織厚(ヒールパッド)の増大(22 mm 以上)などがみられる。

治療 ● 治療としては, 下垂体腺腫の外科的切除が第一選択である。**経蝶形骨洞下垂体腺腫摘出術**(ハーディ法)が行われ, 開頭術はほとんど行われない。薬物療法としては, GH 分泌を抑制するソマトスタチン誘導体[1]であるオクトレオチド酢酸塩の皮下注射が行われ, GH 正常化や腫瘍縮小効果がみられる。ドパミン作動薬であるブロモクリプチンメシル酸塩やカベルゴリンは, 経口投与で簡便なため用いられることがあるが, 効果は弱い。

治療目標は, 血中 IGF-I の正常化と, 75 g 経口ブドウ糖負荷試験で GH 分泌の抑制がみられることである。

③ クッシング病

慢性的な高コルチゾール血症により, 特徴的な臨床症候を示す症候群を**クッシング症候群**とよぶ。そのうち副腎皮質刺激ホルモン(ACTH)の過剰分泌によるものを **ACTH 依存性クッシング症候群**, ACTH に無関係に副腎から自律的にコルチゾールが過剰分泌されるものを **ACTH 非依存性クッシング症候群**とよぶ。

ACTH 依存性クッシング症候群のうち, 下垂体から ACTH が過剰分泌されるものをとくに**クッシング病**とよび, 下垂体以外の腫瘍(異所性 ACTH 産生腫瘍)などで ACTH が過剰分泌されるものを**異所性 ACTH 症候群**とよぶ(● 表 2-2)。

ここでは, クッシング病について述べる。クッシング病は, わが国ではクッシング症候群の半数近くを占める。

原因 ● 原因の 90% 以上が, 良性の脳腫瘍である ACTH 産生性下垂体腺腫である。多くの場合腫瘍の大きさは 1 cm 未満である。

症状 ● 満月様顔貌, 中心性肥満(体幹が太く四肢が細い), 水牛様脂肪沈着(首から肩にかけての脂肪沈着), 伸展性赤紫色皮膚線条などの特徴的な身体所見(クッシング徴候)があらわれる。にきび, 多毛, 月経異常, 浮腫などもみられる。合併症として, 高血圧, 糖尿病, 脂質異常症, 肥満・メタボリックシンドローム, 骨粗鬆症, 易感染性を呈する。死因としては動脈硬化性疾患

● 表 2-2 クッシング症候群の分類

クッシング症候群(慢性的な高コルチゾール血症)	ACTH 依存性クッシング症候群(ACTH の分泌過剰)	クッシング病(下垂体からの分泌過剰)
		異所性 ACTH 症候群(下垂体以外からの分泌)
	ACTH 非依存性クッシング症候群(副腎からの自律性コルチゾール分泌過剰)	

---

1)誘導体:その化合物の一部を, 化学反応(置換・付加など)によって変化させた物質。

や感染症が多く，血中コルチゾール値を正常化させないと予後はわるい。

診断● 　検査所見としては，早朝空腹安静時の血中 ACTH とコルチゾールの同時測定で両者が高値となることが必須で，尿中遊離コルチゾールや 17-水酸化コルチコステロイド(17-OHCS)も高値となる。ただし，ACTH 非依存性クッシング症候群では ACTH は抑制される。

　さらに，一晩少量デキサメタゾン抑制試験として，少量(0.5 mg)のデキサメタゾンを前夜に内服させても，翌朝の血中コルチゾール分泌が抑制されない(5 μg/dL 以上)ことや(◐ 67 ページ)，深夜睡眠時の血中コルチゾールが 5 μg/dL 以上となり日内変動[1]がなくなることで診断される。

　さらに，異所性 ACTH 症候群との鑑別のため，一晩大量デキサメタゾン抑制試験として大量(8 mg)のデキサメタゾンを前夜に内服させると，翌朝の血中コルチゾール分泌が前値の半分以下に抑制される(異所性 ACTH 症候群では抑制されない)。また，一般血液検査において，コルチゾールの作用によって白血球数は増加するが，リンパ球数と好酸球数が減少する。

　画像検査としては，下垂体 MRI で腫瘍の存在を確認する。

治療● 　治療は，下垂体腺腫の外科的切除が第一選択であり，経蝶形骨洞下垂体腺腫摘出術(ハーディ法)が行われる。手術できない例などでは，放射線治療や副腎に作用するステロイド合成阻害薬のミトタン，下垂体に作用するドパミン作動薬のブロモクリプチンメシル酸塩などが用いられる。両側副腎摘出術を行うこともあるが，術後に下垂体腺腫が腫大し，著しい高 ACTH 血症と色素沈着を生じることがある(ネルソン症候群)。いずれも，治療後に副腎皮質機能低下症を生じる場合には，コルチゾールの補充療法が必要となる。

④ プロラクチノーマ

　下垂体からのプロラクチン(PRL)の過剰分泌(高 PRL 血症)により，乳汁分泌・無月経[2]を生じる病態を乳汁漏出-無月経症候群という。その原因として最も多いのが，良性の脳腫瘍である PRL 産生性下垂体腺腫(プロラクチノーマ)である。ほかに，薬剤性[3]，原発性甲状腺機能低下症[4]，視床下部疾患(◐ 71 ページ)，原因不明の特発性のもの[5]がある。また，先端巨大症，クッシング病，TSH 産生下垂体腺腫では，PRL を同時に産生するものもあり，多ホルモン産生下垂体腫瘍という。

　ここでは，プロラクチノーマについて述べる。プロラクチノーマは 1：4

---

1) 健常な人のコルチゾール分泌は，朝に亢進し，夜に低下するという日内リズムを有する。
2) 高 PRL 血症は GnRH の分泌を障害するため，性腺機能障害をきたし，無月経を生じる。
3) 視床下部のドパミンは PRL 分泌を抑制するため，その遮断作用のある薬剤(制吐薬のメトクロプラミドや向精神薬のスルピリド，ハロペリドールなど)により，高 PRL 血症が生じる。
4) 原発性甲状腺機能低下症では，ネガティブフィードバックによって TRH が亢進するため，TRH の PRL 分泌促進作用によって生じる。
5) 画像検査で検出できない微小のプロラクチノーマの可能性が考えられている。

で女性に多く，80〜90％が腫瘍径 1 cm 未満である。男性例では 1 cm 以上が多い。

症状● 症状は，乳汁分泌，月経不順・無月経，不妊である。男性では無症状も多いが，性欲低下，インポテンツをみとめる。腫瘍による頭痛や視野障害が生じることもある。

診断● 血中 PRL 基礎値を測定し，20 ng/mL 以上の高値を複数回確認して，高 PRL 血症と診断する。200 ng/mL 以上では，プロラクチノーマの存在がほぼ確実である。下垂体 MRI 検査にて腫瘍の存在を確認する。

治療● 下垂体腫瘍のなかで唯一，薬物治療が第一選択となる疾患である。ドパミン作動薬のブロモクリプチンメシル酸塩，カベルゴリンを用いる。多くの場合，PRL 正常化および腫瘍縮小効果がみとめられる。外科的切除（経蝶形骨洞下垂体腺腫摘出術）が行われることもある。

⑤ 尿崩症

下垂体後葉ホルモンのバソプレシン（VP）は，腎臓における水の再吸収を促進して尿量を減少させ，体内の水分を保持するはたらきをもつ。その作用障害により多尿が生じ，脱水傾向となって口渇中枢が刺激されて，口渇・多飲を呈する疾患を**尿崩症**という。十分な飲水がなされないと，著しい脱水・高ナトリウム血症を生じてしまう。

バソプレシンの分泌障害によるものを**中枢性尿崩症**，腎臓での作用障害によるものを**腎性尿崩症**とよぶ。中枢性のものは，脳腫瘍など器質的原因が明確な続発性のもの，原因不明の特発性のもの，バソプレシン遺伝子に変異がみられる家族性のものに分かれる。腎性のものは，腎盂腎炎などが原因となる後天性のもの，バソプレシン受容体の遺伝子変異などがみられる先天性のものに分かれる。

症状● 症状は，多尿，口渇・多飲で，とくに氷を入れた冷水を好む傾向がある。この口渇感が保持されていれば水バランスが大きくくずれることはなく，生命予後は問題ない。

診断● 検査所見は，尿浸透圧[1]が低下し，200 mOsm/kg 以下の希釈尿になることが多い。血漿浸透圧は飲水行動により正常上限から軽度上昇[2]にとどまるが，血漿浸透圧の軽度上昇にも鋭敏に反応して上昇するはずの血漿バソプレシン濃度が低値のままとなる。

確定診断のため，**高張食塩水負荷試験**（5％食塩水を 0.05 mL/kg・分で 2 時間点滴）を行って血漿浸透圧をさらに上昇させ，バソプレシン分泌が反応しないことを確認する。反応があれば心因性多飲症と診断される。引きつづ

1）尿の希釈・濃縮の度合いをあらわすもの。希釈されると低く，濃縮されると高くなる。
2）正常 275〜295 mOsm/kg に対し，290〜300 mOsm/kg 程度。

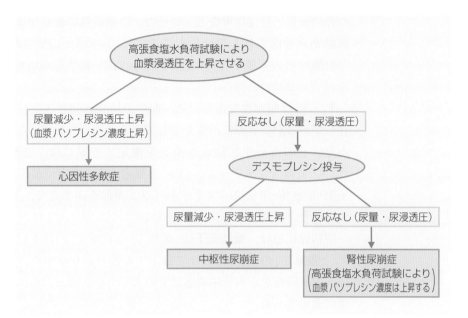

○ **図 2-2　尿崩症の鑑別診断**

き，治療にも用いられるバソプレシン誘導体であるデスモプレシン酢酸塩水和物を投与し，尿量の減少および尿浸透圧の 300 mOsm/kg 以上への上昇を確認する。この反応がなければ腎性尿崩症，反応があれば中枢性尿崩症と診断される（○ 図 2-2）。なお，同様に血漿浸透圧を上昇させる目的で行われていた水制限試験は，苦痛が大きいために最近では行われなくなってきた。

　画像検査は，下垂体 MRI を行い器質的疾患を検索する。特発性のものでは，T1 強調像（○ 157 ページ）で下垂体後葉の高信号が消失することが多い。

治療● 　中枢性のものでは，デスモプレシン酢酸塩水和物の点鼻または内服を行う。腎性のものでは特異的な治療法はなく，経験的にチアジド系利尿薬や非ステロイド系抗炎症薬が尿量を減らすために使用されるが，効果は弱い。

2 甲状腺疾患

　甲状腺は，前頸部にある 蝶 形をした内分泌器官である。重量は約 20 g と内分泌器官としては最大で，老化とともにしだいに萎 縮する。健常人では触知しないが，腫大すると触知できる。内部は甲状腺特有のタンパク質である**サイログロブリン（Tg）**を主成分とするコロイドで満たされており，食事から摂取したヨウ素を原料として甲状腺ホルモンが合成される。甲状腺には，体内で必要な量の約 1 か月分の甲状腺ホルモンが貯蔵されている。

　甲状腺は，**トリヨードサイロニン（T_3）**および**サイロキシン（T_4，テトラヨードサイロニン）**という 2 つの**甲状腺ホルモン**を分泌している。これらは熱産生や基礎代謝亢進，心拍数増加などのカテコールアミンの作用増強，脳

や骨の成長・発達作用などといった，生命活動に重要なはたらきを示す。甲状腺から分泌されるのはおもに T_4 で，T_3 は 5～10% であるが，T_4 は肝臓や腎臓などの末梢で T_3 に変換される。強い活性をもつのは T_3 のほうである。

　T_3・T_4 は脂溶性であるため，血中では大部分がタンパク質に結合して存在しているが，実際に活性を有しているのは結合していない遊離ホルモンである。そのため甲状腺ホルモンを測定する際には，遊離 T_3（フリー T_3，fT_3），遊離 T_4（フリー T_4，fT_4）を測定する。また，前述したように，視床下部-下垂体-甲状腺のフィードバック調節をふまえて，TSH を同時に測定することが重要である（◌59 ページ）。

　甲状腺疾患は，**機能低下症**（遊離 T_3 と遊離 T_4 の低下）と**機能亢進症**（遊離 T_3 と遊離 T_4 の上昇）に分けて整理するとわかりやすい。実際の臨床現場では，甲状腺疾患が内分泌疾患患者の大部分を占めるため，これらの理解は非常に重要である。

機能低下症 ● 　原発性（甲状腺性）のものでは，TSH が上昇する。機能低下症の大部分が原発性のものであり，さらにそのほとんどが慢性甲状腺炎である。中枢性（下垂体性〔二次性〕，視床下部性〔三次性〕）のものでは，TSH が低値を示す。

　症状は，動作緩慢，無気力・感情鈍麻，眠け，寒がり，疲れ，便秘，食欲低下，体重増加，かさかさした乾燥皮膚，圧痕（あっこん）を残さない粘稠（ねんちゅう）な浮腫（粘液水腫），ばさばさした頭髪，徐脈・脈圧[1]低下，月経過多などであり，中高年では更年期障害やうつ病，高齢者では認知症と間違えられやすい。重症型では，傾眠傾向から昏睡（こんすい）（粘液水腫性昏睡）にいたることがある。

　また，生下時から高度の甲状腺機能低下症があり，低身長・独特の顔貌・知能低下をきたすものを**クレチン症**という。原因の多くが甲状腺の先天的無形成である。早期治療が必要なため，わが国では新生児に対して TSH 測定をスクリーニングとして行っている。

　一般検査所見では，代謝の低下に伴い血中総コレステロールや中性脂肪の上昇，クレアチンキナーゼ（CK）の上昇がみられる。

機能亢進症 ● 　機能亢進症とは，甲状腺ホルモン分泌が亢進して，甲状腺ホルモン過剰の症状である甲状腺中毒症を示している状態をいい，大部分が**バセドウ病**である。このほかに，甲状腺のホルモン産生性の腫瘍[2]や TSH 産生腫瘍によるものがある。TSH 産生腫瘍以外は，TSH は抑制されて低値となる。

　また，生理的な妊娠早期や胞状奇胎[3]ではヒト絨毛性ゴナドトロピン（hCG）分泌が亢進し，hCG と TSH が構造上類似しているため甲状腺刺激作用を示すことがある。

1）脈圧とは，収縮期血圧と拡張期血圧の差である。
2）機能性腺腫（プランマー病），中毒性多結節性甲状腺腫などがある。
3）妊娠 200 回に 1 回の割合で生じる。絨毛の囊胞化によって，hCG がきわめて高値となる。

　一方，亜急性甲状腺炎や無痛性甲状腺炎のように，甲状腺組織が一過性に破壊されて貯蔵されていたホルモンが過剰に血中に流出した場合も甲状腺中毒症を示すが，この場合は分泌は亢進していないので，機能亢進症とはよばない。

　甲状腺中毒症の症状は，いらいら感，不眠，動悸・頻脈（ときに心房細動にいたる）・脈圧増大，手指振戦，暑がり・発汗過多，疲れ，下痢，食欲低下を伴わない体重減少，近位筋の筋力低下（しゃがみ立ちできなくなる），無月経などがある。

　ここでは，バセドウ病，慢性甲状腺炎，亜急性甲状腺炎，甲状腺腫瘍について述べる。

① バセドウ病（グレーブス病）

　バセドウ病は，TSH 受容体に対する自己抗体（**抗 TSH 受容体抗体〔TRAb〕**[1]）が産生され，この自己抗体が甲状腺を刺激してホルモン分泌を亢進させる疾患である。代表的な臓器特異的自己免疫疾患である。発症は 1：4 と女性に多く，20〜30 歳代に好発する。わが国を含むドイツ医学圏では**バセドウ病**とよぶが，英米医学圏では**グレーブス病**とよぶ。

症状 ●　症状は，甲状腺腫，甲状腺中毒症状，眼球突出・眼裂開大[2]，前脛骨の限局性粘液水腫，男性に多くあらわれる周期性四肢麻痺などがみられる。古典的に甲状腺腫，動悸・頻脈，眼球突出を**メルゼブルクの三徴**という。

診断 ●　血液検査により遊離 T_3 と遊離 T_4 の上昇，TSH の低下がみとめられ，TRAb 陽性で診断がつく。TRAb が陰性の場合も 5％ 程度あり，この場合は無痛性甲状腺炎と鑑別するため，甲状腺放射性ヨウ素（^{123}I）摂取率を測定し，摂取率が亢進していることで診断する。最近では，甲状腺への集積機序がヨウ素と似ているテクネチウム（^{99m}Tc）の摂取率も用いられている。これは，検査前 1 週間のヨウ素制限食の必要がなく簡便なためである。

　また遊離 T_4 と比べて遊離 T_3 の上昇が著しく，遊離 T_3/遊離 T_4 が高値（2.5〜3.0 以上）となる場合，バセドウ病であることが多い。TRAb を調べる自己抗体検査は，結果が得られるまで数日かかるため，遊離 T_3/遊離 T_4 の値による判断は日常臨床で役だつ。

　このほかの検査結果として，慢性甲状腺炎の診断で重要な甲状腺自己抗体である抗甲状腺ペルオキシダーゼ抗体（TPOAb）や，抗サイログロブリン抗体（TgAb）も高頻度で陽性となる。

　一般検査所見では，代謝亢進に伴う血中総コレステロールの低下，骨型の

1）TRAb の多くは受容体機能を刺激する甲状腺刺激抗体（TSAb）である。ただし，まれに受容体機能を抑制する甲状腺刺激阻害抗体（TSBAb）が存在し，その場合は甲状腺腫は触知されず機能低下症となる。

2）機序として眼窩組織内の TSH 受容体の存在が注目されている。

アルカリホスファターゼ(ALP)の上昇，炭水化物の吸収速度上昇による食後高血糖などがみられる。

甲状腺超音波検査では，びまん性甲状腺腫と豊富な血流信号をみとめる。

治療● 自己免疫機序に対する根本的治療は確立していない。わが国では甲状腺ホルモンの合成を抑制する**抗甲状腺薬**による薬物治療が広く用いられており，弱い免疫抑制効果も報告されている。代表的な抗甲状腺薬にはチアマゾールやプロピルチオウラシルがある。治療は必要十分量で開始し，機能が正常化したら徐々に減量し，少量維持量を数年続ける必要がある。TRAb が陰性化すれば投与を中止することが可能だが，再発率も高い。副作用として，まれではあるが無顆粒球症による致命的な感染症を生じる可能性があるため，投与開始後しばらくは白血球数の確認が必要となる。甲状腺中毒症状が強い場合は，症状を緩和するために β 遮断薬を併用する。

薬物治療のほかに，外科的手術として**甲状腺亜全摘**も治療の選択肢となる。術前に甲状腺機能を正常化させておくことが重要であり，機能亢進のまま行うと，後述する甲状腺クリーゼを生じるおそれがある。

これらのほかに**放射性ヨード療法**という，^{131}I を経口投与して甲状腺を破壊縮小させる治療法もあるが，施行できる医療機関が限られ，甲状腺機能低下症になる可能性が高い。

甲状腺クリーゼ● **甲状腺クリーゼ**とは突然発症する甲状腺中毒症の劇症型である。機能亢進状態のバセドウ病患者が，感染・手術などの強いストレスや抗甲状腺薬の中断をきっかけに，意識障害，高熱，頻脈，発汗，嘔吐・下痢，精神不安状態に陥ることをさす。放置すると循環不全からショック状態となり，死にいたる。甲状腺クリーゼを発症した場合は，大量の抗甲状腺薬，大量のヨウ素製剤[1]，β 遮断薬，副腎皮質ステロイド製剤などの投与と全身管理を行う。

バセドウ病と● バセドウ病は妊娠可能な年齢の女性に好発するためしばしば問題となるが，
妊娠 抗甲状腺薬を服用し，甲状腺機能が正常に保たれていれば妊娠することに支障はない。妊娠中や授乳時の薬剤選択では，チアマゾールは妊娠初期の催奇形性の報告や母乳への分泌があるため，プロピルチオウラシルを選択することが望ましい。なお，妊娠中に服薬した抗甲状腺薬は胎盤を通して胎児に移行するが，母体の TRAb も胎児に移行するために相殺される。

② 慢性甲状腺炎(橋本病)

慢性甲状腺炎は，甲状腺組織を標的とした自己免疫疾患である。日本人の橋本 策（はかる）により最初に報告されたため，**橋本病**ともよばれる。甲状腺にリンパ球の浸潤と腫大がみられ，組織破壊が進むと機能低下症となる。甲状腺機

1）大量のヨウ素製剤には甲状腺ホルモンの合成阻害作用があり，即効性で数日で効果があらわれる。ただし，2 週間程度で効果が弱まる。

能低下症の原因として最も頻度が高い疾患である。甲状腺自己抗体陽性になるのみで，症状やホルモン異常のない潜在性慢性甲状腺炎もある。

　女性が 90～95% をしめ，思春期以降の女性に好発し，加齢とともに増加する。成人女性の罹患率は，潜在性慢性甲状腺炎まで含めると，10% 以上と高頻度である。

　また，下垂体・副甲状腺・膵臓・副腎などの内分泌臓器の自己免疫疾患を合併することもあり，とくにアジソン病（◐86 ページ）との合併は**シュミット症候群**とよばれる。また，慢性甲状腺炎を基盤として甲状腺悪性リンパ腫が発症することがある。

症状●　甲状腺腫が甲状腺全体にわたり発生し，初期はやわらかいが，徐々にかたくなり，表面は不整となる。甲状腺機能は症例の半数以上では正常であるが，そうでない場合は徐々に機能低下に陥り，機能低下症の症状があらわれる（◐78 ページ）。甲状腺組織の破壊に伴って，一過性の甲状腺中毒症を呈することもあり，これを無痛性甲状腺炎という。

診断●　慢性甲状腺の 90% 以上の症例で，甲状腺自己抗体である TPOAb やTgAb の抗体検査が陽性となる。甲状腺腫の存在および甲状腺自己抗体のいずれかが陽性，または細胞診でリンパ球浸潤をみとめると，慢性甲状腺炎と確定診断される。実際の臨床の現場では細胞診まで行われることは少なく，通常は，甲状腺自己抗体のいずれかが陽性であり，バセドウ病が否定されれば慢性甲状腺炎と診断される。甲状腺自己抗体がいずれも陰性であれば，慢性甲状腺炎は否定的である。甲状腺超音波検査では内部構造が不均一で，低エコーレベルの腫大した甲状腺が描出される。

　一方，慢性甲状腺炎と同様に甲状腺自己抗体やリンパ球浸潤をみとめるが，逆に甲状腺が萎縮している萎縮性甲状腺炎も存在する。甲状腺腫がないことから特発性粘液水腫ともよばれ，広義の慢性甲状腺炎に含まれる。

治療●　甲状腺機能低下例には，通常，T_4 製剤のレボチロキシンナトリウム水和物の内服による**甲状腺ホルモン補充療法**を行う。TSH の上昇のみで甲状腺ホルモンは正常範囲である潜在性甲状腺機能低下症では，TSH が 10 μU/mL 以上で甲状腺ホルモンを投与する。それ未満の場合では妊娠中や不妊治療中，甲状腺腫が大きい例，脂質異常症がある例などに甲状腺ホルモンを投与する。甲状腺機能正常例では原則としては治療は不要であるが，年 1 回は甲状腺機能をチェックする。

慢性甲状腺炎と妊娠●　慢性甲状腺炎は妊娠可能な年齢の女性に好発するため，しばしば問題となる。妊婦の甲状腺機能低下は胎児の精神神経系の発達に影響を及ぼすという報告があるため，潜在性甲状腺機能低下症の妊婦にも積極的に甲状腺ホルモン製剤を投与する。甲状腺ホルモン補充療法で甲状腺機能が正常に保たれていれば，妊娠に支障はない。

　なお，甲状腺機能が正常である潜在性慢性甲状腺炎の妊婦でも，出産後に

甲状腺機能亢進症または低下症が生じることがあり，これを出産後自己免疫性甲状腺症候群という。

無痛性甲状腺炎●　慢性甲状腺炎の経過中に，一過性に甲状腺組織破壊がおこり甲状腺中毒症があらわれた状態を無痛性甲状腺炎という。通常，疼痛はなく，次項で述べる亜急性甲状腺炎とは異なる。TRAb が陰性であることからバセドウ病と鑑別する。

甲状腺中毒症は 2 か月程度で消失するが，症状が強い間は β 遮断薬を用いる。無痛性甲状腺炎から，機能低下症へ移行する場合もある。

③ 亜急性甲状腺炎

亜急性甲状腺炎はウイルス感染による甲状腺の炎症と考えられ，上気道感染が先行することが多い。中年女性に好発する。前頸部疼痛を伴い，甲状腺片葉に結節性甲状腺腫を触知し，著明な圧痛がある。CRP の上昇が顕著であるが，白血球の上昇は軽度である。甲状腺の破壊により一過性の甲状腺中毒症状を呈し，遊離 T_3 と遊離 T_4 の上昇，TSH の低下，血中サイログロブリンの上昇[1]をみとめる。バセドウ病との鑑別は，圧痛の存在と CRP 上昇から比較的容易である。甲状腺関連の自己抗体は陰性である。

治療は，消炎鎮痛薬が基本だが，疼痛の強い重症例では副腎皮質ステロイド製剤を投与する。通常は数か月で完治する。

④ 甲状腺腫瘍

甲状腺腫瘍はびまん性と結節性[2]，または良性と悪性に分かれる。健康診断や超音波検査で偶然指摘されることも多く，臨床的には患者数も多いため鑑別が重要である。

良性甲状腺腫瘍●　良性の腺腫であり，大部分は濾胞腺腫である。超音波検査では周囲との境界が明瞭である。濾胞がんとの鑑別が困難な場合もあり，吸引針生検による細胞診を行う。ホルモン産生性をもち機能亢進症の原因となる腺腫もあり，この場合は**プランマー病**とよばれる。まれに乳頭状増殖を示す乳頭状過形成結節もある。

頻度の高い甲状腺腫大である**単純性甲状腺腫**や**腺腫様甲状腺腫**は，腫瘍ではないが重要な鑑別診断となる。単純性甲状腺腫は，甲状腺機能は正常で原因不明の広範な甲状腺腫大の総称である。腺腫様甲状腺腫は結節性の過形成であり，ほとんどが多発性である。これらもがんとの鑑別が重要なため，必

---

1) 血中サイログロブリンの上昇は，甲状腺組織の破壊状況をあらわす。特定の疾患によらず，甲状腺腫瘍，甲状腺炎，バセドウ病などの多くの甲状腺疾患で上昇するため，非特異的な指標である。
2) びまん性甲状腺腫とは甲状腺全体が腫大していることで，バセドウ病，慢性甲状腺炎，単純性甲状腺腫がある。ほかの甲状腺腫は結節性である。

表 2-3　甲状腺の悪性腫瘍の分類

由来	分類	概要
上皮細胞	乳頭がん	甲状腺がんの大部分を占める分化がんであり，進行は緩徐で予後は良好である。
	濾胞がん	乳頭がんについで多い分化がんで，進行は緩徐である。
	未分化がん	進行が速く，予後がきわめてわるい。
C 細胞	髄様がん	MEN2 型の検索が必要となる。
リンパ球	悪性リンパ腫	慢性甲状腺炎に合併することがある。

要に応じて吸引針生検による細胞診を行う。ホルモン産生性をもち機能亢進症の原因となる多結節性中毒性甲状腺腫もある。

悪性甲状腺腫瘍●　悪性甲状腺腫瘍はがんであり，比較的頻度が高い。大部分は進行のゆるやかな分化がんであり，生命予後は 10 年生存率 90% と良好である。分化がんの割合としては乳頭がんが 90% と多く，ほかに濾胞がんなどがある。ほかの疾患で死亡した患者の剖検時に，10% 程度甲状腺がんが存在しているという報告もある。

　頻度の少ないものには，未分化がん，髄様がん，悪性リンパ腫があり，計5 種類の組織型がある（表 2-3）。

　治療において，分化がんでは原則手術となり治療成績もよい。未分化がんは手術が無効な例が多く，化学療法や放射線療法も効果が期待できず，予後不良である。髄様がんは手術適応となる。甲状腺悪性リンパ腫は一般の悪性リンパ腫の治療方針に準じる（29 ページ）。

　血液検査では，血中サイログロブリンは甲状腺疾患の多くで上昇するため腫瘍マーカーとはならないが，分化がんの術後の再発の指標としては有用である。髄様がんでは，がん胎児性抗原（CEA）やカルシトニンが腫瘍マーカーとなる。

3 副甲状腺疾患

　副甲状腺（上皮小体）は甲状腺背面の上下左右に 4 つ存在する米粒大の内分泌器官であり，カルシウム濃度を調整する**副甲状腺ホルモン（PTH）**を分泌している。血中カルシウム濃度の調整（カルシウム代謝）には，PTH のほかに，腎臓で活性化され作用するビタミン D，甲状腺 C 細胞で分泌されるカルシトニンが関与しているが，最も重要なはたらきをしているのは PTH である。

　血中に含まれるカルシウムは全身のカルシウムの約 0.1% 程度であるが，生体の細胞機能の維持・調節に必須であり，血中カルシウム濃度は 8.5〜10.2 mg/dL に維持されている。

　血中カルシウム濃度の調節では，同様に骨の主成分であるリンの動きも一

緒に考える必要がある。PTH は血中のカルシウムを上昇させ，リンを低下させる。これは，骨に作用することでカルシウムとリンの溶出を促進させ，さらに，腎臓に作用してカルシウムの再吸収とリンの排泄を促進することで行われる。PTH の分泌は，血中カルシウム濃度によってフィードバック調節を受けている。

ビタミン D はカルシウムとリンの腸管での吸収を促進させることで血中濃度をともに上昇させ，カルシトニンはともに低下させる。

① 原発性副甲状腺機能亢進症

原発性副甲状腺機能亢進症とは，副甲状腺の腫瘍化または過形成により PTH が過剰に分泌され，高カルシウム血症を示す状態である。腺腫が 80〜85% と多く，過形成が 10〜15%[1]で，がんが 2〜3% である。血中カルシウム濃度がルーチン検査として普及して以降，高頻度で発見されるようになり，頻度の高い内分泌疾患と認識されてきた。

軽度の高カルシウム血症では無症状だが，血中カルシウム濃度が 12 mg/dL をこえると，倦怠感，筋力低下，口渇・多尿・脱水，吐きけ，消化性潰瘍，膵炎などの高カルシウム血症に伴う症状があらわれる。また，骨の溶出が亢進して骨密度が低下して骨粗鬆症を，尿中カルシウム排泄量が増加して腎結石を生じやすくなる[2]。そのほか，軽度の低リン血症，骨型のアルカリホスファターゼ（ALP）の上昇が鑑別の参考になる。

画像診断は超音波検査が基本で，腫大した副甲状腺が描出される。正常な場合には副甲状腺は描出されない。異所性腺腫の検索にはシンチグラフィー（^{99m}Tc-MIBI が高感度）がとくに有用である。また，CT と MRI も行う。治療は外科的切除であり，最近は無症状の例でも骨粗鬆症や腎結石の発症予防のため，積極的に手術をすすめる傾向にある。

二次性（続発性）副甲状腺機能亢進症 ● 低カルシウム血症が原因となり，二次的に PTH 分泌が亢進した状態を二次性副甲状腺機能亢進症という。副甲状腺は，持続した刺激により過形成をきたす。原因となる基礎疾患として多いのは圧倒的に慢性腎不全である。慢性腎不全では，腎機能低下に伴いリンの排泄が低下しており，これにより高リン血症とビタミン D 活性化障害がおこり，低カルシウム血症が生じる。

悪性腫瘍に伴う高カルシウム血症 ● 悪性腫瘍のとくに進行期に，高カルシウム血症がみられる。これは，PTH と類似した構造をもち，PTH と同様の作用を有する **PTH 関連ペプチド（PTHrP）**が，悪性腫瘍から分泌されることによっておきる。予後不良のサインであることが多い。高カルシウム血症によるネガティブフィードバッ

1）過形成の場合，MEN1 型の検索が必要となる。
2）高カルシウム血症により尿中カルシウム排泄量が増加すると，PTH の腎臓に対するカルシウム再吸収促進作用を上まわる。これにより，骨の溶出による骨粗鬆症と尿中カルシウムによる腎結石がおこる

クがおこるため，血中 PTH は低値となる。

高カルシウム●　高カルシウム血症が進行して血中カルシウム濃度が 14〜15 mg/dL 以上に
血症クリーゼ　なり，脱水が著明となって，腎機能障害・意識障害があらわれた状態を高カ
ルシウム血症クリーゼという。大部分が原発性副甲状腺機能亢進症または悪
性腫瘍に伴う高カルシウム血症によるもので，ほかにビタミン D 中毒があ
る。治療の際は，まず点滴補液で脱水を改善させ，利尿薬によるカルシウム
排泄を行い，骨吸収抑制薬のビスホスホネート製剤やカルシトニンの投与な
どを行う。

② 副甲状腺機能低下症

副甲状腺機能低下症は，PTH が正常に作用しないことで低カルシウム血
症と高リン血症をきたす状態である。PTH の分泌不全によるものには，甲
状腺や副甲状腺の手術後などの**術後副甲状腺機能低下症**，原因不明の**特発性
副甲状腺機能低下症**がある。また，PTH の分泌には問題がなく，標的臓器
での PTH への応答がわるくなっておこるものを**偽性副甲状腺機能低下症**と
いう。

症状・治療●　症状として，筋肉痛，四肢のしびれ，全身痙攣発作，テタニー[1]などの低
カルシウム血症の症状がみとめられる。治療としては，ビタミン D 製剤の
投与やカルシウム製剤の経口投与が行われる。

④ 副腎疾患

副腎は，左右腎臓の上極に位置する 5〜6 g 程度の内分泌器官である。外
側の**皮質**が 90% を占め，その内側に**髄質**がある。皮質はさらに外側から球
状層，束状層，網状層に分かれている。球状層からはアルドステロンに代表
される**鉱質コルチコイド**が，束状層からはコルチゾールに代表される**糖質コ
ルチコイド**が，網状層からは**副腎男性ホルモン**（副腎性アンドロゲン）が分泌
される。髄質からは，**カテコールアミン**（アドレナリン，ノルアドレナリン，
ドパミン）が分泌される（◯図 2-3）。

鉱質コルチコイドはレニン-アンギオテンシン-アルドステロン系により分
泌調節を受ける。これは，体液の減少により腎臓からレニンが分泌され，ア
ンギオテンシンが活性化され，アルドステロンの分泌が促されるというもの
である。また，糖質コルチコイドと副腎男性ホルモンは視床下部-下垂体系
（CRH-ACTH）の分泌調節を受けている。

ここでは，副腎からのホルモン分泌異常によりおこるアジソン病，クッシ
ング症候群，原発性アルドステロン症，褐色細胞腫を中心に述べる。

1）テタニー：低カルシウム血症によって生じる特徴的な筋痙攣のこと。

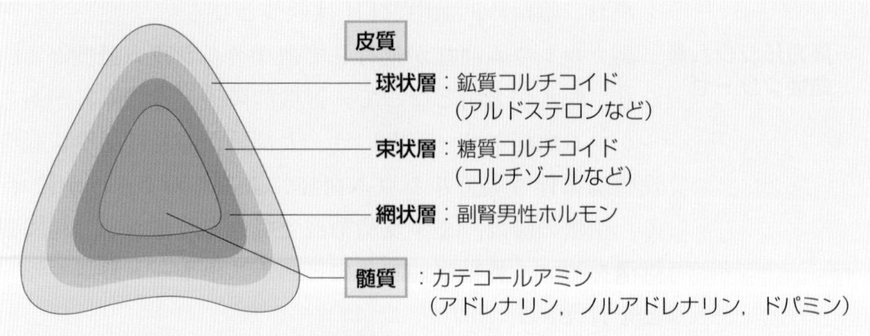

○ 図 2-3　副腎ホルモンの分泌箇所

① アジソン病

副腎に原発した病変によって発症した慢性副腎皮質機能低下症を，発見者の名前にちなんで**アジソン病**とよぶ。原因不明の特発性のものや，肺がんなどの副腎転移によるもの，副腎結核[1]によるものがある。特発性の場合は副腎皮質の障害のみであるが，副腎結核や副腎転移によるものでは副腎髄質も障害されることがある。また特発性のものは，ほかの内分泌臓器の自己免疫疾患を合併することがあり，とくに橋本病との合併をシュミット症候群とよぶ。

症状●　症状としては，ACTH の過剰分泌による色素沈着，コルチゾール不足による倦怠感・食欲低下・体重減少・低血糖・低血圧，副腎男性ホルモン不足による女性の腋毛脱落・恥毛脱落・月経不順，鉱質コルチコイド不足による低ナトリウム血症・高カリウム血症などをみとめる。

診断●　検査所見としては，血中の ACTH 高値およびコルチゾール低値で，尿中の遊離コルチゾールと 17-OHCS と 17-KS はいずれも低値となる。副腎皮質の予備能を評価するため，ACTH を筋注し，血中コルチゾールの反応をみる ACTH 負荷試験を行うこともある。球状層の機能低下による血中アルドステロン低値もみられる。

治療●　アジソン病の治療はコルチゾールの補充が基本であり，通常はヒドロコルチゾン 15〜20 mg/日程度を内服させる。感染症などにより生体がストレス刺激を受けているときには，必要量が増大するためこの 2〜3 倍を投与する。鉱質コルチコイドの補充が必要となることは少ないが，必要ならフルドロコルチゾン酢酸エステルなどを併用する。

急性副腎不全●
（副腎クリーゼ）　副腎皮質ホルモンの急激な欠乏によって，循環不全（ショック）となった状態を**急性副腎不全**（副腎クリーゼ）という。慢性副腎皮質機能低下症患者の治

1）副腎結核によるものは，かつては多かったが近年では減少している。

療中断時や，感染症罹患時などのストレス下で生じることが多い。早急に大量のホルモン補充療法を行い救命する必要がある。

② クッシング症候群

　　副腎性のクッシング症候群は，ACTH に無関係に副腎から自律的にコルチゾールが分泌されるもので，**ACTH 非依存性クッシング症候群**ともいう（◯74 ページ）。コルチゾール産生性の腺腫によるものが多く，腺腫は片側性で腫瘍径 3 cm 程度が多い。ほかに特発性アルドステロン症とよばれる両側過形成のものや，がんによるものなどがある。

症状●　クッシング病と同様に，コルチゾール過剰に伴う症状があらわれる。

診断●　検査所見としては，血中 ACTH 低値とコルチゾール高値がみられる。副腎性のクッシング症候群の特徴としては，大量デキサメタゾン抑制試験でもコルチゾール分泌が抑制されないという点があげられる。そのほかはクッシング病と同様である。

　　画像検査では，超音波・CT・MRI により，副腎の腺腫・過形成・がんが描出される。また，^{131}I-アドステロールを用いたシンチグラフィーでは，ホルモン産生部位への集積が確認される。

治療●　腺腫は外科的切除が基本であり，腹腔鏡手術で行われる。術後は下垂体や健側の副腎の機能が抑制されているため，回復するまでしばらくコルチゾールの補充療法が必要となる。両側過形成の場合は，両側の副腎摘出と生涯にわたるコルチゾールの補充療法が必要となる。がんも外科的切除が基本だが，手術不能例ではステロイド合成阻害薬のミトタンなどを使用する。

③ 原発性アルドステロン症

　　副腎皮質から自律的にアルドステロンが過剰に分泌される疾患を**原発性アルドステロン症**といい，発見者にちなんで**コン症候群**ともいう。二次性高血圧の代表疾患である。全高血圧患者の約 6% との報告もあるため，診断されていない患者が非常に多い可能性がある。

　　アルドステロン過剰によって，腎臓でナトリウムの再吸収が亢進して高血圧・高ナトリウム血症を，またカリウムと水素イオンの排泄が促進され低カリウム血症・代謝性アルカローシス[1]をきたす。80〜90% がアルドステロン産生性の腺腫によるもので，腺腫は片側性で腫瘍径が数 mm から 3 cm 未満の小さいものが多い。ほかに両側過形成によるものなどがある。がんが原因となることはまれである。

　　一方，副腎以外の病変によりレニン-アンギオテンシン-アルドステロン系が刺激され，二次的に高アルドステロン血症を呈するものを**続発性アルドス**

1）血液がアルカリ性に傾くことをアルカローシスといい，呼吸性と代謝性に分かれる。

テロン症という。原発性アルドステロン症の場合はネガティブフィードバックで低レニン血症となるので，高レニン血症となる続発性アルドステロン症と鑑別できる。

症状● 高血圧による頭痛・動悸などの症状や低カリウム血症による多飲・多尿，筋力低下，代謝性アルカローシスによるテタニーなどをきたす。テタニーは，アルカローシスにより血中イオン化カルシウム濃度が低下することで誘発される。

診断● 検査所見としては，血中アルドステロン高値・レニン低値が重要で，ほかに低カリウム血症，代謝性アルカローシスが特徴的である（血清ナトリウムは正常上限程度）。低カリウム血症によりインスリン分泌が抑制されることによる，耐糖能異常もみられる。

　このほか，尿中アルドステロン排泄量の増加，フロセミド立位試験[1]やカプトプリル負荷試験[2]の無反応が診断に役だつ。

　画像検査では，超音波・CT・MRIで副腎の腺腫と過形成を検出する。ただし，病変が小さく描出できない場合も多い。また，^{131}I-アドステロールを用いたシンチグラフィーでホルモン産生部位への集積を確認する。

　診断に苦慮する場合は，副腎静脈にカテーテルを挿入し，アルドステロン濃度の左右差を測定する副腎静脈サンプリングという方法で確定診断を行う。

治療● 腺腫は外科的切除が基本であり，腹腔鏡手術のよい適応となる。両側過形成の場合は手術適応はなく，アルドステロン受容体拮抗薬のスピロノラクトンを使用し，降圧を行う。スピロノラクトンの効果が不十分な場合は，ほかの降圧薬を併用する。

④ 褐色細胞腫

　褐色細胞腫は副腎髄質や交感神経節に発生するカテコールアミン産生腫瘍であり，それぞれ副腎性と副腎外性に分類される。比較的まれな疾患で，原発性アルドステロン症やクッシング症候群に比べて少なく，高血圧患者の0.1〜0.2％とされる。10％病ともいわれ，副腎外性，悪性，両側発生，家族性（MEN2型のこともある）がそれぞれ約10％を占める。

症状● 高血圧 hypertension，高血糖 hyperglycemia，代謝亢進 hypermetabolism，頭痛 headache，発汗過多 hyperhidrosis のいわゆる「5H」が特徴的である。高血圧は持続型と間欠的な発作型に分かれる。しばしば著明な高血圧を示し，250/150 mmHg 以上となることもまれではない。また，起立性低血圧を伴う。

1）フロセミド立位試験：ループ利尿薬のフロセミド静注と立位歩行を行い，レニン分泌を刺激する試験。
2）カプトプリル負荷試験：アンギオテンシン変換酵素阻害薬を投与し，アルドステロン分泌を抑制する試験。

診断● 　検査所見としては，血中および尿中のカテコールアミン(アドレナリン，ノルアドレナリン，ドパミンの3分画)の高値と，それらの代謝産物である尿中メタネフリンとノルメタネフリンの高値が重要である。アドレナリン型とノルアドレナリン型に分かれる。とくに高血圧の発作型の場合は繰り返し検査をする必要がある。

　診断が確定しないときに限り，薬理学的負荷試験を慎重に行う。α遮断薬のフェントラミンメシル酸塩を静注すると，持続型褐色細胞腫の場合はすみやかな降圧がみられる。また，ドパミン受容体拮抗薬のメトクロプラミドを静注すると，発作型褐色細胞腫の場合は血圧上昇と血中カテコールアミンの上昇が誘発される。

　画像検査は，超音波・CT・MRIで腫瘍の検出をする。副腎外のものもあるため，[131]I-MIBGを用いたシンチグラフィーでホルモン産生部位への集積を確認することも行われる。

治療● 　腫瘍の摘出が基本であり，無症状でも手術適応となる。術前にα遮断薬を投与して降圧し，十分に血圧を正常化させる。降圧効果が不十分な場合はβ遮断薬やカルシウム拮抗薬も併用する。α遮断薬なしにβ遮断薬を単独で投与することは血圧上昇をまねくため禁忌である。

5 男性化副腎腫瘍(副腎性器症候群)

　男性ホルモンを過剰産生する副腎皮質腫瘍(腺腫・がん)によって，小児において性早熟，女性において男性化をきたす。検査では，血中アンドロゲン(デヒドロエピアンドロステロン[DHEA]，アンドロステンジオン，テストステロンなど)や尿中17-KSの増加がみられる。治療は腫瘍の外科的切除である。

6 副腎インシデンタローマ(副腎偶発腫)

　近年の画像診断の進歩で，副腎腫瘍が偶然発見されることがめずらしくなくなった。このようにして見つかった副腎腫瘍を**副腎インシデンタローマ**(副腎偶発腫)という。

　まず，ホルモン産生性の有無をチェックし，クッシング症候群・原発性アルドステロン症・褐色細胞腫であれば手術適応となる。ホルモン非産生性の場合，腫瘍径が6cm以上であればがんの可能性が高く手術適応，4cm以下であればがんの可能性は低く経過観察，4〜6cmでは手術も考慮する。

5 性腺疾患

　通常，ヒトの染色体は46本あり，44本の常染色体と2本の性染色体(男性はXY，女性はXX)からなる。受精の段階でこの組み合わせに異常が生じたものを，性染色体異常(性分化異常症)という。性染色体異常による原発

性の性腺機能低下症のうち，ここでは頻度の高いクラインフェルター症候群
とターナー症候群について述べる。

1 クラインフェルター症候群

クラインフェルター症候群は，1つ以上のY染色体と2つ以上のX染色
体を有する男性性腺機能低下症と定義される。約90%がXXYで，ほかに
XXXY，XXYYなどもあり，発生頻度が1,000人に1人と比較的高頻度で
ある。外見は男性であるが，過剰なX染色体の影響によって精巣の発達が
わるく，精巣萎縮・無精子症，陰毛減少，女性化乳房となる。また，体型は
四肢の長い高身長(類宦官様体型)となる。不妊症で受診して診断される例が
多い。血中テストステロン低値，ゴナドトロピン(LH，FSH)高値となる。
治療はテストステロン補充療法を行う。生命予後はよい。

2 ターナー症候群

ターナー症候群は，性染色体がX染色体1つのみである例が約80%であ
り，ほかにX染色体の短腕欠失などがある。発生頻度は2,500人に1人と比
較的高い。外見は女性であるが，卵巣萎縮，女性性腺機能低下(無月経・二
次性徴欠如)と特有のターナー体型(低身長・翼状頸・楯状胸・外反肘など)，
リンパ浮腫，先天性心疾患をきたす。血中エストロゲン低値，ゴナドトロピ
ン(LH，FSH)高値となる。治療はエストロゲンやプロゲステロン補充療法
を行う。低身長に対して成長ホルモンの皮下注射を行うこともある。

6 膵島腫瘍

膵内分泌腫瘍は膵臓の膵島(ランゲルハンス島)由来の腫瘍であり，発生母
地により分類される(◯表2-4)。そのうちのインスリノーマとガストリノー
マについて詳しく取り上げる。

1 インスリノーマ

インスリンは膵臓のランゲルハンス島のB細胞(膵B細胞)で分泌される
ホルモンで，肝臓・筋肉・脂肪細胞に作用し，おもに血液中のグルコースの
細胞内への取り込みを促進する。

◯表2-4　膵内分泌腫瘍の分類

	発生母地	分泌されるホルモン	おもな症状
インスリノーマ	B細胞	インスリン	低血糖，肥満
グルカゴノーマ	A細胞	グルカゴン	糖尿病，皮疹
ガストリノーマ	非B細胞	ガストリン	難治性消化性潰瘍，水様性下痢
WDHA症候群 (VIPoma)	非B細胞	血管作動性腸管ポリペプチド(VIP)	水様性下痢，低カリウム血症，無胃酸症

　　　インスリノーマは膵 B 細胞由来の膵内分泌腫瘍であり，低血糖を主徴とする。膵内分泌腫瘍の約 70% を占め，膵尾部に好発する。多くは直径 1〜2 cm の単発の良性腫瘍であるが，10% は悪性である。40〜50 歳の女性に多い。5% 程度が MEN1 型に伴うものである。

症状●　低血糖による中枢神経症状（意識障害・見当識障害・異常行動・頭痛など）と交感神経緊張症状（発汗・振戦など）がみられる。また，低血糖を回避するため過食傾向となり，肥満をきたす。

診断●　空腹時低血糖と，血糖に不釣合いなインスリン分泌過剰が証明され，薬剤性低血糖が除外されればほぼ確実にインスリノーマである。検査値としては，血中インスリン値/血糖値 0.3 以上，または血糖値 45 mg/dL 以下かつ血中インスリン値 6 μU/mL 以上（または C-ペプチド 0.6 ng/mL 以上）などが指標となる。診断が確定しないときは絶食試験を行うこともあり，インスリノーマであれば 90% 以上の患者が 48 時間以内に低血糖発作をきたす。

　　　画像検査は，超音波・CT・MRI で腫瘍を検出する。血流に富む腫瘍のために造影すると検出されやすい。

治療●　外科的切除が基本である。

❷ ガストリノーマ（ゾリンジャー-エリソン症候群）

　　　ガストリノーマは，ガストリン[1]を自律的に分泌する膵内分泌腫瘍である。膵 B 細胞以外の膵臓内の細胞から発生する。発見者にちなんでゾリンジャー-エリソン症候群ともいう。膵内分泌腫瘍のなかで，インスリノーマについで多い。

　　　60〜80% は膵臓に発生するが，その他，十二指腸や胃などにもみられる。多くが多発性で，60〜90% が悪性であり，肝転移やリンパ節転移をおこす。10〜25% 程度が MEN1 型に伴うものであり，MEN1 型の膵内分泌腫瘍の約 50% がガストリノーマである。

症状●　胃酸分泌過多・難治性消化性潰瘍・水様性下痢をきたす。

診断●　空腹時血中ガストリン値の高値，胃酸分泌過多（基礎胃酸分泌量が 15 mEq/時以上または基礎胃酸分泌量/最高胃酸分泌量 0.6 以上），セクレチン負荷試験での血中ガストリン値の上昇（健常人では抑制）などがみられる。

　　　画像検査は，超音波・CT・MRI で腫瘍を検出するが，多発性で微小な腫瘍は検出困難である。ソマトスタチン受容体シンチグラフィーは，検出率 80% 以上と有用性が高い。

治療●　外科的切除が基本であるが，転移例も多く，その場合は化学療法が行われる。胃酸分泌過多にはプロトンポンプ阻害薬が有効である。

1）ガストリン：通常は胃幽門部粘膜の G 細胞から分泌される消化管ホルモンである。胃酸分泌を促進する作用をもつ。

B 代謝疾患

1 糖尿病

糖尿病は，インスリンの作用不足による慢性の高血糖状態を主徴とする代謝疾患群と定義される。インスリン作用不足には，膵 B 細胞での**インスリン分泌不全**と，末梢で血中のインスリン濃度に見合ったインスリン作用が得られない状態の**インスリン抵抗性**の 2 つの病態が考えられる。一般に，前者はやせ型，後者は肥満型の糖尿病に多い傾向にある。

症状● 　症状は，軽度の高血糖では無症状であるが，中等度以上になると，口渇・多飲，多尿，全身倦怠感，体重減少といった典型的な高血糖症状があらわれる。

病態生理● 　急激かつ高度のインスリン作用不足は，著明な高血糖と脱水から糖尿病昏睡をきたす。慢性的な高血糖は，さまざまな血管障害(● 102 ページ)や免疫機能の低下による易感染性などをもたらす。

1 糖尿病の分類

糖尿病は，成因(発症機序)と病態(病期)の 2 面から分類される(● 図 2-4)。

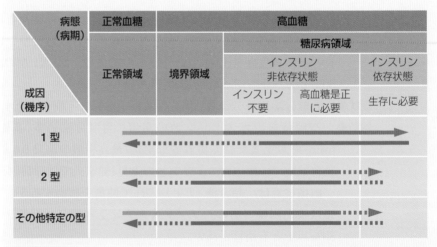

図右への移動 ➡ は糖代謝異常の悪化(糖尿病の発症を含む)，図左への移動 ⬅ は糖代謝異常の改善を示す。━，━ の部分は「糖尿病」とよぶ状態を示し，頻度が少ない病態(病期)は破線 ┅┅，┅┅ で示している。

(日本糖尿病学会：糖尿病の分類と診断基準に関する委員会報告〔国際標準化対応版〕．糖尿病55：489, 2012. 日本糖尿病学会編・著：糖尿病治療ガイド 2020-2021. p.19, 文光堂, 2020.)

● 図 2-4　糖尿病の分類(成因と病態による)

■1 成因分類

　成因分類では，1型，2型，その他特定の型，妊娠糖尿病に分けられる。

1型糖尿病●　1型糖尿病とは，膵B細胞の破壊によるもので，通常は絶対的インスリン分泌欠乏にいたる。大部分が自己免疫性であり，一部に原因不明の特発性がある。糖尿病全体の約5%を占め，家系内発症は少なく，小児〜思春期の発症が多い。

2型糖尿病●　2型糖尿病とは，インスリン分泌不全またはインスリン抵抗性をきたす複数の遺伝因子に，過食や運動不足などの環境因子が加わり発症するものをいう。現状では明らかな遺伝因子は解明されていない。原因不明でインスリン依存状態にいたっていない高血糖患者群は2型糖尿病であると考えてよい。糖尿病全体の約95%を占め，家系内発症が多い。中高年以降の発症が多いが，最近は若年肥満者の発症も増加している。

その他特定の型●　その他特定の型とは，遺伝因子として遺伝子異常が同定されたものや，ほかの疾患・条件に伴うものである。糖尿病を伴う疾患には，慢性膵炎や膵がんなどの膵疾患，肝硬変などの肝疾患，クッシング症候群などの内分泌疾患などがある。また，副腎皮質ステロイド製剤による治療などが原因となる薬剤性の糖尿病もある。

妊娠糖尿病●　妊娠糖尿病とは，妊娠中にはじめて発見または発症した，糖尿病にいたっていない糖代謝異常をいい，非妊娠時と別に扱う（◯103ページ）。

■2 病態（病期）の分類

　病態（病期）は，正常領域，境界領域，糖尿病領域に分類される。糖尿病領域はさらに，**インスリン非依存状態**（高血糖是正のためにインスリン治療をしている状態を含む）と，インスリン治療が生命の維持に必須であり，中断が死に直結する状態である**インスリン依存状態**に分けられる。

　1型糖尿病では，通常インスリン依存状態まで進行し，その速度は糖尿病発症から半年程度が典型的である。ただし，数日で急速に進展する劇症1型糖尿病や，数年かけてゆっくり進展する緩徐進行1型糖尿病もある。2型糖尿病では，重症感染症合併や清涼飲料水ケトーシス[1]などの特別な場合を除いては，インスリン依存状態まで進行することは通常ない。病期は治療によって戻ることもある（◯図2-4）。

② 糖尿病の診断

血糖値●　血中のグルコース（ブドウ糖）濃度は血糖値とよばれ，健常人では70〜140 mg/dL（空腹時70〜110 mg/dL）の範囲に維持されている。血糖値は，通常は静脈血漿中の値が測定される。血糖値の変化から糖代謝を調べる検査に，

1）清涼飲料水の習慣的な多飲により著明な高血糖とケトーシスを生じるもので，若年肥満男性に多い。適切なインスリン治療により，回復後は食事療法のみでコントロールされることが多い。かつては，ペットボトル症候群ともいわれた。

血糖値 (静脈血漿値)	血糖測定時間			判定区分
	空腹時		負荷後2時間	
	126mg/dL 以上	◀ または ▶	200mg/dL 以上	糖尿病型
	糖尿病型にも正常型にも属さないもの			境界型
	110mg/dL 未満	◀ および ▶	140mg/dL 未満	正常型

正常型であっても1時間値が 180mg/dL 以上の場合は，180mg/dL 未満のものに比べて糖尿病に悪化する危険が高いので，境界型に準じた取り扱い(経過観察など)が必要である。

(日本糖尿病学会：前掲論文. 489 日本糖尿病学会編・著：前掲書. p.24, 2020より改変)

◐ 図 2-5　75 gOGTT の判定基準

75 g 経口ブドウ糖負荷試験がある。

75 g 経口 ●
ブドウ糖負荷試験　75 g 経口ブドウ糖負荷試験(75 gOGTT)とは，早朝空腹時に 75 g のグルコースを服用させ，負荷前・負荷後 30 分・60 分・120 分に採血し，判定基準を用いて糖代謝の状態を判定するものである(◐ 図 2-5)。負荷後 30 分・60 分は判定基準にはないが，30 分値は後述のインスリン分泌指数，60 分値は境界型の参考値に有用なため施行されることが多い。

糖尿病の診断基準 ●　日本糖尿病学会の診断基準では，まず血糖値によって糖代謝を 3 つの型に分けることからはじめる。空腹時血糖 126 mg/dL 以上，随時血糖 200 mg/dL 以上，75 g OGTT 2 時間値 200 mg/dL 以上のいずれかが確認された場合に**糖尿病型**とよぶ。空腹時血糖 110 mg/dL 未満および 75 g OGTT 2 時間値 140 mg/dL 未満が確認された場合に**正常型**とよぶ。いずれにも属さない場合は**境界型**とよぶ。

　糖尿病型が，異なる日に行った検査で 2 回以上確認できれば，糖尿病であると診断される。1 回だけの検査では糖尿病型とよぶにとどめる(◐ 図 2-6)。ただし，口渇・多飲，多尿，体重減少という糖尿病の典型的な症状，HbA1c 6.5% 以上，糖尿病網膜症，過去に糖尿病型を示した資料がある，のいずれかをみとめた場合は，1 回の検査で糖尿病型を示せば糖尿病と診断される。

境界型の注意点 ●　境界型には，世界保健機関(WHO)分類における耐糖能異常(IGT)[1]と空腹時血糖異常(IFG)[2]の状態が含まれることになる。境界型も，糖尿病と同じようにインスリン分泌不全とインスリン抵抗性に分かれるが，とくに後者は肥満を合併しメタボリックシンドローム(◐ 105 ページ)を呈する例が多く，

1）耐糖能異常(IGT)：空腹時血糖 126 mg/dL 未満かつ 75 gOGTT 2 時間値 140～199 mg/dL の状態
2）空腹時血糖異常(IFG)：空腹時血糖 110～125 mg/dL かつ 75 gOGTT 2 時間値 140 mg/dL 未満の状態

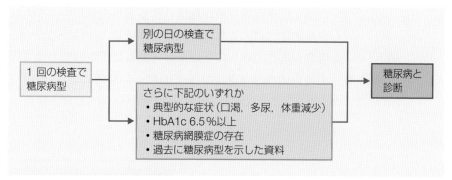

◯ 図 2-6　糖尿病の診断の流れ

目標	コントロール目標値[注4]		
	血糖正常化を 目指す際の目標[注1]	合併症予防 のための目標[注2]	治療強化が 困難な際の目標[注3]
HbA1c（%）	6.0 未満	**7.0 未満**	8.0 未満

治療目標は年齢，罹病期間，臓器障害，低血糖の危険性，サポート体制などを考慮して個別に設定する。

注 1）適切な食事療法や運動療法だけで達成可能な場合，または薬物療法中でも低血糖などの副作用なく達成可能な場合の目標とする。
注 2）合併症予防の観点から HbA1c の目標値を 7%未満とする。対応する血糖値としては空腹時血糖値 130 mg/dL 未満，食後 2 時間血糖値 180 mg/dL 未満をおおよその目安とする。
注 3）低血糖などの副作用，その他の理由で治療の強化が難しい場合の目標とする。
注 4）いずれも成人に対しての目標値であり，また妊娠例は除くものとする。

（日本糖尿病学会編・著：糖尿病治療ガイド 2022-2023．p.34，文光堂，2022．）

◯ 図 2-7　血糖コントロール目標

動脈硬化性疾患のリスクが大きい。また，IGT は IFG よりも糖尿病型への移行率が高く，後述するインスリン分泌指数の低下例も糖尿病型への移行率が高い。このように，境界型は，動脈硬化のリスクと糖尿病予備軍の 2 つの側面をもつため，患者に対する適切な生活指導と経過観察が必要となる。

③ 糖尿病に関する指標

HbA1c　　HbA1c（ヘモグロビン A1c，グリコヘモグロビン）は赤血球のヘモグロビンがグルコースと結合したもので，過去 1～2 か月間の平均血糖値の指標となる。血糖コントロール状態の指標として，一般臨床で最もよく用いられる血液検査のデータである。HbA1c の基準値は 4.6～6.2% であり，6.5% 以上であればほぼ糖尿病と判断してよい。ただし，貧血・血液疾患，肝硬変などの赤血球寿命に影響のある疾患がある場合は参考値となる。治療達成の目標としても重要で，一般的に，合併症予防のため HbA1c 7.0% 未満を目ざすよう心がける（◯ 図 2-7）。

　　　　　ただし，重症低血糖が危惧^{きぐ}される薬剤を使用中，または，認知機能障害を
もつ高齢者では，低血糖リスクを考慮し，HbA1c 7.5〜8.5％ 未満を目標とす
る場合もあり，さらに下限値の目標も設定されている（● 図2-8）。

血糖値に関す●　グリコアルブミン，フルクトサミンは過去2〜4週間の平均血糖値の指標
るほかの指標　となり，それぞれ11〜16％，210〜290 μmol/L が基準値である。また，高血

患者の特徴・健康状態 [1]		カテゴリーI	カテゴリーII	カテゴリーIII
		①認知機能正常 かつ ②ADL 自立	①軽度認知障害〜 軽度認知症 または ②手段的 ADL 低下，基本的 ADL 自立	①中等度以上の認知症 または ②基本的 ADL 低下 または ③多くの併存疾患や機能障害
重症低血糖が危惧される薬剤(インスリン製剤，SU薬，グリニド薬など)の使用	なし [2]	7.0%未満	7.0%未満	8.0%未満
	あり [3]	65歳以上 75歳未満: 7.5%未満(下限6.5%)　75歳以上: 8.0%未満(下限7.0%)	8.0%未満 (下限7.0%)	8.5%未満 (下限7.5%)

治療目標は，年齢，罹病期間，低血糖の危険性，サポート体制などに加え，高齢者では認知機能や基本的 ADL，手段的 ADL，併存疾患なども考慮して個別に設定する。ただし，加齢に伴って重症低血糖の危険性が高くなることに十分注意する。

[注] 1）認知機能や基本的 ADL（着衣，移動，入浴，トイレの使用など），手段的 ADL（IADL：買い物，食事の準備，服薬管理，金銭管理など）の評価に関しては，日本老年医学会のホームページ（https://www.jpn-geriat-soc.or.jp/）を参照する。エンドオブライフの状態では，著しい高血糖を防止し，それに伴う脱水や急性合併症を予防する治療を優先する。

2）高齢者糖尿病においても，合併症予防のための目標は 7.0％未満である。ただし，適切な食事療法や運動療法だけで達成可能な場合，または薬物療法の副作用なく達成可能な場合の目標を 6.0％未満，治療の強化がむずかしい場合の目標を 8.0％未満とする。下限を設けない。カテゴリーIIIに該当する状態で，多剤併用による有害作用が懸念される場合や，重篤な併存疾患を有し，社会的サポートが乏しい場合などには，8.5％未満を目標とすることも許容される。

3）糖尿病罹病期間も考慮し，合併症発症・進展阻止が優先される場合には，重症低血糖を予防する対策を講じつつ，個々の高齢者ごとに個別の目標や下限を設定してもよい。65 歳未満からこれらの薬剤を用いて治療中であり，かつ血糖コントロール状態が図の目標や下限を下まわる場合には，基本的に現状を維持するが，重症低血糖に十分注意する。グリニド薬は，種類・使用量・血糖値等を勘案し，重症低血糖が危惧されない薬剤に分類される場合もある。

【重要な注意事項】糖尿病治療薬の使用にあたっては，日本老年医学会編「高齢者の安全な薬物療法ガイドライン」を参照すること。薬剤使用時には多剤併用を避け，副作用の出現に十分に注意する。

（日本老年医学会・日本糖尿病学会編・著：高齢者糖尿病診療ガイドライン 2017，p.46 南江堂，2017.）

● 図 2-8　高齢者糖尿病の血糖コントロール目標（HbA1c 値）

糖で唯一低くなる指標の 1,5-アンヒドログルシトール（1,5-AG）は，血糖値のより短期的な変化を示す指標となり，14 μg/mL 以上が基準値となる。

インスリン● 分泌能の指標　インスリン分泌能の指標としては，空腹時血中 **C-ペプチド**[1]（0.5 ng/mL 以下でインスリン依存状態）と 24 時間蓄尿中 C-ペプチド（20 μg/日以下でインスリン依存状態）がよく用いられる。インスリン分泌不全が強く疑われる症例では，**グルカゴン負荷試験**[2]もよく行われる。

インスリン分泌には，食事に関係なく 24 時間微量に分泌される基礎分泌と，食事摂取に反応して瞬時に大量に分泌される追加分泌がある（●図 2-9-a）。境界型や初期の軽症糖尿病では，基礎分泌は正常でも食後の追加分泌が障害されていることが多く，この場合は 75 gOGTT におけるインスリン分泌指数が低下する。具体的には，負荷 30 分後の血中インスリン増加量/血糖増加量が 0.4 以下で，初期追加インスリン分泌が低下していると判断する。

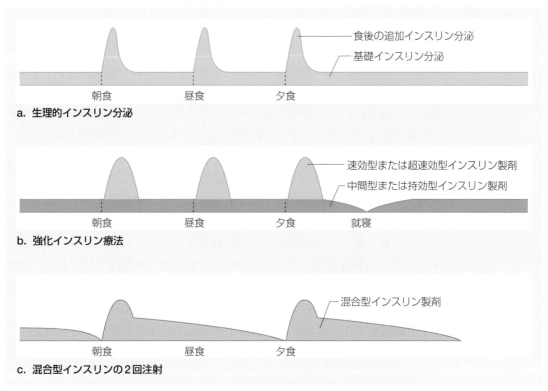

a. 生理的インスリン分泌

b. 強化インスリン療法

c. 混合型インスリンの 2 回注射

● 図 2-9　生理的インスリン分泌とインスリン製剤の特徴

1）C ペプチド：膵臓からインスリンが分泌される際に一緒に血中に分泌されるタンパク質で，内因性（膵 B 細胞からの）インスリン分泌能の指標となる。とくにインスリン治療患者では血中インスリン濃度が参考にならないため，C-ペプチドが指標として用いられる。
2）グルカゴン負荷試験：インスリン分泌刺激作用のあるグルカゴンを 1 mg 静注し，ΔC-ペプチド（6 分後の血中 C-ペプチドの増加量）が 1 ng/mL 以下でインスリン依存状態である。

インスリン●
抵抗性の指標

インスリン抵抗性の指標として，**空腹時血中インスリン濃度**や **HOMA-R** がよく用いられる。空腹時血中インスリン濃度では，$15\mu U/mL$ 以上でインスリン抵抗性ありとされる。また，HOMA-R では，空腹時インスリン濃度 ×空腹時血糖/405 の計算を行い，数値が 1.6 以下が正常，2.5 以上でインスリン抵抗性ありとなる。インスリンの効果が低いと膵 B 細胞がインスリンを過剰に分泌することになるので，インスリン抵抗性があるといずれの指標も高値となる。空腹時血中 C-ペプチド高値で代用することもある。

自己免疫性の●
指標

1 型糖尿病の場合は，自己免疫性の指標として，抗グルタミン酸脱炭酸酵素(GAD)抗体が頻用される。ほかに，抗 IA-2 抗体も保険適用で測定できる。自己抗体が陽性であれば，インスリン非依存状態であっても 2 型ではなく 1 型糖尿病と診断される。

④ 糖尿病の治療方針

糖尿病治療の目標は，合併症の発症・進展の阻止にあり，無症状であっても厳格な血糖コントロールが必要である(◯ 95 ページ，図 2-7)。とくに HbA1c が重視され，主要な判定はこれによって行うことが多い。

また，糖尿病細小血管障害に関しては血糖管理が重要だが，糖尿病大血管障害(動脈硬化性疾患)の発症・進展の阻止のためには，血糖値のみではなく，高血圧，脂質異常症，喫煙の管理も重要である。具体的な目標として血圧 130/80 mmHg 未満，LDL コレステロール 120 mg/dL 未満，HDL コレステロール 40 mg/dL 以上，中性脂肪 150 mg/dL 未満，および禁煙を目ざす。

2 型糖尿病の●
治療方針

2 型糖尿病では，まず患者に糖尿病という病態を理解してもらい，適切な食事療法と運動療法を行い，生活習慣の改善を目ざす。2～3 か月続けても血糖コントロール目標を達成できない場合は，経口血糖降下薬またはインスリン治療による薬物治療を開始するのが原則である。ただし，初診時から著明な高血糖を呈し，高血糖症状が強い場合には，はじめからインスリン治療または経口血糖降下薬で血糖を正常化し，糖毒性[1]を解除させてから，薬物療法を中止していく場合もある。すでに網膜症や神経障害を有する場合には，急激な血糖改善がそれらを悪化させる可能性があるため注意を要する。

1 型糖尿病の●
治療方針

1 型糖尿病では，インスリン依存状態ではインスリン治療が必須であり，ただちに開始し，生涯インスリン治療が必要なことを患者によく理解してもらう。発症直後は，初期インスリン治療により血糖が正常化することで，一時的な寛解期をもたらすことがある。このときはインスリン注射をしなくて

1）糖毒性：高血糖の持続がインスリン分泌不全と抵抗性をさらに増強させ，さらに著明な高血糖に進展するという悪循環に陥った状態。糖毒性の状態である期間が短ければ，インスリン治療などである程度の期間血糖を正常化させると回復する。一方で，その期間が長いと回復力が低下すると考えられている。しかし，そのメカニズムは解明されていない。

も正常血糖が保てるが，残存膵 B 細胞の機能を保持するため，けっしてインスリン治療を中止してはならない。また，抗 GAD 抗体が陽性で，診断時にインスリン非依存状態である 1 型糖尿病でも，徐々にインスリン依存状態に進展していくことが多い。そのため，基本的には早期からのインスリン治療が望ましいとされる[1]。

患者教育●　糖尿病は，患者自身が糖尿病を理解して，しっかりコントロールしていこうという積極的な意識をもつことが非常に重要な疾患である。そのため，多くの病院では糖尿病教室や糖尿病教育入院が行われている。また，患者教育のためには医師だけでは不十分であり，看護師・管理栄養士・薬剤師・臨床検査技師・理学療法士などがチームを組んで治療にあたることが求められる。2001 年には糖尿病療養指導士の資格制度が発足し，多くの専門スタッフが誕生して糖尿病治療に取り組んでいる。

⑤ 糖尿病の食事療法

　糖尿病の食事療法においては，適正なエネルギー摂取量とバランスのとれた食品構成が基本である。まず，(身長[m])^2×22 で標準体重[kg]を求め，これに対して身体活動量を考慮する。軽い労作(デスクワークや家事)では 25～30 kcal/kg，ふつうの労作(立ち仕事が多い)では 30～35 kcal/kg，重い労作(力仕事が多い)では 35～kcal/kg が適正な 1 日のエネルギー摂取量となる。ただし，肥満者では 20～25 kcal/kg として体重の推移をみる。

　指示されたエネルギー量の範囲内で，炭水化物・タンパク質・脂質のバランスをとり，ビタミン・ミネラルも摂取できるようにし，いずれの栄養素も過不足ない状態にする。一般的には指示エネルギー量の 55～60% を炭水化物，標準体重 1 kg あたり 1.0～1.2 g(1 日約 50～80 g)をタンパク質，残りを脂質でとる。食品の選択に際し，「糖尿病食事療法のための食品交換表」を用いると便利である。

　初診時の簡単な指導として，腹八分目を心がけ，脂肪を控えめにすること，野菜など食物繊維を多くとること，食品の種類はできるだけ多くすること，3 食規則正しく，ゆっくりよくかんで，糖質の入った飲料は控える，などを伝えるとよい。

　また，高血圧合併例では塩分制限(1 日 6 g 未満が推奨)，腎症合併例ではタンパク質制限(➲ 103 ページ)が必要となる。

⑥ 糖尿病の運動療法

　運動の効果には，筋肉でのグルコースの利用が促進され血糖値が低下する

1）抗 GAD 抗体の抗体価は正常では 5.0 U/mL 未満である。これが約 100 U/mL 以上の高値になると，とくにインスリン依存状態へ進展する可能性が高いことが証明されている。

という急性効果と，長期間の継続であらわれるインスリン抵抗性の改善という慢性効果があり，とくに肥満患者には有効である。運動の内容としては，歩行などの有酸素運動が適切で，酸素供給に見合った強度で行う。患者の年齢や体力によって推奨される強度は異なり，「らくである」〜「ややきつい」といった体感を目安とする。時間は 15〜30 分程度が望ましい。

禁忌● 著明な高血糖やケトーシス，増殖網膜症による新鮮な眼底出血，腎不全，コントロールされていない虚血性心疾患などでは，運動療法は禁忌となる。

🔳 糖尿病の薬物療法

経口血糖降下薬● 経口血糖降下薬としては，おもに 9 種類の薬剤が使用されている（● 表 2-5）。

　基本的には 2 型糖尿病が適応となる。空腹時血糖は正常に近く，食後高血糖が目だつ症例では，**速効型インスリン分泌促進薬**（グリニド系薬）または **α-グルコシダーゼ阻害薬**（α-GI）を用いる。また，インスリン抵抗性が主体の症例では**ビグアナイド薬**または**インスリン抵抗性改善薬**（チアゾリジン薬）を選択し，インスリン分泌不全が主体の症例では**スルホニルウレア薬**（SU薬）や **DPP-4 阻害薬**を選択する。近年ではこのほかに，尿糖の排泄を促進して血糖を低下させる **SGLT2 阻害薬**が加わった。また最近では，後述するGLP-1 受容体作動薬の経口薬や，ミトコンドリア機能改善薬も使用可能となっている。病状に応じて適宜併用も考慮する。

　妊婦や妊娠計画中の患者では，経口血糖降下薬は用いず，必要ならインスリン療法とする。

インスリン療法● インスリン療法は，投与法が皮下注射となるため敬遠されがちだが，生体にとってはむしろ経口薬よりもやさしい薬剤である。近年，インスリン製剤や注射器具の改良により，1 型糖尿病のみならず 2 型糖尿病患者においても広く治療手段として受け入れられるようになっている。

　インスリン依存状態，糖尿病昏睡，重症の肝障害・腎障害・感染症・外傷時，全身麻酔下での外科手術時，糖尿病合併妊婦などではインスリン療法の絶対適応であり，糖尿病治療全般においてインスリン療法が禁忌という場合はほとんどない。

　インスリン製剤には，食後の追加インスリン分泌の役目を果たす**速効型**または**超速効型インスリン**，基礎インスリン分泌の役目を果たす**中間型**または**持効型溶解インスリン**，両者の**混合型**がある（● 97 ページ，図 2-9）。

　実際の投与法としては，各食ごとに速効型または超速効型を用い，就寝前には中間型または持効型を用いる**強化インスリン療法**という方法が，最も生理的インスリン分泌パターンに近い。これは 1 型糖尿病では標準的な方法である。しかし注射回数が多いため，患者の負担を考慮して，2 型糖尿病では混合型の 1 日 2 回注射なども行われる。また，経口血糖降下薬との併用も効

⊃ 表2-5　経口血糖降下薬の特徴

分類	一般名（代表薬）	作用	副作用
速効型インスリン分泌促進薬（グリニド系薬）	ナテグリニド，ミチグリニドカルシウム水和物，レパグリニド	膵臓からのインスリン分泌を促進させる（3時間程度の短時間作用）	低血糖（重篤なものは少ない）
α-グルコシダーゼ阻害薬（α-GI）	アカルボース，ボグリボース，ミグリトール	消化管での糖質の吸収速度を遅延させることにより，食後の高血糖を抑制する	腹部膨満感，放屁，下痢
ビグアナイド薬	メトホルミン塩酸塩	肝臓での糖新生の抑制が主体，末梢でのインスリン抵抗性改善作用，消化管での糖吸収抑制作用	胃部不快，まれであるが重要なものとして乳酸アシドーシス
インスリン抵抗性改善薬（チアゾリジン薬）	ピオグリタゾン塩酸塩	筋肉・脂肪組織などでのインスリン抵抗性改善作用	浮腫，体重増加，心不全悪化
スルホニルウレア薬（SU薬）	グリメピリド，グリベンクラミド，グリクラジド	膵臓からのインスリン分泌を促進させる（半日～1日程度の長時間作用）	低血糖（重篤なものもある）
DPP-4阻害薬	シタグリプチンリン酸塩水和物，ビルダグリプチン，アログリプチン安息香酸塩，リナグリプチン，テネリグリプチン，アナグリプチン，サキサグリプチン水和物，トレラグリプチンコハク酸塩，オマリグリプチン	膵臓からのインスリンの分泌を促進し，グルカゴンの分泌を抑制する	低血糖（血糖依存的に作用するため単独投与では少ないが，SU薬との併用の際は要注意）
SGLT2阻害薬	イプラグリフロジン，ダパグリフロジンプロピレングリコール水和物，トホグリフロジン水和物，ルセオグリフロジン水和物，カナグリフロジン水和物，エンパグリフロジン	尿糖排泄を促進し，血糖を低下させる	口渇・多尿，脱水症状，尿路感染症
GLP-1受容体作動薬	セマグルチド	DPP-4阻害薬に同じ	低血糖，胃部不快，下痢，急性膵炎など
ミトコンドリア機能改善薬	イメグリミン塩酸塩	ミトコンドリアへの作用を介して，インスリン分泌を促進し，インスリン抵抗性も改善する	低血糖，胃部不快，下痢

果的な場合がある。

インスリン以外の注射薬　DPP-4阻害薬と同様に，膵臓からのインスリン分泌を促進し，グルカゴン分泌を抑制して血糖を低下させる，**GLP-1受容体作動薬**も毎日または週1回の注射薬として使用されている。体重の低下作用が期待されており，最近では経口薬も登場した。

低血糖　低血糖は，おもにインスリンまたは経口血糖降下薬（とくにSU薬）の治療患者におこりうるもので，一般に血糖値50～60 mg/dL以下になると症状があらわれる。発汗や動悸，手指振戦などの交感神経刺激症状や，意識レベル

の低下などの中枢神経症状がある。治療としては，経口摂取が可能な場合はグルコース5〜10gまたは砂糖10〜20gを服用させ，不可能な場合はグルコースの静脈内投与を行う。1型糖尿病などで頻回に低血糖を生じる例では，家族に血糖上昇作用のあるグルカゴン注射液を渡しておき，応急処置後に病院へ搬送するよう指導する。

シックデイ● 糖尿病患者が，発熱や下痢・嘔吐などをきたして食事ができない状態を**シックデイ**という。著明な高血糖やケトーシスを生じている可能性があるため要注意であり，早めに医療機関を受診するように伝える。インスリン治療中の患者は，食事がとれていなくても自己判断でインスリン注射を中断してはならず，とくに1型糖尿病では中断によって死にいたる場合があることを指導する。

⑧ 糖尿病昏睡

糖尿病昏睡とは，意識障害やショック状態となる糖尿病の急性合併症であり，**糖尿病ケトアシドーシス**と**高血糖高浸透圧症候群**の2種類がある。大量の点滴補液による脱水の改善と，インスリンの持続静注により治療する。

糖尿病ケト●
アシドーシス 糖尿病ケトアシドーシスは，おもにインスリン依存状態の1型糖尿病患者においてみられる。病態としては，発症時または治療中断や感染症などによりインスリン作用の極度の低下が生じ，ケトアシドーシス，高度の脱水，高血糖をきたした状態である。症状としてクスマウル大呼吸[1]，アセトン臭（ケトン体のにおい），腹痛などの消化器症状もみられる。

高血糖高浸透圧●
症候群 一方，高血糖高浸透圧症候群は，おもに高齢の2型糖尿病患者において，感染症などを契機に生じるもので，著しい高血糖と脱水による循環不全が主体である。ケトアシドーシスはほとんどみとめない。

⑨ 糖尿病の慢性合併症

慢性的な高血糖は，全身の血管障害をきたす。血管障害は，細小血管症と大血管症（動脈硬化症）に分類される。細小血管症には，三大合併症とよばれる，**糖尿病網膜症・糖尿病腎症・糖尿病神経障害**などがあり，これらは通常は糖尿病発症から5年以上経過して生じる。大血管症には，心筋梗塞・脳梗塞・下肢閉塞性動脈硬化症などがある。いずれにおいても，発症・進展の阻止には，良好な血糖コントロールが重要である。

糖尿病網膜症● 糖尿病網膜症は，正常の状態から，単純網膜症，増殖前網膜症，増殖網膜症の順に進展していく。失明の原因となるため，定期的な眼科受診が必要である。増殖前網膜症や早期の増殖網膜症では，光凝固術の適応となる。さら

1）血中の二酸化炭素を排出させ血液をアルカリ化させようとする，代償性の大きい，深く速い規則的な呼吸。

に進行すると硝子体手術が必要となる。

糖尿病腎症● 　糖尿病腎症は，腎症前期，早期腎症(微量アルブミン尿が陽性)，顕性腎症，腎不全期，透析療法期の順に進展していく。透析導入の最大の原因疾患である。進展抑制のためには，血糖コントロールのほかに，厳格な血圧コントロールとタンパク制限食が効果的である。血圧の目標値は 130/80 mmHg 未満であり，タンパク尿が 1 g/日以上の場合では 125/75 mmHg 未満を目ざす。タンパク制限食では，1 日に摂取するタンパク質の量を制限し，顕性腎症では 0.8〜1.0 g/kg 標準体重，腎不全期では 0.6〜0.8 g/kg 標準体重とする。

糖尿病神経障害● 　糖尿病神経障害は，感覚神経と自律神経の障害が中心となる。感覚神経障害は，四肢末端のしびれ・異常感覚・疼痛・感覚鈍麻などで，手袋靴下型(両手両足)の分布が特徴的である。自律神経障害は，起立性低血圧・便通異常・膀胱無力症などをきたす。

糖尿病足病変● 　糖尿病足病変は，糖尿病患者にみられる下肢の潰瘍・壊疽のことで，神経・血管障害，易感染性などの要因から生じる。予防のため，足を清潔に保ち，よく観察する習慣をつけるように患者に指導することが大切である。

⑩ 糖尿病と妊娠

　妊娠中にみとめられる耐糖能異常には，**妊娠糖尿病**と**糖尿病合併妊娠**がある。妊娠糖尿病とは，妊娠中にはじめて発見または発症した，糖尿病にいたっていない糖代謝異常である。診断基準は，75 gOGTT を行ったときに検査前値 92 mg/dL 以上，60 分値 180 mg/dL 以上，120 分値 153 mg/dL 以上の 1 つ以上を満たすものである。糖尿病型を示すものは糖尿病として扱う。

　妊娠中の血糖コントロールは，母体や胎児の合併症を予防するため厳格に行う。空腹時血糖 100 mg/dL 未満，食後 2 時間血糖 120 mg/dL 未満，HbA1c 6.2% 未満を目ざし，必要に応じてインスリン治療を行う。経口血糖降下薬は禁忌である。

　糖尿病患者の女性が挙児を希望する場合は，妊娠前の治療・管理による計画妊娠が重要である。

2 脂質異常症

　血液中の脂質の上昇を**脂質異常症**といい，おもにコレステロールや中性脂肪が重視される。とくに日常臨床では，LDL コレステロール(LDL-C)の上昇，HDL コレステロール(HDL-C)の低下，中性脂肪(TG，トリグリセリド)の上昇が動脈硬化症の危険因子となるために重要である。

病態生理● 　高血圧・糖尿病・喫煙・脂質異常症が続くと，血管内皮細胞が活性化され，動脈硬化が形成されることが知られている。とくに，脂質異常症では，高 LDL-C 血症や高 TG により，小粒子 LDL が増加し，酸化 LDL となって血

管内皮細胞下に侵入したのちに，マクロファージに取り込まれプラーク（粥<ruby>腫<rt>じゅく</rt></ruby><rt>しゅ</rt>）が形成されて動脈硬化となる。HDL はこの一連の過程を抑制するため，低 HDL-C 血症になると動脈硬化が促進される。

分類● 脂質は水にとけにくい性質であり，アポタンパク質というタンパク質と結合した**リポタンパク質**というかたちで血液中に存在している。リポタンパク質は比重により分類される（◯ 表 2-6）。脂質異常症は，増加しているリポタンパク質によって分類されている（◯ 表 2-7）。

原因● 脂質異常症の原因として，脂質の過剰摂取やリポタンパク質の代謝異常などの体質的な原因がある。また，甲状腺機能低下症やネフローゼ症候群などから生じる二次性脂質異常症も存在する。

治療● 治療は，食事療法・運動療法・薬物療法となる。食事療法は摂取エネルギー，脂質，卵などのコレステロールを多く含んだ食品，飲酒などの制限であり，とくに中性脂肪値のコントロールに対して効果が期待できる。一方，コレステロール値は，食事療法の効果があまり期待できない例も多い。薬物療法では，おもに LDL-C を低下させるスタチン系薬剤，中性脂肪を低下させるフィブラート系薬剤が頻用される。どちらも副作用の横紋筋融解症には

◯ **表 2-6 リポタンパク質の分類**

名称	特徴
カイロミクロン	小腸上皮でつくられ，食事中の中性脂肪を肝臓へ運ぶ。著しい増加で急性膵炎を生じることがある。
超低比重リポタンパク質（VLDL）	肝臓でつくられ，全身へ中性脂肪やコレステロールを供給する。
中間比重リポタンパク質（IDL）	VLDL が LDL へ分解される途中でできる。動脈硬化に関与する。
低比重リポタンパク質（LDL）	コレステロールが多く含まれ，動脈硬化に関与する。
高比重リポタンパク質（HDL）	末梢から肝臓へコレステロールを戻す。動脈硬化を防ぐ HDL コレステロールに相当する。
レムナント	上記のリポタンパク質から脂肪酸が分離したもので，代謝過程で生じる。

◯ **表 2-7 脂質異常症の分類（WHO 分類）**

型	増加しているリポタンパク質	増加している血清脂質	
		コレステロール	中性脂肪
Ⅰ	カイロミクロン	→	↑↑↑
Ⅱa	LDL	↑〜↑↑↑	→
Ⅱb	LDL，VLDL	↑〜↑↑	↑↑
Ⅲ	レムナント	↑↑	↑↑
Ⅳ	VLDL	→または↑	↑↑
Ⅴ	カイロミクロン，VLDL	↑	↑↑↑

（日本動脈硬化学会編：脂質異常症診療ガイド 2018 年版による，一部改変）

⊃ **表 2-8　リスク区分別脂質管理目標値**

治療方針の原則	管理区分	脂質管理目標値(mg/dL)			
		LDL-C	Non-HDL-C	TG	HDL-C
一次予防 まず生活習慣の改善を行ったあと薬物療法の適用を考慮する	低リスク	<160	<190	<150(空腹時)*** <175(随時)	≧40
	中リスク	<140	<170		
	高リスク	<120 <100*	<150 <130*		
二次予防 生活習慣の是正とともに薬物治療を考慮する	冠動脈疾患またはアテローム血栓性脳梗塞冠動脈疾患またはアテローム血栓性脳梗塞(明らかなアテローム****を伴うその他の脳梗塞を含む)の既往	<100 <70**	<130 <100**		

　* 糖尿病において，PAD，細小血管症(網膜症，腎症，神経障害)合併時，または喫煙ありの場合に考慮する。
　** 急性冠症候群，家族性高コレステロール血症，糖尿病，冠動脈疾患とアテローム血栓性脳梗塞(あきらかなアテロームを伴うその他の脳梗塞を含む)の4病態のいずれかを合併する場合に考慮する。
　・一次予防における管理目標達成の手段は非薬物療法が基本であるが，いずれの管理区分においても LDL-C が180mg/dL 以上の場合は薬物治療を考慮する。家族性高コレステロール血症の可能性も念頭においておく。
　・まず LDL-C の管理目標値を達成し，次に non-HDL-C の達成を目ざす。LDL-C の管理目標を達成しても non-HDL-C が高い場合は高 TG 血症を伴う事が多く，その管理が重要となる。低 HDL-C については基本的には生活習慣の改善で対処するべきである。
　・これらの値はあくまでも到達努力目標であり，一次予防(低・中リスク)においては LDL-C 低下率 20～30% も目標となりえる。
　*** 10 時間以上の絶食を「空腹時」とする。ただし，水やお茶などカロリーのない水分の摂取は可とする。それ以外の条件を「随時」とする。
　**** 頭蓋内動脈の 50% 以上の狭窄，または弓部大動脈粥腫(最大肥厚 4 mm 以上)
　・高齢者については第7章を参照。

(日本動脈硬化学会編：動脈硬化性疾患予防ガイドライン 2022 年版による)

注意する。

　脂質異常症は，高血圧・糖尿病・喫煙と同様，狭心症や心筋梗塞といった冠動脈疾患や，脳梗塞などの動脈硬化性疾患の主要な危険因子となる。そのため，通常は，患者リスク区分別の管理目標値を参考にして治療を行う(⊃表 2-8)。

3　肥満症とメタボリックシンドローム

　第1章でも述べたように，**肥満**の診断は一般に，体重〔kg〕/(身長〔m〕)² で求められる BMI(⊃ 63 ページ)が頻用されている。22 が標準で，25 以上が肥満，30 以上が高度肥満，18.5 未満がやせとされる。肥満のなかでも内臓脂肪型肥満(上半身肥満)と皮下脂肪型肥満(下半身肥満)に分けられている。

メタボリック●
シンドローム　内臓脂肪型肥満とインスリン抵抗性があることで，高中性脂肪血症・低 HDL-C 血症・高血圧・糖尿病を生じやすく，動脈硬化性疾患の高いリスクとなっている病態を，**メタボリックシンドローム**という。内臓脂肪細胞から分泌されるサイトカインとよばれる物質によって，これらの症状・疾患がもたらされることが明らかになっている。なお，高 LDL-C 血症は，メタボ

○表2-9　メタボリックシンドロームの診断基準

内臓脂肪(腹腔内脂肪)蓄積	
ウエスト周囲径(腹囲) (内臓脂肪面積男女とも100 cm^2 以上に相当)	男性≧85 cm 女性≧90 cm
上記に加えて以下のうち2項目以上	
高トリグリセリド(TG)血症 かつ/または 低 HDL コレステロール(HDL-C)血症	≧150 mg/dL <40 mg/dL
収縮期血圧 かつ/または 拡張期血圧	≧130 mmHg ≧85 mmHg
空腹時血糖	≧110 mg/dL

(メタボリックシンドローム診断基準検討委員会：メタボリックシンドローム
の定義と診断基準. 日本内科学会雑誌 94(4)：797, 2005 による，一部改変)

リックシンドロームとは独立した重要な動脈硬化の危険因子とされている。

診断基準● 　CT で計測した内臓脂肪面積が 100 cm^2 をこえると合併症の頻度が高くな
　　　　　　ることが明らかとなっており，それに対応する腹囲である，男性 85 cm 以
　　　　　　上，女性 90 cm 以上[1]を診断基準としている(○表2-9)。

治療● 　治療は，食事療法・運動療法などの生活習慣の改善による減量が効果的で
　　　　ある。効果が得られないときは，それぞれの疾患に対して薬物治療を行う。

Column

骨代謝の障害：骨粗鬆症

　骨粗鬆症とは，骨密度の低下により骨がもろくなり，骨折の危険が高まった状態
である。骨はつねに骨吸収と骨形成を繰り返し活発な再構築がなされているが，そ
の均衡がくずれ，骨吸収＞骨形成の状態が続くと骨粗鬆症となる。高齢者に多くみ
られる。

　代表的な原因には，下記①〜④があげられる。

①閉経後骨粗鬆症：いわゆる女性ホルモンであるエストロゲン(卵胞ホルモン)は，
　骨吸収の抑制にかかわる重要なホルモンである。閉経によりエストロゲンの分泌
　が減弱すると骨吸収の亢進が生じる。

②男性骨粗鬆症：加齢に伴い，骨形成にかかわる成長ホルモンの産生低下などがお
　こり，骨形成の低下が生じる。

③ステロイド性骨粗鬆症：ステロイドホルモンは強い骨形成抑制作用を有し，また
　腸管でのカルシウム吸収抑制と腎臓でのカルシウム排泄促進も有する。そのため，
　副腎皮質ステロイド薬による治療やクッシング症候群により体内のステロイドホ
　ルモンが増加すると骨形成が抑制される。

④不動性骨粗鬆症：長期臥床により，生理的骨形成刺激作用として最も重要な骨へ
　の力学的負荷が減少することで生じる。

診断・治療については「運動器疾患患者の看護」参照(○300 ページ)

---

1) 国際糖尿病連合の 2006 年の勧告では，日本人は男性 90 cm 以上，女性 80 cm 以上とすべき
　とされている。

4 高尿酸血症（痛風）

　　尿酸は，核酸が分解してできたプリン体の代謝産物である。尿酸は1日に約600 mg（食事から100 mg，核酸の代謝により500 mg）産生され，尿中に約450 mg，便中に約150 mg排泄されている。産生過剰や排泄低下によりバランスがくずれると**高尿酸血症**が生じ，持続すると，**痛風**を生じる危険が高まる。

症状・病態生理●　痛風とは，関節内に尿酸結晶が沈着して炎症をおこすもので，足の母趾のつけ根（第一中足趾節関節）に好発する。また，腎臓への沈着から腎機能障害を生じたり（**痛風腎**または高尿酸性腎症とよばれる），動脈硬化性疾患の危険因子とも関連する。

治療●　治療は，食事療法と運動療法を試し，効果不十分の場合は薬物療法を開始する。食事療法では，肉食や飲酒（とくにビール）を制限し，水分を十分にとらせる。運動療法は，肥満症例ではとくに有効であるが，過激な運動は痛風発作の誘因となることがあるため注意が必要である。

　　薬物には，尿酸排泄促進薬と尿酸産生阻害薬があり，病態に応じて使い分ける。尿酸排泄促進薬では尿の酸性化で尿酸結石が生じやすくなるため，尿のアルカリ化薬を併用する。痛風発作の急性期には，尿酸値の変動が関節炎を悪化させることがあるため，まず消炎鎮痛薬で関節炎を改善させてから，尿酸値を下げる。

まとめ

- 下垂体ホルモンは視床下部ホルモンによって分泌調節を受けており，その関係が下垂体疾患を理解するうえで重要である。頻度は低いが代表的疾患は把握しておく必要がある。
- 甲状腺疾患は非常に頻度の高い疾患であり，とくにバセドウ病と橋本病，甲状腺腫瘍の取り扱いは重要である。
- カルシウム濃度が日常臨床で測定されるようになり，原発性副甲状腺機能亢進症は比較的頻度の高い疾患と認識されるようになった。
- 高血圧患者のなかに原発性アルドステロン症が予想以上に多く存在している。クッシング症候群や褐色細胞腫も頻度は低いが把握しておく必要がある。また，画像診断で偶然発見される副腎腫瘍（インシデンタローマ）が近年増加しており，その取り扱いも重要である。
- 糖尿病は，日常臨床において，内分泌代謝疾患全体のなかで最も患者数が多く，血糖コントロール不良がさまざまな合併症を引きおこしていくため，その管理が非常に重要な疾患である。患者教育において，看護師をはじめとする医療スタッフの役割がきわめて重要な疾患であり，詳細な知識が必要とされる。
- 脂質異常症も日常臨床で非常に多く遭遇する。患者カテゴリー別の管理目標値は把握しておく必要がある。
- メタボリックシンドロームは，内臓脂肪型肥満が引きおこす動脈硬化疾患の発症の危険が高い状態であり，生活習慣の改善が最も重要である。

復習問題

❶ 空欄を埋めなさい。

▶ わが国で，クッシング症候群のうち半数以上を占めるのは（① 　　　　　　）であり，（② 　　　　　　）から ACTH が過剰分泌されることで生じる。

▶（③ 　　　　　　）の症状の中で，とくに（④ 　　　　　　），（⑤ 　　　　　　），（⑥ 　　　　　　）をメルゼブルクの三徴という。

▶ 甲状腺機能低下症の原因として最も頻度が高い，リンパ球の浸潤と腫大がみられる疾患を（⑦ 　　　　　　）といい，とくにアジソン病と合併したものを（⑧ 　　　　　　）とよぶ。

▶ 糖尿病の 3 大合併症は（⑨ 　　　　　　）（⑩ 　　　　　　）（⑪ 　　　　　　）である。

❷ 糖尿病について正しい語に○をつけなさい。

① 糖尿病は（インスリン・バソプレシン）の作用不足による高血糖状態を主徴とする。

② 全体の約 95% を占め，中高年以降に多くみられるのは（1 型糖尿病・2 型糖尿病）である。

③ 血糖コントロール状態の指標として用いられるのは（C-ペプチド・HbA1c）である。

❸ 左右を正しく組み合わせなさい。

① クッシング病　・　　・Ⓐ低血圧
② ターナー症候群・　　・Ⓑ口渇
③ 尿崩症　　　　・　　・Ⓒ満月様顔貌
④ アジソン病　　・　　・Ⓓ低身長

❹ 次の問いに答えなさい。

① 発生が副腎外性，悪性，両側性，家族性がそれぞれ 10% を占めることから「10%病」とよばれる疾患はなにか。

答（　　　　　　　　）

② 腹囲が基準値以上，耐糖能異常，脂質異常症，高血圧などにより診断される病態をなんというか。

答（　　　　　　　　）

③ 関節内に尿酸結晶が付着して炎症をおこす疾患はなにか。

答（　　　　　　　　）

第3章 患者の看護

A 共通する看護

1 患者の身体的・心理的・社会的特徴と看護

総合的ケアの必要性 ● 内分泌・代謝疾患は経過が長く、体型・顔貌の変化や、骨や関節の異常などといった疾患に特有な症状を呈するため、患者の精神面にあせり・自暴自棄などの大きな影響を及ぼす。そのため、患者の言動に注意して心理状態の変化を察知し、介入の糸口をさがすことが必要になる。そして、患者や家族が悩みやいまの思いを打ち明けられるような関係づくりを心がけ、患者が特有な症状と疾患の関連を理解し、周囲との信頼関係を築けるよう支援することが必要になる。すなわち看護師には、患者の心と身体の観察や、食事療法・運動療法などの治療継続の支援、生活習慣の改善を含めた総合的ケアが求められる。

検査時の支援 ● 内分泌・代謝疾患は、診断のために数多くの検査が行われることも特徴の1つである。検査には特殊なものが多いため、患者の不安が高まることがある。そのため、看護師は患者の安全・安楽に配慮し、適切な検査結果が得られるよう支援する。

感染予防 ● さらに、内分泌・代謝疾患では免疫機能が低下しているため、感染の可能性やそれに伴う疾患の増悪を生じることがある。したがって、看護師は感染予防に努めるとともに、ストレス因子に早期に気づく必要がある。

必要な支援 ● 長期的な経過をたどる内分泌・代謝疾患患者に対しては、①身体と心の支援、②教育的な支援、③家族への支援が重要となる。また、そのプロセスのなかで、急性期や慢性期などの経過に即した支援が必要になる。

　①**身体と心の支援**　疾患特有の症状に伴う身体的苦痛の緩和や、急性増悪の予防・早期発見に努める。また長期的な治療が必要となるため、心の動きや経済状況を把握し、必要があれば社会福祉制度の活用を支援する。

　②**教育的支援**　患者が自己管理を続けるためには、教育的支援が必要になる。とくに生活習慣に影響される代謝疾患では、一次予防（健康増進・疾病

予防)，二次予防(早期発見・早期治療)，三次予防(悪化・再発の予防，リハビリテーション)という目的を明確にして教育的支援を行う。

　③家族への支援　患者が生涯にわたって病気と付き合い，自己管理を続ける場合は，本人だけでなく，その家族や職場などの周囲の人たちへの支援も必要になる。疾患・治療，日常生活の調整などについて理解してもらい，自宅療養の支えが得られるよう支援する。

2 急性期の看護

　内分泌・代謝疾患における急性期の看護は，救急時の看護と外科的療法を受ける患者の看護の2つに大きく分けられる。

1 救急時の看護

　内分泌・代謝疾患患者はストレスに対する耐容力が低下するため，感染や外傷・手術などの身体的なストレスや，人間関係などの心理的ストレス，治療の中断などによって，急激な機能不全をおこすことがある。

　このような場合には救急治療を要するため，モニタリングによる異常の早期発見と迅速な対応が求められる。

2 外科的療法を受ける患者の看護

　内分泌・代謝疾患をもつ患者は，手術侵襲の影響を受けやすく，回復に時間を要する場合が多い。手術前から患者の身体的・心理状態を把握し，術前オリエンテーションをわかりやすく行う。

　手術後は，異常の早期発見と感染予防に努め，迅速に対応することが必要である。また，ホルモン補充療法を長期に行う場合もあるので，日常生活の注意点を含めた退院指導を行う。

3 慢性期の看護

　長期にわたる慢性期においては，疾患の管理がうまくいく時期，うまくいかない時期，不安定な時期などが，人生上のできごとを通して変化していく。患者が，慢性期のどの時期にいるのか，どの時期に向かっているのかを把握したうえで，どう自己管理していくかを一緒に考えていかなければならない。

　患者が疾患の管理に必要な知識・技術を習得し，生活に取り入れ，なにか人生上のできごとが生じた場合に，自分に合った対処方法を見いだせるように支援する。そのためには，患者会などのサポートグループを紹介するなどの情報提供を行い，患者どうしが語り合い，学び合い，支え合う信頼関係づくりを支援することも大切である。

4 終末期の看護

　診断がされ，必要な治療を受けながら病とともに生活してきた内分泌・代謝疾患患者は，老化に伴う予備力の低下や疾患の進行，合併症の発症などが重なり，やがて死を迎える。終末期の看護としては，疾患だけでなく，その人のライフ（生活や人生）に焦点をあて，残されたその人自身の人生をどのように生きるかをともに語り合い，患者が最期まで主体的に生きられるよう支えることが重要となる。

B 内分泌疾患患者の看護

　内分泌疾患は，自覚症状に乏しいなかで徐々に進行し，ホルモンの不均衡から外形の変化などが生じる。また治療が長期に及ぶため，治療継続へのストレスや社会的孤立感をいだきやすい。そのため，身体的・心理的な支援とともに，社会的調整が大切になる。内分泌疾患患者に共通する特徴をまとめると，以下のようになる。

(1) 症状が多様なため，全身の観察が重要になる。

(2) 自覚症状が少なく，治療が長期にわたる。

(3) 外観の変化が生じるため，精神的ストレスが生じやすい。

1 下垂体疾患患者の看護

　下垂体のホルモン分泌が増加している疾患には，先端巨大症，下垂体性巨人症，クッシング病，プロラクチノーマ（乳汁漏出 −無月経症候群）などがあり，逆にホルモン分泌が低下している疾患には，下垂前葉体機能低下症や尿崩症がある。

1 先端巨大症患者の看護

　先端巨大症では，骨・軟部組織の肥大によって，前額部・頰部・下顎の突出と鼻・舌などの肥大がみられる特有の顔貌となり，四肢末端も肥大する。そのため患者は，昔の写真を見たり，靴や手袋が合わなくなったりすることで，症状に気づくこともある。また，心臓・肝臓・腎臓などの肥大に伴い，高血圧や易疲労感などが出現する。

看護のポイント●　下垂体機能亢進による症状が緩和され，患者が病状を受け入れてセルフケアをしながら充実した生活ができるように支援する。

看護ケア●　①その人を知る　患者の全体像を観察して把握する（● 表 3-1）。

　②身体像（ボディイメージ）の変化に対する支援　外見上の変化がもとに戻らないために，自尊感情の低下や無力・絶望感をいだきやすい。患者が現実

⊙ 表 3-1　下垂体疾患患者の観察のポイント

	先端巨大症	尿崩症
環境・認知を知る	疾患・検査・治療についての患者・家族の知識・思い・受けとめ方	
症状の有無・程度を知る	GH 分泌過剰症状，腫瘍圧迫症状	脱水症状
データを知る	バイタルサイン	
	血液検査・CT 検査	血清ナトリウム・血漿バソプレシン・血漿 ACTH・尿浸透圧

を受けとめ，外見の変化はあっても以前とかわらない自分であるという身体像の再構築ができるよう，周囲の人を巻き込んだ支援を行う。

　③**事故防止**　症状の進行により視力障害・四肢知覚異常・筋力低下などがある場合は，危険のない環境を整え，日常生活動作（ADL）の介助を行い，事故防止に努める。

　④**感染予防**　抵抗力が低下しているため，皮膚を清潔に保ち，また切傷に注意し，感染予防に努める。

　⑤**合併症の予防と早期発見のための支援**　患者の疾患・治療に対する認識を確認したうえで，合併症の予防や異常の早期発見の方法を伝えていく。

❷ 尿崩症患者の看護

　尿崩症とは，下垂体後葉から放出されるバソプレシン（VP，抗利尿ホルモン〔ADH〕）の分泌障害などにより，尿の濃縮障害をきたした状態である。

看護のポイント●　感染や脱水症状を予防し，心身の安静が保てるように支援する。

看護ケア●　①**その人を知る**　患者の全体像を観察し，把握する（⊙ 表3-1）。

　②**脱水予防と脱水症状の早期発見**　1 日あたり 3〜10 L の尿が体外へ排出されるため，脱水症状を生じやすい。そのため，尿量・飲水量・補液量，体重を測定し，水分出納バランスをチェックする。

　③**環境調整**　排尿が頻回となるので，尿器をつねに近くに置く，トイレの近い病室にする，ほかの患者に気がねなく動けるように個室に移す，昼間に休息がとれるようにするなど，患者の負担を軽減する環境を調整する。

　④**皮膚の保湿**　保湿クリームなどを使用して皮膚・粘膜を汚染や乾燥から保護する。

❷ 甲状腺疾患患者の看護

　甲状腺疾患は，甲状腺ホルモンが過剰に分泌される甲状腺機能亢進症（おもにバセドウ病）と，甲状腺機能が低下する甲状腺機能低下症（橋本病など）に大別される。

① 甲状腺機能亢進症(バセドウ病など)患者の看護

バセドウ病などの甲状腺機能亢進症は，甲状腺ホルモンの分泌が過剰になることで生じる疾患であり，女性，とくに思春期・妊娠時・更年期に多い。

看護のポイント●　代謝の亢進によりエネルギー消費が高まるため，心身のエネルギーの消耗を最小限にするとともに，治療継続のためのセルフケアの確立を支援する。

看護ケア●　①**その人を知る**　患者の全体像を観察し，把握する(●表3-2)。

②**心身の安静への支援**　甲状腺ホルモンの過剰分泌によって代謝機能が亢進しているので，心身の安静が重要になる。とくに生活上の制限はないが，機能が正常化するまでは激しい運動や過労を避け，心身の安静が保てるように室温・湿度・照明・騒音などを調整し，環境を整える。また，看護師の不用意な言動や病室の人間関係などにも注意することが必要である。

③**内服を継続するための支援**　医師の指示に従った規則正しい内服が必要なこと，中断すると状態を悪化させる場合があることを伝え，正しく内服できる方法を患者と一緒に考える。

④**バランスのよい食事の継続への支援**　甲状腺機能が亢進している治療初期は，エネルギー消費が高まっているため，栄養価の高い食品，ビタミンやミネラルの多い野菜などを十分にとり，水分出納や体重の変化を観察しながら水分補給を心がける。

⑤**皮膚のケア**　発汗が多く，皮膚が湿潤しやすい。頻回の清拭と更衣を行い，皮膚の清潔と乾燥に努める。

⑥**甲状腺クリーゼの予防**　甲状腺クリーゼを発症すると甲状腺機能が著しく亢進し，高熱・頻脈・動悸(どうき)などが出現し，死にいたることもある(●80ページ)。予防のために，感染・外傷・過労などの心身のストレスの誘因を観察するとともに，不安があればいつでも相談できる関係を日ごろから築くようにする。

⑦**ボディイメージの変化に伴う苦痛への支援**　患者は，眼球突出や容貌(ようぼう)の変化，手指の振戦など，ボディイメージの変化に対して苦痛をいだく。そのため，患者の思いを表出できる場を設け，不安をひとりでかかえ込まないよ

●表3-2　甲状腺疾患患者の観察のポイント

	甲状腺機能亢進症(バセドウ病など)	甲状腺機能低下症(橋本病など)
環境・認知を知る	疾患・検査・治療についての患者・家族の知識・思い・受けとめ方	
症状の有無・程度を知る	易疲労感，全身倦怠感，イライラ感	
	発汗過多，動悸，息切れ，食欲亢進，体重減少，軟便，下痢，頸部腫脹	無力感，体重増加，便秘，こむらがえり，粘液水腫，筋症状
データを知る	バイタルサイン (とくに頻脈・脈圧増大)	バイタルサイン (とくに徐脈・脈圧減少)
	血清 T_3・T_4，TSH，血清コレステロール値	

うに支援する。家族や周囲の人にも理解を求め，サポートできるような体制を整えることも重要となる。また，頸部腫脹には頸部を襟やスカーフでおおう，眼球突出にはサングラスを使用するなどの工夫ができることを伝える。

② 甲状腺機能低下症(橋本病など)患者の看護

甲状腺機能低下症は甲状腺ホルモンの分泌が低下することによっておこるが，ホルモン補充療法によって適切にコントロールすることで，通常の日常生活を送ることができる。原因としては慢性甲状腺炎(橋本病)が多い。

看護のポイント● 薬物療法を継続して行い，甲状腺ホルモン低下に伴う症状に対処していけるように支援することが必要になる。

看護ケア● ①**その人を知る** 患者の全体像を観察し，把握する(⏵表3-2)。

②**内服を継続するための支援** 自覚症状がなくても，医師の指示に従って規則正しく内服することが重要であることを伝える。

③**バランスのよい食事の継続への支援** 血中コレステロールが増加して脂質異常症のリスクが高まるので，コレステロールの多い食品を控えめにする。

④**皮膚のケア** 皮膚が乾燥するため，ローションやクリームで保湿する。

③ 副甲状腺疾患患者の看護

副甲状腺とは甲状腺背面にある米粒大の内分泌器官で，副甲状腺ホルモンを分泌し，血中カルシウム濃度の調整などを行っている。副甲状腺の機能異常には，機能亢進症と機能低下症がある。

① 副甲状腺機能亢進症患者の看護

副甲状腺機能亢進症では，血液中のカルシウムが正常またはそれ以上あるにもかかわらず，副甲状腺ホルモンの分泌過剰が引きおこされる。

看護のポイント● 高カルシウム血症による合併症を予防し，ホルモン分泌の異常に伴う影響を最低限にとどめ，患者が日常生活を送れるように支援する。

看護ケア● ①**その人を知る** 患者の全体像を観察し，把握する(⏵表3-3)。

②**外傷を予防する** 骨から血中へカルシウムが移行するため，骨がもろくなり骨折などをおこしやすい。患者にはこのような状況を説明し，転倒予防

⏵表3-3 副甲状腺疾患患者の観察のポイント

	副甲状腺機能亢進症	副甲状腺機能低下症
環境・認知を知る	疾患・検査・治療についての患者・家族の知識・思い・受けとめ	
症状の有無・程度を知る	倦怠感・気分の変化，病的骨折の既往，腰背部痛・血尿・多尿，食欲不振・吐きけなどの消化器症状，皮膚症状	手のしびれや筋肉痛などのテタニー症状，心不全症状，皮膚の症状(乾燥など)，脱毛
データを知る	バイタルサイン，血清カルシウム・リン値，尿中カルシウム排泄量	
	CT・超音波検査・X線検査	副甲状腺ホルモン負荷試験

に努めることが必要である。

　　　③**合併症を予防する**　高カルシウム血症クリーゼ(●85ページ)をおこす可能性があるので，その徴候を察知し，適切な対応をとる。

② 副甲状腺機能低下症患者の看護

　　　副甲状腺ホルモンの合成・分泌が低下し，低カルシウム血症などが生じる疾患である。

看護のポイント●　低カルシウム血症によるテタニー発作を予防し，血清カルシウム値を適切な状態に維持し，日常生活が送れるよう援助する。

看護ケア●　①**その人を知る**　患者の全体像を観察し，把握する(●表3-3)。

　　　②**テタニー症状を予防する**　低カルシウム血症では，神経や筋肉が刺激されやすくなる。そのため，テタニーという手足や口のまわりのしびれ・痛みを伴う筋肉の硬直や，全身痙攣などをおこす。テタニーの徴候を察知し，適切に対応する。

　　　③**服薬管理への支援**　患者が定期的に血液や尿の検査を受けながら，服薬管理していくことを支援する。

　　　④**精神面へのケア**　長期にわたる治療が必要であり，精神的ストレスが生じやすい。それに加え，テタニーが生じると患者や家族は強い不安をおぼえるので，必要以上に不安を与えないよう支援することが必要である。

4 副腎疾患患者の看護

　　　副腎疾患は，副腎皮質ホルモンの分泌が異常に増加する機能亢進症(クッシング症候群，原発性アルドステロン症など)と，ホルモンの合成・分泌が障害される機能低下症(アジソン病など)に大別される。

① クッシング症候群患者の看護

　　　副腎皮質から分泌されるホルモンの慢性的な分泌過剰状態により，満月様顔貌・中心性肥満・骨粗鬆症・多毛症・筋力低下などがみられる。また，糖代謝異常により感染をきたしやすい。

看護のポイント●　患者が筋力の低下に伴う身体運動性の障害に対応でき，感染を予防しながら日常生活が送れるように支援することが必要である。

看護ケア●　①**その人を知る**　患者の全体像を観察し，把握する(●表3-4)。

　　　②**感染を予防する支援**　免疫が抑制されている状態であることを伝え，定期的な深呼吸や食前・食後の含嗽(うがい)を行い，皮膚・粘膜を清潔に保ち，感染予防をするように支援する。また，処置は無菌操作で行って感染防止に努めるとともに，発熱や皮膚症状などといった感染の徴候に注意していく。

　　　③**外傷を予防する支援**　骨粗鬆症とともに，筋力の低下や体型の変化に伴いバランスがとりにくくなり，転倒や外傷をおこしやすくなる。また，患者

○ 表 3-4　副腎疾患患者の観察のポイント

	クッシング症候群	アジソン病
環境・認知を知る	疾患・検査・治療についての患者・家族の知識・思い・受けとめ	
	自己免疫疾患の既往	結核や自己免疫疾患の既往
症状の有無・程度を知る	倦怠感・気分の変化，体型の変化，筋力低下，身体運動能力の低下	倦怠感，起立時のめまい，食欲不振，低血糖症状，色素沈着（口腔・歯肉）
データを知る	バイタルサイン，血清コルチゾール，血漿 ACTH，血糖値，尿中コルチゾール，尿中 17-OHCS，尿中 17-KS，CT 検査	

の皮膚は薄くなるため，傷つきやすく，治りにくく，感染をおこしやすい。そのため，皮膚・粘膜を清潔に保つとともに，傷つけないよう爪の手入れをする。寝衣はやわらかく，ゴムやひもがないものがよい。また静脈内注射の回数はできるだけ少なくし，採血後の止血はしっかり行う。

④**食事への支援**　尿細管におけるナトリウムの再吸収およびカリウムの排泄が亢進するため，低ナトリウム・高カリウム食が必要になる。その人に合った食事ができるように栄養士と連携して支援する。

⑤**心の支援**　ホルモン分泌過剰に伴う外観の変化や，抑うつ状態・興奮・不眠などの症状が患者に精神的苦痛を与える場合がある。そのため，感情が表出できる場をつくってゆっくりと会話し，患者の言動に注意をしていく。また，十分な睡眠がとれるように支援する。

② 慢性副腎皮質機能低下症（アジソン病）患者の看護

副腎皮質からのアルドステロン，コルチゾール，アンドロゲンの分泌が障害され，体重減少・低血糖・低血圧などが生じる。

看護のポイント●　内服管理やストレス管理を患者の生活のなかに取り入れ，ホルモン分泌低下に伴う日常生活への影響を最小限にとどめられるように支援する。

看護ケア●　①**その人を知る**　患者の全体像を観察し，把握する（○ 表 3-4）。

②**ストレス対処への支援**　さまざまなストレスによって副腎クリーゼ（○ 86 ページ）をおこすことがあるので，ストレス状況を把握することが必要である。

③**感染を予防する支援**　食前・食後の含嗽や，適切な水分摂取により，上気道感染や尿路感染を予防する。休息も重要である。

④**外傷を予防する支援**　筋力が低下していることから，めまいによる転倒の危険がある。起き上がるときには徐々に身体を動かし，めまいのないことを確かめ，ゆっくりと歩きはじめることができるように支援する。

⑤**食事への支援**　適切な水分摂取とバランスのよい食事ができるように支援する。

⑥**服薬管理への支援**　治療として，ホルモン補充療法が行われる。患者が確実に服薬を続けられるように支援する。

C　代謝疾患患者の看護

　代謝疾患の特徴として，自覚症状に乏しいため，疾患の発見や治療開始が遅れやすいこと，また，治療継続が困難になりやすいことがあげられる。発病の原因や誘因には，遺伝的な要因，あるいは生活習慣やライフスタイルとの関連がある。病気の治療には食事療法や運動療法に伴う生活習慣の変容が求められ，これらは生涯続く。

　代謝コントロールが不十分な場合は，全身的な合併症を呈することがある。したがって，発症予防と異常の早期発見，合併症予防や，自己管理を確立するための教育的支援，治療を継続するための支援が重要となる。

1　糖尿病患者の看護

　糖尿病は，インスリン作用の不足による慢性の高血糖状態を主徴とする代謝症候群である。1型と2型があり，1型糖尿病におけるインスリン作用不足の原因は，おもにインスリンを合成・分泌する膵ランゲルハンス島B細胞の破壊と消失である。一方，2型糖尿病では，インスリン分泌低下やインスリン抵抗性といった複数の遺伝的要因に，過食や運動不足，肥満などの環境因子および加齢が加わることで発症する。

　1型糖尿病と2型糖尿病では，発症要因や治療法・経過が異なるため，患者がかかえる問題も異なることを理解してかかわる必要がある。しかし，いずれにせよ完治しない病気であり，生涯にわたり自己管理が求められるという点では同様である。

看護のポイント●　その人らしく生きられるよう，糖尿病と患者の価値観・生きがいとの折り合いをつけた自己決定ができるように支えながら，心理面への支援や自己管理の確立への支援を行う。とくに高齢者の場合，認知機能，身体機能，余命，家族関係などについて個人差が大きいため，それらに配慮することが大切である。

1　患者が自分の状態を知るための支援

　糖尿病治療は患者の日常生活のなかで実施され，その主体は患者である。そのため，患者が糖尿病を理解し，検査値の意味を知り，モニタリングできるように支援することが大切である。そして，糖尿病のコントロールの個別的目標を達成する意欲や，療養継続の自信がもてるよう，ともに身体を確認し，患者が自分の身体を知り，いたわる気持ちを育てるよう支援することが必要になる。

② 心理面への援助

　糖尿病患者は，血糖コントロールを良好に保つことで，健常者とかわらない生活を送ることができるにもかかわらず，人生のさまざまな場面で，必要なサービスを受けられない，就職や昇進に影響がでるなどの社会的不利益やステイグマ，困難やつらさを経験する場合がある。そのため，とくに，最初の診断時や，低血糖に陥ったとき，妊娠・出産時，手術を受けるとき，合併症の出現といったできごとに直面したときには，心のケアが必要になる。

　また，患者は十分な知識がないために誤った解釈をして，自身を追いつめている場合もある。患者がなにに対して，どのように感じているのか，どうしたいのかを把握し，日常のなかでできることはなにかを一緒に考えていく。

　①糖尿病と診断されたときの支援　糖尿病は完治せず，一生付き合う病気であり，糖尿病と診断された患者は，さまざまな心理反応を示す。病気を受けとめようとするプロセスを見まもり，その人のペースに合わせて支援していく。

　②合併症出現時の支援　合併症が出現すると，それまでの発症予防の管理から，合併症進行予防の管理へと変化していく。患者の思いを受けとめ，いまからがスタートであるという前向きな気持ちになれるよう支援していく。

　③最初の低血糖の支援　低血糖への恐怖を必要以上に感じて，無意識に血糖を高く保とうとしてしまい，結果として血糖コントロールが不良になる場合がある。低血糖を必要以上にこわがる必要がないことを伝え，予防の方法を一緒に話し合うことが必要である。

③ 神経障害がある生活への支援

　糖尿病による神経障害により，手足のしびれや皮膚感覚の鈍麻，繰り返しおこる下痢や便秘，立ちくらみ，味覚鈍麻，発汗異常，勃起障害などのさまざまな症状が全身にあらわれる。また，放置すると足壊疽や突然死の原因にもなる。

足への影響●　足壊疽の直接的な原因は，知覚鈍麻でおこる熱傷や外傷の治療の遅れ，足変形による圧迫や靴ずれ，胼胝（べんち）の亀裂などである。とくに，血糖値が高い状態が続くと，神経障害のほかに動脈硬化などによる血流障害がおこりやすくなり，さらに感染に対する抵抗力も低下する。そのため，傷口が化膿しやすくなるなど，傷の治りも遅くなる。また，神経障害があると痛みを感じにくいため，けがに気づかず放置される場合もあるので，日々の足のケア（フットケア）が重要である。

　足に傷ができた場合，痛くないからといって放置すると潰瘍になることがあるので，早めに受診するように伝える。鶏眼（けいがん）（うおのめ）や胼胝（たこ）を市販薬で治そうとしたり，自分で削ったりすると，削りすぎて傷となる可能性

がある。市販薬の使用も含め，自分だけで対処しないように伝える。

フットケアの●
ポイント　　糖尿病患者のフットケアにおいては，第一に，足を見る習慣をつけることが大切である（⬥ 図3-1-a）。日常生活のなかでの，フットケアのポイントをあげる。

　①**入浴時の注意**　感覚神経障害により熱さに鈍くなることがあるので，湯船に入る前には，必ず手でお湯加減を確かめるように指導する。素材のやわらかいタオルやスポンジで足の裏・指をていねいに洗う。

　②**爪の手入れ**　深爪をしないようにする必要がある。入浴後は，かたい爪もやわらかくなるので切りやすくなる。それでも切りにくい場合は，自分で切らずに，医療者に相談するように指導する。爪の形はストレートカットにする（⬥ 図3-1-b）。

　③**靴の選び方**　靴が足に合っていないと，靴ずれをおこす（⬥ 図3-2）。また，蒸れやすい材質のものだと，足白癬ができやすくなる。けがの防止のため，素足を避け，靴下を必ずはくようにする。靴下は傷の状況と出血に気づきやすい白色が望ましい。

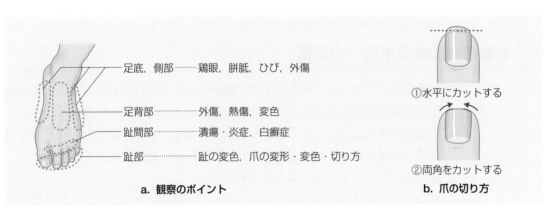

a. 観察のポイント

- 足底，側部 ……… 鶏眼，胼胝，ひび，外傷
- 足背部 ……… 外傷，熱傷，変色
- 趾間部 ……… 潰瘍・炎症，白癬症
- 趾部 ……… 趾の変色，爪の変形・変色・切り方

b. 爪の切り方

- ①水平にカットする
- ②両角をカットする

⬥ 図3-1　フットケアのポイント

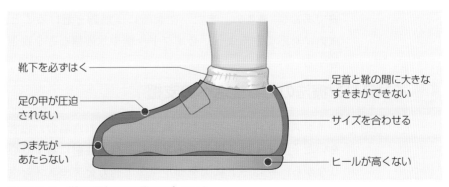

- 靴下を必ずはく
- 足の甲が圧迫されない
- つま先があたらない
- 足首と靴の間に大きなすきまができない
- サイズを合わせる
- ヒールが高くない

⬥ 図3-2　靴を選択する際のポイント

④生活のなかでの注意点　こたつや電気カーペットなどを使用する際は，低温焼傷に注意する。また，真夏の海水浴で，砂浜を素足で歩いたり，直射日光にあたり激しい日焼けをするのも危険であることを伝える。

4 食事療法のある生活への支援

　食事は血糖に影響を与えるため，糖尿病において食事管理は重要である。しかし，食べてはいけないと言われれば言われるほど，人は食べたい思いが高まるものである。とくに初診時の食事指導では，これまでの食習慣を聞き，明らかな問題がある場合はそこから食事管理を進めていく。このとき，単純に食事を制限しなさいという指導ではなく，これくらいは食べられるというような説明が必要になる。具体的には，①腹八分目にする，②食品の種類は出来るだけ多くする，③食物繊維を多く含む食品をとる，④ゆっくりとかんで食べる，⑤単純糖質を多く含む食品は避ける，のような説明となる。

　食事指導でよく使われるのが日本糖尿病学会による「食品交換表」であり，これは，三大栄養素の適正な摂取，ならびにビタミン・ミネラルの確保が容易に計算できるように工夫されている。食品交換表は，含まれるおもな栄養素によって食品を6つのグループに分けており，食品の種類と1単位(80 kcal)ごとの量(g)が記載されている。

5 運動療法のある生活への支援

　運動療法を始めるにあたっては，医師の診断を受ける必要がある。運動療法は継続性が重要であるので，患者の嗜好にあった運動を取り入れ，楽しさを実感できるように工夫することが大切である。ただし，運動により血圧の上昇や頻脈が誘発されることもあり，それにより心疾患が発生することや，合併症の進行を早めてしまうこともある。

　これらを避けるため，患者に対しては①血糖値250 mg/dL 以上で尿ケトン体陽性，②収縮期血圧180 mmHg 以上，③脈拍100 回/分以上，④発熱・頭痛・腹痛・下痢・睡眠不足などの体調不良のうち，1つでもあてはまればその日の運動を休むように説明する。合併症がある場合にはとくに注意が必要である（○ 表3-5）。また，空腹時には運動を避けること，運動の際には低血糖に対応できるよう，必ずブドウ糖や氷砂糖などを携帯して行うことを指導する。

6 インスリン療法のある生活への支援

　インスリン注射が必要だと医師から言われた場合，患者はさまざまな思いをいだく。まずは，患者のインスリン自己注射に対する心の準備状態をさぐりながら，サポート状況やセルフケア能力をアセスメントする。その結果に基づき，患者の能力に合わせて注射器の種類を選択し，実際にインスリン自

⊃ 表 3-5　糖尿病の合併症と運動療法に関する注意点

合併症	注意点
網膜症がある場合	運動中の血圧上昇・血流増加に，網膜の血管が耐えられなくなって出血することで，眼底出血・硝子体出血を引きおこすことがある。息をとめて力んだり，頭を下げたり強く振るような運動は禁忌である。血圧管理をしながら運動を行うことが必要である。
腎症がある場合	運動による血圧上昇・血流増加が，腎臓の血管に負担をかけ，腎症が進行する。タンパク尿が間欠的にみられるようになった場合は，運動によって尿中のタンパク質が増えないことを検査で確認しながら運動強度を決めていく。
神経障害がある場合	自律神経の障害により，心臓のはたらきを適切にコントロールできなくなり，運動によって不整脈や心不全がおきたり，運動中・後に血糖値が低くなっても自覚症状があらわれず，急に低血糖による意識障害をおこしたりする。足の知覚が低下していることで，足壊疽になる可能性もあるので，日ごろの足の手入れ（フットケア）が重要となる。

⊃ 表 3-6　インスリン自己注射における機種選択のための能力査定のアセスメント

能力	質問のポイント
視力障害の程度	新聞の文字が見えるか。
手指機能障害の有無	ボタンをはめることができるか。 テーブルの上に落ちた米粒大のものを指でつまめるか。
手のふるえの有無	豆料理を箸で食べることができるか。
機械・器具への順応性	テレビなどのリモコンは使えるか。

⊃ 表 3-7　インスリン製剤の種類と特徴

	超速効型	速効型	混合型	中間型	持効型
液の性状	無色透明	無色透明	白濁	白濁	無色透明
効果発現時間	15 分以内	30 分	15 分〜30 分	1 時間 30 分	1 時間
ピーク	約 1 時間	約 2 時間	約 2 時間	約 4 時間	なし
持続時間	約 4 時間	約 8 時間	約 24 時間	約 24 時間	約 24 時間

己注射を生活の場で行えるように支援する（⊃ 表 3-6）。その後も習得状況を確認し，困難がある場合にはその解決方法をともに考える。

インスリン製剤の種類　また，インスリン製剤にはいくつかの種類があり，それぞれに特徴がある（⊃ 表 3-7）。患者には，使用している製剤の効果の特徴を伝える必要がある。たとえば，超速効型のインスリンは，効果の発現が 10〜20 分と早い。したがって，糖質の少ない食事をゆっくりととることや，食事の時間が遅れた場合などには低血糖になる可能性があることを，図を示しながら伝えるとイメージしやすい。

インスリンの注射部位　注射に適した部位は，腹部，上腕，殿部，大腿などである（⊃ 図 3-3）。吸収速度は腹部がいちばん速く，以下順に遅くなる。通常は，吸収が速くて安

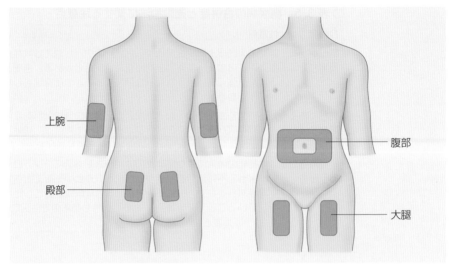

●図3-3　インスリンの注射部位

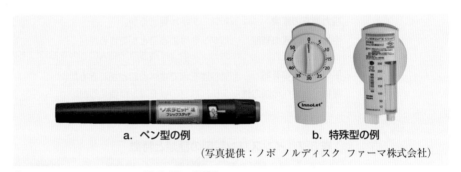

（写真提供：ノボ ノルディスク ファーマ株式会社）

●図3-4　インスリンの注入器の種類

定している腹部が最適である。毎回同じ場所に注射しつづけると，その部分がかたくなることもあるので，1cm程度ずつずらして注射するように伝える。

インスリン注射●
の種類と特徴
注射の種類には，次のものがある。

①**ペン型**：現在用いられるインスリン注入器の主流である。インスリンカートリッジと注入器が一体となっている一体型と，インスリンカートリッジが交換できる交換型がある（●図3-4-a）。

②**特殊型**：操作が簡単で握りやすい形状をしているものである。目盛りが見やすいなどの特徴があり，握力低下や視力低下がある高齢者に使いやすい一体型のインスリン注入器の一種である（●図3-4-b）。

③**インスリン専用シリンジ**：バイアル製剤の注射に用いられる。シリンジ内で速効型と中間型のインスリン製剤を混合して注射することができる。しかし，シリンジにインスリン製剤を吸入する手間がかかるため，近年ではあまり用いられない。

○ 表3-8　シックデイ対策と患者への指導

項目	指導のポイント
水分補給	高血糖により，脱水症状をおこしやすくなるので，水分を十分とるように伝える。
食事	食欲がなくても，おかゆや果汁などの糖質を含む食品は極力とるように伝える。
血糖測定	血糖が変動しやすいので，血糖自己測定をするように伝える。
インスリン注射	インスリン療法を行っている場合，体調がわるいからといって自己判断でインスリン注射を中止しないことと，血糖の測定値を主治医に連絡して指示を受けるように指導する。

　　④インスリンポンプ：持続的にインスリンを注入する持続皮下インスリン注入療法（CSⅡ）に用いられる。電動式の注入器具であり，近年多く用いられている。

7 低血糖およびシックデイ対策への支援

　　かぜや下痢，腹痛，食欲不振，骨折など糖尿病以外の疾患にかかると，副腎皮質刺激ホルモンなどのストレスに対応するホルモンが分泌され，血糖値が乱れやすくなり，急性合併症を引きおこしやすくなる（○ 表3-8）。そのため患者には，発熱時などに，これくらいだいじょうぶだという自己判断をせず，主治医に連絡をとるよう指導する。

　　とくに，高齢者が低血糖となった場合は，自律神経症状である発汗や，動悸，手のふるえなどの症状が減弱する。自覚症状のないまま意識を消失するなどといった，重篤な状態になることもあるので注意が必要である。

2 脂質異常症患者の看護

　　脂質異常症は，血清脂質が高いだけでは自覚症状がないため，発見が遅れたり，食事療法や運動療法が継続しづらいという特徴がある。

看護のポイント●　患者が脂質異常症を改善する方法を知り，その人の生活に合わせて自己管理の方法を見いだすことができるように支援する。

看護ケア●　①**脂質異常症の状態を知る**　脂質異常症は自覚症状に乏しいため，身体のアセスメントが重要になる。とくに眼・肘・膝などに発生する黄色腫や，関連する疾患・症状（肥満・糖尿病・高血圧・肝硬変・黄疸・痛風など），合併症の危険因子（喫煙・アルコール・ストレス・運動不足・年齢・家族歴など）の有無のアセスメントは重要である。また，身長・体重，総コレステロール・HDLコレステロール・トリグリセリド・LDLコレステロールなどの検査値は，アセスメントのための重要な指標になる。

　　②**食事療法への支援**　栄養士と連携し，患者に合った食事に改善できるよう支援する。LDLコレステロール値が高い場合は，脂肪の多い肉や，バター，チーズ，レバーなどに多く含まれる飽和脂肪酸やコレステロールの摂取を，1日300mg以下を目標に制限し，さらに食物繊維の摂取が必要になる。

③**運動療法への支援**　運動負荷により血中トリグリセリドを低下させ，HDL コレステロールを増やすことができる。肥満者は標準体重に近づけるよう計画していく。

④**生活支援**　薬物療法は，運動療法や食事療法によって改善がみとめられない場合に行われる。しかし薬物療法を行っていても，基本は食事療法である。また，喫煙は脂質異常症を悪化させるため，禁煙が必要になる。

③ メタボリックシンドローム患者の看護

耐糖能異常と高血圧，脂質異常症，肥満は，動脈硬化を進展させる危険因子として，互いに関連し合い合併する。メタボリックシンドロームには生活習慣の影響が大きいため，看護においては教育的なかかわりが重要になる。

看護のポイント●　患者自身がやる気になり，自分で健康をまもろうとする気持ちを育てることが重要になる。

看護ケア●　①**できそうだという気持ちを育てる支援**　治療に必要な生活習慣の改善や自己管理を行うのは患者自身である。医療者側がやってほしいことではなく，患者が自分にできそうだと感じる目標や方法を一緒に考える。

②**気づきを高める支援**　生活習慣を改善するうえで，これまでの生活をふり返り，「そうだったんだ」「やっぱり」といった気づきが高まるような支援を行う（❖表 3-9）。

③**継続していこうという気持ちを育てる支援**　生活習慣の改善や自己管理を継続させるためには，一度限りではなく，継続したかかわりが必要となる。体重・腹囲・血圧の変化を患者とともに確認していく。

④ 肥満症患者の看護

ほとんどの肥満症患者は食行動に問題があるが，その背景にはストレスや家庭環境・社会生活，嗜好・間食習慣など，さまざまな因子がある場合が多い。そのため，ただ食事療法や運動療法を指導するのではなく，患者の生活習慣や思いをさぐることが必要である。

看護のポイント●　標準体重を目ざして，摂取エネルギーと消費エネルギーのバランスを整えるような食事療法と運動療法を生活のなかに取り入れ，それを継続できるよ

❖表 3-9　気づきを高める教育支援

ふり返ってわかること	ライフヒストリー(生活歴)聴取
はかってわかること	腹囲・血圧の測定
検査してわかること	臍周囲 CT，頸部エコー
さわってわかること	血管モデル，筋肉
書いてわかること	食事・運動記録

うに支援する。

看護ケア●　①その人を知る　患者の日常生活の状況を知るため，食生活や日ごろの活動，ストレス対処法などを具体的に聞きとる。同時に，身長・体重・腹囲や血圧・心電図・血液検査などの検査結果，合併症の有無を確認する。また肥満についての思いや受けとめを聞き，患者の全体像を把握する。

　②セルフモニタリングを促す支援　食事日記や体重日記，運動日記(➡図3-5)などをつけ，患者が視覚的に変化を実感できるように支援する。

　③食事療法継続への支援　肥満症は病気であることを理解してもらい，減量することで合併症による死亡率が下がることを伝える。

　食事はゆっくりと時間をかけるように指導する。また栄養士と連携し，指示されたエネルギー内での食事となるように支援する。たとえば，低エネルギー食(寒天・海藻・コンニャク・シイタケなど)を利用して，満腹感や満足感を高める。

　④運動の継続への支援　運動療法の目的は，消費エネルギーを高めることである。1日あたり 200～300 kcal を消費する程度の運動を継続できるように支援する。運動は，脂肪燃焼効率がよい有酸素運動(ウォーキング・水泳・エアロバイクなど)が望ましい。ただし，肥満症患者の足部や膝に悪影響を与える運動もある。自転車エルゴメーター，上肢エルゴメーター，水中歩行などの，足部や膝への負荷が少ない運動についても紹介し，二次的な疾患の予防に努める。

仕事のある平日は生活活動中心に，休日は運動にも挑戦する

日付	曜日	活動内容					運動	生活活動	合計
／	月	通勤	通勤	階段	昼休み速歩		1Ex	2.5Ex	3.5Ex
／	火	通勤	通勤	階段			0Ex	2.5Ex	2.5Ex
／	水	通勤	通勤	階段	昼休み速歩		1Ex	2.5Ex	3.5Ex
／	木	通勤	通勤	階段			0Ex	2.5Ex	2.5Ex
／	金	通勤	通勤	階段	昼休み速歩		1Ex	2.5Ex	3.5Ex
／	土	速歩	洗車	庭いじり	水泳	水泳	3Ex	2Ex	5Ex
／	日	速歩	速歩	床掃除	買い物		2Ex	2Ex	4Ex
合計							8Ex	16.5Ex	24.5Ex

(Ex は運動の強さ〔METs〕と時間をかけ合わせて算出される身体活動量の単位)

➡図 3-5　運動日記の例(会社員の場合)

⑤**心理的サポート** 肥満患者はさまざまなストレスをいだいていることが多い。感情が表出できるよう，なんでも話せる場を提供する。減量を目的としたメンバーが集まる会に参加し，同じ目的をもつ仲間と励まし合いながら治療を進められるよう，社会資源を紹介することも必要である。

5 痛風患者の看護

痛風は遺伝的要因に加えて，過食・飲酒過多，運動不足，ストレスといった生活習慣に影響される。発症年齢は成人期の 30〜50 歳代であり，社会・家庭のなかで生産的役割を担っている場合が多い。

看護のポイント● 患者のセルフケア能力をアセスメントしたうえで，患者に痛風発作の誘因と環境要因を伝え，患者ができるセルフケアをともにさがし，自己管理をしていこうという気持ちを育てていく。

看護ケア● ①**痛風発作時の支援** 痛みの程度・持続時間・部位，発赤・腫脹の有無と程度，前駆症状（いつからどのような症状があったのか），発作のおこった時間や状況（なにをしていたときか），前回の発作との間隔などについて情報収集をする。発作時は，患部の冷罨法を行い安静にし，禁酒をする。

②**その人を知る** 痛風に関しての知識や受けとめ，ストレスへの対処方法やサポート状況，痛風の程度などを把握し，その人を知る（⬇表 3-10）。

③**食事管理** 患者自身が自分の嗜好や生活習慣をふり返ることができるように支援する。尿酸値を上昇させる食習慣として，過食・飲酒過多がある。尿酸値を上昇させないように食事管理のポイントを伝えていく（⬇表 3-11）。食べることは毎日のことであり，習慣をかえることは容易ではない。そのため，患者ができることから始めていく。また栄養士と連携をとり，家族も含めた支援ができるように調整する。

④**治療継続への支援** 患者のセルフケア能力をアセスメントしたうえで，目標となる尿酸値を患者自身が理解し，医療者と数値を確認しながら治療を継続できるよう，手帳などを活用しながら支援する。

⬇**表 3-10 痛風患者における情報収集のポイント**

病気に対する知識	痛風の病態・発作の対応・治療内容・環境要因との関連などについてどれくらい知っているか。
病気の受けとめ	痛風の状態をどのように認知しているか。痛風をもつ自分をどのように認識しているか。
自己管理への意欲・動機	どのような動機をもち，自己管理や治療の効果・弊害を感じているか。継続していく意欲を持っているか（人生の目標など）。
ストレス対処法	人生のできごとや仕事上のストレスなどに対しての対処方法をもっているか。
サポート	家族や友人，専門家などといったコーピング資源をどのように備えているか，活用しているか。

表 3-11　食事管理のポイント

・バランスのとれた食事をする。
・早食いを避ける。
・就寝前の飲酒は避ける。
・プリン体の多い食事は控える。
・アルコールを控える(とくにビール)。
・尿酸排出のため2L/日以上の水分摂取を目ざす。

定期受診や検査・治療の継続を促すとともに，痛風友の会などの患者会への参加を推奨していく。痛風の発作には前兆があり，その段階で薬を飲むことで発作を予防できる。発作は忘れたころに生じるため，日ごろから発作前駆症状に注意をはらい，予防的に服薬できるように，薬剤を携帯しておくことの必要性を伝える。

D 手術を受ける患者の看護

内分泌・代謝疾患の手術を受ける患者は，抵抗力が低下しているため感染しやすく，クリーゼをおこす可能性もあるので，注意が必要である。また，術後にホルモンのバランスがくずれ，継続してホルモン補充療法が必要になることもある。術前・術後を通して，患者が安心して手術にのぞむことができ，回復力を高められるように，かかわっていく必要がある。

1 手術前・手術後の看護のポイント

手術前●　手術前は，栄養状態を保持して感染予防に努め，術前治療による症状の改善をするとともに，手術に対する不安・疑問・精神的動揺を取り除き，心身ともに最良の状態で手術が受けられるように支援する。

手術直後●　手術直後から24時間くらいまでは，麻酔からの覚醒状態，呼吸，バイタルサインの異常の有無，出血，水分出納バランス(尿量・補液)などを観察し，異常の早期発見に努める。

術後回復期●　術後回復期には，疼痛(とうつう)，意識状態，吐きけ・嘔吐，感染(尿路・術創・ドレーン類)や合併症の有無など，異常の早期発見に努める。それと同時に，退院に向けて日常生活における療養上の問題を明らかにし，治療継続への支援を行っていく。

2 下垂体の手術を受ける患者の看護

下垂体腺腫の手術では，上口唇の内側を切除し，鼻腔・蝶形骨洞(ちょうけいこつどう)を経由して切除を行う経蝶形骨洞下垂体腺腫摘出術(ハーディ法)が行われる。そのため，とくに口腔・鼻腔からの感染の予防が重要となる。

手術前のケア● 　手術前は，感染予防のために口腔内を清潔に保つ。また，術後は上半身を挙上した体位とする。下を向かずに生活行動ができるように練習しておく。

手術後のケア● 　鼻腔からの滲出液を観察し，髄液の漏出の有無を確認する。滲出液の量が多く髄液漏が疑われるときには，上半身を 20 度ほど挙上させてセミファウラー位をとる。滲出液は滅菌ガーゼで吸収させ，頭蓋内への感染や髄膜炎を予防する。

3 甲状腺の手術を受ける患者の看護

　甲状腺腫とバセドウ病では，甲状腺の手術が行われる。手術に向けて甲状腺機能を正常化し，安全に手術が受けられるように支援する。また，切除範囲やリンパ節隔清の有無などといった，術式を把握したうえでケアにのぞむ。

手術前のケア● 　①確実な内服への支援　甲状腺疾患のコントロールが不良な状態で手術をすると，甲状腺クリーゼをおこして死にいたることもある。薬物療法により甲状腺機能を正常化した状態で手術を行う必要があるため，内服状況の確認を徹底する。

　②患者の不安の察知　手術部位が頸部であるため，術後の疼痛だけでなく声が出なくなるのではないかという不安もいだきやすい。術後の経過や合併症についてわかりやすく説明するとともに，患者の表情・言動に注意し，不安を察知しながらかかわっていく。

手術後のケア● 　①異常の早期発見　頸部の出血は，少量であっても頸動脈を圧迫して閉塞し，咽頭浮腫を引きおこす。そのため，頸部や咽頭の圧迫感や，頸部の腫脹，呼吸困難・喘鳴の有無を注意深く観察する。また，負担がかからないようにできるだけ小さな声で話すよう伝える。

　②頸部の安静と腫脹予防　頸部の腫脹の危険性を減らすために，セミファウラー位とし，腰部や頸部の過伸展と屈曲を避ける。また動きを最低限にするため，頸部の両側に砂枕を置くようにする。

　③気道閉塞に対する早期対処　術後出血・テタニー・反回神経麻痺のいずれにおいても気道閉塞の危険があるので，気管切開・経皮気管穿刺の準備は必須である。

4 副腎摘出術を受ける患者の看護

　手術によって副腎を摘出すると，副腎皮質ホルモンが分泌されなくなるため，急性副腎不全をおこしやすい。副腎摘出術を受ける患者の看護では，急性副腎不全の予防のためのケアが重要である。

手術前のケア● 　術後の急性副腎不全を防ぐため，全身状態を良好に保ち，感染防止に努める。

手術後のケア● 　急性副腎不全の早期発見のため，吐きけ・嘔吐，下痢，血圧低下，不穏・意識障害，発熱，脱水，低血糖症状に注意して観察する。

まとめ

- 内分泌・代謝疾患は経過が長く，疾患特有の症状を呈して精神面に影響を与えるため，患者だけでなく，その家族も含めた支援が必要になる。
- 内分泌・代謝疾患では，免疫機能が低下しているため，感染予防が重要である。
- 代謝疾患は自覚症状に乏しく，治療継続が困難になりやすいため，患者が治療を続けていけるようなかかわり方が大切である。
- 患者がその人らしく生きられるように，生きがいや価値観と自己管理の折り合いがつけられるように支援することが必要である。
- 患者ができそうなことを一緒にさがし，生活のなかに取り入れられるように支援することが基本である。

復習問題

❶ 正しい語に○をつけなさい。

①（副甲状腺機能亢進症・副甲状腺機能低下症）では，テタニーに注意する。

②（尿崩症・糖尿病）では頻尿となるため，トイレの近い病室にするなど，環境を調整する。

③痛風の発作時には（温罨法・冷罨法）を行い，安静にし，禁酒する。

❷ 次の空欄を埋めなさい。

▶糖尿病により血糖値が高い状態が続くと，傷の治りが（①　　　）なる。さらに合併症である神経障害が発生すると，感覚が（②　　　）なることで足の傷に気づかず（③　　　）や突然死の原因になる。

▶フットケアのポイントとして，第一に重要なことは足の（④　　　）である。（⑤　　　）の手入れや，足に合った（⑥　　　）の選択も重要である。感覚神経障害により熱さを感じにくくなることがあるため，（⑦　　　）にも注意する。

▶インスリン注射の部位として最も適しているのは，吸収速度が早い（⑧　　　）部である。

❸ 糖尿病患者のシックデイ対策として，適切なものはどれか。

①水分の摂取を控える。

②食欲がない場合は，無理に食事をとらない。

③自己判断でインスリン注射を中止しない。

④血糖自己測定は体調が回復してから行う。

❹ 疾患と食事療法について，左右を正しく組み合わせなさい。

①クッシング症候群・　　・Ⓐ飲酒量の制限

②脂質異常症　　　　・　　・Ⓑ低ナトリウム・高カリウム食

③高尿酸血症　　　　・　　・Ⓒコレステロールの制限

脳・神経疾患患者の看護

看護の役割

脳・神経疾患は疾患そのものの診断・治療が非常に困難である。というのも，障害されている部位・器官や，原因の違いによって症状が大きく異なるうえに，それらが，複雑に関連し合っている場合が多いからである。また，発症や経過も，突発的なもの，徐々に進行するもの，寛解と増悪を繰り返しながら進行するものなど，多種多様であることも特徴である。

1 患者の特徴

身体的特徴●　脳・神経疾患では生命維持の中枢にまで障害が及んでいる場合があり，急性期には呼吸・循環動態の観察と管理をはじめとした，救命救急を優先した援助が必須である。大脳や脳神経は運動や感覚をつかさどっており，それらが障害されることで，さまざまな症状(麻痺，失語，嚥下障害，排尿障害，感覚障害など)が出現する。それによって，コミュニケーション障害や移動動作の困難，食事・排泄などのセルフケア不足が生じてくる。

中枢神経系では，一度破壊された神経やその機能は基本的には再生されない。しかし，ほかの神経や機能が欠損機能を代償・補助することがあるので，生命の危機を脱したあとは早期からのリハビリテーションが重要となる。

このような特徴をもつ脳・神経疾患患者を全人的にとらえて看護をしていくためには，正確な情報収集やアセスメントを行い，患者の全体像を把握し，個々の患者の状態にそった援助を行うことが必要である(◯図)。

心理・社会的　機能障害が残る場合は，それまで自力で行っていた生活動作も人の手を借
特徴　りなければできなくなる。いままでの生活からの変更を余儀なくされるため，患者の心のなかには，自分自身に対するもどかしさやいらだち，悔しさなどといったさまざまな感情が渦巻いていることを理解する必要がある。また，患者は障害と向き合う過程で，前向きに闘病意欲をもてる時期と，今後への不安や恐怖にさいなまれる時期との間を揺れ動いており，不安定な状態にある。

機能障害が残った場合，行動が規制されることで社会とのつながりが狭まり，社会活動・社会的交流が少なくなる。発症前の職場での地位や，家庭内での役割，友人関係などが維持できず，社会的立場が不安定となることが精神的ストレスとなり，自殺企図につながるおそれもある。このような不安は

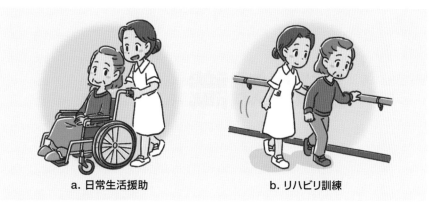

a. 日常生活援助 　　　　b. リハビリ訓練

➡図　脳・神経疾患患者のケア

患者の家族も同様に感じる。

2 看護の目標

　　意識レベル，呼吸・循環動態の変動を見逃さず，異常の早期発見と迅速な<ruby>迅速<rt>じんそく</rt></ruby>な対応で生命危機をのりこえることが看護の目標となる。また，機能障害に対してはセルフケア不足の状態を把握し，1人ひとりに合わせた機能障害の改善と機能訓練の目標をたて，社会復帰を目ざすことも目標となる。

3 看護のポイント

身体的支援●　　急性期は病状が不安定であり，反応は正常か，緊急性があるかなど，つねに判断が求められる。微細な変化を的確にとらえ，アセスメントし，全身状態の安定をはかることが大事である。時間経過に伴う状態変化の観察と異常の早期発見に努めるとともに，障害をできるだけ軽くするために，リハビリテーションを早期から開始し，残存機能の維持・増進をはかっていく。

心理・社会的●　　障害が残る場合，患者・家族の不安ははかり知れない。看護師は，患者・
支援　　家族の思いを熟慮し，家族も含めたケアを実践し，よき理解者・支援者となり，不安を軽減できるように援助する。精神的にも身体的にもあせらずに目標をもつことができるようにかかわることが重要である。看護師は，患者の人格を尊重し，患者が思いを表現できる環境づくりや信頼関係を築くことが基本となる。

　　援助にあたっては，これまでの家庭内での役割が担えるかをアセスメントする。家庭内での立場を保てるような援助，役割葛藤<rt>かっとう</rt>から生じる心理面への影響に対しての援助が必要である。また，職場や学校に復帰ができるかどうか，できない場合はどのように生活するかを医療ソーシャルワーカー（MSW）などと協働し，社会との交流が保てるよう検討していく。

　　入院中から医療チーム内で連携し，継続的な看護を提供するために，外来部門やほかの医療機関，地域の訪問看護ステーションなどに指導と助言を求める。

基礎知識

A 脳・神経のしくみとはたらき

1 神経系の構成と機能

　神経系は，**中枢神経系**(脳・脊髄)と**末梢神経系**(脳神経・脊髄神経)の2つに分類される。また，末梢神経系は，そのはたらきにより体性神経と自律神経に分けられる。

　中枢神経系は，身体の各部分から送られてくる情報を受け取り，それに対して適切な反応を決定・指示するコンピュータの役目を果たしている。

　一方，末梢神経系は中枢神経系に情報を送り込んだり，中枢神経系からの命令を各部分に伝達したりするケーブルの役目を果たしている。末梢から中枢に向かう経路は**求心性神経路**，中枢から末梢に向かう経路は**遠心性神経路**とよばれる。

1 神経組織の微細構造と情報伝達のしくみ

　神経組織は，**ニューロン**(神経細胞)と**神経膠細胞**(グリア細胞)からなりたっている。神経細胞は**細胞体**と突起からなり，突起は細胞体から長くのびる1本の**軸索**と何本かの**樹状突起**からなる(→図1-1)。**神経線維**はこの軸索の部分をさす。

　神経細胞は複雑なネットワークを形成して情報を伝達している。神経細胞が一定値(閾値)以上の刺激を受けると，細胞が興奮して神経インパルスとよばれる活動電位が生じる。この活動電位は，ナトリウムイオン(Na^+)やカリウム(K^+)イオンなどが細胞膜を出入りすることによっておこる。神経インパルスの入力は樹状突起，出力は軸索を介して行われ，軸索の末端にある**シナプス**の神経終末から**神経伝達物質**が放出されることにより次の神経細胞に伝達される。

　一方，神経膠細胞は，支持組織として機能するとともに，神経細胞の栄養補給や老廃物の排泄に関与している。

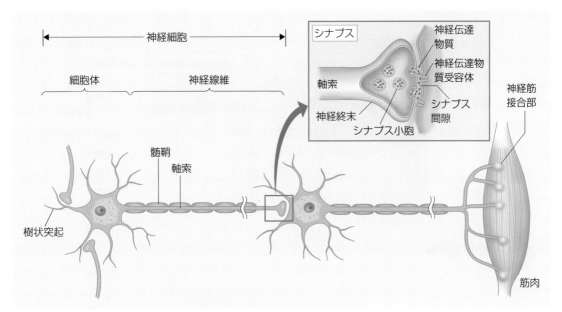

⮕ 図1-1　神経細胞・シナプスと情報伝達のしくみ

2　神経組織の肉眼的構造

　　神経細胞の大部分は中枢神経系にあり，その細胞体は一定の場所に集団を
つくっている。大脳皮質，大脳基底核，脳神経核，脊髄の中央部分などがそ
れであり，肉眼的に灰色がかって見えるため**灰白質**とよばれる。これに対し
て神経線維の集合している部分は，白く見えるため**白質**とよばれる。

2　頭部の構造

　　脳は，表面が頭皮でおおわれた堅固な頭蓋骨におさまり，さらに脳の表層
を3層の膜からなる**髄膜**や，**脳脊髄液**が取り囲んで保護している。

1　頭皮

　　頭皮は頭蓋軟部ともいい，頭皮下組織・腱膜・筋肉・腱膜下組織・骨膜の
5層に分けられている。また，左右5対の動脈から血液が供給されており，
血流は豊富である。5対のうち3対は外頸動脈から，2対は内頸動脈から分
枝している。

　　神経に関しては，後頭部や耳の後ろは頸神経であるC_2の脊髄末梢神経が
分布している。そのほかの部位は三叉神経の分枝が分布している。なお，頭
皮にはリンパ節は存在しない（⮕図1-2）。

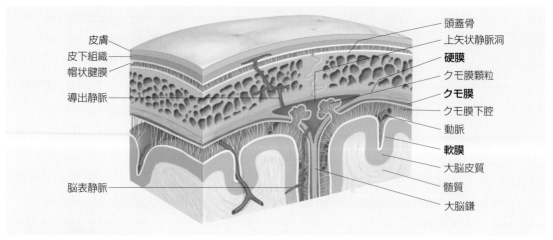

皮膚
皮下組織
帽状腱膜
導出静脈

脳表静脈

頭蓋骨
上矢状静脈洞
硬膜
クモ膜顆粒
クモ膜
クモ膜下腔
動脈
軟膜
大脳皮質
髄質
大脳鎌

⬆ 図 1-2　髄膜（前額断）

❷ 頭蓋骨

　　頭蓋骨は，脳を入れる脳頭蓋と，顔面を形成する顔面頭蓋からなる。脳頭蓋は，脳を保護するおわん状の頭蓋冠と頭蓋底から形成される。頭蓋底には，脳神経・血管が出入りする小さな孔と，延髄が脊髄に移行して頭蓋内から出る**大孔（大後頭孔）**とよばれる大きな孔がある（⬆ 図 1-3）。

❸ 髄膜

　　髄膜は，頭蓋骨の内側で脳や脊髄をおおっている膜である。外側から，**硬膜，クモ膜，軟膜**の3種類の膜からなっている（⬆ 図 1-2）。

硬膜●　厚くて強い膜で，2葉から形成されている。場所によっては2葉が分かれて，その中を静脈血が流れる**静脈洞**を形成する。静脈洞には，頭の正中を走行する上矢状静脈洞などがある（⬆ 図1-2）。また左右の大脳を隔てる**大脳鎌**や，大脳と小脳を隔てる小脳テントを形成するのも硬膜である。

　　小脳テントの内側にはテント切痕とよばれる間隙があり，脳幹の一部である中脳が通過する。後述する脳ヘルニアを理解するうえで重要である（⬆ 145ページ）。

クモ膜●　血管がない薄い透明の膜で，脳底部で厚くなり，クモの巣のようになっているので，クモ膜とよばれる。軟膜との間にクモ膜下腔を形成し，ここに脳脊髄液（髄液）がたまっている。クモ膜下腔は，クモ膜下出血で出血が生じる場所として有名であり，出血は脳脊髄液中に広がる。

軟膜●　脳や脊髄と密着し，血管に富む薄い膜である。

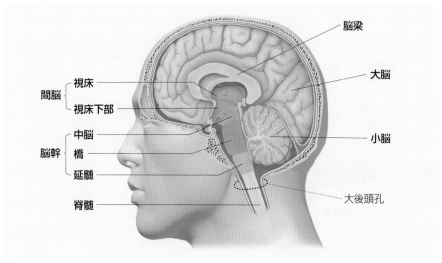

脳梁

大脳

間脳
　視床
　視床下部

脳幹
　中脳
　橋
　延髄

脊髄

小脳

大後頭孔

⊙ 図 1-3　中枢神経系

③ 脳の構造と機能

　脳は上のほうから，**大脳**，**間脳**，**脳幹**（中脳・橋（きょう）・延髄），**小脳**に分けられる。脳の重量は成人で 1,300〜1,400 g 程度である（⊙ 図 1-3）。

① 大脳

　大脳は中央にある深い溝（大脳縦裂（じゅうれつ））によって左右に分かれ，深部では神経線維束である脳梁（のうりょう）によってつながっている。大脳の表面にはしわがあり，山脈のうねりのような脳回が多数みとめられ，くぼんだところは脳溝とよばれる。また，とくにはっきりとした脳溝によって**前頭葉**，**側頭葉**，**頭頂葉**，**後頭葉**の 4 つの部位に分けられる。

大脳皮質●　大脳皮質には，特定の機能を受けもつ高次中枢がある（⊙ 図 1-4）。身体の運動をつかさどる**運動野**や，言葉を話すことに関係する**運動性言語野**（**ブローカ中枢**）は前頭葉に，皮膚などの感覚を受け入れる**感覚野**は頭頂葉に，**聴覚野**や言語の理解に関係する**感覚性言語野**（**ウェルニッケ中枢**）は側頭葉に，**視覚野**は後頭葉に，それぞれ存在する。このことを，**大脳の機能局在**とよんでいる。

　障害された場所によって，その部位が担っていた機能の障害があらわれる。また，一側のこれらの障害によって身体の対側（反対の側）に症状が出現する。通常，言語野は左側に存在する[1]。

大脳基底核●　大脳皮質下，深部に視床をはさむようにして，大脳基底核とよばれる神経

1）言語野（言語中枢）の存在する側を優位側といい，通常，右ききの人では左側である。

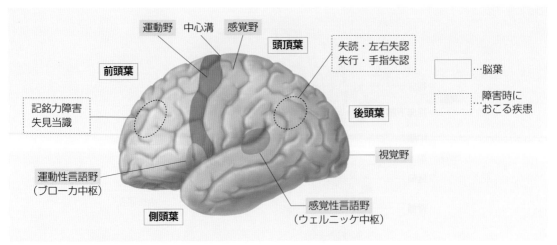

⊃ 図1-4　大脳皮質と機能局在(左外側面)

細胞の集合がある。これには尾状核，レンズ核(被殻，淡蒼球)などがあり，錐体外路系の中継路として筋肉の緊張や不随意運動を制御している。また視床と大脳基底核の間には，運動・感覚神経の伝導路である内包がある。

② 間脳

間脳は**視床**と**視床下部**から構成される。視床は感覚の中継路として重要である。視床下部は視床の前下部にあり，食欲や体温，尿量，体液の電解質などの調節を行い，自律神経機能に関与している。また下方の**下垂体**[1]を支配することによって，内分泌機能にも関与している。

③ 脳幹

脳幹は**中脳・橋・延髄**からなり，延髄は大後頭孔から頭蓋外に出て脊髄に連なる。脳幹は太さが1～4cm程度にすぎず，このような狭い部分に大脳や小脳と行き来する伝導路や，嗅神経と視神経を除く**脳神経核**が存在する。また，脳幹の背側には意識を保つ機能を有する脳幹網様体とよばれる構造物が存在する。延髄には呼吸・循環などの中枢があり，生命の維持には不可欠の部分である。

④ 小脳

小脳は，小脳テント下で橋や延髄の後方にあり，中心部の虫部と左右の小脳半球からなる。身体の平衡や協調運動，複雑な運動の調節に関与している。

---

1) 下垂体:頭蓋底の正中にあるトルコ鞍の中にある。副腎や甲状腺に作用する刺激ホルモンなどのさまざまなホルモンを分泌している。

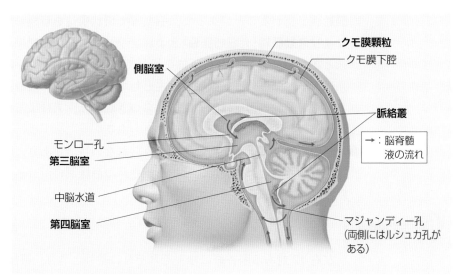

➡ 図 1-5　脳室と脳脊髄液の循環

4 脳室と脳脊髄液

脳室の構造 ●　脳の内部には脳室という部屋があり，脳室内には**脳脊髄液**(髄液)が循環している。左右の**側脳室**と，**第三脳室**，**第四脳室**がある。

側脳室はモンロー孔を経て第三脳室につながり，第三脳室は中脳水道を経て第四脳室につながる。第四脳室は，両側にあるルシュカ孔と正中にあるマジャンディー孔を経て，脳表のクモ膜下腔につながる。また頭蓋内のクモ膜下腔は，脊髄内のクモ膜下腔とつながっている(➡ 図 1-5)。

脳脊髄液 ●　脳脊髄液は約 150 mL 存在し，脳室とクモ膜下腔に充満している。脳は脳脊髄液の中に浮いたような状態にあり，脳脊髄液は外力による衝撃をやわらげるはたらきをしている。

脳脊髄液は脳室内の脈絡叢で 1 日に約 400〜500 mL 産生され，脳室から脳表へ循環したあと，脳表のクモ膜下腔にある**クモ膜顆粒**から静脈に吸収される(➡ 図 1-5)。

脳脊髄液の流れが障害されたり，吸収障害がおきたりすると，脳脊髄液が貯留して脳室が拡大していく。これが**水頭症**である。

5 脳血管

動脈系 ●　脳は左右の**内頸動脈**と**椎骨動脈**の計 4 本の動脈によって血液を供給される。内頸動脈は後交通動脈を分岐させたあと，**前大脳動脈**と**中大脳動脈**に分かれる。左右の椎骨動脈は合流して**脳底動脈**となり，ここから 1 対の前下小脳動脈，上小脳動脈，後大脳動脈が分岐する。

また，左右の前大脳動脈は交わって前交通動脈となり，後交通動脈は後大

脳動脈と交わることによって，脳底部で環状構造を形成している。この環を**ウィリス動脈輪**（大脳動脈輪）とよぶ。ウィリス動脈輪では，左右の内頸動脈系と椎骨脳底動脈系が互いに交通している（● 171 ページ，図 2-5）。内頸動脈系は大脳に，椎骨脳底動脈系は主として小脳・脳幹に血液を供給する。なお，これらの動脈の形成は個人間でばらつきがあり，人によっては椎骨動脈などの一部の動脈が発達していないこともある。

静脈系●　脳の静脈系にはほかの臓器にはみられない特徴があり，脳表や脳深部の静脈を流れたあと，硬膜によって形成される静脈洞に流れ込む。静脈血は，静脈洞から内頸静脈を通って心臓に戻る。

6 脳神経

左右 12 対ある脳神経には，それぞれに番号と名称，機能がある（● 表 1-1）。脳神経の特徴をまとめると以下のようになる。

(1) 脳神経はすべて頭蓋底にある孔を通って，それぞれの支配領域に達する。

(2) 脳神経のうち，嗅神経（Ⅰ）と視神経（Ⅱ）を除く脳神経の核（神経核）は脳幹にある。

(3) 脳神経のなかには**運動神経線維**，**感覚神経線維**のほかに**自律神経線維**

● 表 1-1　脳神経と機能

脳神経	名称	種類	機能（効果器）
Ⅰ	嗅神経	感覚	嗅覚
Ⅱ	視神経	感覚	視覚
Ⅲ	動眼神経	運動	眼球運動（上直・下直・内直・下斜筋），眼瞼挙上（眼瞼挙筋）
		自律	瞳孔縮小（瞳孔括約筋，毛様体筋）
Ⅳ	滑車神経	運動	眼球運動（上斜筋）
Ⅴ	三叉神経	運動	咀嚼筋
		感覚	顔面・鼻・口腔・角膜の感覚
Ⅵ	外転神経	運動	眼球運動（外直筋）
Ⅶ	顔面神経	運動	顔面表情筋
		感覚	舌前方 2/3 の感覚
		自律	唾液・涙の分泌（顎下，舌下，涙腺）
Ⅷ	内耳神経	感覚	蝸牛神経-聴覚，前庭神経-平衡覚
Ⅸ	舌咽神経	運動	咽頭・喉頭の運動
		感覚	咽頭・喉頭の感覚，舌後方 1/3 の感覚
		自律	唾液の分泌（耳下腺）
Ⅹ	迷走神経	運動	咽頭・喉頭の運動
		感覚	外耳道の感覚
		自律	胸腹部臓器
Ⅺ	副神経	運動	首の運動（胸鎖乳突筋，僧帽筋），咽頭・喉頭の運動
Ⅻ	舌下神経	運動	舌の運動

（副交感神経系）が含まれる。脳神経には純運動性のものが4対（Ⅳ，Ⅵ，Ⅺ，Ⅻ），純感覚性のものが3対（Ⅰ，Ⅱ，Ⅷ）あり，残りの5対（Ⅲ，Ⅴ，Ⅶ，Ⅸ，Ⅹ）の脳神経は運動・感覚神経線維と自律神経が混在する。

7 脊髄と脊髄神経

脊髄● **脊髄**は第1頸椎（C_1）の高さで延髄に連なる中枢神経である。脊柱管内を下行し，成人では第1腰椎（L_1）の高さで終わる（→図1-6）。脊髄は直径約1cm，長さ約40cmで，上から**頸髄，胸髄，腰髄，仙髄**に分けられ，仙髄の下端はしだいに細くなり脊髄円錐とよばれる。

　脊髄は1つの髄節から1対の**脊髄神経**を出しているが，第2腰椎より下には脊髄はなく，腰神経，仙骨神経，尾骨神経が走行し，まとめて**馬尾**とよばれる。

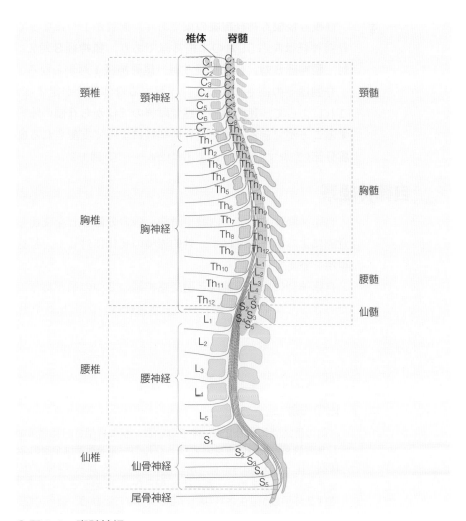

→図1-6　脊髄神経

表1-2　おもな筋肉と脊髄の支配髄節

肩	$C_5 \sim C_6$
上腕	$C_5 \sim C_6$
前腕	$C_6 \sim C_8$
手, 手指	$C_5 \sim Th_1$
大腿	$L_2 \sim L_4$
下腿	$L_4 \sim S_1$
足趾	$L_4 \sim S_2$

表1-3　自律神経系の作用

	交感神経	副交感神経
瞳孔	散大	縮小
涙腺	血管収縮	血管拡張, 分泌亢進
消化腺	分泌抑制	分泌亢進
消化管	蠕動抑制	蠕動亢進
気管平滑筋	弛緩（拡張）	収縮
心拍数	増加	減少
末梢血管	収縮	拡張

脊髄神経●　脊髄の構造は脳と逆で，その中央には神経細胞の集合した，H型をした灰白質があり，その外側には運動や感覚の伝導路として神経線維が走行する白質がある。灰白質の前方は前角とよばれ，運動神経細胞が集合し，前根に連なる。同様に，後方は後角とよばれ，感覚神経細胞が集合し，後根に連なる。

前根も後根も神経線維の束であり，両者が1つになって脊髄神経となる。脊髄神経は左右31対の末梢神経であり，**頸神経8対**（$C_1 \sim C_8$），**胸神経12対**，**腰神経5対**，**仙骨神経5対**，**尾骨神経1対**からなる。

脊髄はその高さによって，支配する身体部位が定まっている（● 表1-2）。これによって，運動障害や感覚障害の部位から脊髄の障害部位の高さを推定することができる。また，脊髄神経によって支配される皮膚の感覚区分を**皮膚分節**（デルマトーム）とよぶ（● 256ページ，図1-2）。

8 自律神経系

自律神経は，心筋，内臓平滑筋，腺の分泌などを支配し，そのはたらきは意志による影響を受けず，外的環境の変化に対して，無意識下に身体の内部環境を整えている。

自律神経には**交感神経**と**副交感神経**の2つの系があり，両者はほぼ逆のはたらきをしている（● 表1-3）。交感神経は，ストレスや緊急事態に対応して

Column

脳の代謝

　脳の重量は体重の2%にすぎないが，脳に供給される循環血液量は心拍出量の17%，酸素消費量は全身の20%，グルコース消費量は全身の25%であり，ほかの臓器に比べて10倍ほども大食らいである。また酸素がある状態では，グルコース1分子に対してエネルギー源であるATPが約32分子産生されるのに対し，ない状態では2分子しか産生されない。このようなことから，脳への血流が減少したり，低酸素状態が続くと，脳はたちまち障害を受けることになる。

人間が動物として迅速に行動をおこせるように作用する神経であると理解すればよい。それに対して副交感神経は、くつろいでいるときにはたらく。それぞれの神経終末部からは刺激伝達物質として、交感神経ではノルアドレナリン、副交感神経ではアセチルコリンが放出される。

⑨ 神経伝導路

脊髄を下行する代表的な伝導路には、運動路である錐体路(皮質脊髄路)がある。また、脊髄を上行する代表的な伝導路には、感覚路のうち温度覚・痛覚、一部の触覚を伝える脊髄視床路と、深部感覚を伝える後索-内側毛帯系がある。その他、脊髄を介さない視覚・聴覚などの伝導路もある。

① 運動神経系の伝導路

運動神経系の伝導路は、**錐体路**と**錐体外路**からなる。

錐体路 ●　錐体路は手足などの随意運動をつかさどり、その障害により麻痺が生じる。まず、前頭葉にある運動野の神経細胞からの軸索が**内包**後脚、大脳脚、橋を通り、延髄腹側の錐体で交叉し(**錐体交叉**)、反対側の脊髄側索を下行して脊髄前角にいたる。次に、脊髄前角でニューロンをかえ、運動神経の軸索が末梢神経として筋肉に分布する(⮕ 図1-7)。1つ目のニューロンを**上位(一次)運動ニューロン**、2つ目のニューロンを**下位(二次)運動ニューロン**という。

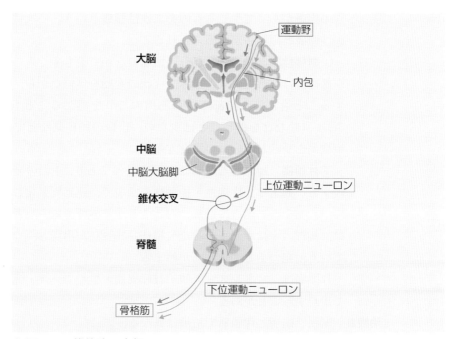

⮕ 図 1-7　錐体路の走行

錐体外路系● 　錐体外路系は，錐体路のはたらきを制御し，筋収縮の調節を行うことで運動がスムーズに行われるようにはたらいている。錐体路の近傍を走行し，錐体交叉を通らずに，大脳皮質・基底核，脳幹，小脳，脊髄を連絡する運動経路である。

② 感覚神経系の伝導路

　　感覚神経系の伝導路は，温度覚・痛覚と触覚・深部感覚では経路が異なる。
　　温度覚・痛覚を伝達する神経は脊髄後角でニューロンをかえ，対側の脊髄側索を上行し，視床に達する（脊髄視床路）。視床からの軸索は内包を通り，頭頂葉の感覚野にいたる。
　　触覚・深部感覚を伝達する神経は脊髄内に入り，ニューロンをかえずに同側の後索を上行し，延髄でニューロンをかえて交叉し，対側の視床に達する。視床からの経路は温度覚・痛覚と同様である。

B 症状とその病態生理

① 頭痛

　　頭痛はよく遭遇する症状であり，外来，病棟あるいは在宅看護を問わず，患者の訴えとしても多い。

分類● 　頭痛をきたす疾患そのものによる頭痛を一次性頭痛，脳腫瘍などのなんらかの疾患があって生じるものを二次性頭痛という。一次性頭痛としては，緊張性頭痛と片頭痛が多くみられる。

　　①緊張性頭痛（緊張型頭痛）　頭痛のなかで最も多くみられる。両側の頭部が締めつけられるように痛み，症状の変動を伴いながら，ときに数日間持続することもある。頸部や肩の筋肉のこりを感じることも多い。吐きけ（嘔気）・嘔吐などを伴うことは少ない。市販の頭痛薬などで改善するため，医療機関を受診していない場合も多い。

　　②片頭痛　繰り返しておこる頭痛発作であり，1回の発作が4～72時間持続する。通常は，片側性・拍動性の頭痛で，運動で悪化し，吐きけや嘔吐を伴い，光や音の刺激に過敏になることが特徴である。患者のうち1/4程度では，視野の中にギザギザした欠損（閃輝暗点）が出現し，それが徐々に拡大していく前兆のあとに，頭痛が始まる。

　　片頭痛は，ストレス・天候・月経周期・アルコール・光刺激などが影響して出現することがある。

治療● 　緊張性頭痛と片頭痛で治療は異なる。

　　①緊張性頭痛（緊張型頭痛）　鎮痛薬・筋弛緩薬などで加療を行い，同時に

適切な体操やストレスの除去，長時間の VDT 作業（コンピュータのディスプレイを長時間見る作業）を避けるなどの生活改善指導をする。

②**片頭痛**　生活習慣の改善や調整を行う。また，誘因が明らかなときはそれを避けることも重要である。発作時の治療薬として，非ステロイド性抗炎症薬，5HT1B/1D 受容体作動薬などがある。

❷ 頭蓋内圧亢進

頭部は頭蓋骨に囲まれた構造で，その中に脳が存在する。脳梗塞や脳腫瘍などの，正常には存在しないなんらかの病変が頭蓋内にできると，頭蓋骨の中は窮屈な状態となる。その結果，頭蓋内の圧力が高まる。この状態が**頭蓋内圧亢進**[1]である。

頭蓋骨自体は頑強なものであり，通常は内部の圧が高まるだけではふくらんだり割れたりすることはない。頭蓋骨には大後頭孔という外部と交通する唯一の孔が存在し，そこには脳幹下部から脊髄がある。頭蓋内圧が極度に上昇すると，頭蓋内で逃げ場のない脳組織は，この大後頭孔へ向かって下降し，脳幹を圧迫して死にいたる。この脳組織が頭蓋外部に出ようとする状態を**脳ヘルニア**という。

症状●　頭蓋内圧亢進の症状として，頭痛，嘔吐，うっ血乳頭（眼底所見），意識障害，瞳孔散大，外眼筋麻痺，呼吸パターンの障害，徐脈，血圧上昇や低下などがある。

慢性に進行する場合，起床時に症状が強く，立位で活動を開始すると頭蓋内圧が低下して症状が改善することがある。また，頭蓋内圧亢進時に，血圧上昇と徐脈がみられる状態を，とくに**クッシング現象**とよぶ。

原因●　頭蓋内に，脳腫瘍・脳出血・脳梗塞などのなんらかの病変ができておこる場合や，髄膜炎など，多数の疾患が原因となる。また，ビタミン A の過剰摂取，エストロゲン含有経口避妊薬，炭酸リチウム薬などでも頭蓋内圧が上

Ⓒolumn

危険な頭痛を見逃さない

多くの頭痛は生命をおびやかす心配はないが，なかには生命にかかわる重大な疾患を背景とした頭痛もある。そういった頭痛を見逃さないことが重要である。とくに，吐きけ・嘔吐，発熱などの全身症状を伴う頭痛や，麻痺や意識障害を合併する頭痛，50 歳を過ぎてはじめての頭痛，突然始まった頭痛，過去に経験したことのないほどの痛みを伴う頭痛，徐々に悪化する頭痛などは，髄膜炎・くも膜下出血などを背景とした危険な徴候である。

1）頭痛，嘔吐，うっ血乳頭（眼底所見）を頭蓋内圧亢進の古典的 3 徴とよぶ。

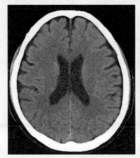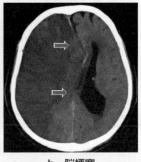

a. 正常　　　　　　　　　b. 脳梗塞

b.は脳梗塞(写真の黒い部分)により，脳の構造が右へ圧排され，頭蓋内圧が亢進した状態である。

● 図1-8　頭蓋内圧亢進時の頭部CT画像

昇することがある。

診断 ● 　画像診断により，頭蓋内の病変を検出する(● 図1-8)。それだけで明らかにならない場合は，内服薬の確認や頭蓋内の感染の有無，ホルモンの検査などといった多くの検索を要する。

治療 ● 　頭部を20〜30°挙上する(頸部は前屈させない)。また，原因疾患の治療が優先される。開頭による減圧術や，脳室ドレナージ，脳圧降下薬投与などが考慮される。

3 めまい

　めまいとは，周囲がくるくるまわり，目を開けられない(回転性)，くらくらと揺れる(非回転性)，目の前が暗くなる(眼前暗黒感)などのさまざまな訴えを総称したものである。したがって，医療者が考えている「めまい」という状態を，患者が同じ意味で使用しているとは限らない。患者から具体的な症状を聞くことが重要である。

　①**回転性めまい**　内耳や半規管に由来し，末梢性めまいともよばれる。突然発症して数秒で消失するものから，数時間持続するものまでさまざまである。頭位を変換したときに出現するめまいもある。また，耳鳴り，難聴を伴うこともある。メニエール病や，良性発作性頭位変換性めまいなどが多い。症状は強いが，生命をおびやかすものは少ない。

　②**非回転性めまい**　ゆらゆら揺れる，なんとなくふらつくなど，症状が一定ではない。また，急に出現するものもあれば，徐々に悪化するものもあり，原因疾患もさまざまである。

　③**眼前暗黒感**　血圧の一過性低下のために生じることがある。その場合，起立性低血圧や不整脈などの循環器疾患の検討が必要である。

注意点 ●　「めまい」という言葉で安易に患者の症状をくくってしまわないことが重要である。たとえば，いままでめまいを経験したことのない患者が，メニエール病のような症状をきたしていても，実際には脳幹や小脳の梗塞や出血，あるいは脳腫瘍ということもある。そのため，画像検査，聴力検査，平衡機能検査などによる詳細な検討が必要である。

4 意識障害

意識とは，自分について，また自分のおかれている状況についてよくわかることである。精神活動が展開される場（時間・空間）でもあり，外界と自己とが体験され認識されることである。この状態が障害された状態が**意識障害**である。いわゆる昏睡だけを意識障害というわけではない。

通常の診療で用いられる意識の階層は 5 つに区分される（◯表 1-4）。

また，意識レベルの評価のためスケールを使い，客観的に変化をみることも重要である。スケールとしては，通常，ジャパン-コーマ-スケール（JCS）（◯表 1-5）とグラスゴー-コーマ-スケール（GCS）（◯表 1-6）が使われる。このスケールをカードにして携帯しておくとよい。JCS はスコアが高いほど意識状態がわるく，GCS はその逆である。ただし，スケールをつけただけでは患者の意識障害を把握したことにはならない。つねに全身状態を観察することに努めなければならない。

原因 ●　意識障害の原因は多岐にわたる。脳幹には意識に関連する脳幹網様体がある。脳出血や脳梗塞によるこの部位の直接的な障害でも意識障害は生じるが，間接的な障害でも意識障害は生じる。たとえば，髄膜炎や脳炎などの中枢神経系の感染症，抗精神病薬や抗不安薬などの大量摂取，あるいは麻薬などの薬物中毒，肝不全による高アンモニア血症などである。

また，高血糖や低血糖による意識障害は多く，とくに低血糖の意識障害は容易に治療できるが，見逃せば重大な後遺症が残る。がんなどの消耗性疾患を有する場合，ビタミン欠乏による意識障害をみることもある。このように，意識障害の患者をみるときには，さまざまな原因があることを念頭におくことが重要である。

せん妄 ●　**せん妄**とは，軽度から中等度の意識障害であって，記憶・注意・見当識な

◯表 1-4　意識障害の階層

意識の階層	評価の基準
清明	意識障害がない。
傾眠	放置すれば眠ってしまうが，軽度の刺激で覚醒する。
昏迷	強い刺激で覚醒するが，長続きしない。
半昏睡	昏迷と昏睡との中間。反射が残存。
昏睡	刺激でも覚醒しない。反射もほぼ消失。

◯ 表1-5　ジャパン-コーマ-スケール（JCS）

Ⅰ．刺激しないで覚醒する
1.　清明とはいえない。
2.　見当識障害あり。
3.　名前，生年月日が言えない。

Ⅱ．刺激すると覚醒する
10.　ふつうの呼びかけで容易に開眼する。
20.　大きな声，または体を揺さぶることにより開眼する。
30.　痛み刺激を加えつつ呼びかけを繰り返すとかろうじて開眼する。

Ⅲ．刺激をしても覚醒しない
100.　痛みに対し，払いのけるような動作がある。
200.　痛み刺激で少し手足を動かしたり，顔をしかめたりする。
300.　痛み刺激に反応しない。

◯ 表1-6　グラスゴー-コーマ-スケール（GCS）

観察項目	反応	スコア
開眼（Eye Open）	自発的に	4点
	呼びかけ	3点
	痛み刺激	2点
	しない	1点
言語（Verbal Response）	見当識良好	5点
	混乱した会話	4点
	不適切な言語	3点
	理解不能の音	2点
	反応なし	1点
運動（Motor Response）	命令に従う	6点
	疼痛をはらいのける	5点
	疼痛から屈曲逃避	4点
	疼痛に上肢屈曲（除皮質）	3点
	疼痛に伸展反応（除脳姿勢）	2点
	反応なし	1点

上記の3項目についての点数を，E4，V5，M6 といった形式で
記載する。

どといったさまざまな因子が，さまざまなレベルで障害された状態である。
日内変動を伴い，基礎疾患としてアルツハイマー病（◯ 204 ページ）などの認知
症が存在することがある。入院している高齢者や認知症患者でもよくみられ，
電解質の異常や感染症，あるいは治療目的の薬物が原因で出現することもあ
る。

　せん妄患者に対しては，その原因を除くことがまず重要であり，患者に対
する受容的態度に加えて，部屋の明るさを調整してむやみに暗くしない，時
計などを置き時間感覚をもってもらうといった対策が必要となる。せん妄を
有する認知症患者や高齢者に対し，非定型抗精神病薬を投与することは，死
亡率を上昇させる可能性があり，注意を要する。

　簡便なせん妄のスクリーニング検査として，Single Question in Delirium（SQiD）とよばれるものがあり，患者の家族や友人に「患者さんはいつもより混乱してみえますか？」と聞くだけである。そのほかにせん妄スクリーニング・ツール（DST）も使用される（⏵表 1-7）。

5　感覚機能障害

　感覚とは，外界からの刺激または体内の変化を感じ，これを認知する機能である。感覚は，感覚受容器という個々の感覚に対する受容器への刺激が，感覚神経から脊髄・視床を経由して大脳皮質で認知されて生じる。その途中のどの経路が障害されても感覚障害が生じる。

1　体性感覚

　①表在感覚障害　温度覚や痛覚あるいは触覚の障害である。高温の風呂に入ると痛みを感じるように，温度覚と痛覚は基本的には同一と考えてよい。末梢神経障害によって痛覚障害が出た場合には，下肢の外傷などに気づかず，重篤な潰瘍や感染を生じることがある。糖尿病患者にもみられ，看護上の注意が必要である。

　②深部感覚障害　位置覚（手や足の位置が目をつぶっていてもわかる）や振動覚（音叉を関節にあてると，その振動がわかる）の障害である。位置覚や振動覚の異常は，末梢神経・脊髄・脳幹の障害で出現する。とくに，位置覚が障害されると，起立時に閉眼するとふらつきが大きくなる。後根神経節炎や，ビタミン B_{12} 欠乏症，また，現在はまれな脊髄癆（神経梅毒）でみられる。

　③複合感覚障害　目をつぶって手に物体を持ってもそれがなにかわかる立体覚の障害である。脳血管疾患などの大脳の病変による。

Column

意識障害に関連した用語

脳死：脳幹まで障害された状態で，心拍動はあるが，呼吸は停止し，脊髄反射だけが残った状態である。通常，数日で心停止が生じる。アメリカでは法的な死と判断される。わが国では臓器移植ドナーとして脳死判定を受ける場合に，法的な死とされる。

無動性無言：身体の動きがなく，まったくの無言である状態である。食事を口に入れれば嚥下する。対象物の注視や追視をする。

失外套症候群：無動性無言に似るが，注視や追視はしない。除皮質硬直肢位（上肢を屈曲，下肢を伸展）をとる。

遷延性植物状態：無動性無言と失外套症候群を含めた考え方である。脳幹機能は保たれるので，脳死とは異なる。

　なお，無動性無言や失外套症候群という用語は，近年使われなくなっている。

● 表1-7　せん妄スクリーニング・ツール（DST）

A：意識・覚醒・環境認識のレベル	
現実感覚	夢と現実の区別がつかなかったり，ものを見間違えたりする。たとえば，ゴミ箱がトイレに，寝具や点滴のビンがほかのものに，さらに天井のシミが虫に見えたりするなど。 ①ある　②なし
活動性の低下	話しかけても反応しなかったり，会話や人とのやりとりがおっくうそうに見えたり，視線を避けようとしたりする。一見すると「うつ状態」のように見える。 ①ある　②なし
興奮	ソワソワとして落ち着きがなかったり，不安な表情を示したりする。あるいは，点滴を抜いてしまったり，興奮し暴力をふるったりする。ときに，鎮静処置を必要とすることがある。 ①ある　②なし
気分の変動	涙もろかったり，怒りっぽかったり，あせりやすかったりする。あるいは，実際に，泣いたり，怒ったりするなど感情が不安定である。 ①ある　②なし
睡眠-覚醒のリズム	日中の居眠りと夜間の睡眠障害などにより，昼夜が逆転していたり，あるいは，一日中，明らかな傾眠状態にあり，話しかけてもウトウトしていたりする。 ①ある　②なし
妄想	最近新たに始まった妄想（誤った考えをかたく信じている状態）がある。たとえば，家族や看護師がいじめる，医者に殺されるなどと言ったりする。 ①ある　②なし
幻覚	幻覚がある。現実にはない声や音が聞こえる。実在しないものが見える。現実的にはありえない，不快な味やにおいを訴える（口がいつもにがい，しぶい，イヤなにおいがするなど）。からだに虫がはっているなどと言ったりする。 ①ある　②なし
B：認知の変化	
見当識障害	見当識（時間・場所・人物などに関する認識）障害がある。たとえば，昼なのに夜だと思ったり，病院にいるのに，自分の家だと言うなど，自分がどこにいるか分からなくなったり，看護スタッフを孫だと言うなど，身近な人の区別がつかなかったりするなど。 ①ある　②なし
記憶障害	最近，急激に始まった記憶の障害がある。 たとえば，過去のできごとを思い出せない。さっきおこったことも忘れるなど。 ①ある　②なし
C：症状の変動	
現在の精神症状の発症パターン	現在ある精神症状は，数日から数週間前に，急激に始まった。あるいは，急激に変化した。 ①ある　②なし
症状の変動性	現在の精神症状は，一日の内でも出たり引っ込んだりする。 たとえば，昼ごろは精神症状や問題行動もなく過ごすが，夕方から夜間にかけて悪化するなど。 ①ある　②なし

検査方法

1) 最初に，「A：意識・覚醒・環境認識のレベル」について，上から下へ「①ある　②なし」についてすべての項目を評価する。

2) 次に，もし，A列において，一つでも「①ある」と評価された場合，「B：認知の変化」についてすべての項目を評価する。

3) 次に，もし，B列において，一つでも「①ある」と評価された場合「C：症状の変動」についてすべての項目を評価する。

4) 「C：症状の変動」のいずれかの項目で「ある」と評価された場合は「せん妄の可能性あり」となる。

注：このツールは，患者面接や病歴聴取，看護記録，さらに家族情報などによって得られる全情報を用いて評価する。
　　さらに，せん妄の症状は，一日のうちでも変転するため，DSTは，少なくとも24時間をふり返って評価する。

（町田いづみほか：せん妄スクリーニング・ツール（DST）の作成．総合病院精神医学15（2）：150，2003による，一部改変）

② 内臓感覚

　　空腹感・吐きけ・便意・尿意などの臓器感覚および内臓痛を内臓感覚という。関連痛として，心筋梗塞時の左肩の痛みや，腎疾患の際の鼠径部痛，胃・十二指腸・膵臓疾患の背部痛が知られている。

③ 特殊感覚

　　特殊感覚には，視覚・聴覚・平衡覚・味覚・嗅覚があり，ここでは視覚障害と聴覚障害をとりあげる。

　　①**視覚障害**　視覚の解剖学的経路は，眼球，視神経を経由して後頭葉にいたるものである。そのどこが障害されても，視覚障害が出るが，障害される部位によって視覚障害のパターンが異なる。とくに両眼に障害があるとき，脳内病変を考える。

　　②**聴覚障害**　聴覚の解剖学的経路は，外耳・鼓膜・中耳(蝸牛〔かぎゅう〕)から内耳神経，脳幹を介して大脳にいたるものである(気導)。この経路のどこが障害されても，聴覚障害が生じるが，大脳による聴覚障害は少ない。また，骨を経由して直接蝸牛へ伝わる骨導という経路もある。たとえば，両側の鼓膜が損傷しても，骨導を使って音を聴くことは可能である。

　　聴覚障害の原因として，加齢に伴うものや，騒音業務に長年従事したことによるものが多い。聴力検査で使用されるオージオグラムで検査を行うと，加齢に伴う障害では高音(8,000 Hz)から，騒音による障害では 4,000 Hz から聴力が低下する。通常の会話領域は 1,000 Hz であるので，初期には気づきにくい。また，気導の障害においては，耳垢塞栓〔じこうそくせん〕(耳垢による単なる閉塞)が少なくない。聴覚障害が出現している患者においては，まず耳垢での閉塞がないかを確認することも大事である。

6 運動機能障害

① 運動麻痺

　　前頭葉の運動にかかわる部位(運動野)から脳幹，脊髄，末梢運動神経，筋肉へといたる経路で，どの部位が障害されても，身体を動かせなくなる麻痺が生じる。原因となる疾患は多岐にわたり，障害される部位や，急性か，または徐々に進行しているかという発症様式もさまざまである。また，障害部位によっては運動麻痺に感覚障害も加わる。一般に，筋疾患の場合は，対称性でかつ身体に近い部位(近位筋)から筋力低下が始まり，末梢神経障害の場合には，身体の遠位から対称性に筋力低下が生じる。なお，麻痺という用語は筋力低下が強いときに使用し，筋力低下が軽度のときは不全麻痺というが，それを分ける明確な基準はない。

麻痺の種類● 麻痺がある身体部位により，おもに単麻痺，片麻痺，対麻痺を区別する。

①**単麻痺** 一側の手だけ，あるいは足だけに出る麻痺である。大脳病変でみとめることもあるが，むしろ麻痺の部位を支配している運動神経によるものも多い。脊髄神経根の病変(椎間板ヘルニアや脊椎症)や神経の圧迫障害などがある(◯306ページ)。

②**片麻痺** 右半身といった，身体の一側のみに出る麻痺である。麻痺と反対側の大脳から脳幹(延髄まで)における病変が多い。

③**対麻痺** 脊髄横断性障害などで生じる両下肢の麻痺をさす。

② 不随意運動

自分の意志と関係なく，身体の一部がかってに動いてしまう状態である。さまざまなものがあるが，個々の不随意運動が個別の疾患に対応しているわけではない。

①**振戦** 身体の一部が，規則的にふるえている状態で，状況により目だったり，目だたなかったりする。座って手を膝の上におくなど，安静にしているときに，手が規則的(4〜6 Hz)にふるえているものを，静止時振戦といい，パーキンソン病(◯186ページ)に特徴的である。一方，コップを取ろうと手をのばすなど，なにかをしようとするときに手が大きくふるえて目標物に到達できないものを企図時振戦といい，小脳出血や脊髄小脳変性症でみられる。

②**舞踏運動** 四肢の遠位部に，不規則で速い動きが出るものである。すべての四肢に同時に出るわけではなく，一側性のこともある。原因としてハンチントン舞踏病が有名である。

③**ミオクローヌス** 筋肉の不規則かつ急速な収縮で生じる，身体の一部が「ピクッ」と動く運動である。眠けが出たときに身体が「ピクッ」とすることがあり，これもミオクローヌスであるが病気ではない。低酸素脳症[1]において，全身にミオクローヌスが出ることがある。また，クロイツフェルト-ヤコブ病(CJD)においては，全身に律動的なミオクローヌスが，あるいは音刺激などでミオクローヌスが出ることが特徴的である。

④**痙攣** 意志と無関係に筋収縮と弛緩を繰り返すことで生じる不随意運動である。てんかんのときによく使われる用語である(◯201ページ)。

③ 歩行障害

①**片麻痺歩行** 一側の足をひきずって歩く状態であり，身体の一側の運動麻痺で生じる。

②**動揺性歩行** 身体の近位の筋力低下が生じ，腰と上半身を左右に振りながら歩く状態である。筋炎や筋ジストロフィー症などの筋疾患により生じる。

---

1) 低酸素脳症：脳に酸素が供給されず，後遺症を残した状態

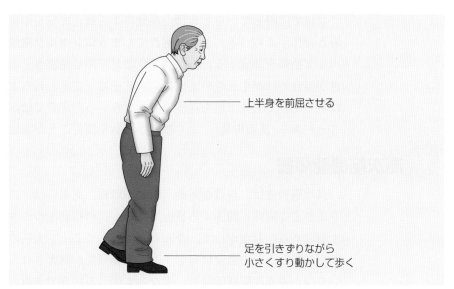

上半身を前屈させる

足を引きずりながら
小さくすり動かして歩く

⤵図1-9　小きざみ歩行

③鶏歩〔けいほ〕　下肢の遠位筋力低下が生じ，足首が挙上できない状態である。つま先が地面に引っかかって転倒するのを避けるため，足を高く上げて，つま先から「ぺたん」と地面に足を下ろすような歩き方となる。下肢の単神経麻痺や遺伝性末梢神経障害でみられる。

④小きざみ歩行　高齢者にみられる。上半身を前屈させて，足を小きざみにゆっくり進める歩行をいう（⤵図1-9）。パーキンソン病でも同様の歩行がみられる。

⑤小脳失調性歩行　足を左右に少し開き，身体を動揺させながら歩く。いわゆる酩酊〔めいてい〕状態時の歩行に似る。小脳の疾患で生じる。

⑥痙性対麻痺歩行〔けいせい〕　下肢を進展させた状態で，交互に外からまわすようにして歩く状態である。脳性麻痺の後遺症や，おもに外傷による脊髄の横断性障害でみられる。

④ 運動失調

筋力低下はないが，目的とする対象物に向けて手を動かすことができない，あるいはうまく歩けないといった状態である。日常的によく遭遇する病態で，小脳や脊髄の障害により生じる。

小脳障害では，上述した失調歩行や企図時の振戦なども生じ，その原因として，脳梗塞や脳出血，脳腫瘍，脊髄小脳変性症などがある。

脊髄の後索障害の原因として，おもにビタミンB_{12}欠乏や神経梅毒（脊髄癆）が知られている。後者は近年少なくなったが，前者は，胃切除後の合併症や栄養障害などでみられることがある。

　立位で開眼しているときは，視覚による補正で安定が保たれるが，閉眼すると身体がふらつき，ときに倒れてしまう**ロンベルグ徴候**がみられる。ロンベルグ徴候を評価するために，立位で足を閉じ閉眼させる。評価の際には患者が倒れてけがをしないように，すぐそばで支えられるようにする。洗顔時は目を閉じて立位で顔を洗うので，こういった患者ではふらつきが増悪することがある（洗面現象）。よく患者から話を聞くことが重要である。

7 高次脳機能障害

　高次脳機能は，複雑な運動，視覚や聴覚，あるいは言語・計算・音楽など，さまざまな内容に関連する機能である。この機能をつかさどる多くの部分は大脳にある。したがって，なんらかの障害によって大脳の特定の部位に損傷が生じると，その部位に対応する高次脳機能が障害される。一方，認知症は，いくつかの高次脳機能障害が重なって生じる状態である。以下に代表的なものをあげる。なお，記憶に関しては，「アルツハイマー病」（◐204ページ）を参照のこと。

　①**失語**　口の動きは正常であり，声帯はきちんと動き，耳は聞こえるなど，構音機能や聴覚は障害されていないにもかかわらず，言語を話す，または聞いて理解することができない状態である。人が話をするには，まず聴覚を介して相手の言語を理解する必要がある。このはたらきは側頭葉の感覚性言語野（ウェルニッケ中枢）でつかさどられる。そして，自分で言語を発して相手に話しかける。このはたらきは前頭葉の運動性言語野（ブローカ中枢）でつかさどられる。さらに，自分の発した言語を聴覚を介してウェルニッケ中枢で理解する。人が話をするときには，この過程が繰り返されている。

（1）感覚性失語：ウェルニッケ中枢の障害によって生じ，脳血管疾患が原因となることが多い。言語の理解が困難であるが，ブローカ中枢は障害されていないので，話すことはできる。しかし，自分の発した言語を理解できないので，内容のわからない言葉となる。

（2）運動性失語：ブローカ中枢の障害で，言語自体を発することができない。しかし，ウェルニッケ中枢は障害されていないので，他人の言語は完全ではないにしても理解できている。

　②**失行**　麻痺や失調などがなく，行うべき行為を理解できているにもかかわらず，大脳皮質の障害により，その行為ができない状態をいう。たとえば，歯をみがけない（観念性失行），衣服を着られない（着衣失行），目が開けられない（開眼失行）などである。脳血管疾患の患者やアルツハイマー病などの認知症患者でよくみられる。

　③**失認**　一般的な精神機能は十分に保たれているが，対象を認知できない状態である。たとえば，見ている物がなにかを理解できない（視覚失認），慣れているはずの場所で道に迷う（視空間失認）といった状態である。

8 嚥下障害

嚥下（えんげ）は，食物を間違いなく胃へ送り込むための重要な運動である。みずからの意志により食物を口に入れたあとは，一連の反射によって食物は胃へ送られる。嚥下運動は，準備期，口腔期，咽頭期，食道期に分けられる。

一連の嚥下反射に関与する神経の異常[1]や解剖学的異常により，いずれかの期が障害されると**嚥下障害**が生じる。嚥下障害の原因としては，脳神経の障害や，筋疾患，脳血管疾患，脊髄小脳変性症などといった多くの疾患がある。

喉頭閉鎖が行われずに，食塊が喉頭へ移動すると，食塊が気管に入り込み，窒息や誤嚥性肺炎の原因となる。また，明らかな症状がなく口腔内の唾液が気管へ流れ込む不顕性誤嚥がおこることもあり，同様に誤嚥性肺炎の原因となる。口腔内には多くの細菌が存在し，それが気管から肺に入ると重篤な肺炎を生じる。スムーズな嚥下ができるかどうかを観察し，口腔内を清潔に保つことは，誤嚥性肺炎の予防のためにも重要である。食物や液体が口からこぼれる，うまくかめないといったときには，つねに誤嚥のリスクを考慮する。

C おもな検査

脳・神経系のどこに・どのような病変があるのかを知るためには，神経学的検査を行い，考えうる病態を鑑別しつつ，必要な補助的検査を選択しなければならない。

1 神経学的検査

脳・神経疾患の診断には，十分な病歴の聴取と，神経学的診察が重要である。意識，言語，脳神経機能，運動，感覚などを系統的に診察し，どのような病態がどこにあるのかを診断していく。

ベッドサイドの管理では，意識の評価（⊕147ページ），瞳孔所見（大きさ，対光反応），運動機能（麻痺の型[2]・程度）は基本的なチェック項目であり，経過にそった観察が重要である。

1）神経系の異常として，球麻痺，仮性球麻痺といわれる状態がある。球麻痺とは，延髄の運動神経核の障害で，嚥下・発語・呼吸などが障害される状態である。また，大脳皮質から球麻痺にかかわる各脳神経の核までの経路の障害による麻痺を仮性球麻痺といい，嚥下・構音が障害される。

2）異常肢位（除脳硬直・除皮質硬直）や，単麻痺・片麻痺・対麻痺・四肢麻痺など。

2 臨床検査

1 単純 X 線撮影

　単純 X 線撮影では，通常，正面像と側面像を撮影する。見たい部位によっては特殊な撮影法を行うこともある。脳そのものを見ることはできないが，外傷時の骨折の診断などに有用であり，頭蓋骨骨折については，CT と組み合わせることで診断率の上昇が見込めるとされている。

　このほか，脳腫瘍の石灰化や頭蓋内圧亢進による骨変化を同定できることもあるが，MRI の普及によって，頭蓋内の病変の診断に用いる意義は低下してきている。

2 コンピュータ断層撮影(CT)

　コンピュータ断層撮影(CT)では，通常，眼窩と外耳道を結んだ線に平行に横断面を作製し，1 cm 間隔で撮影する。詳細に調べる場合は，数 mm 単位で薄くすることも可能である(🔵図 1-10)。撮影時間も短く，簡便性の高い有用な検査である。最近の高性能な機種では，CT で細かいスライスを合成し，三次元画像をつくることができる。造影剤を使用して脳血管を撮影する CTA や，脳の血流を検査する CT パーフュージョンという撮影方法もある。

　脳の白質は**等吸収域**，それより白く見えるもの(骨，石灰化，急性期の血腫など)は**高吸収域**，黒く見えるもの(脳脊髄液・梗塞巣・浮腫など)は**低吸**

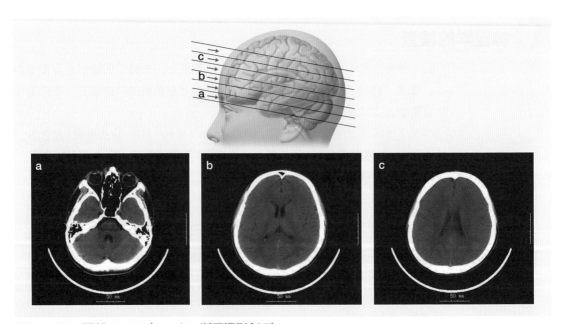

🔵図 1-10　頭部のコンピューター断層撮影(CT)

収域と表現する。脳腫瘍などで鑑別を要するような場合には，造影剤を静脈内投与して増強効果を調べることがある。

③ 磁気共鳴画像撮影（MRI）

　磁気共鳴画像撮影（MRI）は，強力な磁場を利用して画像を作製する検査法である。任意の方向で断層画像が撮影でき，画像のコントラストが CT よりも高く，骨による虚像が少ないなどの利点がある。また，**磁気共鳴血管撮影（MRA）** という撮影法では，造影剤を使用しなくても血管画像が撮影でき，脳血流を検査することもできる（◐図 1-11）。

　また，特定の部位の元素を測定して病気の種類を診断できる MRS や，神経線維を描出するトラクトグラフィーなどの検査方法もある。最近では，手術で使用する顕微鏡と画像データを連携することで，手術中のナビゲーションとしても活用できるようになった。

　MRI では，信号の取り出し方によって，同じ組織でもまったく異なった画像が得られる。基本的な撮影法は **T1 強調画像・T2 強調画像**で，白く見える部分を**高信号域**，黒く見える部分を**低信号域**と表現する（◐図 1-12）。そ

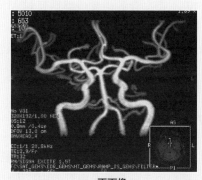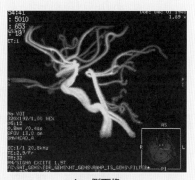

a. 正面像　　　　　　　　　　　　　　　　b. 側面像

◐**図 1-11　頭部の磁気共鳴血管撮影（MRA）**

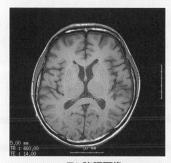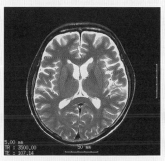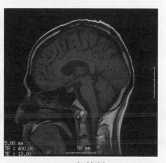

a. T1 強調画像　　　　　　　b. T2 強調画像　　　　　　　c. 矢状断

◐**図 1-12　MRI における T1・T2 強調画像**

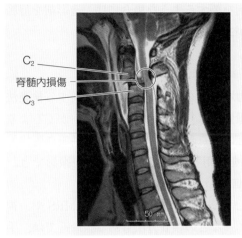

図 1-13　脊髄の MRI 矢状断（頸椎 2/3 脱臼）

C₂
脊髄内損傷
C₃

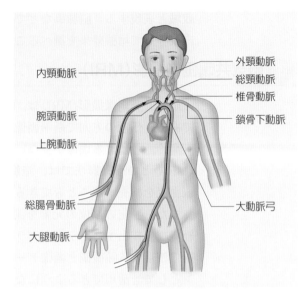

外頸動脈
総頸動脈
椎骨動脈
鎖骨下動脈
内頸動脈
腕頭動脈
上腕動脈
総腸骨動脈
大腿動脈
大動脈弓

図 1-14　セルディンガー法における穿刺点とカテーテル進入経路

の他いろいろな撮影法があるが，脳梗塞の急性期では**拡散強調画像**が有用であり（● 176 ページ，図 2-10），また脊髄病変の診断には MRI が不可欠である（● 図 1-13）。

禁忌●MRI 使用時には強力な磁力が発生するため，体内に磁性体金属やペースメーカーが入っている人には実施できないことがある。近年では，MRI に対応したペースメーカーなども登場してきている。

④ 脳血管造影（アンギオグラフィー）

脳血管造影（アンギオグラフィー）は，造影剤を用いて脳血管を描写する検査法である。穿刺部から細いカテーテルを血管の中に入れ，X 線透視下で目的の脳血管まで進めて造影を行い撮影する（● 図 1-14，15）。鼠径部の大腿動脈あるいは肘部の上腕動脈の穿刺によるセルディンガー法が一般的である。カテーテルを進める場合，基本的にガイドワイヤーを使用して誘導する。

現在では機械の進歩により，コンピュータ処理によって骨などの不必要なデータを消去し，血管だけを描出する**デジタル-サブトラクション血管撮影**（DSA）が可能となっている。さらには，血管の 3D 表示や脳血流測定なども可能になった。

⑤ 頸動脈超音波検査（頸動脈エコー）

頸動脈超音波検査（**頸動脈エコー**）は，超音波を用いた検査である。頸動脈の血管壁の厚さや，血管壁内にあるプラーク（粥腫）などの貯留物をとらえられるため，視覚的に動脈硬化の診断を行うことができる（● 図 1-16）。

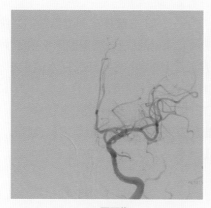 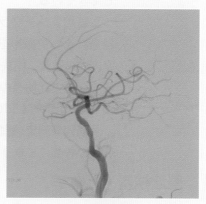

a. 正面像　　　　　　　　　　　　　b. 側面像

➲図 1-15　左内頸動脈の脳血管造影

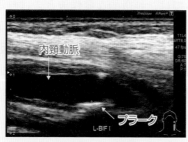 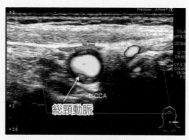

a. 動脈に沿った断面　　　　　　　　b. 動脈の垂直断面

各写真右下にプローブの位置と方向が表示されており，a. では血管に沿って，b. では血管を横断するようにプローブを当てている。プラークが存在する場合は a. のように描写される。b. ではカラードプラ法により血流の方向が表示されている。プローブに向かう血流は暖色系（赤色・黄色），遠ざかる血流は寒色系（青色）で示される。色々な色が混ざっている場合は，血流が乱れているということになる。

➲図 1-16　頸動脈超音波検査（頸動脈エコー）

　また，血流速度も計測することができるため，血管の 狭窄が血流に与える影響についても定量的に評価できる。この検査で動脈硬化の進行程度を推定し，それをもとに脳梗塞予防のための食生活の改善や，運動療法などの指導を行う。

⑥ 核医学検査

　核医学検査とは，放射性同位元素（ラジオアイソトープ〔RI〕）を体内に注入して，どこに集まるのか（集積），どのような動きをするのか（動態）をガンマカメラを用いて検出する検査である。目的によって，次のような方法がある。

　①**脳シンチグラフィー**　RI を静脈内に注入して，その集積を調べる。おもに脳腫瘍の診断に使われるが，CT や MRI の出現によって有用性は低下

してきている。

　②脳槽シンチグラフィー　RIを腰椎穿刺で髄腔内に注入したのち，時間経過にそって撮影を行い，脳脊髄液の循環動態を検査する。RIの停滞や脳室内への逆流，消失遅延などを調べる。正常圧水頭症などの診断に用いられる。最近では同様の目的で水溶性造影剤を注入し，CTによって検査する方法（メトリザマイドCT）が多くなっている。

　③脳循環測定（脳血流SPECT）　RIを静脈内に投与し，脳血流量に応じて脳内の各部位に取り込まれるガンマ線（γ線）を検出する。

7 脳波検査

　脳波検査とは，脳の神経細胞の電気的活動を，通常は頭皮上の電極を通じて記録する方法である。脳の機能が評価でき，脳死の判定やてんかんの診断に有用である。脳死状態の患者では，脳の電気活動が消失した平坦脳波を呈する。てんかんの患者では，特徴的な発作波とよばれる振幅の大きな波（棘波や棘徐波複合）がみられる。

　このほかの脳機能の評価方法としては，聴性脳幹反応（ABR）などがある。両耳からヘッドホンで音刺激を与え，脳幹部の活動を頭皮上で記録する方法であり，脳幹機能の評価，脳死判定に用いられる。

8 脳脊髄液（髄液）検査

　脳脊髄液は，健常者では水様透明であるが，細菌性髄膜炎などでは混濁する。脳脊髄液（髄液）検査は，腰椎穿刺[1]を行って，脳脊髄液の圧力（脳脊髄液圧・髄液圧）・性状，細菌の細胞数とその種類，糖・タンパク質濃度を測定する検査である。このほかにも，ウイルス抗体価の測定や起炎菌の培養，腫瘍や変性疾患，脱髄疾患のマーカーなどの測定を行うことで，さまざまな情報が得られる。髄膜炎・脳炎・多発性神経炎などの診断において重要な検査である。

　また，クモ膜下出血が疑われるが，発症から時間がたちCTなどの画像で診断できない場合にも髄液検査が行われる。クモ膜下出血が生じている場合は，髄液を遠心分離機にかけたときに上清の黄色調（キサントクロミー）が確認されるため，診断上有用である。

1）腰椎穿刺：通常，側臥位でヤコビー線を指標に，これより下の椎間で穿刺する。ヤコビー線は両側の腸骨稜を結ぶ線で，第3〜4腰椎の高さに相当する。頭蓋内圧亢進が疑われる場合には，腰椎穿刺が脳ヘルニアを引きおこす危険性があるため，禁忌である。

おもな治療

　脳・神経疾患における治療法は，外科的治療（手術）と内科的治療に大別される。外科的治療においては，開頭して病巣部に直接処置をする手術に加えて，近年ではカテーテルを用いて治療を行う脳血管内手術が増えている。内科的治療では，薬物治療が中心である。また，機能回復のためのリハビリテーションも重要な治療の一つである。

1 外科的治療（脳神経外科手術）

　CT や MRI などの画像機器の進歩によって病巣が正確に診断できるようになり，また手術用顕微鏡の開発・改良によって手技が向上したことと相まって，脳神経外科[1]手術は大きな発展をとげている。また，最近では，より安全で正確な手術を目的とした手術中の脳機能モニターや，手術のナビゲーションシステムなどの手術支援装置も発展してきている。

目的●　脳神経外科手術は，救命と障害された神経機能の機能改善をはかることが第一の目的であるが，一部の疾患に対しては，将来生じうる障害に対する予防の目的でも行われる。

適応●　緊急（急性期）手術と予定（待機）手術があり，適応が異なる（◎ 表 1-8）。

● 手術の方法

穿頭（穿孔）術●　頭蓋穿頭器を用いて，頭蓋骨に直径 1 cm 程度の孔をあける。この孔を通

◎表 1-8　緊急（急性期）手術と予定（待機）手術

緊急（急性期）手術	
開頭血腫除去術	脳内血腫や急性硬膜外血腫などの外傷性頭蓋内血腫の除去
開頭クリッピング術	クモ膜下出血における破裂脳動脈瘤の再破裂予防
減圧開頭術（外減圧）	脳の腫脹が強い場合に，骨弁を大きく外して圧の逃げ場所をつくる
脳室ドレナージ	急性水頭症などの頭蓋内圧亢進に対する治療
予定（待機）手術	
根治手術	脳腫瘍の摘出など
機能的手術	定位脳手術や血管減圧術など
再建手術	血管吻合術など
予防手術	未破裂動脈瘤に対するクリッピング術やコイル塞栓術
シャント手術	水頭症に対する脳室-腹腔シャント術など

1）脳神経外科：神経全体の疾患，すなわち，脳疾患，脊髄疾患，末梢神経疾患について，外科的治療を行う科。

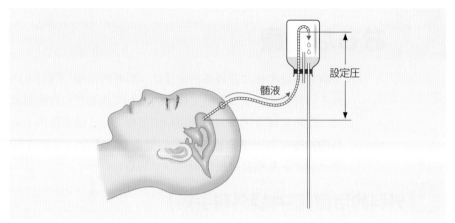

→図1-17 脳室ドレナージ

して，細いチューブを側脳室に挿入し，脳脊髄液を排除することによって頭蓋内圧の減圧を行う。これを**脳室ドレナージ**(→図1-17)とよび，緊急処置として行われることが多い。そのほか，血腫洗浄術のために行われる。

開頭術● 頭蓋骨の一部を切り取って脳を露出させる手術である。次の手順で行われる。

(1) 手術体位の設定：病変部への到達路に応じて仰臥位，側臥位，腹臥位などさまざまな体位をとらせる。

(2) 頭部の固定：手術操作を行いやすくするために，頭蓋骨を3本のピンで確実に固定する。

(3) 頭皮の切開：切開の部位・形・大きさは，病変によってさまざまである(→図1-18)。

(4) 骨弁の作製：ドリルを用いて数個の穿孔をつくり，孔と孔の間を切開して，頭蓋骨を切断する。切断によりはがされた骨が骨弁となる。

(5) 硬膜の切開：硬膜を切開し裏返すと，クモ膜でおおわれた脳表が観察される。

(6) 脳内の操作：外傷疾患を除いて，脳内操作は手術用顕微鏡を使用することが多い。

(7) 閉頭：頭蓋内操作が終了したら閉頭に移る。硬膜を縫合し，骨弁を戻す。骨弁の固定にはプレートなどを用いる。

その他の手術● 穿頭術と開頭術以外にも次の術式がある。

①**脳室-腹腔交通術(V-Pシャント)** 側脳室に挿入したチューブを，脳脊髄液の流れる量を調整するバルブと連結し，皮下を通して腹腔内に挿入する(→200ページ)。

②**経蝶形骨洞手術** 下垂体腫瘍などトルコ鞍内の腫瘍に対して，開頭することなく，鼻腔から蝶形骨洞に達して腫瘍を摘出する手術である。

③**定位脳手術** 脳内の病変部位をMRIなどによって精密に計測し，穿頭

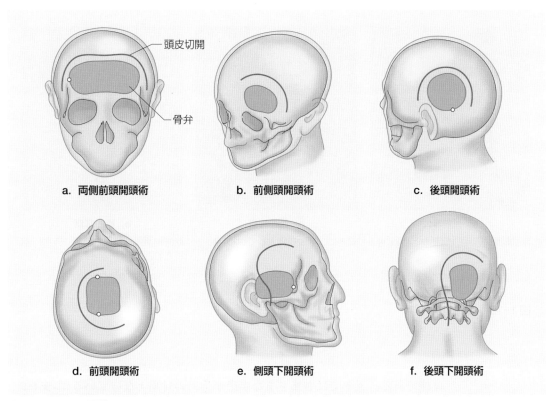

頭皮切開

骨弁

a. 両側前頭開頭術　　　　b. 前側頭開頭術　　　　c. 後頭開頭術

d. 前頭開頭術　　　　e. 側頭下開頭術　　　　f. 後頭下開頭術

○図 1-18　開頭術のいろいろ

孔から穿刺して目標部位に達する方法で，脳深部腫瘍の生検などに用いる。

2　脳血管内手術（カテーテル手術）

　脳血管内手術（カテーテル手術）は，精度の高い DSA 装置や，コイル・ステントなどの治療材料・器材の飛躍的な進歩によって，近年大きな発展をとげている。手術は以下のような手順で進められる。

（1）X 線透視モニター下で，大腿動脈や上腕動脈などの血管から，シースとよばれる血管確保用の短いカテーテルを挿入する。

（2）シースから，治療用のマイクロカテーテルを病変に到達させるためのガイドとなるガイディングカテーテルを入れ，頸部の太い血管まで誘導する。

（3）細くやわらかいマイクロカテーテルを，ガイディングカテーテルを通して脳血管まで到達させる。

（4）マイクロカテーテルを操作することで，脳動脈瘤の内側にコイルを詰めたり，閉塞した血管の血栓を除去して再開通させたりといった，さまざまな治療を行う（○図 1-19）。

　脳血管内手術は全身麻酔下で行われることが多いが，局所麻酔でも治療は

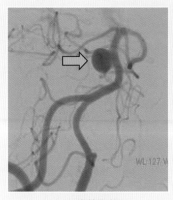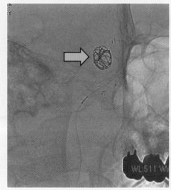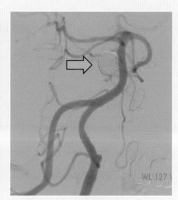

a. 術前写真	b. 術中写真	c. 術後写真
脳底動脈に脳動脈瘤をみとめる（➡）	瘤内にコイルを挿入している（➡）	脳底動脈瘤は描出されず，完全に塞栓された（➡）

脳底動脈瘤に対してコイル塞栓術を施行した症例。コイルを詰めることで瘤内への血流を遮断し塞栓する。

◆ 図 1-19　コイル塞栓術

可能である。近年ではさまざまな疾患が手術の対象となっている（◆表 1-9）。

3 放射線治療

　おもに脳腫瘍に対する補助療法として行われる。近年，病変部に限局的に照射する**定位放射線治療**（◆ Column）が普及してきている。

4 薬物治療（内科的治療）

　脳腫瘍に対する化学療法，および，さまざまな神経内科疾患に対する薬物療法などは専門的かつ複雑であり，ここでは省略する。一般的な病態に対す

Column

定位放射線治療（ガンマナイフ，サイバーナイフ®）

　放射線治療を行う場合，病変部分にのみ放射線があたり，周囲の正常の脳には余分な放射線があたらないことが理想的である。定位放射線治療は，このような目的で，CT や MRI を行って正確に病変部を計測し，その焦点となる小さな範囲に集中して放射線を照射する治療法である。脳腫瘍のほか，脳動静脈奇形，最近では機能的疾患（とくに三叉神経痛やパーキンソン病，てんかんなど）などが適応疾患となる。

　ガンマナイフはコバルトのガンマ線を用い，基本的には 1 回の照射で，3 cm 以下の病巣がよい適応となる。

　サイバーナイフ® は X 線を用いる。ガンマナイフは頭蓋内の病変しか治療できないのに対し，サイバーナイフ® は頭蓋内以外の頸部・頸椎・頸髄などの病変に対する治療も可能である。

表1-9　脳血管内手術の対象疾患

	疾患	術式
出血性疾患	脳動脈瘤	コイル塞栓術
	脳動静脈奇形	血管塞栓術
虚血性疾患	脳血管狭窄病変	血管拡張術, ステント留置術(おもに頸動脈病変)
	脳塞栓	局所溶解療法, 血栓回収療法
その他	脳腫瘍	栄養血管塞栓術
	外傷による出血性病変	血管塞栓術

る治療の概略を述べる。

(1) 頭蓋内圧亢進：**高浸透圧溶液**(グリセロール, D-マンニトール)の静脈内注射。外傷・脳血管障害に伴う浮腫に対する副腎皮質ステロイド製剤の効果はない。

(2) 痙攣発作：発作時はジアゼパムなどの鎮静目的の抗不安薬や, 抗てんかん薬の静脈内注射を行う。予防治療には, 抗てんかん薬の内服を行う。

まとめ

- 脳は堅固な頭蓋骨におさまり, さらに3層の髄膜(硬膜・クモ膜・軟膜)や脳脊髄液によって保護されている。
- 脳は, 大脳, 間脳, 脳幹(中脳・橋・延髄), 小脳に分けられる。
- 大脳は, 前頭葉, 側頭葉, 頭頂葉, 後頭葉に分けられる。
- 大脳皮質には, 運動や感覚など特定の機能を受けもつ高次中枢がある。
- 脳・神経疾患のおもな症候に, 頭痛, 頭蓋内圧亢進, めまい, 意識障害, 痙攣, 運動麻痺, 感覚障害, 運動失調, 不随意運動, 歩行障害, 高次脳機能障害, 嚥下障害などがある。
- おもな脳・神経の画像検査として, CT や MRI が行われる。
- おもな脳・神経疾患の治療法として, 穿頭術や開頭術などによる外科的治療, コイルやステントなどを用いる脳血管内手術, 放射線治療, 薬物治療がある。

復習問題

❶ 下図は脳の解剖図である。①〜⑥の名称を答えなさい。

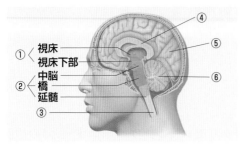

視床
視床下部
中脳
橋
延髄

① ( ) ② ( ) ③ ( ) ④ ( )
⑤ ( ) ⑥ ( )

❷ 次の文章の空欄を埋めなさい。

▶神経系は(①　　　)神経系と(②　　　)神経系の2つに分類される。

▶頭蓋内圧亢進の三徴とは(③　　　)(④　　　)(⑤　　　)である。

▶不随意運動には,身体の一部が規則的にふるえる(⑥　　　),四肢の遠位部に不規則で速い動きが出る(⑦　　　),不規則かつ急速な筋収縮による(⑧　　　)などがある。

▶意識レベルの評価には,通常(⑨　　　)や,(⑩　　　)が用いられる。

▶歩行障害には,一側の足をひきずる(⑪　　　),腰と上半身を左右に振る(⑫　　　),足を高く上げてつま先から下ろす(⑬　　　)などがある。

❸ 正しい選択肢に○をつけなさい。

①(感覚性失語・運動性失語)では,自分の発した言語が理解できず,内容のわからない言葉となる。

②(脳室ドレナージ・減圧開頭術)は,脳脊髄液の排除により頭蓋内圧の減圧をはかる。

❹ 左右を正しく組み合わせなさい。

①緊張性頭痛 ・　　・Ⓐ視野の中にギザギザした欠損が生じる。

②片頭痛 ・　　・Ⓑ両側の頭部が締めつけられるように痛む。

おもな疾患

第2章

脳・神経系の疾患には，血管障害（血管疾患），腫瘍，感染症，変性疾患や脱髄疾患，頭部の外傷，多発性神経障害などのほか，いくつかの神経筋疾患が含まれる。ここでは，それらのうち重要な疾患について，原因や症状，病態，治療などを学ぶ。

A 脳血管障害（脳血管疾患）

脳血管障害は，脳の血管が破れて発症する**出血性病変**と，脳の血管が詰まって発症する**虚血性病変**（脳梗塞）とに大きく分けられる。出血性病変は出血部位によって脳内出血とクモ膜下出血に分けられる（● 図 2-1）。割合は，脳梗塞が約 60% と最も多く，ついで脳内出血が約 30%，クモ膜下出血が約 10% である。脳血管障害の多くは急激に発症するのが特徴で，一般に**脳卒中**といわれる。

「令和 2 年（2020）人口動態統計」によると，脳卒中は悪性新生物（がん），心疾患，老衰についで第 4 位の死因である。また，退院後に要介護となるこ

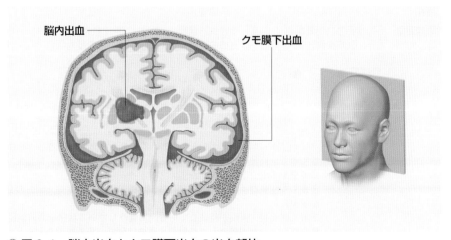

○ 図 2-1　脳内出血とクモ膜下出血の出血部位

とも多く,「2019年国民生活基礎調査」によると,要介護となる原因として,認知症について第2位となっている。このように,脳血管障害は大きな問題をかかえる疾病である。

1 脳内出血（脳出血）

脳内出血（脳出血）は,脳実質内に出血をおこした疾患である。その多くは高血圧を基盤とするが,その他の原因として出血傾向（白血病,肝疾患,抗凝固薬の使用など）の存在や,若年者では脳動静脈奇形,高齢者ではアミロイド-アンギオパチー[1]（アミロイド血管症）などがある。

● 高血圧性脳内出血　　高血圧を基盤として発症する脳内出血を,高血圧性脳内出血という。大脳半球の出血が圧倒的に多く,好発部位は被殻（50%）,視床（20%）,皮質下（10%）,小脳（10%）,橋（10%）である。前兆なく突然発症し,しばしば頭痛・嘔吐を伴う。症状は出血の部位と大きさに関係するが,意識障害や片麻痺などの脳局所症状（巣症状や,局所神経症状）が出現する。小さな出血の場合には症状が軽く,脳梗塞との鑑別が困難なことがある。

● 出血部位と臨床症状　　出血部位によって臨床的な特徴があり,とくに共同偏視や片麻痺が鑑別診断のうえで重要である（⊃ 表2-1）。

①被殻出血・視床出血　　出血の対側の片麻痺・感覚障害を主徴とし,優位側の出血では失語症を呈することがある。また視床出血では,出血側のホルネル症候群[2]や下方共同偏視[3]がみられることがある。

②小脳出血　　突然,強い頭痛,吐きけ・嘔吐,めまいをもって発症する。四肢の麻痺はないが,起立・歩行ができないといった特徴がある。

③橋出血　　典型例では数分で昏睡に陥り,四肢麻痺,除脳硬直[4]を呈する。

⊃ 表2-1　出血部位と臨床症状

	被殻出血*	視床出血*	小脳出血	橋出血
麻痺	片麻痺	片麻痺	（−）	四肢麻痺
瞳孔	正常	縮瞳	正常	縮瞳
眼球運動	水平性共同偏視（病巣側）	下方共同偏視（鼻先凝視）	水平性共同偏視（病巣の反対側）	正中固定・周期性眼球垂直運動

＊大きな血腫の場合は,テント切痕ヘルニアによる動眼神経の障害で,病巣側の瞳孔散大,対光反射の消失がみられる。

1）アミロイド-アンギオパチー：アミロイドタンパク質の沈着した変性血管が破綻して出血するもので,高齢者の脳内出血の原因として注目されている。頭頂葉・側頭葉・後頭葉に高率に多発する皮質下出血をきたす。
2）ホルネル症候群：瞳孔の縮小（縮瞳）が特徴的で,眼瞼下垂,顔面の発汗減少と赤らみ（紅潮）を呈する。
3）下方共同偏視：両眼が持続して一方向に偏位している状態を共同偏視という。
4）除脳硬直：全身が硬直した筋緊張亢進の状態で,痛み刺激などを与えると,上肢は内転・内旋,下肢は伸展,全身は弓なり反張（そり返り）を示す。

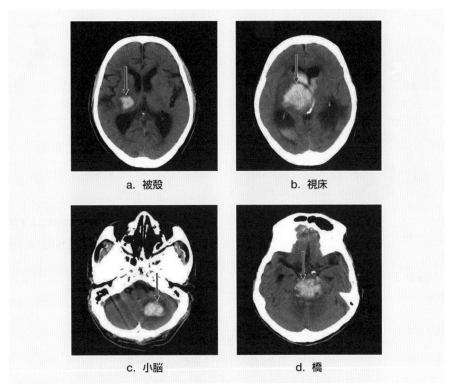

a. 被殻　　　　　　b. 視床

c. 小脳　　　　　　d. 橋

◆ 図 2-2　高血圧性脳内出血の CT 画像（白い部分が出血部位）

眼球は正中位に固定し，瞳孔は著しく縮小する。

診断と治療●　脳内出血は CT によって必ず診断でき，出血部位・病態を発症早期から正確に知ることができる（◆ 図 2-2）。

　治療は次の 2 つに分けられる。

　①内科的治療　脳内出血発症後，急性期には血圧が高いことが多い。血圧が高いと止血が遅れ血腫が増大するため，血圧管理が重要となる。また，血腫に伴う脳浮腫に対して，D-マンニトールやグリセロールなどの利尿薬を使用して脳圧（頭蓋内圧）をコントロールする。

　②外科的治療　外科的治療としては，血腫除去術がある。適応は救命と機能予後改善の両面から考えるべきであり，血腫の部位・大きさ，神経症状などから判断する。一般的に脳幹出血（橋出血）は手術適応とはならない。現在では，開頭手術よりも侵襲の少ない神経内視鏡的血腫除去術が行われることが増えた。血腫による急性水頭症に対しては脳室ドレナージを行う。

神経内視鏡的●　頭蓋骨に小さな穴をあけ（穿頭），神経内視鏡を血腫内に挿入し血腫を吸引
血腫除去術　除去する（◆ 図 2-3）。手術による患者の身体的負担が少なく，早期にリハビリテーションを開始できるメリットがある。

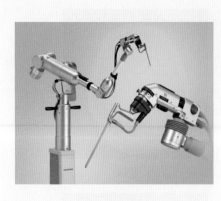
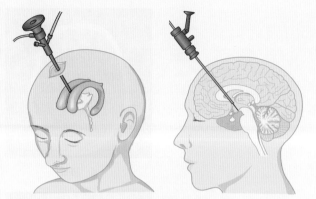

a. 神経内視鏡　　　　　　　　　b. 神経内視鏡による手術

(写真提供：オリンパス株式会社)

⇒ 図 2-3　神経内視鏡とその手術

⇒ 表 2-2　クモ膜下出血の WFNS 分類

グレード	GCS のスコア	巣症状(運動麻痺)
Ⅰ	15	−
Ⅱ	14〜13	−
Ⅲ	14〜13	+
Ⅳ	12〜7	+ or −
Ⅴ	6〜3	+ or −

❷ クモ膜下出血(SAH)

　　クモ膜下出血(SAH)は，脳脊髄液があるクモ膜下腔に出血した病態である。原因としては脳動脈瘤破裂が80〜90%と圧倒的に多く，そのほかには脳動静脈奇形やウィリス動脈輪閉塞症(もやもや病)などがある。原因不明のものも 10% 程度みられる。

重症度分類●　　クモ膜下出血の臨床的重症度分類には，意識障害を主にしたハントの分類や，グラスゴー–コーマ–スケール(GCS)に脳局所症状(片麻痺・失語)の有無を加味した国際脳神経外科(WFNS)分類がある(⇒ 表2-2)。根治手術の適用の決定や，予後の判定に用いられる。

● 脳動脈瘤破裂

　　脳動脈瘤は脳ドックなどで破裂前に診断されることもあるが，破裂してクモ膜下出血を発症した時点ではじめて診断されることが多い。脳動脈瘤の破裂がおこるのは50歳代がピークであり，ほかの脳血管障害よりも発症年

齢が低いことが特徴である。脳動脈瘤は，**囊状動脈瘤**と**解離性動脈瘤**の 2 つに大きく分けられる。

原因と発症部位●　動脈は通常，内膜・中膜・外膜の 3 層で構成されており，内膜と中膜の間には内弾性板という薄い膜が存在する。囊状動脈瘤では組織学的にこの内弾性板が欠如しており，強度が弱くなっていることが多い。囊状動脈瘤はこの部分が，高血圧や血流の影響でしだいに風船状にふくらんだものである（◯図 2-4-a）。

　囊状動脈瘤の発症部位の約 85% が，ウィリス動脈輪前半部（脳主幹動脈）の血管分岐部である。とくに前交通動脈，内頸動脈後の交通動脈分岐部，中大脳動脈の分岐部に多い（◯図 2-5）。脳主幹動脈は脳底部のクモ膜下腔を走

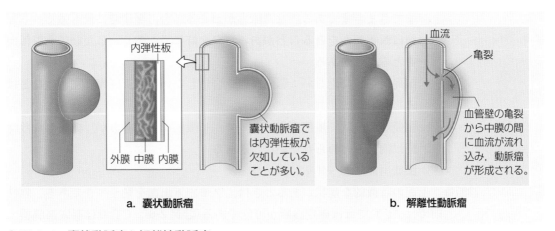

a. 囊状動脈瘤　　　　　　　　　　b. 解離性動脈瘤

◯図 2-4　囊状動脈瘤と解離性動脈瘤

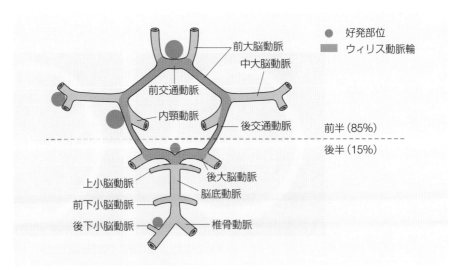

◯図 2-5　脳動脈瘤の好発部位

行しているので，この部位に発生した動脈瘤が破裂して出血すると，脳底部からクモ膜下腔全体に出血が広がっていくことになる．そのため，出血後の数日間は血性脳脊髄液となる。

解離性動脈瘤は血管の壁に亀裂が生じ，その亀裂に血液が流れ込み瘤状にふくらんだものである（⬦ 図2-4-b）。多くは椎骨動脈に発生するが，そのほかの動脈にも発症することがある。

これらのほか，細菌や外傷などによる動脈瘤もある。

症状● 脳動脈瘤破裂は以下のような特徴的な症状を呈するので，ほかの脳血管障害との鑑別，クモ膜下出血の診断が可能である。

(1) 突発する激しい頭痛：それまで経験したことのないような激しい頭痛が特徴的であり，数日以上持続する。吐きけ・嘔吐を伴うことが多い。

(2) 意識障害：意識は，まったく清明なものから，ただちに昏睡に陥るものまでさまざまである。意識障害がおこる場合，発症時に最も強く，しだいに改善傾向をとることがある。発症時に最も強く，しだいに改善傾向をとることがある。

(3) 脳局所症状に乏しい：脳内血腫を合併しない限り，麻痺の左右差などはみられない。

(4) 髄膜刺激症状：項部硬直，ケルニッヒ徴候などがあるが，発症から数時間以内はみとめられないことがある。

(5) 眼底出血：20〜40% にみられる。

診断● 上記の特徴的な症状があるときは，クモ膜下出血を疑うべきである。急性期では，CT でほぼ確定診断が可能である（⬦ 図2-6）。CT では脳底部脳槽・クモ膜下腔に出血が確認できるが，時間とともに出血は吸収されるため，発症から数日経過すると診断が困難なことがある。この場合には，腰椎穿刺を行って脳脊髄液を検査すれば診断できる（⬦ 160 ページ）。

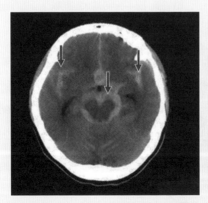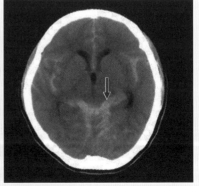

矢印で示す白い箇所がクモ膜下出血である。

⬦ **図2-6 クモ膜下出血の CT 画像**

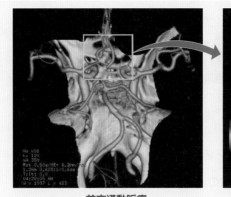
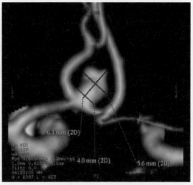

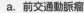
a. 前交通動脈瘤　　　　　　　　　b. 拡大像（中心部が動脈瘤）

◯図 2-7　3D-CT による血管造影

　以上によって，クモ膜下出血の診断がついたあとは，原因検索（脳動脈瘤の有無・部位・形態など）のために脳血管撮影を行う。最近は，簡便でより侵襲性の低い 3D-CT 血管造影（CTA）を用いることが多くなっている（◯図2-7）。

病態●　脳動脈瘤破裂によるクモ膜下出血の特徴的な病態として，脳動脈瘤の再破裂と脳血管攣縮がある。

　①再破裂　脳動脈瘤が破裂してクモ膜下出血をおこした場合には，つねに再破裂がおこる危険性を考えなければならない。再破裂をおこすと予後はきわめてわるく，再破裂例の半数以上が死亡する。そのため，初回のクモ膜下出血発作の時点で脳動脈瘤破裂を見逃すことのないように留意する必要がある。再破裂の時期は，初回破裂当日が最も多く，その後の 2 週間にかなり高率におきる。根治手術などの治療を行わない場合は，半年以内に半数が再破裂をおこす。

　②脳血管攣縮　クモ膜下出血後，脳血管が細くなる**脳血管攣縮**がおこる。攣縮の程度が強い場合には意識障害や片麻痺などの症状が出現し，血管分布に一致して脳梗塞を引きおこす。脳血管攣縮はクモ膜下出血発症後 4〜14 日の間におこり，7〜10 日が発症のピークである。CT 画像上，クモ膜下出血の程度が強いほどおこりやすい。

治療●　治療の最大の目的は，動脈瘤の再破裂を防止することである。保存的治療では再破裂は防止できないため，非常に重篤なもの以外は早期に外科的治療である根治手術を行う。

　根治手術法には，**クリッピング術**と**脳血管内手術**がある。クリッピング術は，開頭して顕微鏡下で動脈瘤の頸部をクリップではさむことで，動脈瘤をつぶすという方法であり，以前は一般的に行われていた。

　近年では，より侵襲の少ない脳血管内手術が選択されることが多くなって

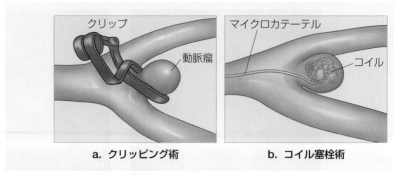

図 2-8　脳動脈瘤の治療

いる。脳血管内手術は，マイクロカテーテルという非常に細いカテーテルを動脈瘤の中に挿入し，カテーテルを操作して，コイルというプラチナの金属線を瘤内に詰め込むことで瘤を塞栓する方法である。この方法は**コイル塞栓術**ともよばれ，動脈瘤の部位・形状によってバルーンカテーテルを使用したり，ステントを併用したりと色々な補助手技がある（●図 2-8）。

　いずれの手術であっても，来院時および手術治療までの管理では，再破裂がおきないように厳重に血圧管理を行い，患者へのストレス，刺激を避けるために鎮痛・鎮静などを徹底して行う必要がある。

3 脳梗塞（虚血性脳血管障害）

1 脳梗塞

　　脳梗塞（虚血性脳血管障害）は，脳の血管が閉塞したり，低血圧によって血流が低下したりして，その先への血流が途絶え，灌流領域の脳の壊死と機能障害がおこる病態である。

脳梗塞の分類●　脳梗塞は発症の原因により，①アテローム血栓性脳梗塞，②心原性脳塞栓症，③ラクナ梗塞の大きく3つに分類される（●図 2-9）。

　　①**アテローム血栓性脳梗塞**　アテローム硬化を原因とする動脈硬化によって脳の動脈の一部が細くなり，そこに血栓が付着して血液が流れなくなった状態がアテローム血栓性脳梗塞である。前駆症状として一過性脳虚血発作

Column

クモ膜下出血に伴う全身合併症

　クモ膜下出血の重症例では，ほかの脳血管障害に比べて，肺水腫や心機能障害の合併頻度が高い。心電図では QT の延長，ST の変化，不整脈が特徴的である。また，発症から短時間で心肺停止にいたるものが 10% 程度あることも特徴的である。

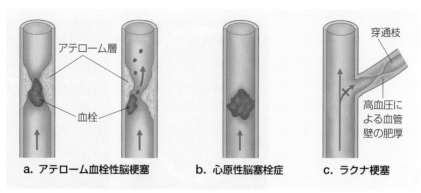

アテローム層

血栓

a. アテローム血栓性脳梗塞

b. 心原性脳塞栓症

穿通枝

高血圧による血管壁の肥厚

c. ラクナ梗塞

⊜ 図2-9　脳梗塞の閉塞原因による分類

（TIA）を伴うものがある。高血圧や糖尿病・脂質異常症を基礎疾患にもつ高齢者に多い。

　②**心原性脳塞栓症**　中枢側で形成された血栓が遊離して末梢に流れてきて詰まり，血管が閉塞する病態である。血栓は心臓や頸動脈で形成されることが多く，心臓内で形成された血栓が原因である場合を**心原性脳塞栓症**という。原因として，心臓弁の疾患や感染性心内膜炎などの心疾患を基礎疾患にもつ場合が多く，とくに心房細動が大きな危険因子である。比較的若年者に，症状が急激に出現するのが特徴である。

　③**ラクナ梗塞**　ラクナ梗塞は脳の深部におこる小梗塞である。高血圧が続くことで，主幹動脈から枝分かれした穿通枝とよばれる細動脈の血管壁が厚くなり，最終的に血管が閉塞してしまうことで生じる。局所的な神経症状をきたすこともあれば，無症状で経過することもある。危険因子として高血圧が重要である。

症状●　閉塞された血管ごとに特徴的な症状を呈する。内頸動脈系の閉塞では症状が一側性で，片麻痺・半側感覚障害・失語・半盲などが出現する。椎骨脳底動脈系の閉塞では両側性で，運動麻痺・感覚障害・脳神経麻痺・小脳症状がさまざまな組み合わせで出現する。また，内頸動脈や中大脳動脈などの脳主幹動脈や脳底動脈領域の閉塞では，意識障害や頭痛・嘔吐を伴うことがある。

診断●　臨床経過・症状が特徴的なため，診断はさほど困難ではない。CT画像では低吸収域をみとめるが，発症から数時間以内では出現しない。MRIは梗塞巣が早期にとらえられるので，有用である（⊜ 図2-10）。

治療●　治療は，発症直後（超急性期）の治療と，急性期内科治療，そしてリハビリテーションからなる。

　①**超急性期の治療**　超急性期に行われる治療の目的の1つ目は，脳虚血部への血流の再開である。これには発症からの時間が大きな問題となる。時間がたち脳に不可逆的な変化が生じてからの再開は，出血や浮腫が増悪する危険性がある。

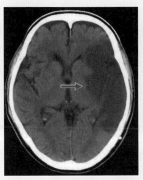 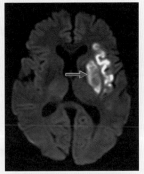

a. CT 画像　　　　　　　b. MRI 拡散強調画像

梗塞巣は，CT 画像では低吸収域として黒く見え，MRI 拡散強調
画像では高信号域として白く見える。

○図 2-10　脳梗塞の CT 画像と MRI 拡散強調画像

　血流を早期に再開させる治療として代表的なものが，**血栓溶解療法**である。これは**遺伝子組換え組織プラスミノゲンアクチベーター（rt-PA）**を静脈内に投与することで血栓を溶解する治療法であり，発症から 4.5 時間以内に投与可能な場合に適応がある。

　また，近年では，脳血管内治療によりカテーテルで閉塞血管の血栓を除去して血流を再開させるという方法が登場している。この方法ではまず，CT や MRI によって，**ペナンブラ領域**とよばれる，血流が低下しているが脳細胞の損傷をまだおこしていない部分を診断する。この診断により，救える脳領域が多いことが判明した場合は，積極的に血管内の血栓を除去して血流を再開させる。血栓を除去する方法には，カテーテルから吸引して除去する方法と，ステントに血栓を絡めて除去する方法とがある（○図 2-11）。この治療は時間との勝負であり，経験を積んだ専門医師によって，適切な設備をもつ施設で行われる。

　なお，脳が大きく損傷されている場合は，脳内を走行している血管も損傷している。そのため，血流を再開させると血管壁から血液がもれ出てしまい，脳内出血となる危険性が大きく，生命の危機となる。

　②**急性期治療**　急性期には，発症後に生じる二次血栓により虚血が進展することを防ぐため，抗凝固療法や抗血小板療法などが行われる。脳循環の状況を判断しながら脳内環境をコントロールすることが重要となる。また，脳梗塞の危険因子である糖尿病や脂質異常症がある場合は，これらの治療も開始し，早期に改善できるようにする。脳梗塞の急性期では，重度の高血圧以外は降圧を行わない。

　③**リハビリテーション**　状態が安定している場合は，ベッド上で安静にする必要はなく，できるだけ早期から機能訓練などのリハビリテーションを開

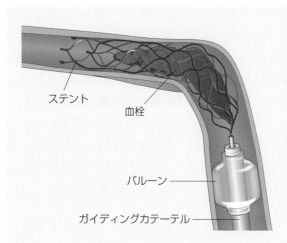

①脳血管の血栓がある部位までマイクロカテーテルを誘導し，ステントを広げる。血栓がステントの中にめり込んでからまったら，中枢側のカテーテルについているバルーンを膨らませ，一時的に血流を遮断する。
②この状態でステントをゆっくり引くと，ガイディングカテーテルの中に血栓も一緒に回収でき，取り除くことができる。
③血栓の回収後にバルーンをしぼませると血流がもどる。うまくいけば，一度の施行で詰まった血管を再開通できる。

◯図2-11　ステントによる血栓の除去

始することが望まれる。ただし，血圧の変動が大きい場合などは，身体を動かすことが脳循環に影響をきたし，脳梗塞の進行の原因となる可能性がある。そのため，状況を確認してから進めることが重要である。

② 一過性脳虚血発作（TIA）

　　一過性脳虚血発作（TIA）とは，片麻痺・感覚障害・失語症などの脳局所症状や，片方の視力が消失する黒内障などの症状が一時的に出現し，短時間で改善するものをいう。ただし，症状が意識消失だけの場合は TIA とはよばない。症状は通常数分から1時間以内で改善する。

　以前は，症状の改善が24時間以内のものをさす，という時間の定義があったが，最近では症状の持続時間を問わず，画像所見で脳梗塞がみとめられないものとされた。

　一過性脳虚血発作であっても，脳梗塞などの発症リスクがあるため，症状が短期に消失した場合でも放置せず，すぐに専門の医療機関での診療が必要である。

病態● 血管に付着した血小板血栓の一部が遊離することにより生じる。血小板血栓によって完全に血管が詰まる前におこるため，脳梗塞の前ぶれ症状として重要である。

　TIA 後の脳梗塞発症予測因子として，高齢や，高血圧，症状が強い，持続時間が長い，繰り返し発症する，糖尿病合併などがあげられる。予防にはアスピリンなどの抗血小板薬が使用される。

④ 脳動静脈奇形（AVM）

　　脳動静脈奇形（AVM）は胎生早期に発生する先天異常であり，奇形は流入

動脈，血管奇形の本体である血管塊（ナイダス），流出静脈により構成される。脳動静脈奇形は破綻（はたん）により出血をおこしやすい。好発年齢は30歳代が最も多く，20歳代，40歳代と続き，脳動脈瘤破裂の好発年齢より若い。

原因● 通常，血液は動脈から毛細血管を経て静脈に流れるが，脳動静脈奇形では毛細血管がないため，血液は動脈から静脈へ直接流入し，ナイダスや流出静脈に過大な圧が加わって，これらが破綻し，出血する。

症状● 脳動静脈奇形は脳実質内に存在するため，脳動脈瘤とは異なりクモ膜下出血だけがおこることは少なく，脳内・脳室内出血を伴うことが多い。そのため，しばしば脳局所症状を伴う。また脳動脈瘤とは異なり，再破裂の頻度は低い。

初発症状としては，上記の出血についで痙攣発作が多い。これは脳動静脈奇形に血液が奪われ，周囲の脳の組織に十分に血液が供給されないためであり，脳局所症状などもこの理由からおきる。

このように，出血性の病態と虚血性の病態の両者が存在することが特徴である。

診断● 出血した場合は，CT画像で皮質・皮質下に高吸収域をみとめる。また，脳底部のクモ膜下出血は軽度のことが多い。若年者で高血圧の既往がなく，高血圧性脳内出血の好発部位とは異なる部位に出血がみられるような場合には，必ず本疾患の存在を疑わねばならない。

増強CT画像では，ナイダスと流出静脈が増強される。MRIでも診断できるが，最終的には脳血管撮影が不可欠である。

治療● 大きな脳内出血を伴うものは，救命目的で緊急手術の対象となる。脳動静脈奇形の根治術には，外科的摘出術，血管内治療，放射線治療（ガンマナイフ）などを組み合わせて行う。

５ もやもや病

脳血管撮影で両側の内頸動脈終末部が狭窄・閉塞しており，これに伴って脳底部を中心にもやもやとした異常血管網がみられることから，**もやもや病**ともいわれる。原因不明であり，日本人に多い。

症状● 小児では，一過性の脱力発作などの脳虚血症状としてあらわれるものが多い。泣いたり，ハーハーと息をして過呼吸状態になったり，熱い食べ物をさますためにフーフーと息を吹きかけたりしたときに症状が誘発され，反復しやすいのが特徴である。発作を繰り返す間に脳梗塞となり，しだいに知能低下をきたすことが多い。

成人では，脳内出血などの頭蓋内出血で発症するものが多い。

治療● 虚血例では，頭蓋外血管を頭蓋内血管に吻合（ふんごう）するバイパス手術などが行われる。

B 脳腫瘍

　脳腫瘍とは，頭蓋内の組織に発生する原発性および転移性のあらゆる新生物の総称である。年間 10 万人あたり約 12 人程度発生し，割合としては原発性のものが 80%，転移性のものが 20% である。

　脳腫瘍は脳実質のみならず，髄膜・下垂体・脳神経などからも発生する（⤷ 表 2-3）。それぞれ組織型[1]や年齢によって好発部位が異なる（⤷ 図 2-12）。

⤷ 表 2-3　おもな原発性脳腫瘍とその発生割合

発生する部位		腫瘍の名称	割合
脳実質		神経膠腫（グリオーマ）	24%
脳実質以外	髄膜	髄膜腫	24%
	下垂体	下垂体腺腫	17%
	脳神経	神経鞘腫	9%
	遺残組織	頭蓋咽頭腫	2%
その他		悪性リンパ腫	5%
		血管芽腫	1%
		胚細胞腫	1%
上記以外			17%

（脳腫瘍全国統計委員会編：Brain Tumor Registry of Japan（2005-2008）. Neurologia medico-chirurgica, 57（No supplement-1）：pp. 9-102, 2017 に基づき著者作成.）

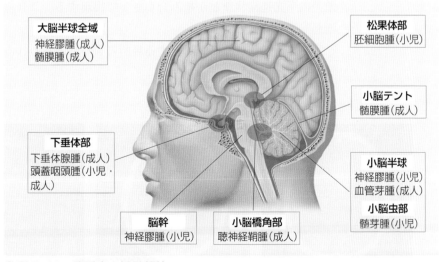

⤷ 図 2-12　脳腫瘍の好発部位

1）組織型：腫瘍発生のもととなった組織（母地，母組織）の種類によって分類される型。

良性と悪性● 　脳にできた腫瘍でも，良性と悪性の判断基準はほかの組織にできた腫瘍と同様である。すなわち，良性腫瘍は周囲組織を圧排しながら発育し，悪性腫瘍は発生した組織や周囲組織を破壊しながら，浸潤性に速く発育する。最終的には，腫瘍組織を病理学的に調べて悪性度を決定する。

1 原発性脳腫瘍

　原発性脳腫瘍は，脳内で発生した腫瘍である。発生する部位などによって以下のように分類できる。

　①**脳実質から発生する腫瘍**　脳実質内に発生した腫瘍は浸潤性に発育するため，根治手術がむずかしく，基本的に悪性と考えられる。多くが神経膠細胞（グリア細胞）から発生する**神経膠腫**（グリオーマ）であり，それ以外に小児の小脳に好発する**髄芽腫**などがある。神経膠腫はその病理組織所見によって悪性度が決められ，最も悪性のものは**膠芽腫**（グリオブラストーマ）である（➡ 図 2-13）。

　②**脳実質以外から発生する腫瘍**　頭蓋内ではあるが，脳実質以外の組織から発生する腫瘍もある。髄膜から発生する**髄膜腫**（➡ 図 2-14），下垂体由来の**下垂体腺腫**，脳神経由来の**神経鞘腫**，遺残細胞由来の**頭蓋咽頭腫**などがある。これらは脳に浸潤せずに圧排しながら成長し，境界も明瞭なことが多く，根治手術も可能であり，ほとんどが良性腫瘍である。

　③**そのほかの原発性脳腫瘍**　血管芽腫，胚細胞腫，悪性リンパ腫などがある。これらはいずれも脳実質内に発生する。

症状● 　脳腫瘍の発生部位に基づく脳局所症状（巣症状），局所を刺激することで生じる症状としてのてんかん発作，腫瘍や血腫などの頭蓋内占拠性病変による頭蓋内圧亢進症状などが組み合わさって出現する。これらの症状は進行性に増悪していくことが多い。

　①**脳局所症状**　腫瘍が局在する場所によってあらわれる症状で，運動麻痺，

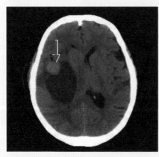 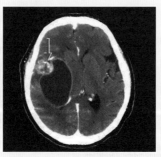 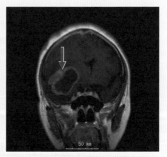

　　a. CT 単純　　　　　　　　b. CT 造影　　　　　　　c. MRI 造影前額断

➡ **図 2-13　膠芽腫（グリオブラストーマ）の CT と MRI 画像**

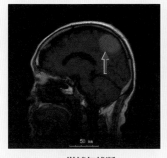

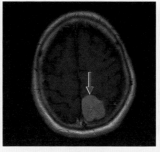
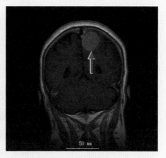

| a. 単純矢状断 | b. T1 造影 | c. T1 造影前額断 |

● 図 2-14　髄膜腫の MRI 画像

失語，視力・視野障害，小脳失調などの神経脱落症状がある。性格変化や記憶障害などの精神症状をもって発症することもある。

②てんかん発作　局所刺激症状として，てんかん発作が出現する。またジャクソン行進をおこすことがある。

③頭蓋内圧亢進症状　腫瘍の増大とその周囲の脳浮腫を原因としておこる。また腫瘍によって脳脊髄液の流れが阻害されて，非交通性水頭症を原因として発生することもある。一般的な自覚症状としては，頭痛，吐きけ・嘔吐，意識障害，視力障害，複視などがあり，他覚的には，うっ血乳頭，外転神経麻痺などがみとめられる。

④その他の症状　ホルモン産生下垂体腺腫による内分泌症状[1]やホルモン低下症状がみられる。神経鞘腫は片側の聴力障害や三叉神経障害を発症することが多い。

診断● 　CT や MRI で比較的容易に診断できる。周囲の脳浮腫の程度も診断可能であり，造影剤による増強効果などを利用して，腫瘍の種類や良性・悪性の鑑別を行う。

治療と予後● 　基本的には，手術を行って，できるだけ腫瘍の全摘出を目ざす。脳実質から発生する神経膠腫は摘出が困難なものもあるが，摘出率が予後に関係するので，可能な限り全摘出を目ざすべきである。しかし悪性のものは全摘出が困難であり，個々の腫瘍に応じて放射線治療（ガンマナイフなどの定位放射線治療を含む），化学療法，免疫療法などの補助療法を組み合わせて行う。

髄膜腫・神経鞘腫・下垂体腺腫などの良性腫瘍は，全摘出によって根治可能であるが，発生部位や大きさなどにより全摘出が不可能な場合には，残存腫瘍に対して定位放射線治療などを併用することがある。

1）下垂体腺腫による内分泌症状：プロラクチン産生腫瘍では生理不順や乳汁分泌，成長ホルモン産生腫瘍では巨人症や先端肥大症，副腎刺激ホルモン産生腫瘍ではクッシング症候群などがみられる。

⊃ 表 2-4　代表的な脳腫瘍の予後

脳腫瘍の種類	生存率(%)		
	1 年	3 年	5 年
膠芽腫	65	25	16
髄芽腫	92	78	72
髄膜腫(G1)	99	98	97
神経鞘腫	99	99	98
下垂体腺腫	99	99	98
頭蓋咽頭腫	99	98	97
悪性リンパ腫	76	57	48
胚細胞腫	99	99	99

(脳腫瘍全国統計委員会編：Brain Tumor Registry of Japan(2005-2008). Neurologia medico-chirurgica, 57(No supplement-1)：p. 9-102, 2017 に基づき著者作成.)

　悪性腫瘍の場合，予後はきわめてわるい。悪性の膠芽腫では 1 年生存率ですら約 50% であり，術後の平均余命は 1～2 年である(⊃ 表 2-4)。

2 転移性脳腫瘍

　転移性脳腫瘍とは，脳組織以外で生じた悪性腫瘍が脳に転移して腫瘍を形成したものである。多発することが多く，境界が明瞭な場合であっても悪性である。原因となるのは肺がんが最も多く，50% 程度を占める。そのほか消化器系のがん(15%)，乳がん(9%)，腎がん(5%)などがある。

症状●　原発性脳腫瘍と同様に，脳腫瘍の発生部位に基づく脳局所症状や，局所刺激症状としてのてんかん発作，腫瘍や血腫などの頭蓋内占拠性病変による頭蓋内圧亢進症状などが組み合わさって出現する。これらの症状は進行性に増悪していくことが多い。

診断●　CT や MRI で比較的容易に診断ができ，腫瘍周囲の脳浮腫の程度も診断可能である。造影剤による増強効果などを利用して，腫瘍の種類を鑑別できる場合もある。転移性脳腫瘍の診断の際は，同時に原発であるほかの部位の精査が必要である。

治療と予後●　患者の全身状態や原発巣の状態から治療方法を考え，原発性脳腫瘍と同様に，個々の腫瘍に応じて治療法を決定する。原発巣が根治的に治療されている場合や，緊急性がある場合などには摘出術を行うことがある。それ以外には，ガンマナイフやサイバーナイフなどの定位放射線治療が一般的である。

　予後は原発巣のコントロール状況にもよる。髄膜播種をおこすと予後はきわめてわるい。

神経系の感染性疾患

1 髄膜炎

　　ウイルス・細菌（結核菌を含む）・真菌が脳のクモ膜下腔に感染する疾患であり，脳実質には感染は及んでいない。発熱や頭痛，嘔吐，意識障害をみとめる。クモ膜下腔に循環している脳脊髄液は無菌環境であるため，いったん感染が生じると急速にウイルスや細菌などが増殖する。

分類●　起因菌やウイルスにより分類するのが適切である。一方，急性化膿性髄膜炎（結核菌を除く細菌による），無菌性髄膜炎（おもにウイルス），肉芽腫性髄膜炎（結核菌や真菌による）といった分類も使われる。

原因●　急性化膿性髄膜炎に関しては，発症年齢によって起因菌に一定の傾向がある（⬌ 表 2-5）。成人では，肺炎球菌・髄膜炎菌・インフルエンザ菌が重要である。大腸菌，メチシリン耐性黄色ブドウ球菌（MRSA），あるいはリステリア菌なども，高齢者やアルコール依存者，カテーテルを長期に留置されている患者にみられる。

　　慢性に経過する場合は，結核菌や真菌感染が多いが，とくに結核菌はその同定・検出が困難な場合がある。また，背景にエイズ（AIDS）など免疫不全状態をみとめることもある。近年では，多くの抗がん薬をはじめとする化学療法，あるいは自己免疫疾患に対する生物学的製剤の使用により，免疫不全状態が生じる場合もある。また，吸入を含むステロイド療法，悪性腫瘍，白血病・リンパ腫などの血液疾患，臓器移植，好中球減少症，肝硬変や糖尿病もリスクである。

症状●　頭痛や発熱，意識障害が主体である。

診断と検査●　髄膜刺激症候をみとめる。脳脊髄液検査（腰椎穿刺）により，細胞数の増加と，タンパク質の増加を確認する。細菌や真菌感染では髄液の糖の低下が顕著である。また，顕微鏡で直接髄液を観察し，細菌や真菌を同定できることもあるが，髄液の細菌培養が必要である。ウイルス感染を考える場合は，細

⬌ 表 2-5　細菌性髄膜炎の年齢別のおもな起因菌

生後〜1 か月未満の新生児	生後 1 か月以上の小児〜成人
B 群レンサ球菌 大腸菌	肺炎球菌 インフルエンザ菌 髄膜炎菌

注：わが国では髄膜炎菌の感染は少ないが，髄膜炎菌は医療従事者への二次感染のリスクがあり，抗菌薬予防内服などが必要となる。インフルエンザ菌・肺炎球菌に対するワクチンは 2013年より定期接種となり 2 か月齢以降の小児が対象である。成人に対しても肺炎球菌ワクチン接種を行う。

菌や真菌感染を否定しておくことが原則である。しかし，ウイルスは種類も多く，一部を除けば同定することがむずかしい。

MRIで脳溝に沿って炎症所見を確認できることもある。また，細菌性髄膜炎の多くは，上気道炎や肺炎，心内膜炎などから血行性ルートで発症するが，中耳炎・副鼻腔炎・歯周病・外傷などにより脳内へ細菌が直接侵入する場合もある。そのため，身体所見を確認することは重要である。とくに，歯周病は見逃されやすい。

治療● ウイルス性の場合は，通常は特異的治療薬もなく，発熱や頭痛などへの対処療法を行えば多くは自然に改善する。ただし，ヘルペスウイルスに関しては後述するように抗ウイルス薬が存在する。細菌感染や真菌感染に関しては，抗菌薬・抗真菌薬が脳内に到達しにくいため，適切な抗菌薬・抗真菌薬をすみやかに，かつ大量に投与する。治療開始の遅れは，予後不良となるため，原因菌が同定できない場合も患者の年齢や状況を考慮して治療を開始する。

② 脳炎

おもにウイルスが脳実質内に感染して生じる。とくに単純ヘルペスウイルス1型感染によるヘルペス脳炎は重要で，側頭葉や前頭葉眼窩面を中心に出血壊死性病変を生じる。それ以外にも，多くのウイルスが脳炎を発症する。自然に軽快するものも多いが，日本脳炎・セントルイス脳炎などの重篤なものも多い。また，頻度は少ないが，アメーバ性髄膜脳炎やマラリアなど，きわめて重篤なものがある。一度感染した麻疹ウイルスが再活性される亜急性硬化性全脳炎という病態もある。ウイルスの感染経路は不明の場合も多いが，日本脳炎やマラリアなどはカ(蚊)が媒介する。アメーバの一部は池などの水から鼻粘膜を介して脳内に入る。

症状● 髄膜炎と同様に，頭痛・発熱・嘔吐をみとめる。ほかに，意識障害や痙攣もみとめる。

診断● 臨床症候から脳炎を疑うことが重要である。ヘルペス脳炎では，CTやMRI検査により病変をとらえることができる。脳脊髄液検査では，細胞数，

Column

髄膜刺激症候

髄膜炎やクモ膜下出血により，脳をおおう髄膜が刺激された際にみられる症状である。自覚症状として頭痛，嘔吐，羞明がある。他覚的所見としては，項部硬直とケルニッヒ徴候などがある。項部硬直は，腹臥位の患者の頭部を屈曲させて持ち上げようとすると，頸部筋の硬直により身体ごともちあがる症状である。ケルニッヒ徴候は，仰臥位で股関節と膝関節を90度に曲げた位置で支えたとき，膝関節を他動的に伸展させることができなくなる症状である。

タンパク質の増加をみとめるが，細菌性髄膜炎のように顕著な糖の低下はない。ウイルス自体の同定は困難で，血清や脳脊髄液を用いてウイルス抗体価を測定する。単純ヘルペスウイルス 1 型では，脳脊髄液から PCR 法を用いて，ウイルスの遺伝子を直接確認することができ，必須検査である。

治療●　ヘルペスウイルスには，抗ウイルス薬がある。とくにヘルペス脳炎が疑われた場合は，病状が悪化すると重篤な後遺症を残すため，ポリメラーゼ連鎖反応(PCR)法による遺伝子検査の結果が出るまでは抗ウイルス薬を必ず使用する。また，サイトメガロウイルスにも治療薬がある。

注意点●　治療可能なウイルスをつねに念頭におく。また，海外旅行からの帰国者や在留外国人も増えていることから，その地域の感染症の流行などを確認することが重要である。

③ 脳膿瘍

脳内に細菌感染を生じ(大脳炎[1])，それが周囲組織から被包されて膿瘍となる。膿瘍を生じた部位に応じて，麻痺・感覚障害・失語などの皮質症状，あるいは痙攣を生じる。起因菌は，嫌気性菌・微好気性菌・ブドウ球菌・レンサ球菌・大腸菌・リステリア属菌などの細菌と真菌などであり，血行性あるいは直接侵入によって感染が成立する。完全な膿瘍が形成されると発熱が目だたなくなる。

診断●　頭部 CT や MRI が有用である。

治療●　被包された膿瘍には抗菌薬は到達しにくいため，外科的切除が原則である。抗菌薬治療も併用して行うが，長期間の投与が必要となる。

注意点●　基礎疾患の検索が重要である。血行性に感染する原因としては，呼吸器感染症・感染性心内膜炎・歯周病があり，直接に細菌が侵入する原因として中耳炎・乳突蜂巣炎・副鼻腔炎・外傷などがある。

④ 神経梅毒

梅毒トレポネーマにより発症する。

症状●　感染初期には無菌性髄膜炎をみとめることがある。感染して 7 年ほどで，髄膜血管梅毒，さらに 20 年ほどしてから，認知症をきたす進行麻痺，あるいは瞳孔異常・視力低下・乱刺痛[2]・失調・排尿障害をきたす脊髄癆といわれる状態になりうる。ただし，現在では脊髄癆までいたることはきわめてまれである。

診断●　血清や脳脊髄液での梅毒検査が必要である。

治療●　ペニシリン大量投与を行う。

1）大脳炎：大脳の炎症のこと。小脳に生じる炎症の場合は小脳炎という。
2）乱刺痛：電気が走るような強い痛みをいう。電撃痛 lancinating pain ともいう。

注意点● 梅毒の多くは性的行為による感染であり，注意深くかつプライバシーに配慮して病歴を確認する。パートナーの治療も必要である。また，HIV 感染を合併していることもある。

⑤ その他の疾患（HIV 関連認知障害，HTLV-1 関連脊髄症〔HAM〕）

ヒト免疫不全ウイルス（HIV）に関連する神経疾患は多岐にわたり，記憶障害，無欲，集中力低下などさまざまな症状がみられ，最終的には認知症の状態になる。HAM はヒトリンパ球向性ウイルス 1 型（HTLV-1）によって生じる脊髄疾患である。緩徐に進行する対麻痺，下肢感覚障害，排尿障害をみとめる。いずれの疾患も，臨床症候に加え，HIV や HTLV-1 の検出が必要である。

治療● HIV に関しては，多剤による抗ウイルス療法（HARRT）が行われる。HAM に関しては，症状に対して副腎皮質ホルモン製剤などが投与される。

注意点● どちらも，性行為や，非合法薬使用における注射針の使いまわし，輸血[1]で感染する。HIV では，子宮・産道および母乳を介しての，HTLV-1 では母乳を介しての感染がある。

D 神経系の変性疾患，遺伝性疾患

① パーキンソン病

中年以降に発症する進行性の疾患である。脳内のドパミンが欠乏することにより発症し，レビー小体が脳内に出現する。

症状● 以下の (1)〜(4) が 4 大徴候である。
(1) 無動・寡動：身体の動きがわるく，歩行障害（上半身を前屈させ，小刻みに歩く）などがみられる。
(2) 振戦：手のふるえが，とくに安静時に出現する。
(3) 筋強剛筋（筋固縮）：他動的に肘や手首の伸展・屈曲を繰り返すと，歯車のようにガクガクする。
(4) 姿勢反射障害：転倒しやすい，あるいは他動的にからだを押すと足が出ずにそのまま転倒するなどの症状がみられる。

診断● 臨床症候が主体である。いくつかの補助診断がある。合併症がない限り，頭部 MRI で異常はみられない。

治療● レボドパや，ドパミン受容体刺激薬などを用いる。症状は緩徐に進行して，

1）現在はスクリーニング検査で除外されている。

ADL は低下する。進行により，内服薬の増量も必要となる。

注意点● 　治療の経過とともに，症状の日内変動が強くなり，電源スイッチを切るように症状の悪化が突然出現することや(オンオフ現象)，内服薬による不随意運動(ジスキネジア)が顕著になり，日常生活を妨げることもある。また，病気の進行に伴い，嚥下障害が出現し，誤嚥性肺炎を生じることも多い。食物による窒息のリスクも高まるので，進行期には家族教育も含めて十分な注意を要する。

　こういった運動機能障害だけでなく，認知機能障害をきたすことがあり，レビー小体型認知症(→ 205 ページ)との関連がある。

　さらに自律神経障害をきたすことも多く，起立性低血圧や，排尿・排便障害，不整脈がみられる。起立性低血圧が重篤な場合は，車椅子に座るだけで血圧低下が生じ意識消失をきたす。便秘は多くの患者にみられ，適切な加療を行わないと腸閉塞を生じうる。このような症状への対応が看護の場面で重要である。パーキンソン病では，運動症状が出現する十数年以上も前から，嗅覚の障害や，レム期睡眠行動異常症[1]をみとめることがあり，家族からも情報を取得することも重要である。

② 筋萎縮性側索硬化症(ALS)

　中高年以降に，進行性に横紋筋が萎縮し，筋力低下が進行する疾患である。筋肉自体に原因のある筋ジストロフィー(→ 210 ページ)と異なり，横紋筋を支配する大脳皮質・脳幹・脊髄の運動神経の変性・消失により，筋肉を動かすことができなくなる。

症状● 　初期の症状は，手の使いにくさ，手の筋肉の萎縮といった，一見すると頸椎症の症状に類似することがある。そのため，整形外科で頸椎の手術を受けても症状が改善しないといったことで発見される場合もある。また，筋肉が自然にぴくぴく動く，線維束性収縮という症状も自覚される。進行性に筋萎縮・筋力低下が進み，早ければ数年で寝たきりとなる(→ 図 2-15-a)。顔面の表情は消失し，舌は萎縮し，嚥下障害・呼吸障害が進行する(→ 図 2-15-b)。とくに，嚥下障害・呼吸障害が直接の死亡原因となる。

診断● 　臨床症状と，筋肉に針電極を刺入して行う筋電図検査が必須である。

治療● 　根本的な治療法はなく，リルゾールの内服やエダラボンの点滴を行うが，効果は限定的である。

③ 脊髄小脳変性症，多系統萎縮症

　脊髄小脳変性症は，孤発性あるいは遺伝性疾患[2]で，小脳を中心とする神

---

1) レム期睡眠行動異常症：夢をみているレム睡眠のときは，筋肉は弛緩して動かないものであるが，その逆に，激しくからだを動かしたり，隣に寝ている人物を殴ったりする。
2) 遺伝性疾患は，多くの遺伝子異常が発見されており，臨床症状もさまざまである。

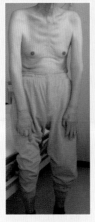
a. 筋の萎縮

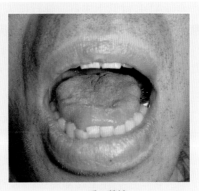
b. 舌の萎縮

a. 上肢と胸に筋萎縮がみられる。
b. 舌が萎縮し，しわが目だつ。

◆図 2-15　筋萎縮性側索硬化症の症状

経系に変性，つまり神経細胞などの障害をきたす。

　孤発性疾患の代表は，**多系統萎縮症**である。もともと異なる疾患と考えられていた，オリーブ橋小脳萎縮症，線条体黒質変性症，シャイ・ドレーガー症候群を，単一疾患としてまとめたものである。

症状●　多系統萎縮症は，眼球運動障害，構音障害，小脳性運動失調（からだのふらつき，歩行障害，手の使いにくさ），パーキンソニズム，不随意運動，認知障害などさまざまな症状をみとめる。とくに小脳性運動失調・パーキンソン症状・自律神経症候（パーキンソン病で述べたような症状）という 3 つの基本症状が中心となる。パーキンソン病と比べて進行は速く，比較的若年での発症がみられる。

診断●　特徴的な臨床症候に加えて，頭部 MRI で小脳萎縮をはじめとした所見をとらえることができる（◆図 2-16）。

治療●　タルチレリン水和物が適応になる場合があるが，根本的な治療ではない。筋萎縮性側索硬化症のように，症状に応じた対応が要求される。

注意点●　病期の進行に伴い，転倒や嚥下障害のリスクが高まる。一部の疾患では認知機能障害をみとめる。

Column

パーキンソニズム

　パーキンソニズムという言葉は，パーキンソン病と似た症状を呈するほかの疾患の総称である場合と，パーキンソン病にみられる個々の症状自体をさす場合がある。本書では前者の意味で用いる。

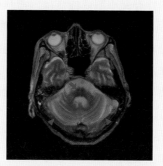

脳幹(➡)と小脳(▲)の萎縮をみとめる。

⮕ **図 2-16　遺伝性脊髄小脳変性症患者の頭部 MRI**

Column

神経系の難病患者の看護

　ここでは，筋萎縮性側索硬化症(ALS)での看護のポイントについてみていく。ほかの神経系の難病看護にも関連するものである。ALS では，嚥下障害による誤嚥性肺炎や窒息に注意が向きがちであり，摂食量の低下による栄養状態の悪化にも注意をはらう。経管栄養や胃瘻(PEG)の早期導入も必要になることもある。胃瘻を造設しても経口摂取はある程度(ある時期)可能であり，胃瘻によって適切な栄養を摂取でき，体調の改善もみられることも多い。嚥下障害の進行とともに，唾液の嚥下が困難になり，口腔内の唾液の吸引あるいは唾液量を減少させることも重要である。

　呼吸障害の初期段階では非侵襲的陽圧換気(NIPPV)による換気を施行することがあるが，いずれは気管切開による人工呼吸器による管理を要する。気管切開を行い，呼吸器を装着してからも病状は悪化するため，意思疎通が困難となる。この状態は閉じ込めという言葉で表現されることが多い。こういった状態になっても，人工呼吸器装着を中止することはわが国ではできない。したがって，病期の早い時期から本人や家族などとの相談を重ね，人工呼吸器を装着するのか，経管栄養を行うのかといったことをそのつど評価することが重要であり，看護師の果たす役割は大きい。患者の意向はたえず変化するので，いったん決定した希望もいつでも変更できるように意思疎通をはかる。進行期の意思疎通の手段は，パソコンなどを介したものや文字盤などをはじめとして，さまざまなものがあり，状態にあわせて多職種で対応する必要がある。

　従来，ALS は眼球運動・感覚系・自律神経系は障害されないとされてきた。しかし，長期症例では，眼球運動障害が出現することが多い。意思疎通ができない段階では，感覚障害を評価することがむずかしいが，四肢を動かすことができないために，多くの患者が痛みを訴える。そのため，四肢の位置や向きなどの微妙な調整が必要になる。長期臥床に伴う中耳炎の発症も多く(とくに在宅医療などの長期経過で経験する)，聴力障害や耳痛，あるいは膿排出などに注意を要する。まれではあるが，気管切開をした症例で，頻脈や大量の発汗といった自律神経症状をみとめることもある。

　遺伝性脊髄小脳変性症は，それぞれ特異な遺伝子変異により異なる症候を呈する。多くは常染色体顕性(優性)遺伝であるために，家系内にも同一疾患をみとめることも多い。すでに発症している患者に子がある場合は，その子が将来的に発症するリスクもあり，患者の遺伝子診断には十分な配慮・体制が必要になる。疾患によっては世代を経るごとに，発症年齢が若くなることもある。

　多系統萎縮症は，自律神経障害が強い疾患で，排尿障害・便秘が必ずおこる。血圧変動も顕著となることがあり，臥位では高血圧だが，座位にすると急速に血圧が低下(収縮期で 60 mmHg 程度)し，意識消失をきたすこともある。したがって昇圧薬も使われる。発汗障害も多く，気温の高いときに，患者周囲の室温管理を適切に施行しないと，体温上昇をまねき危険である。したがって，家族を含めた環境管理指導が必要である。

　多系統萎縮症は声帯の開大不全を伴うため，睡眠中の顕著ないびきがみられることがある。場合によっては窒息につながるので，非侵襲的陽圧換気(NIPPV)の導入が必要となることもある。窒息直前でも動脈血酸素飽和度(Sp_{O_2})値が低下しないことがあり，Sp_{O_2}だけで状況を判断してはいけない。最終的には気管切開も必要になるが，ALS と異なり，すぐに人工呼吸器が必要になるわけではない。

　パーキンソニズムが強い場合は，パーキンソン病治療薬がある程度効果をもたらすこともあり，ADL の改善につながるので投与されることがある。

E 脱髄疾患

　中枢神経や末梢神経は，多数の神経線維の集まりで構成されている。1本の神経線維は中心の軸索と周囲をおおう髄鞘からなる。ちょうど，電気のコードの中心に銅線があり，周囲にゴムの絶縁体があることをイメージするとよい。この髄鞘が，なんらかの原因で脱落し，軸索がむき出しになった状態を脱髄という。この脱髄が生じる疾患を脱髄疾患といい，末梢神経，中枢神経のどちらにも生じる。ここでは，中枢神経系(大脳・小脳・脳幹・脊髄)の疾患を扱う。

① 多発性硬化症

　多発性硬化症では，中枢神経系の神経線維が集族(しゅうぞく)している白質において脱髄が生じる。脱髄は数か所に出現したり(空間的多発)，個々の患者の時間軸(人生)のなかで，再発と寛解を繰り返したり(時間的多発)する。疾患名の「多発」は，この両方の意味を含んでいる。

症状 ● 　病変の出現する部位により，症状は異なる。視神経病変では視力低下，大

脳病変では麻痺・感覚障害，小脳や脳幹ではふらつき・脳神経麻痺（複視も多い），脊髄病変では麻痺・排尿障害をきたす。

診断●　臨床症候に加えて，造影検査を含む頭部 MRI，脳脊髄液検査でのタンパク質増加をみとめる。病巣が大きいときは，脳腫瘍や悪性リンパ腫と鑑別がむずかしいこともある。

治療●　急性増悪時には副腎皮質ホルモン製剤の投与を行う（大量投与を含む）。再発予防には，インターフェロンβ注射，フィンゴリモド塩酸塩，ナタリズマブなどが使われる。

注意点●　治療にかかわらず症状が進行することもある。入浴などで体温が上昇することにより，症状が一過性に悪化する場合があり，ウートホフ（ウートフ）徴候といわれる。患者の職種によっては，環境温の上昇で症状が悪化することもあり，注意を要する。うつ状態や排尿障害もよくみられる。性機能低下がみられることもあり，看護の立場からの関与も求められる。

② その他の脱髄性疾患

視神経脊髄炎（NMO）は，視神経障害と脊髄障害をきたす疾患である。これは，多発性硬化症の特殊型とされてきたが，抗アクアポリン 4 抗体が出現することから，多発性硬化症とは異なる疾患として位置づけられている。

診断●　診断には，臨床症状と脊髄 MRI が重要である。

治療●　病状の増悪期には副腎皮質ホルモン製剤の大量投与が行われる。再発予防にも副腎皮質ホルモン製剤やアザチオプリンの内服や生物学的製剤の点滴が行われる。多発性硬化症と異なり，インターフェロンなどは無効である。

注意点●　抗アクアポリン 4 抗体をみとめ，視神経障害や脊髄症以外に，吃逆（きつぎゃく）（しゃっくり），吐きけ・嘔吐などの延髄症状や，その他の脳幹症状，あるいは意識障害などの間脳症状などをみとめる場合もあり，視神経脊髄炎関連疾患（NMOSD）という。

Column

難病

　わが国においては，難病対策要綱において，①原因が不明，治療方針が未確定で，後遺症を残すおそれがある疾患，②経過が慢性にわたり，経済的だけでなく介護などに著しく人手を要するために家族の負担が重く，精神的にも負担の大きい疾病，と定義され，2021（令和 3）年 11 月現在，338 の疾患が指定難病にされている。これらの疾患と診断され，一定の基準を満たした場合には，医療費の補助が得られる。

　パーキンソン病や筋萎縮性側索硬化症は難病に指定されており，これらの難病の治療法が開発され，いずれは難病でなくなることが望まれる。

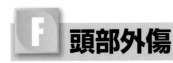

F 頭部外傷

1 頭部外傷の病態総論

　頭部外傷とは，打撲などの外力によって頭部に受けた損傷を総称する。頭皮の損傷にとどまる軽症のものから，頭蓋骨骨折を伴うもの，さらには脳実質に損傷が及ぶものまで，損傷の程度はさまざまである。

　ここで問題となるのは，脳の器質的損傷を伴うもの，あるいは血腫の形成を伴っていて緊急に処置の必要なものなどである（⊕図 2-17）。

　頭部外傷で見逃せないのは，打撲側の脳が損傷される**直撃損傷**だけでなく，その反対側の脳にも損傷が生じる**反衝損傷（対側損傷）**がおこりうる点である（⊕図 2-18）。たとえば頭が固いものに衝突した場合，頭部は急速に減速されるが，脳は慣性力により運動を続ける。これにより，脳が頭蓋骨内側に衝突して，脳挫傷や外傷性血腫などの損傷がおこる。これが直撃損傷である。一方で衝突面の反対側では，脳が頭蓋骨から離れることで空隙が生じる。頭蓋骨内は閉鎖空間のため，この空隙には陰圧が発生し，脳組織が牽引されて損傷がおこる。これが反衝損傷である。

　また，直接的な打撲がなくても，強くはね飛ばされたときなどに回転性の加速度衝撃が加わり，脳組織のずれが生じて脳損傷が発生することがある（びまん性脳損傷など）。

頭部外傷の分類●　近年，頭部外傷の分類として，局所損傷とびまん性損傷に分けて論じられることがある。重症例では両者がさまざまな程度で混在することがある。

(1) 局所損傷：外傷の衝撃により，脳の限局した部分に損傷が生じるもので，硬膜外血腫・硬膜下血腫・脳挫傷・挫傷性血腫などがある。

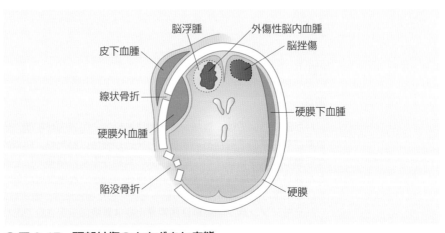

⊕図 2-17　頭部外傷のさまざまな病態

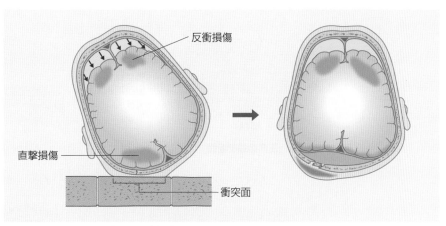

○図 2-18　直撃損傷と反衝損傷

(2) びまん性損傷：回転加速度を生ずるような衝撃により，脳の広汎に損傷がおよぶ形態で，いわゆる脳震盪^{しんとう}もこれに含まれる。びまん性脳挫傷としては，脳震盪・びまん性軸索損傷があげられる。

頭部外傷患者の●　病院の外で頭部外傷の患者に遭遇したら，まず意識状態を確認し，脈と血
初期対応　圧を確認する。次に，呼吸状態を確保しながら頸部を安静にする。その後，全身の損傷状態を把握し，全身の安静を保ちながら病院に搬送する。

2 頭部外傷の初期治療

頭部外傷のある患者に対しては，①受傷原因，受傷機転の把握，②外表面の観察，③バイタルサイン，④神経学的所見(とくに意識・瞳孔)，四肢の動きをチェックする。瞳孔は大きさ(とくに左右差)や対光反射の状態をみる。

意識の評価には，ジャパン-コーマ-スケール(JCS)やグラスゴー-コーマ-スケール(GCS)を使用する。重症頭部外傷は GCS 8 以下と定義される。瞳孔所見で重要なのは瞳孔不同であり，脳ヘルニアの徴候としてきわめて重要である。またショック症状がある場合には，頭部以外の合併損傷を考えて検索する必要がある。低血圧を引き起こすショックと低酸素血症は脳損傷を増悪させる重要な因子であり，早期に改善をはかる必要がある。

3 頭部外傷の病態各論

1 頭皮損傷

頭皮は血管に富んでいるので，損傷時に多量の出血をきたし，一見重篤にみえることがある。多くは圧迫によって止血される。出血が明らかに拍動性の場合は動脈性出血であり，適切な処置が必要になる。

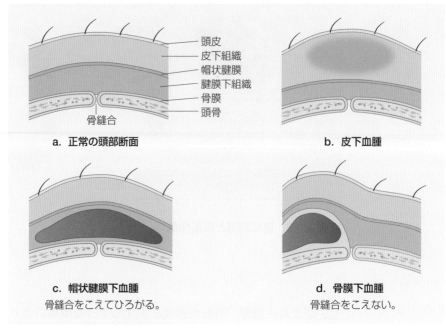

a. 正常の頭部断面

頭皮
皮下組織
帽状腱膜
腱膜下組織
骨膜
頭骨
骨縫合

b. 皮下血腫

c. 帽状腱膜下血腫
骨縫合をこえてひろがる。

d. 骨膜下血腫
骨縫合をこえない。

○図 2-19 頭皮下血腫の種類

② 頭皮下血腫

　頭皮下の血腫は「こぶ」と言われ，医学的には 3 つに分けられる（○図 2-19）。

　①**皮下血腫**　頭皮・皮下組織内部にできる血腫である。頭部の皮下は密な構造のため出血が広がりにくく，浮腫も加わったかたい腫瘤が形成される。多くは 1〜2 日で吸収される。

　②**帽状腱膜下血腫**　帽状腱膜下組織は疎になっているためはがれやすく，この部分の血腫は広がりやすい。やわらかく波動性がある。

　③**骨膜下血腫**　骨膜下の出血により生じる。血腫の広がりは骨縫合部で止まる。吸収には 2〜3 か月かかる。

③ 頭蓋骨骨折

　骨折部位によって，頭蓋冠（円蓋部）骨折と頭蓋底骨折に分類される。また，その性状によって，大きく線状骨折と陥没骨折に分類される。

　①**線状骨折**　頭蓋骨に線状にひびが入る骨折である。頭蓋骨との接触面が平らで，かつ面積が大きい場合に線状骨折になりやすい。骨折により硬膜の中にある中硬膜動脈が損傷されて，急性硬膜外血腫が生じうる可能性を考慮する必要がある。

　②**陥没骨折**　小さい面積に衝撃が高速で加わった場合に生じる，打ち抜き

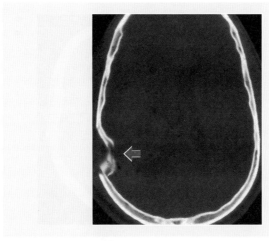

骨折により頭蓋骨が内側に
陥没している(➡)。

🔵 図 2-20　陥没骨折

型の骨折である(🔵 図 2-20)。頭頂部と前頭部に多く，側頭部には少ない。小児に多い骨折である。小児ではピンポン玉が凹んだような骨折になる。

　頭蓋骨の厚さ以上に陥没をしている場合には，陥没した骨片が脳を圧迫し，痙攣の原因となるなどの理由で，整復術を行うことがある。また骨折によって硬膜も損傷され，頭蓋内と交通がある**開放性骨折**の場合，感染予防の面から骨片除去，硬膜形成術を早期に行う必要がある。

　③**頭蓋底骨折**　頭蓋骨の奥の底の骨が骨折した状態である。頭蓋冠の骨折が頭蓋底部までおよぶ場合と，尾部や耳介後部の打撲による直接的外力によっておこる場合がある。

　所見としてブラックアイ[1]やバトル徴候[2]がみられることがある。また鼻や耳から脳脊髄液の漏出(髄液漏)がみられることがあり，初期にはそこに血液がまじることが多い。70% は 3 週間程度の経過観察で軽快するが，髄液漏がとまらないときは硬膜閉鎖などの手術を考慮する。この間は髄膜炎の併発に注意する必要がある。また頭蓋底には血管や脳神経が通る多くの孔があるため，頭蓋底骨折によって神経が損傷されることがある。障害されやすいのは，Ⅷ内耳神経(聴力障害)，Ⅶ顔面神経(顔面神経麻痺)，Ⅰ嗅神経(嗅覚消失)などである。

④ 脳震盪

　頭部への衝撃により一時的に意識障害をきたすが，短時間で意識が改善し，後遺症を残さないものを**脳震盪**という。基本的に臨床的な用語であり，意識

1）ブラックアイ：眼瞼周囲に皮下出血斑を形成し，パンダのように黒ずんで見える。
2）バトル徴候：耳介後部の乳様突起のあたりに皮下出血斑がみられるものをよぶ。

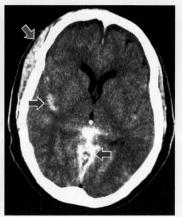

➡：皮下血腫
➡：くも膜下出血

クモ膜下腔の一部に，出血を示す白色の高吸収域がみとめられる。

⬇ **図 2-21　外傷性クモ膜下出血**

障害が 6 時間以内に改善するものと定義される。意識は改善するが健忘[1]を
伴うことがある。

⑤ 脳挫傷

　頭部への強い外力によって，脳そのものに傷ができた状態を**脳挫傷**とい
う。非可逆的な挫滅創が限局的あるいは多発的にみられ，血管損傷による小
出血を伴う状態である。直撃損傷，反衝損傷のいずれでも生じる。前頭葉と
側頭葉の先端部は好発部位であり，後頭部打撲による反衝損傷として生じる。
これが癒合して脳内血腫を形成することがある。

⑥ 外傷性クモ膜下出血

　外傷性クモ膜下出血は，クモ膜下腔にある小血管が破綻して出血するか，
脳挫傷に伴って血液がクモ膜下腔内に入り込むことで生じる（⬇ 図 2-21）。出
血した血液は脳脊髄液にまじり，脳脊髄液の流れにより洗い流されるため，
摘出する必要はない。

⑦ びまん性軸索損傷

　強くはね飛ばされたときなどに脳組織のずれが生じ，脳深部の白質がびま
ん性に損傷されるものである。意識障害は 6 時間以上遷延する。CT では血
腫などの所見に乏しいが，MRI では脳深部の白質（脳梁など）を中心とした
病変がみとめられる。

1）健忘：脳震盪で意識が改善したあとも，その間の記憶が喪失することがある。受傷以前から
　の記憶がないものを逆行性健忘，受傷以降の記憶がないものを外傷後健忘という。

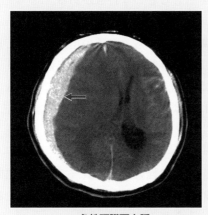
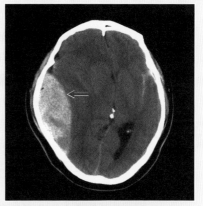

a. 急性硬膜下血腫　　　　　　　　b. 急性硬膜外血腫

⟳ 図 2-22　急性硬膜下血腫と急性硬膜外血腫の CT 画像

8 急性硬膜下血腫

　頭部打撲により，脳の表面の動脈や，脳表と硬膜をつなぐ架橋静脈などが損傷され，短期間のうちに硬膜と脳との間に形成された血腫を**急性硬膜下血腫**という（⟳ 図 2-22-a）。血腫は三日月状になる。頭蓋骨骨折を伴うことは少なく，回転加速度によっておこることが多い。受傷直後から意識障害を伴うことが多い。

　治療として，開頭血腫除去術が行われる。急性硬膜外血腫と異なり，脳挫傷を合併していることもあるため予後不良のことが多く，死亡率も約 50%と高い。

9 急性硬膜外血腫

　受傷により，頭蓋骨と硬膜との間に形成された血腫を**急性硬膜外血腫**という（⟳ 図 2-22-b）。血腫は凸レンズ状になる。頭蓋骨骨折により，硬膜の上を走行する中硬膜動脈が損傷されて出血源となることが最も多い。そのほか，頭蓋骨の中にある板間静脈の損傷や，静脈洞の損傷も原因となる。いずれに

Column

乳幼児の急性硬膜下血腫

　乳幼児では，転倒して床に頭をぶつけるなどの軽いけがをしたときに，硬膜下血腫のような血腫を生じることがある。この血腫は，架橋静脈が外力によるずれをおこして破綻したことで形成される。この場合には脳挫傷の合併がなく，予後は良好なことがある。

しても打撲側に血腫を生じるという特徴がある。

　症状の経過として，典型例では**意識清明期**[1]がみられるものがある。この場合は，受傷時に意識が清明でも，血腫の増大によって意識障害が出現する。

　血腫が大きい場合には，早期に開頭血腫除去術を行う。急性硬膜外血腫の場合は脳実質の損傷はなく，症状は血腫の圧迫によるものであるため，適切な時期に治療が行われれば予後は良好である。

⑩ 慢性硬膜下血腫

慢性硬膜下血腫は，頭部に軽い外傷を負ってから数週間以降に発生することが多い。しかし，外傷の既往がはっきりしない場合もある。高齢者や多量の飲酒をする者に多くみられる。

　血腫が生じる過程では，まず硬膜とクモ膜接合部内に出血がおこり，その部分に裂け目が生じて接合部の組織で偽膜嚢が形成される。この偽膜嚢の血管から溶血性出血が繰り返され，徐々に血腫が形成されていく。血腫の内容はモーターオイル様の液体成分となる（◑図2-23）。

　症状としては，血腫量が少ないときは無症状であるが，血腫量の増加とともに認知機能低下や頭痛などの頭蓋内圧亢進症状，片麻痺などの脳局所症状が出現する。一見無症状にみえる場合でも，認知機能検査で異常をみとめることも少なくない。

　治療では，穿頭により血腫を洗浄し，除去する（◑図2-24）。穿頭洗浄ドレナージ術を行う場合，ドレーンをミルキング[2]したり，過度に陰圧をかけて

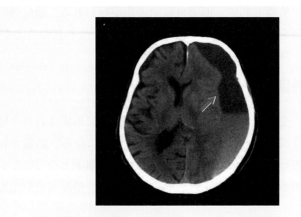

◑図2-23　慢性硬膜下血腫のCT画像

1）意識清明期：血腫がある一定のレベルに達すると，脳ヘルニアの初期のサインとして意識障害が生じる。受傷時から意識障害が生じるまでの，意識が清明であった期間を意識清明期という。
2）ミルキング：ドレーン中に血液や排液がたまったときに，それをもみ出して流れをよくすることをいう。

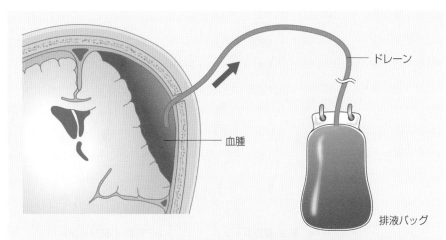

穿頭ドレナージでは，通常は，薄いやや茶色の液体が排出される。赤い新鮮な血液が排出された場合は急性出血の可能性があり，また，無色透明な液体が多量に排出された場合は，髄液の排出が考えられる。これらの場合はすみやかに医師に報告する。

◆図 2-24　穿頭洗浄ドレナージ術

はいけない。また，術後てんかん発作をおこすことがあるため，ドレナージ後には意識状態などの神経学的所見の経過観察が必要となる。高齢者の場合は，認知症の既往の有無にかかわらず術後不穏状態になることがあり，ドレーンの自己抜去を行わないように管理する必要がある。血腫量が少ない場合は，五苓散などの漢方薬を内服することもある。予後は良好であるが，8〜20% で再発することがある。

⑪ 外傷性てんかん

　重症頭部外傷による脳損傷後におこるてんかん発作を，**外傷性てんかん**という。脳まで貫通した重症頭部外傷では約 70% に，脳まで達しなかった頭部外傷では約 5〜30% におこるとされている。通常は受傷の数か月から数年後，多くは 4 年以内におこる。受傷直後にてんかん発作がおこる場合もあり，これは小児に多い。

　受傷直後のてんかん発作については積極的に抗てんかん薬を使用する。ただし，慢性期の発作予防を目的とする投与は行わない。

G　水頭症

① 水頭症の病態

　なんらかの原因によって，脳脊髄液の循環障害が生じ，脳脊髄液が過剰に

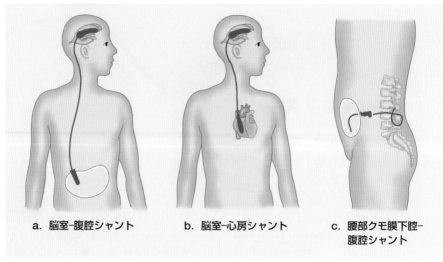

a. 脳室-腹腔シャント　　　b. 脳室-心房シャント　　　c. 腰部クモ膜下腔-
　　　　　　　　　　　　　　　　　　　　　　　　　　　　　腹腔シャント

◎図 2-25　脳脊髄液シャント術

頭蓋内に貯留した状態を**水頭症**という。原因としては，①脳脊髄液産生の増加，②脳脊髄液の吸収障害，③脳脊髄液流通経路の通過障害があるが，多くは③により生じる。

分類●　脳脊髄液通過障害の部位（◎ 139 ページ）による分類[1]のほか，奇形や胎内感染などの先天性のものと，髄膜炎・頭蓋内出血・外傷・腫瘍などに続発する後天性（続発性）のものに分ける分類がある。先天性水頭症の発生頻度は出生 1,000 に対し 0.8 程度である。

症状●　新生児期・乳児期は，頭蓋縫合が完成していないため縫合線の拡大や頭囲の拡大が生じ，大泉門の膨隆もみられる。そのほか頭皮静脈の怒張や，太陽が沈むように眼球が下方に偏位する落陽現象がみられる。

　　乳児期以降になると頭囲は拡大せず，頭蓋内圧亢進症状が出現する。放置すれば精神発達遅滞をきたすことがある。

治療●　緊急に頭蓋内圧亢進を解除する目的で，脳室ドレナージを行うことがある。一般的には**脳脊髄液シャント術**を行う。脳室の脳脊髄液を体内に埋め込んだチューブで腹腔に流す脳室-腹腔シャント術が一般的で，ほかにも脳室-心房シャントや，腰部クモ膜下腔-腹腔シャントなどがある（◎ 図 2-25）。

② 正常圧水頭症

正常圧水頭症は，脳圧が正常であるにもかかわらず，画像検査で脳室の拡大をみとめるものをいう。高齢者に比較的多くみられ，精神活動の低下，歩

1）脳室内および脳室・クモ膜下腔間に通過障害があるものを非交通性水頭症とよび，脳室系の交通は正常なものの，クモ膜下腔に循環・吸収障害があるものを交通性水頭症とよぶ。

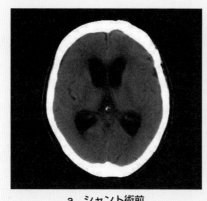
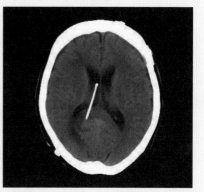

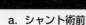
a. シャント術前　　　　　　　b. シャント術後

● 図 2-26　クモ膜下出血後の続発性水頭症の CT 画像

行障害，尿失禁の三徴が主症状である。シャント術によって症状の改善がみられることがある。原因のはっきりしない特発性のものと，クモ膜下出血や髄膜炎後にみられる続発性(症候性)のものとに分けられる。

症状●　上に述べた三徴が主症状であり，このうちの 1 つ以上を呈する。初期症状は歩行障害のことが多く，小きざみ歩行が特徴的である。特発性の正常圧水頭症の場合は，自発性の低下や，日常動作の緩慢化などが徐々に進行していくため，診断に時間がかかることがある。正常圧水頭症による認知症は，治療により改善する認知症の 1 つとされている。

診断●　CT では脳室拡大(● 図 2-26)が確認される。また，MRI で撮影をしたときに，高位円蓋部・正中部の脳溝狭小化，シルビウス裂の開大，脳室拡大という特徴的な所見(DESH 所見)が得られる。これに加え，脳血流 SPECT での血流低下も診断に重要で，脳槽シンチグラフィー(● 160 ページ)を行うこともある。診断が確定しない場合は，試験的に脳脊髄液を 20～40 mL 排除し，臨床症状が改善するかどうかをみる脊髄液排除試験(タップテスト)が有用とされる。

治療●　治療では，シャント手術が唯一の治療法である。

H てんかん

てんかんは，大脳の神経細胞から発火される電気活動が無秩序に出現し，広がることで生じる。その結果として，痙攣がでることもあるが，痙攣を伴わないてんかんもある。したがって，痙攣とてんかんは同一のものではない。てんかんは少なくない疾患で，おおよそ 100 人に 1 人程度にみられるが，気

づかれていないこともある。

分類● てんかんは，痙攣を代表とする「てんかん発作型」により全般起始発作と焦点起始発作，起始不明発作に分類すると理解しやすい。以下に代表的なものをまとめる。

1 全般起始発作

全般起始発作[1]は，左右大脳半球同時に，過剰な電気活動が生じ，全身の痙攣発作や意識障害を伴うものである。発作には次のものがある。

(1) 全般 強 直 間代発作：突然の意識消失，ときに大きな声が出るとほぼ同時に，四肢体幹の伸展が出現し，その後，伸展と屈曲を繰り返す痙攣が出じる。最終的には自然に消失して，しばらく寝てしまうことが多い。

(2) 定形欠神発作：4〜12歳の子どもにみられる。短時間の意識消失が主体で，未治療だと何度も繰り返す。知能の障害はない。

2 焦点起始発作

焦点起始発作は，大脳半球のどちらか一方の一部に電気活動が生じ，それに対応した症状が出現するものである。たとえば，右の大脳皮質運動野の手を動かす領域に病巣があれば，左手に痙攣がでる。また，意識消失を伴う場合と，そうでない場合がある。

ここでは，意識障害を伴う焦点意識減損発作[2]について述べる。これは成人で多くみられ，短時間の意識変容が主体である。会話中に急に目の焦点が合わなくなり，口をもぐもぐさせる（自動症），会話がかみ合わないことで気づかれる。持続は数分間で，その後意識は改善するが，意識変容が遷延することもある。内側側頭葉に原因があることが多い。

診断● 臨床症状と脳波検査による。頭部CTやMRIにより，脳腫瘍，脳血管疾患の後遺症，頭部外傷の瘢痕といったてんかん発作を生じうる脳病変がないかを確認する必要がある。また，脳の発生障害による形態異常をみとめることもある。

Column

痙攣重積状態

全身痙攣が持続し意識障害を伴う状態をいう。早期の治療により，痙攣発作を停止させないと，重度の後遺症を残す。ときに，全身麻酔により，痙攣発作を停止させることもある。

---

1) 全般起死発作：以前は全般発作とよばれていた。
2) 焦点意識減損発作は，以前に複雑部分発作，側頭葉てんかんとよばれていたものとほぼ同義である。

治療● 　抗てんかん薬投与が基本である。抗てんかん薬の内服で改善が得られない場合は，てんかんの原因となる海馬や扁桃体などの脳病変の外科的切除も効果的である。

　治療ではとくに，規則正しく内服をしているかを確認することが重要である。高齢者の場合は，通常よりも少ない量から与薬を開始することが多い。数種類の抗てんかん薬を同時に投与すると副作用が出やすく，かえって効果がなくなることもある。抗てんかん薬の副作用は，ときに重症化することもあるので注意する。

注意点● 　痙攣は，意志とは無関係に筋収縮と弛緩を繰り返す不随意運動である。てんかんの症状として多くみられるが，てんかん以外でも生じる。

　日常生活のなかでてんかん発作を生じ，事故につながることもある。たとえば高所作業中の発作による転落，入浴中の溺死などがあげられる。そのため，患者や家族への注意・指導が重要である。また，てんかん患者が自動車の運転を行うためには，一定期間発作をおこさないなどの条件を満たさなくてはならない。

　抗てんかん薬は，眠けやふらつき，意欲の低下などを生じることがあり，生活の妨げになることがある。高齢者ではふらつきから転倒や骨折を生じることもある。まれに，てんかん患者において，明らかな原因がなく，突然死を生じることがある。

認知症

　認知症は，慢性・進行性の脳器質疾患により生じ，記憶・思考・見当識・理解・計算・学習・言語・判断などの高次脳機能が障害される症候群である。そのため社会的・職業的に明らかな能力低下を示す（● 154 ページ）。近年では，頭部外傷と認知症の関連も重要と考えられている。認知症という用語は，疾患そのものをさすのではなく，さまざまな疾患により認知障害が生じている状態である。したがって，認知症という用語をあたかもひとつの疾患であるかのように使用するのは間違いである。

　認知症をきたす疾患は，若年（65 歳未満）においては，アルツハイマー病，前頭側頭葉変性症，血管性認知症[1]が多い。一方，高齢（ここでは 65 歳以上）では，圧倒的にアルツハイマー病が多く，続いて血管性認知症，レビー小体型認知症の順である。

診断● 　臨床診断に加えて，頭部画像検査による脳萎縮の有無（● 図 2-27）の確認，脳波検査によるてんかん発作との鑑別を要する。また，血液検査により高ア

1）以前は多発脳梗塞性痴呆といわれたが，脳梗塞だけで生じるわけではない。

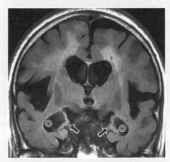

海馬の萎縮をみとめ（●），そのため脳室が拡大している（○）。

◆図 2-27　アルツハイマー病の頭部 MRI

ンモニア血症やビタミン欠乏といった，認知症と間違えられる疾患との鑑別
も必要となる。脳血流検査で特徴的な異常をとらえることができる場合もあ
る。

① アルツハイマー病

　　　　認知症の代表的疾患であるアルツハイマー病では，記憶障害が主体となる。
　　　　記憶には，以下のようなものがある。

記憶の種類● (1) エピソード(出来事)記憶：日常生活にあったことの記憶。いつ，誰と，
　　　　　　　どこへ行ったなど。

　　　　(2) 意味記憶：知識や社会的常識。

　　　　(3) 手続き記憶：運動などを介して伝えられるもの。

時間軸からみた● (1) 短期(即時)記憶：すぐに忘れてしまうもの(電話をかけるときに，一時
　　記憶　　　　的に電話番号を覚えてかけるが，のちにすぐ忘れるなど)。

　　　　(2) 長期記憶：一定の時間保持されるもので，近時記憶(だいたい数か月ま
　　　　　　　で)と遠隔記憶(何年も持続)に分かれる。

症状● 　　アルツハイマー病では，近時記憶から障害され，聞いたことを忘れる，置
　　　　き場所を忘れる，出来事を忘れるなどがおこる[1]。同時に注意機能や遂行機
　　　　能が低下して，更衣・計算能力・書字・家事が困難になる。さらに数年かけ
　　　　て症状が進行し，摂食・排泄などの障害をきたし，瞬間的なことしかわから
　　　　なくなるようになる。自分の年齢が言えなくなり，買い物，銀行へ行く，切
　　　　符を買う，入浴といった行為も困難となる。この時期も数年続く。

　　　　　　介護上でとくに問題となるのは，「認知症の行動と心理症状(BPSD)」で
　　　　あり，妄想・幻覚・抑うつ・不安・興奮・徘徊・脱抑制・介護拒否といった

---

1) アルツハイマー病では，近時記憶が最初に障害されるが，介護保険主治医意見書には短期記
　憶の障害を記載する欄がある。短期記憶は初期には障害されないことに注意する。

症状が多くなる。この時期は，介護者への負担も多い。その後，病状が進行すると，言語障害・疎通性低下・食事摂取不能・歩行障害などから寝たきりとなり，死亡する。

治療● 　コリンエステラーゼ阻害薬と NMDA 受容体拮抗薬が使われる。症状の進行を完全にとめることはできない。

❷ レビー小体型認知症

パーキンソン病の原因であるレビー小体が大脳にもみられる疾患である。

症状● 　アルツハイマー病のようにもの忘れから始まるとは限らず，認知機能の変動，虫が見える，人が見えるといった具体的な幻視，パーキンソン病の症状，自律神経症候，レム期睡眠行動異常症(● 187 ページ)，抗精神病薬に対する強い感受性を示すといった特徴もある。本症の頻度は比較的多く，アルツハイマー病との合併も多い。

検査● 　心臓交感神経系や脳のドパミントランスポータのシンチグラムが診断の一助となる。

治療● 　ドネペジル塩酸塩が使用される。幻視に対してきわめて効果的なこともある。

❸ 血管性認知症

脳梗塞や脳出血などの脳血管疾患により生じる認知症である。

症状● 　記憶障害・失語・失行・失認・遂行機能(実行機能)の障害が主体である。遂行機能とは，買い物や料理が手順どおりにきちんとできるという能力をいう。脳血管疾患の病変により，歩行障害や片麻痺などが併存することも多い。脳卒中をみとめてから早期に認知症が始まり急速に悪化する場合や，動揺しながら段階的に悪化する場合などがあり，症状の進み方もさまざまである。

診断● 　画像診断により脳血管疾患が存在することを確認する。

治療● 　基礎疾患の治療が原則である。アルツハイマー病治療薬が有効である可能性もあるが保険適応はない。

❹ 前頭側頭型認知症

おもに前頭葉と側頭葉が障害される認知症で，アルツハイマー病よりも頻度は低い。人格変化あるいは進行性の非流暢性失語(徐々に発語がなくなる失語)や遂行機能障害をみとめる。基礎疾患は多岐にわたるが，ピック病が有名である。

コミュニケーションは困難で，アルツハイマー病患者と異なり対応が困難な場合がある。

⑤ クロイツフェルト-ヤコブ病

　　脳内に正常にあるプリオンというタンパク質が，異常な形態となって脳に沈着することで発症する。発症早期は，視覚の異常や不安などを訴えるが，しばらくすると全身にミオクローヌス（➡152ページ）があらわれ，急速に認知症が進行して数か月で寝たきりとなり死亡する。

　　本症の多くは孤発性だが，一部は遺伝性である。また，死体由来の硬膜を脳外科手術に使用したことで，多くの医原性クロイツフェルト-ヤコブ病患者が多数発症したこと，およびウシのプリオン病（BSE）に感染した牛肉を介してヒトに感染を生じたことがよく知られている。

　　本症は実験的に動物へ感染させることができるため，感染性の観点から患者が検査や入院を拒否されることがあるが，患者の体液・血液などを適切に医療廃棄物として処置をすれば，看護業務に問題はない。

⑥ 治療可能な認知症

　　認知症の症状をみとめても，必ずしも進行性の疾患ばかりとは限らない。内科的あるいは外科的に治療可能な疾患で，アルツハイマー病のような認知症に類似する症状をみとめる場合がある。したがって，そういった疾患を見落とさないようにすることが重要である。

　　しばしば遭遇する疾患として，慢性硬膜下血腫（➡198ページ）や正常圧水頭症（認知症に加え，歩行障害，失禁をみとめる，➡200ページ）がある。前者は血腫を外科的に取り除くことで通常完治する。後者は，適応がある場合は，脳内にシャントを挿入して脳脊髄液量を調整することで症状の改善が得られる。

　　また，比較的小さな脳梗塞や脳出血が，運動障害をきたさず，認知障害だけをきたす部位（視床，尾状核）に生じ，認知症の症状を呈することがある。そのほかに，神経梅毒（➡185ページ），慢性心不全，呼吸不全による低酸素血症や高二酸化炭素血症，慢性肝疾患（とくに肝硬変に伴う高アンモニア血症），高血糖，腎不全，甲状腺機能障害，ビタミン（B_1，B_{12}，ニコチン酸）欠乏なども認知症の症状をきたす。個々の疾患に対する適切な対応をすることで認知障害が改善しうる。

Ｊ 末梢神経障害（末梢性ニューロパチー）

　　末梢神経は身体のいたるところに分布し，運動や感覚あるいは自律神経機能に関与する。運動性末梢神経が障害されれば麻痺や筋力低下が，感覚性末梢神経が障害されれば，しびれや感覚障害が，自律神経性末梢神経が障害さ

れれば発汗障害，不整脈，排尿障害，便秘が出現する。末梢神経障害をきた
す疾患は種類も多く，その頻度も少なくない。

分類● 　末梢神経障害は，障害される部位により以下のように分けられる。

(1) 単ニューロパチー：単一の神経が障害される。

(2) 多発ニューロパチー：対称性に四肢の神経が障害される。おもに遠位が
障害されるので，四肢遠位にしびれを生じる。

(3) 多発性単ニューロパチー：単ニューロパチーが身体のあちらこちらにお
こるもので，多発ニューロパチーに似る。

　それぞれに，原因となる疾患があり，同じ基礎疾患でもさまざまな症状を
とる。代表的な疾患に関して以下にまとめる。

① 糖尿病性ニューロパチー

　糖尿病に伴って発症し，先進国では末梢神経障害の原因として最も多い。
臨床症状をみとめる前から末梢神経は徐々に障害されている。通常は上下肢
対称性（指先，足先から障害されるのが一般的）の感覚運動障害型の末梢神経
障害（多発ニューロパチー）をみとめ，それに自律神経障害が加わる。

症状● (1) 感覚性障害：しびれ，他覚的感覚低下に加えて，疼痛もよくみられる。

(2) 運動性障害：筋力低下がみられる。高齢者においては頸椎症や廃用性筋
萎縮なども加わり，症状が複雑になる。

(3) 自律神経障害：消化管へ分布する自律神経が障害され，逆流性食道炎，
繰り返す嘔吐，便秘あるいは下痢が生じる。また，血管へ分布する自律
神経の障害により，起立性低血圧が生じる。膀胱へ分布する自律神経の
障害では，排尿障害が生じる。これにより残尿が多くなると尿路感染症
の原因になりやすい。ときに尿閉が生じて 2,000〜3,000 mL ほど膀胱内
に尿が貯留することもあり，腎不全の原因にもなるので，すみやかな導
尿が必要である。

診断● 　血糖コントロールが不良であることと，末梢神経障害発症との関連がある。
しかし，血糖値がよくコントロールされていても発症することがある。自覚
的な症状がなくても，すでに末梢神経障害が出現していることがあり，つま
先などの下肢遠位の感覚障害の有無を他覚的に検査することが重要である。
確定するには，神経伝導速度検査が必要である。

治療● 　糖尿病のコントロールが重要である。それ以外の要因に対しては個別に対
応する。糖尿病による足の潰瘍予防のため，下肢を清潔にすることも重要で
ある。

注意点● 　定期的に下肢感覚障害の有無を検査する。感覚障害のために痛みなどの自
覚のないまま潰瘍を形成することがあり，下肢に潰瘍がないかどうかも確認
する。

② ギラン-バレー症候群（GBS）

　　　急性に発症する末梢神経障害である。自己免疫の関与が示唆され，一部の患者では末梢神経を構成する物質に対して自己抗体が検出される。末梢神経の表層を被覆する髄鞘が障害される場合と，軸索が障害される場合がある。

症状● 　通常は，四肢（とくに下肢）のしびれで始まり，急速にしびれの範囲が拡大し，筋力低下が進行する。筋力低下も下肢から上肢に向かって上行性に悪化することが多い。しびれを自覚していても，他覚的に感覚障害が明らかでないこともある。球麻痺や呼吸筋障害から，人工呼吸器による管理が必要になる。自律神経障害による不整脈や排尿障害も生じる。通常4週間までに最も進行した状態となり，その後回復する。少なくとも80％の患者は完全に回復するとされているが，数％では後遺症が残る。発症2週間ほど前に，感冒，下痢あるいはワクチン接種を施行していることがあり，一部の病型では感染との関連が明らかになっている。しかし，そういった先行症状や治療がみられないことも多い。

診断● 　特徴的臨床経過と神経伝導速度検査による。脳脊髄液検査で，タンパク質の増加にもかかわらず細胞数が正常なタンパク細胞解離をみとめる。

治療● 　免疫グロブリンの大量投与療法や血漿交換療法を行う。

注意点● 　症状が急速に進行することが特徴である。たとえば，朝にしびれで発症した患者が，同日の夕方には呼吸不全が出現して，人工呼吸器を装着されていることもある。注意深い患者の観察が要求される。

③ 慢性炎症性脱髄性多発根神経炎（CIDP）

　　　ギラン-バレー症候群とは異なり，慢性に進行する末梢神経の脱髄疾患である。原因として自己免疫の関与が示唆される。多発性硬化症が中枢神経の脱髄であるのに対して，CIDP は末梢神経の脱髄と覚えると理解しやすい。

症状● 　四肢のしびれ，筋力低下をみとめ，非対称性の症状を呈する（多発単ニューロパチー）。

診断● 　神経伝導速度検査と脳脊髄液検査でのタンパク質の増加を確認する。

治療● 　免疫グロブリンの大量投与療法や血漿交換療法，副腎皮質ホルモン製剤や免疫抑制薬により治療を行う。

注意点● 　再発を繰り返し，治療に難渋することも多い。遺伝性の末梢神経障害やほかの末梢神経障害と誤診されていることもある。

④ 絞扼性ニューロパチー（絞扼性末梢神経障害）

　　　末梢神経が，その走行経路において，機械的な圧迫を受け，それより遠位になんらかの症状をきたすものである。したがって，通常は単ニューロパチーである。それぞれの神経によって圧迫を受けやすい部位がある。適切な

治療が行われると改善が得られるが，治療開始が遅れると後遺症を残す。

(1) 橈骨神経麻痺：とくに上腕骨での圧迫（腕を下にして体重をかけてそのまま寝てしまったときなど）でおこる。下垂手（◯285ページ）と手の甲の感覚障害をきたす。

(2) 正中神経麻痺：掌側手首における正中神経の圧迫で生じる手根管症候群が多い。母指から第4指橈側までの手掌面のしびれ，母指球筋の筋萎縮をみとめる。手をよく使う人に多い。妊娠時や糖尿病，甲状腺機能低下症，全身性アミロイドーシス，血液透析患者にもみられる。

(3) 尺骨神経麻痺：肘の内側にある尺骨神経溝での圧迫が多い。尺骨神経溝は，机に肘をついたときに，肘の内側があたると，しびれが走る部位である。肘をつく作業，打撲，過度の肘の伸展で生じる。指の屈曲や開く動作が障害される。

(4) 外側大腿皮神経麻痺：外側大腿皮神経は，大腿の外側面に分布する運動神経を含まない感覚神経である。鼠径靱帯通過部の圧迫で，大腿外側にしびれ感や痛み（異常感覚性大腿神経痛）を自覚する。ベルトの締めすぎや肥満，急激なやせなどで生じる。

Column

顔面神経麻痺

　日常診療でよくみられる。一側の顔面神経が麻痺を生じると，麻痺側の額のしわがなくなり，眼瞼が閉じられず，鼻唇溝も消失する（◯図）。運動麻痺以外に，障害部位により，舌前2/3の味覚障害，聴覚過敏を合併することもある。外耳道や耳介周囲の帯状疱疹に伴い発症する場合，ラムゼイハント症候群という。一方，原因がはっきりしない場合を，ベル麻痺とよぶ。副腎皮室ステロイド製剤や場合によって抗ウイルス薬の使用とリハビリテーションを行う。通常は改善がみられるが，後遺症が残ることがある。麻痺側の歯と頬の間に食物がたまってしまうので，食後の口腔内衛生と，まぶたが閉じられないことによる角膜障害の予防のための眼帯着用などを指導する。

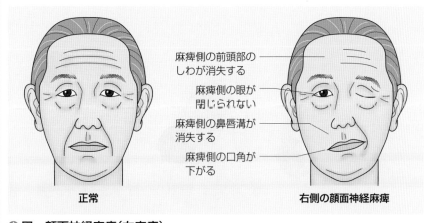

麻痺側の前頭部のしわが消失する

麻痺側の眼が閉じられない

麻痺側の鼻唇溝が消失する

麻痺側の口角が下がる

正常　　　　　　　　右側の顔面神経麻痺

◯図　顔面神経麻痺（右麻痺）

診断● 特異的な臨床症候と神経伝導速度検査により診断を行う。

治療● 圧迫解除が重要である。外科的に圧迫解除を行うこともある。

注意点● 末梢神経の圧迫はどこでも生じるので，多い疾患だが，実際は見逃されていることもある。限局したしびれや痛みなどを自覚する患者には，本症の可能性を検討することはとても重要である。

K 筋疾患

　ここでは骨格筋を障害する疾患を対象とする。筋肉を動かすためには，中枢神経・末梢神経からの刺激が必要であるが，それらは正常であるにもかかわらず，筋自体の障害で，筋を動かせなくなる疾患について述べる。

1 筋ジストロフィー

　筋ジストロフィーは，骨格筋の変性や壊死により，進行性に筋力が低下する遺伝性疾患である。

■デュシェンヌ型筋ジストロフィー

　X連鎖潜性（劣性）遺伝であり，原則として男児に発症するが，女児にみられることもある。

　デュシェンヌ型筋ジストロフィーと同一の遺伝子における変異により生じ，症状の進行が比較的軽いベッカー型筋ジストロフィーもある。

症状● 歩行開始の遅れ（正常は12か月），その後走ることができない，転びやすいといった症状で気づかれ，動揺性歩行（◯152ページ）を呈する。登攀性起立もみとめる（◯図2-28）。さらに進行すると車椅子生活（10歳前後）となり，脊柱の極端な側彎などの変形をきたすことも多い。ふくらはぎが腫大するこ

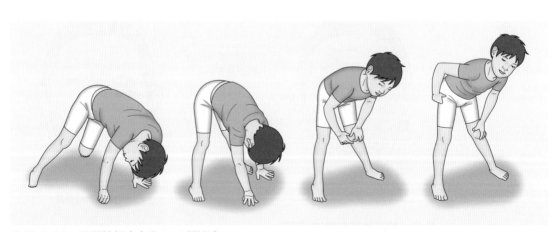

◯図2-28　登攀性起立（ガワーズ徴候）

とが特徴である。血液検査ではクレアチンキナーゼの上昇をみとめる。

治療● 　人工呼吸器や栄養法の進歩により，以前にくらべて生命的予後がのびた。一般に，ステロイド療法やリハビリテーションが行われる。一部の症例では核酸医薬品であるビルトラルセンを用いた遺伝子治療が行われる。呼吸器管理など，多職種による管理が重要である。

■顔面肩甲上腕型筋ジストロフィー

　顔・肩甲帯・上腕の筋が選択的に障害されて，筋力低下をきたす疾患で，常染色体顕性遺伝性疾患であるが，家族歴がはっきりしないこともある。

症状● 　20歳ぐらいから顔面の筋力低下が始まり，肩や上腕に筋力低下が進行する。顔面筋力低下のために，ふだんから薄目を開けて眠っていることに，家族が気づいていることがある。多くは口笛を吹けない。また，上腕だけが萎縮するので，外観はポパイのような腕になる。このような筋力低下にもかかわらず，日常生活や運動などができていることも多い。

■筋強直性ジストロフィー

　常染色体顕性遺伝性疾患で，筋以外のさまざまな臓器障害を伴う。同じ家系内でも症状の程度は異なる。

症状● 　多くの筋疾患は近位筋から障害されるが，筋強直性ジストロフィーは四肢遠位から筋力低下が始まり，顔面筋も障害される。握った手をすばやく開くことができないミオトニー現象をみとめるが，患者自身が困っていないことも多い。ほかに，認知機能障害・白内障・脱毛・糖尿病・不整脈・悪性腫瘍など多彩な症状をみとめる。本症では，注意を与えても同じことを繰り返し，外傷を繰り返すといった患者もいることから，介護者を含め，ていねいな看護が要求される。

② 先天性ミオパチー

　出生時より筋力低下をみとめる疾患のなかで，筋肉の異常に由来する疾患である。非進行性のものもあり，眼球を動かす外眼筋・顔面筋・咽頭筋・四肢の筋の筋力低下をみとめる。

③ 重症筋無力症

　神経筋接合部の障害で生じる。神経末端から筋肉に向かって遊離される伝達物質であるアセチルコリンの受容体に対する抗体ができ，筋収縮がおこりにくくなる。

症状● 　易疲労性が特徴的で，繰り返しの動作や持続する動作で疲労が生じ，筋力が低下する。たとえば，上方を注視していると，疲れてきて眼瞼が下がってしまう，あるいは握力を繰り返し測定していると，疲れてきて数値が極端に

下がるといったことである。易疲労の症状を患者から聞き出すことは重要である。たとえば，朝はいつもからだの調子がいいが（寝たあとなので，筋肉を休めていたために，筋力が回復している），午後になると調子がわるいといった場合である。ただ疲れやすいと訴えるだけのこともある。こういった症状は，うつなどの精神的な疾患として治療を受けてしまうことがあり，注意が必要である。眼瞼だけの症状であれば比較的軽症であるが，咽頭筋や呼吸筋の障害があると，嚥下障害や呼吸不全をきたし，重症化する。

診断● アセチルコリンの分解を抑制するエドロホニウム塩化物を注射し，症状が改善するかどうかを確認する検査と，血液でのアセチルコリン受容体に対する抗体の測定，運動神経を繰り返し電気刺激して，筋収縮の疲労があるかを検討する。

治療● 胸腺腫や甲状腺疾患を合併することがあり，適切な治療が必要になる。アセチルコリンの分解を抑制するコリンエステラーゼ阻害薬の内服，免疫抑制薬，あるいは，アセチルコリンの受容体に対する抗体除去のための血漿交換療法を行う。胸腺腫があれば切除することが多い。

注意点● 本症による眼瞼下垂に対して，加齢性の眼瞼下垂と誤診し，眼瞼挙上術が施行されている場合がある。ほかの筋疾患や末梢神経疾患と間違えられ，治療のタイミングを逃している場合，原因不明の嚥下障害とされている場合などもある。

感染症などを契機に，呼吸不全などが一気に悪化する（クリーゼ）ことがあるため，患者に対して，日ごろから症状の変化に注意をするように伝える。妊娠中や出産後には症状が悪化しうる。重症筋無力症を悪化させる薬として，アミノグリコシド系抗菌薬，ボツリヌス毒素，β遮断薬，カルシウムチャンネル阻害薬や，睡眠薬があるため，投与に注意をする。

４ 多発筋炎（多発性筋炎）

筋痛・筋力低下をみとめる筋肉の炎症性疾患である。比較的急速に筋力低下が進行して動けなくなる場合もあれば，慢性に軽い症状で経過する場合もある。血液検査で特異的な自己抗体の検出，血清クレアチンキナーゼの上昇，筋電図検査による筋障害所見を得ることに加え，筋肉自体を病理学的に検索して，筋の炎症を確認する。治療には，副腎皮質ステロイド製剤をはじめとする免疫抑制薬を使用することが主体となる。また，膠原病においても，多発筋炎と同様に，筋炎を合併することもある。

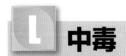

中毒

毒物が原因で生体の機能障害が生じることを中毒という。毒物とは，内的

あるいは外的に生体に摂取されたとき，化学的作用により健康を害する，あるいは中毒死にいたらしめる化学物質の総称であり，神経系に障害をおこす物質は多い。

① 一酸化炭素（CO）

一酸化炭素（CO）はガスの不完全燃焼，自動車排ガス，火災など（練炭なども）で生じ，自殺・事故死の原因となる。急性中毒は，頭痛・めまい・吐きけを生じ，重症化すると死にいたる。空気中の CO 濃度が 1% となると即死する。急性中毒からいったん回復したあと，遅発性に認知障害，パーキンソニズムをきたすことがある。

② アルコール

酒に入っているアルコール（エタノール）も中毒を生じる。血中濃度と症状に相関があり，一気飲みなどで急速に血中濃度が上昇すると意識障害から死にいたる。

③ 有機溶剤

いわゆるシンナーのことで，油やロウ，樹脂，ゴム，塗料など水にとけないものをとかすためのもので，おもに工業的用途に使われる。揮発しやすく呼吸器や皮膚から吸収される。脂溶性のため，脂質がとくに多い脳組織に入りやすく，神経系に障害を生じる。頭痛・倦怠感・めまい・多幸感・記憶障害・意識障害に加え，自律神経障害を含む末梢神経障害も生じる。

④ 有機リン

おもに農薬の成分であるが，殺虫剤にも含まれる。また，東京の地下鉄テロで使われたサリンの成分でもある。意識障害，筋攣縮，自律神経障害など多彩な症状を呈し，適切な治療がされないと致死的である。水で分解される。

⑤ 有機水銀

わが国における有機水銀中毒は水俣病としてよく知られている。水俣病は，魚に蓄積された有機水銀を人が摂取することで発症し，視神経障害，小脳失調，末梢神経障害をきたす。胎盤を通して，母胎から子へ水銀が移行することで胎児水俣病も生じる。有機水銀はとくに本マグロやメバチマグロなどに多く含まれており，厚生労働省から妊娠中に食べてよい魚の種類と量に関する指針が示されている。

まとめ

- 脳血管障害は，脳の血管が破れる出血性病変と脳の血管が詰まる虚血性病変に大きく分けられる。
- 脳動脈瘤の治療では，部位や形状に応じてクリッピング術やコイル塞栓術が行われる。
- ウィリス動脈輪閉塞症は，脳底部を中心に異常血管網がみられることから，もやもや病ともいわれる。
- 脳・神経系のおもな感染症には，急性のものとして細菌性髄膜炎，ウイルス性脳炎があり，亜急性・慢性のものとして結核性髄膜炎・真菌性髄膜炎・神経梅毒などがある。
- 頭部外傷では，打撲側の直撃損傷だけでなく，反対側の反衝損傷・対側損傷にも注意する必要がある。
- 末梢神経障害は，障害される神経の分布によって多発性ニューロパチー，単ニューロパチー，多発性単ニューロパチーに分類される。
- てんかん発作は，焦点起始発作と，全般発作，起始不明発作に分けられる。
- 認知症をきたす疾患として，アルツハイマー病，レビー小体型認知症，血管性認知症が多い。

復習問題

❶ 次の文章の空欄を埋めなさい。

▶ 脳血管障害は（①　　　　　　　）病変と（②　　　　　　　）病変に分けられる。

▶ 脳実質から発生する悪性腫瘍のほとんどは（③　　　　　）である。

▶ パーキンソン病の4大徴候は（④　　　　　　　）（⑤　　　　　）（⑥　　　　　　）（⑦　　　　　　）である。

▶ 多発性硬化症の急性増悪時には（⑧　　　　　　　）の投与が行われる。

▶ てんかん発作は，電気活動の発生の部位により（⑨　　　　　　）と（⑩　　　　　　）に分類される。

▶ アルツハイマー病では（⑪　　　）記憶から障害される。

▶ 末梢神経障害には，糖尿病に伴う（⑫　　　　　　　　），急性に発症する（⑬　　　　　　　　　　）などがある。

▶ 筋ジストロフィーには，男児に発症し脊柱変形もきたす（⑭　　　　　　　　　　），ミオトニー現象をみとめる（⑮　　　　　　　　）などがある。

❷ 左右を正しく組み合わせなさい

①脳内出血　　　　・　　・Ⓐバイパス手術

②脳梗塞　　　　　・　　・Ⓑ血圧管理

③クモ膜下出血　・　　・Ⓒクリッピング術

④ウィリス動脈輪・　　・Ⓓ血栓溶解療法
閉塞症（もやもや
病）

❸ 左右を正しく組み合わせなさい

①細菌性髄膜炎　・　　・Ⓐ単純ヘルペスウイルス1型

②脳膿瘍　　　　・　　・Ⓑ嫌気性菌

③ウイルス性脳炎・　　・Ⓒ肺炎球菌

第3章 患者の看護

A 共通する看護

　脳・神経疾患は，血管障害・代謝障害・腫瘍・外傷・変性・感染症などによって，中枢神経や末梢神経が障害されておこる器質的な疾患である。近年，原因や病態生理の解明が進んでいるが，なかにはいまだに原因が不明で治療法が確立されていない，いわゆる難病も少なくない。

　脳・神経疾患の症状は，障害される部位・程度によって多種多様である。早期に異常を発見し，適切な対処をするうえで，症状，とくにその変化の観察が重要となる。

　脳・神経疾患には，脳血管障害や頭部外傷のように突然に発症し，生命の危機を伴うものがある。その一方で，パーキンソン病や筋萎縮性側索硬化症などのように，長期にわたって病態が徐々に進行しながら経過するものもある。前者では回復に長い期間を要し，また回復後も機能障害を残す場合が少なくない。また，後者は治療により病状の進行がとめられない場合が少なくない。いずれの場合も，患者は仕事や人生設計に大きな変更を余儀なくされる。

看護の役割と●　脳・神経疾患患者の看護の目的は，患者ができるだけ心身ともによい状態
　　　目的　に近づけるようにすることである。看護師には，基本的なケアの提供から，救命救急処置と安全の確保，心理的援助，他職種との協働や在宅医療・介護との連携や調整など，幅広い役割が求められる。

　さらに，さまざまな程度の障害を残した患者が，その障害とうまくつき合いながら，残された機能を最大限に発揮して日常生活を送り，また社会人として自立することができるように，身体的にも心理的にも援助することが求められる。

　脳・神経疾患患者に共通する看護の目標として，①救命救急，②患者の身体の安全確保と保護③二次的障害および合併症の予防，④機能障害の改善，⑤苦痛の緩和，⑥心理・社会的援助（疾患の受容と社会復帰への援助），などがあげられる。ここでは，これらの共通する看護を経過にそって説明する。

さらに，経過のいずれの時期にも必要とされる，アセスメント，安全の確保，苦痛の緩和，二次的障害および合併症の予防について説明する。

1 経過別の看護

1 急性期

救命救急● 脳・神経疾患では，意識障害・呼吸障害・循環障害などの死に直結する症状があらわれることが多い。看護師は疾患・症状の特徴もふまえて，意識の状態，バイタルサイン，神経学的徴候，全身状態の観察を正確かつ綿密に行い，異常の早期発見に努める。また病態によっては頭蓋内圧亢進から脳ヘルニアに進行する危険があるので，気管挿管の準備・介助，浸透圧利尿薬の投与，緊急の CT，緊急手術の準備などを的確かつ迅速に行う。

身体的援助● 生命の危機に直面する急性期では，意識の状態をはじめとして，バイタルサインを繰り返し確認し，その変化や異常の有無・程度のアセスメントを確実に行う。患者の状態の変化を時間ごとに観察・記録し，変化があったときは医師に報告する。安全確保と苦痛の緩和も，急性期に必要な援助である（○220 ページ）。

入院時の援助● 脳・神経疾患は突然発症し，生命の危機に瀕（ひん）した状態で緊急入院することが多く，患者・家族の不安や動揺はきわめて大きい。入院時には，入院生活のオリエンテーションを行い，患者・家族が円滑に入院生活に移行できるように援助する。患者の理解度と機能障害の程度を十分にアセスメントし，安全で安楽な入院生活を送るための具体的な援助計画を立案する。また安静が必要な患者に対しては，安静の必要性と，日常生活動作（ADL）の援助が受けられることを説明する。

意思決定支援● 急性期は治療の選択時期でもある。治療に対する不安を軽減し，心身ともに準備を整えるため，オリエンテーションを行う。医師の病状説明や治療の説明の際は同席し，患者が治療についての理解を深め意思決定できるように支援する。不安については傾聴し，必要があれば，医師・薬剤師などとの面談を調整する。

2 回復期

機能障害の改善●
のための援助 生命の危機をのりこえ，病態も安定する回復期には，心身の回復とリハビリテーションが援助の中心となる。セルフケアや機能回復の訓練をみずから行えるように，方法や技術について患者・家族に指導する。

機能障害の多くは回復に長期間を要するうえ，なかには障害が残り社会復帰が困難となる場合もある。そのため，生命の危機を脱したあとにも患者・家族の心理的負担は大きい。機能回復の訓練は，患者自身が回復への意欲をもつことがまず大切である。患者が機能障害を受けとめ，あせらず着実に訓

練に向かえるように心理・社会的援助を行う。

　　患者・家族の心理・社会的状態をアセスメントし，必要に応じて，理学療法士(PT)，作業療法士(OT)，言語聴覚士(ST)，医療ソーシャルワーカー(MSW)，心理療法士などの援助を受けられるよう調整をはかっていく。

障害の受容の●
　　　　支援
　　機能障害については，患者・家族が過度に失望して将来を悲観したり，希望をもちすぎたりすることのないように，説明は慎重に行う。また，説明を患者・家族がどのように受けとめたのかについても確認していく。

　　機能回復の程度はさまざまであり，重度の機能障害が残る場合や，機能の喪失を伴う場合もある。患者がそのような現実をかかえた自分を受容するまでには，相応の経過を必要とする。看護師は患者の心理的反応の特徴を知り，受容の時期に合わせて適切にかかわっていき，必要な情報を提供しながら，患者・家族と目標を共有して，現実を受けとめられるように援助する。

家族への支援●
　　家族に対しては，患者の回復に家族が大切な役割を担っていることを理解させ，患者が回復意欲をもてるようにはたらきかけること，過度な要求をしないこと，逆に過保護にならないこと，などを指導していく。

③ 慢性期

社会復帰への●
　　　　支援
　　症状がある程度安定するのに伴い，患者が疾患や症状に合わせたかたちでどのように社会復帰を目ざすのか決めるための支援を行う。

　　脳・神経疾患患者のなかには，退院後も在宅療養や外来通院治療の継続が必要な患者もいる。また，局所症状・高次脳機能障害が残存または悪化することで，継続したリハビリテーションが必要な場合や，リハビリテーションセンターへの転院が必要な場合もある。必要な社会資源を活用し，自宅への退院の場合には，自宅でも生活できるように療養環境の調整を行う。

再発の予防と●
　　　　対処
　　入院中から，患者の退院後に予想される状態や生活に合わせて，留意点や内服薬の管理について説明する。治療的処置が必要な場合には，その具体的な方法について，パンフレットなどを用いて説明しておく。

　　脳腫瘍や脳血管疾患(障害)などの再発が予想される疾患や，重症筋無力症・多発性硬化症などの再燃が予想される疾患の患者には，悪化の誘因となる感染，心身の過労，ストレスなどを日常のなかで避けられるように指導しておく。異常の観察方法，異常がおこったときの対処方法，病院との連絡方法などについても，患者・家族の気持ちに配慮しながら指導する。

　　また再発・再燃や機能障害による社会復帰への不安もあるため，精神的支援もあわせて行っていく。

④ 終末期

　　終末期を迎える患者に対しては，MSW と連携しながら療養先を選択するための情報提供を行っていく。一度選択した場合でも，迷いやがまんを感じ

ている場合もある。患者・家族の心情を理解し，よりよい選択や，目ざす生活ができるように支援を行っていく。

2 アセスメント

　脳・神経疾患の症状は障害されている脳の部位によって異なり，その程度もさまざまである。さらに時間の経過とともにしばしば変化するので，繰り返し観察することが必要である。以下に，脳・神経疾患患者に共通する観察項目と観察時の要点をあげる。

　①**意識の状態**　意識障害は頭蓋内圧亢進とともに増強し，患者の予後と密接に関連する。頭蓋内圧亢進は脳浮腫から脳ヘルニアの危険を示す徴候であり，頭蓋内の変化を知るために意識状態を経時的に観察することが必要である（◎147ページ）。

　意識状態の観察のために，患者に刺激を与えるいくつかの方法がある（◎図3-1）。刺激を与える際は，①与える刺激の質と量が一定になるように方法を統一する，②刺激が軽いものから強いものへとかえていく，③あらかじめ意識状態判定の意義と方法を患者・家族に説明して了承を得る，といった点

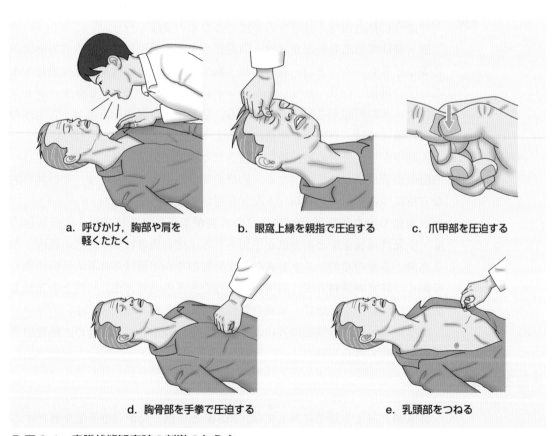

a. 呼びかけ，胸部や肩を
　軽くたたく

b. 眼窩上縁を親指で圧迫する

c. 爪甲部を圧迫する

d. 胸骨部を手拳で圧迫する

e. 乳頭部をつねる

◎図3-1　意識状態観察時の刺激の与え方

に注意する。

　②**バイタルサイン**　次のような徴候について、とくに観察する。

（1）血圧の上昇、脈圧の変化：血圧の上昇は頭蓋内圧亢進を示していることがある。呼吸数・パターンの異常は、頭蓋内圧亢進などによって脳幹が障害され、危険な状態にあることを示している。

（2）脈拍数：40/分以下または120/分以上の脈拍の持続

（3）脈の緊張（圧脈）の有無

（4）呼吸：喘鳴、舌根沈下や吐物・分泌物の誤嚥による窒息の有無、失調性呼吸、過呼吸、チェーン-ストークス呼吸などの有無

（5）体温：39℃以上または35℃以下

　手術から3～4日以降まで体温の上昇が長引く場合は、感染の可能性がある。頭蓋内病変では体温中枢の障害で高熱を発することがあり、これは過高熱とよばれる。39～40℃以上の熱が持続し、解熱薬も効果がない。体温が上昇すると二次的に頭蓋内圧亢進が引きおこされるので、注意を要する。

　③**皮膚・粘膜の変化**　顔色、チアノーゼ、浮腫、皮膚乾燥、発汗、冷汗、四肢末梢の冷感などの有無を観察する。

　④**瞳孔、眼球の位置（眼位）**　対光反射は、光を入れた瞳孔が収縮する直接反射と、反対側の瞳孔も同時に収縮する間接反射の両方を観察する。対光反射の消失や遅れ、瞳孔の左右差の出現は、頭蓋内圧亢進の進行を意味する徴候である。また頭蓋内圧亢進があると、外転神経麻痺がみられることがある。

　⑤**頭痛、吐きけ・嘔吐、うっ血乳頭**　これらはいずれも慢性頭蓋内圧亢進を示す重要な症状である。頭痛の程度・部位・持続時間、吐物の量、その他の随伴症状を観察するのと同時に、バイタルサインを測定する。また、クモ膜下出血の患者が激しい頭痛を訴えたときは再出血の可能性があるので、ただちに医師に報告し、救命救急処置の準備を行う。

　⑥**運動麻痺**　疾患の部位と障害に応じて、運動麻痺の有無と程度を観察する。麻痺のなかった患者に麻痺が出現したときは、頭蓋内病変や頭蓋内圧亢進の悪化を意味することが多いので、ただちに医師に報告する。

（1）上肢の運動麻痺：看護師の指を握らせて、左右の握力を比較する。また、仰臥位の状態で両手を斜め上方にまっすぐに伸展させると、麻痺のあるほうの上肢が下がる。

（2）下肢の運動麻痺：仰臥位の状態で膝を曲げさせると、麻痺のあるほうの下肢は動きが鈍く、外側へ倒れるか、すぐにまっすぐ伸展してしまう。また刺激を与えても動かせない。仰臥位の状態で、股関節を斜め上方に挙上させると、麻痺のあるほうの下肢が下がる。仰臥位の状態で両下肢を伸展位にすると、麻痺のあるほうの下肢は外旋する。

　⑦**痙攣**　痙攣発作を観察して記録することは、障害部位・程度を予測するうえで重要である。痙攣が長時間持続する痙攣重積状態では、脳が低酸素状

態に陥り，機能障害をおこす危険がある。痙攣発作があったときは，観察するとともに，ただちに医師に報告し，適切な処置を行う。

　　⑧**言語障害**　言語障害は構音障害と失語症に大別される。患者の反応を見落とすことがないように注意をはらう（◯154ページ）。

　　⑨**合併症**　合併症は，①感染症（呼吸器・尿路），②褥瘡，③関節の拘縮，廃用性萎縮などがある。

　　⑩**その他**　①姿勢（除脳硬直と除皮質硬直），②反射の異常，振戦，不随意運動の有無，③便尿失禁，尿閉，便秘，④異常行動，性格の変化など。

③ 安全確保，苦痛の緩和

安全確保●　感覚障害・運動障害・意識障害・痙攣などによって，転倒・転落，外傷などのさまざまな危険が生じうる。安全確保のため，これらの危険を予測して，ベッドの柵を上げる，廊下・トイレ・洗面所などに手すりを取りつけるなど，未然の防止策を講じる。場合によっては離床センサーの設置も必要となる。また，ベッドの周辺を整備して危険物を取り除き，適切なはき物を選び，やむをえない場合には，同意を得たうえで身体を抑制するなどの措置をとり，患者の生命をまもっていく必要がある。

苦痛の緩和●　患者は，頭痛・麻痺や局所的な疼痛などの身体的苦痛ばかりでなく，運動障害，感覚障害，コミュニケーション障害，あるいは病気の長期化によって，精神的にも苦痛を感じる。局所的な痛みに対しては，鎮痛薬の投与，湿布薬の貼付，マッサージや体位交換などを行って緩和をはかる。精神的な苦痛に関しては，訴えを傾聴したり，深呼吸などのリラクゼーション，好きな音楽やテレビ番組，ゲームの活用といった気分転換の活動支援を行い，過ごしやすい生活環境を整えていく。

④ 二次的障害・合併症の予防

　　脳・神経疾患では，意識障害・呼吸障害・運動麻痺・感覚麻痺・排泄障害などを伴うことが多い。これらの障害により，誤嚥による肺炎や上気道炎，排泄障害による尿路感染症などの合併症や，運動・感覚麻痺による褥瘡・拘縮などがおこるおそれがある。このような二次的障害や合併症は，疾病の回復ばかりでなく，リハビリテーションの開始の時期をも遅らせ，予後に大きく影響する。そのため，予防が非常に重要となる。

　　障害のために自立した動作が行えない場合には，合併症や二次的機能障害を予防するために，看護師は定期的な体位変換，口腔内の清潔の保持，分泌物の吸引，良肢位の保持，褥瘡好発部位の観察と処置，正しい無菌操作など，看護における基本的ケアを確実に行う必要がある。

診察・検査を受ける患者の看護

　脳・神経疾患の検査には，神経学的検査(● 155 ページ)と，検査機器を用いて行う CT や MRI，脳血管撮影，脳波・脳脊髄液検査などの補助的検査がある。最近は，脳や血管のカラーの立体画像が 3D-CT により得られるようになり，診断・治療に威力を発揮している。

　患者の訴えや症状について，神経学的検査を行って病巣を知ることが基本であるが，意識障害があり，生命の危険が考えられるような場合には，検査の内容も順序も臨機応変であり，一定ではない。

　検査に際しては，その目的・方法・副作用などについて患者に十分説明し，同意を得ることが重要である。また，脳・神経疾患ではつねに急変の可能性があることに留意し，検査前後の観察と十分な準備が必要である。

1 コンピュータ断層撮影(CT)

　CT は，コンピュータ処理を利用して断層像を得る診断法である(● 156 ページ)。

検査時の看護●　CT の検査時は以下の支援を行う。

(1) 検査内容・目的について説明し，患者の不安をやわらげる。検査は痛みを伴わないこと，また，検査中は動かしてはいけないことを具体的に説明する。ヘアピン・時計・眼鏡などの装身具類を外させる。

(2) 検査中は保温に注意する。

(3) 検査中はかすかな動きでも画像に大きな誤差を生じるので，幼児や，意識障害に伴って体動の激しい患者，不穏状態にある患者には，鎮静薬などを投与する場合がある。

(4) 検査後，気分不快や嘔吐などがなければ，造影剤の体外排出を促すために，多めの飲水をすすめる。

■三次元脳血管造影(3D-CTA)

　脳の血管を立体構造として三次元に描き出す検査である。脳動脈瘤や脳動

陽電子放射断層撮影 positron emission tomography(PET)

　PET は炭素・窒素・酸素・フッ素などの陽電子(ポジトロン)放出同位元素(^{11}C, ^{13}C, ^{15}N, ^{18}F など)を用いた画像診断法で，脳血流量・脳代謝の測定において定量性にすぐれている。がんの検査にも用いられ，比較的早期からがん細胞を発見できる。なお，形態を正確にとらえるため，CT を同時に行うことが多い(PET-CT)。

　全国の専門施設で受診することができるが費用は高額であり，受診時・受診結果の説明時には十分なインフォームドコンセントが必要である。

脈の狭窄など，あらゆる角度から鮮明な画像が構築でき，脳血管撮影では描出困難な脳動脈瘤内の血栓や動脈瘤壁，血管壁の石灰化の描出も可能である。

検査時の看護● CT検査と同様であるが，造影剤を使用するので注意する。

(1) 腕の静脈から造影剤を注射する。

(2) 検査中は仰臥位となり，頭部を動かさないよう説明する。

(3) 造影剤の副作用を生じる場合があるので，吐きけ・嘔吐，熱感，発疹等の観察を十分に行う。

2 磁気共鳴画像撮影（MRI）

MRIは，磁気共鳴現象を利用し，人体の断層像を得る撮影方法である。さまざまな病巣を発見することができ，早期発見・診断に有効である（○157ページ）。

検査時の看護● MRIの検査時は以下の支援を行う。

(1) 患者に検査の目的・内容の説明を行う。また，鉄などの磁性体物品は持ち込めないので，患者を検査室に送り出す際，以下のものがないことを確認する。

①埋め込みの金属類として：心臓ペースメーカー，クリップ類（消化管吻合クリップ，冠状動脈バイパスクリップ，動脈瘤クリップなど），チューブ連結管，骨プレート，骨ナット，ワッシャー，骨折固定用ボルト，避妊リング，義歯など。

②金属装身具類：時計・ネックレス・ヘアピン・バッジ類など。

③磁気を利用したもの：キャッシュカードなど。

(2) 排尿をすませておく。

(3) 看護師も事前に聴診器やはさみなどの磁性体を携帯していないことを確認する。病棟または外来から移送されてきたストレッチャー・車椅子は準備室で検査専用のものに移しかえる。

(4) 撮影時間が長く，患者は狭い装置の中に頭部を静止して臥床していなければならない。閉塞感があるので，不安を取り除くよう十分な説明を行う。

Column

脳ドック

脳ドックは，MRI・MRAによる画像検査を中心として，無症候あるいは未発症の脳疾患やその危険因子を発見することを目的として行われる。自由診療であり検査内容・費用が実施医療機関ごとに異なるため，十分な情報公開・インフォームドコンセントをはかることが望ましい。

MRA 検査時の●
看護
　MRA（磁気共鳴血管造影）は，頭部の血管の状態を立体画像で表示できる検査である。MRI と同様の機械を用いるが，異なったソフトウェアを使用することで血管の走行・太さなどが立体的に描出される。検査時の看護のポイントは，MRI と同様である。

③ 脳血管造影

　脳血管造影では，脳血管内に造影剤を注入して頭部の X 線連続撮影を行い，血行動態や病巣などから脳血管疾患の診断を行う（➡157 ページ）。

検査時の看護●　脳血管造影時は以下の看護を行う。

(1) 検査の説明を行い，検査を受けることについて同意書を確認する。

(2) 穿刺部位の除毛を行う。

(3) 検査前の 1 食は禁食とする。

(4) 床上排泄訓練を行う。

(5) 検査操作による動脈の循環障害に対し，両足背動脈・膝窩動脈を触知して印をつけ，検査後，穿刺動脈末梢の触知を確認する。

(6) 穿刺部位は出血を防ぐためにテープで圧迫固定を行う。下肢は数時間，屈曲させずに仰向けの状態で安静にする。

(7) 検査中の同一体位による腰痛，穿刺部位の疼痛，検査後の床上安静，床上排泄の抵抗感などによって，患者は強い苦痛を感じる。造影後は穿刺部位の安静が必要であることを説明して理解を得るとともに，体位やあて物の工夫を行って苦痛をやわらげ，気分をリラックスさせる。

④ 脳波検査

　脳波検査は，脳の機能異常であるてんかん発作の検査に用いられる。検査により，てんかんの有無や型，腫瘍の部位，頭部外傷の予後の判定などが行える。所要時間は 40〜50 分程度である。

検査時の看護●　痛みのない検査であるが，検査中は安静が必要で，緊張すると正しい脳波がとれないのでリラックスさせることが大切である。抗痙攣薬・鎮静薬・睡眠薬などは脳波に影響を与えるため，薬剤の投与時間を確認する。

⑤ 脳脊髄液（髄液）検査

　脳脊髄液（髄液）検査は，脳脊髄液の性状と，脊髄クモ膜下腔の閉塞の有無をみるものである。腰椎穿刺を行い，脳脊髄液を採取し，脳脊髄液の圧の測定や，タンパク質や糖質の量などの生化学的検査，細菌学的検査，脊髄のクモ膜下腔閉塞の有無の検査などがある。

　腰椎穿刺は側臥位で行う。針穴から脳脊髄液がもれると，脳脊髄液減少症によって頭痛・嘔吐症状が出現することがある。必要物品は無菌的操作で準備し，感染に注意する。

検査時の看護● 脳脊髄液検査時は以下の支援を行う。

(1) 検査についての説明を行う。穿刺部位はヤコビー線上の第4腰椎棘突起を目安に，第3・4腰椎間または第4・5腰椎間に穿刺する。患者の肩と骨盤がベッドに垂直になるよう体位を整え，介助する。針を刺す刺激があること，もし下肢に痛みがあったら動かず，言葉で告げることを説明する。

(2) 検査前後の，①意識の状態，②血圧，脈拍，呼吸，顔色，③頭痛，吐きけの有無，④穿刺部の状態(脳脊髄液のもれ，出血)，⑤初圧・終圧，脳脊髄液の性状・採取量などを観察・記録する。

(3) 検査後は枕を外して1~2時間水平仰臥位とする。その後，吐きけがなければ食事は可能である。

C 症状および障害に対する看護

1 意識障害のある患者の看護

意識障害は，大脳や脳幹など生命維持中枢の障害を示している。生命の維持を第一として，呼吸や循環などのバイタルサインの変化にも十分注意しながら，異常の早期発見に努めることが重要である。また，感染症，褥瘡，関節や筋の拘縮などの合併症を予防するとともに，転落などの事故を防止する。

アセスメント● 意識障害の程度は原因によってさまざまであるが，急激に発症し，緊急の対応を必要とすることが多い。発症したときの状況を本人または周囲の人たちから詳しく聴取することが重要である。また，患者は自分の症状を訴えることができない場合も多い。意識状態の変化を含めて，危険な徴候を見落とさないように，全身にわたって注意深く一定の時間ごとに観察する。

看護のポイント● ①気道の確保 気道の確保は生命維持のために不可欠である。意識障害患者では，舌根沈下と分泌物・吐物による気道の閉塞が問題となる。

(1) 体位：舌根沈下や吐物の誤嚥による気道閉塞を予防するために側臥位とする。嘔吐のおそれが少ない場合は，仰臥位のまま下顎を持ち上げ，気道を確保する。

(2) 気道の浄化：分泌物を除去するために気道内吸引を行う。また，分泌物が粘稠性の場合は，吸入空気の加湿や去痰薬の投与などを行って除去しやすくし，吸引時の患者への負担を軽減する。

(3) 開口器，舌鉗子，エアウェイ[1]の準備

---

1) エアウェイ：気道を確保する器具である。舌根が沈下した患者の，口または鼻から下咽頭まで挿入し，垂れ下がった根部を前方へ押し戻すことで気道を広げることができる。

(4) 気管挿管の準備と介助，人工呼吸器の準備と管理

②日常生活への援助

(1) 水分・栄養摂取：患者は経口摂取ができないことが多いので，輸液や経管栄養で水分・栄養を補給する。

・注入部位の炎症や静脈血栓による腫脹（しゅちょう）に注意する。麻痺側の上下肢は静脈血栓を生じやすいので，輸液はなるべく健側から行う。

・経鼻胃管による経管栄養を行うときは，胃管の先端が確実に胃内に入っていることを確認する。

・体液のバランスを保つために，水分・食事摂取量，尿量などは正確に測定する。

(2) 清潔の保持：口腔・口唇，眼，鼻は乾燥して不潔になりやすく，炎症をおこしやすい。また，発汗・失禁などによって褥瘡が発生しやすくなるため，皮膚の清潔の保持に努める（⊃Column）。

(3) 排泄の援助

・急性期には安静を維持するとともに，膀胱の充満による血圧上昇や頭蓋内圧亢進を防ぎ，また尿量を正確に測定するために，尿道留置カテーテルを挿入する。

・便秘時は，医師の指示により緩下薬（かんげ）や坐薬の投与，浣腸を行い，規則的

Column

意識障害患者の清潔ケア

(1) 口腔ケアは誤嚥に注意しながら行う。
　①側臥位をとらせるか，顔を横に向けさせ，取り除いたよごれや含嗽水（がんそう）が咽頭の奥へ垂れ込むのを予防する。気管内チューブや気管切開チューブを挿入している患者では，カフの空気圧が保たれていることを確認し，吸引を十分に行っておく。
　②口腔内のよごれ（こびりついた痰，舌苔（ぜったい），食物残渣（ざんさ））を除去する。歯ブラシやスポンジスワブなどを用い，ブラッシング，口腔清拭（せいしき）を行う。気管内チューブを挿入している患者では，必ず2人以上でケアを行い，1人がテープ交換・口腔ケアを施行し，もう1人はチューブがずれないように固定する。
　③洗浄したのち，口腔や鼻腔，気管，チューブカフ上の吸引を行う。
　④口唇にリップクリームを塗布して乾燥を予防する。
(2) 全身清拭を行う際には，皮膚の発赤・損傷がないかどうかを観察する。
(3) 陰部の清潔ケア
　①尿道留置カテーテルを挿入している患者では，尿路感染を予防するために，毎日陰部の洗浄を行う。
　②失禁時はすみやかに陰部〜殿部の洗浄または清拭を行う。失禁を繰り返す場合には，油性軟膏（なんこう）や皮膚保護剤を使用して褥瘡の発生を予防する。
(4) 眼瞼の閉鎖不全がある場合は，人工涙液や眼軟膏を点眼し，さらに角膜保護用テープなどで保護して角膜の乾燥を防ぐ。

に排便を促す。クモ膜下出血や脳出血の発症直後は，浣腸は迷走神経に強い刺激を与え，再出血の原因となることもあるので行わない。

③**患者の安全維持と確保**　ベッドの柵は必ず上げて，転落を予防する。ベッドのまわりは整理し，危険物は取り除く。患者の自動運動が激しく，自傷のおそれがある場合や不穏・興奮状態にあるときは，患者・家族に同意を得て安全確保のために身体の抑制を行う。

④**合併症の予防**　意識障害患者は安静が必要であるが，自力で体位変換やセルフケアを行うことができない。そのため褥瘡や肺炎・尿路感染症，関節拘縮・筋力低下などをおこす危険性がある。

(1) あらかじめ減圧マット(エアマットなど)を敷き，また定期的な体位変換を行って皮膚の除圧をはかる。さらに，体位ドレナージを有効に活用して，気道分泌物の排出を促す。

(2) ハンドロール(タオルを巻いたもの)やフットボードなどのあて物を用い，良肢位を保持する。

(3) 生命の危機を脱したあとは，早期から関節可動域訓練と筋力の機能回復訓練を開始する。

⑤**患者・家族の不安の緩和**　患者と意思の疎通がはかれない状態にあるため，家族は大きな不安をかかえる。患者の人格を尊重することはもちろん，あたたかく，ていねいな態度で患者・家族と接し，看護の状態や診療についてわかりやすく説明して，不安の軽減をはかる。

2 頭蓋内圧亢進症状のある患者の看護

頭蓋内に血腫・腫瘍，さらには浮腫や急性水頭症などが発生すると，頭蓋内圧が亢進する。これを放置すると，脳ヘルニアをおこす危険性がある。意識状態，バイタルサイン，神経学的徴候のほか，頭蓋内圧亢進を示す特徴的な症状の観察を行い，異常の早期発見に努めることが重要である。

アセスメント●　①**意識障害の程度**　意識障害の程度を評価し，その重症度および症状の推移を把握する。

②**バイタルサインの変化**　血圧の上昇，脈圧の拡大，脈拍数，体温，呼吸などを把握する。

③**その他の神経学的徴候，神経脱落症状の変化**　以下を把握する。

(1) 眼の症状：縮瞳・散瞳などの瞳孔の異常，眼位，眼球運動，対光反射の有無，外転神経麻痺

(2) 運動麻痺・感覚異常の種類と程度，部位

(3) 姿勢(除脳硬直)，反射の異常，痙攣・不随意運動などの有無，便尿失禁・尿閉・便秘の有無

④**頭蓋内圧亢進を示す特徴的な症状**　以下を把握する。

(1) 頭痛：頭痛の有無と程度，性質，随伴症状，持続時間などを確認する。

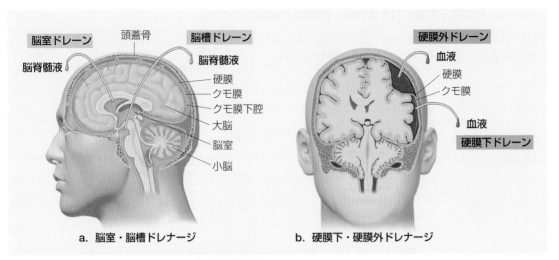

a. 脳室・脳槽ドレナージ　　　　b. 硬膜下・硬膜外ドレナージ

◎図3-2　各種ドレナージチューブの先端位置

　　　　頭蓋内圧亢進時は深部痛で，キリキリする痛みや鈍痛を訴えることが多
　　　　い。脳腫瘍によるものでは，最初は間欠的で早朝におきることが多いが，
　　　　進行すると持続的になる。
　（2）嘔吐：急激な頭蓋内圧亢進は，嘔吐中枢を刺激して嘔吐を引きおこす。
　　　　この場合，消化器症状がなく，突然頭痛を伴う嘔吐がおこる。また嘔吐
　　　　が終わると頭痛は軽快し，食事ができるという特徴がある。
　（3）うっ血乳頭による視力障害：頭蓋内圧亢進によって，眼底の血管が圧迫
　　　　され，うっ血乳頭をきたす。そのため，発作的に視界がぼやけるなどの
　　　　視力障害があらわれることがある。また長期にわたる頭蓋内圧亢進では，
　　　　二次的に視神経が萎縮し，視力低下・視野 狭 窄をきたす。
　　⑤**脳室・脳槽ドレーン**　ドレーンから流出する脳脊髄液の量・性状，およ
　び拍動性流出の状態を観察する（◎図3-2）。
看護のポイント●　①**苦痛（頭痛・吐きけ）の緩和**　体位を工夫し，鎮痛薬の投与に注意する。
　（1）体位：頭部を 20〜30 度挙上する。頭側挙上によって頭蓋内の静脈還流
　　　　が促されて頭蓋内圧が低下し，頭痛がやわらぐことがある。
　（2）鎮痛薬：頭痛が強い場合に投与する。薬によっては縮瞳作用や呼吸抑制
　　　　作用があるので注意する。
　　②**増悪因子の除去**　排便時と咳嗽への看護が必要となる。
　（1）排便の調節：排便時の努責は頭蓋内圧の上昇を引きおこす。努責をかけ
　　　　ずにスムーズな排便ができるように，緩下薬を投与し便性を調節する。
　（2）激しい咳嗽の抑制：激しい咳嗽（咳）は胸腔内圧を高めて静脈還流を抑制
　　　　し，頭蓋内圧を亢進させるので避けさせる。
　　③**呼吸・循環の管理**　酸素療法を確実に行い，血圧を調整する。
　（1）酸素療法：頭蓋内圧亢進状態では脳循環が障害されているため，気道を

⊃ 表 3-1　頭蓋内圧亢進に対する治療・処置時の看護のポイント

治療・処置・薬剤の種類			看護のポイント
外科的処置	原因疾患の治療	脳腫瘍・膿瘍除去手術	術前・術後管理，術前オリエンテーション，術前検査，合併症の有無の観察，創・ドレーンの管理，モニター機器の管理
		血腫除去手術	
		血腫ドレナージ	ドレーンの観察・管理，指示された圧の維持，急性水頭症・脳脊髄液減少症の観察，感染徴候の観察
	髄液の排出	髄液ドレナージ	
	減圧術	内・外減圧術	頭蓋骨除去部位の圧迫の回避
薬物療法	浸透圧利尿薬	グリセロール，イソソルビド，マンニトール	水分出納の観察，指示された量・滴下速度の厳守，脱水症状・電解質異常症状の観察
	副腎皮質ホルモン製剤	ベタメタゾン，ヒドロコルチゾン，プレドニゾロン	指示された量・滴下速度の厳守，消化管出血・高血糖・感染・精神症状などの副作用の観察

　　　　確保したうえで，酸素を指示された流量で確実に投与する。
　（2）血圧の調整：高血圧は再出血・梗塞の原因となり，頭蓋内圧亢進に悪影響を及ぼす。降圧薬が用いられるので，血圧の変動に十分注意をはらう。
　　④治療・処置とその看護　頭蓋内圧亢進に対しては，外科的処置や薬物療法が行われる（⊃ 表 3-1）。
　（1）外科的処置：頭蓋内圧亢進の原因になっている腫瘍や血腫を取り除くための手術や，減圧術が行われる。また，脳脊髄液を体外に排出して直接頭蓋内圧を下げる目的で脳室・脳槽ドレナージが，血腫を取り除く目的で硬膜下・硬膜外ドレナージが行われる（⊃ 図 3-2）。
　（2）薬物療法：脳浮腫がおこると，頭蓋内圧亢進が亢進する可能性がある。脳浮腫の改善のため，浸透圧利尿薬や副腎皮質ホルモン製剤が用いられる。浸透圧利尿薬は，血液の浸透圧を高めて脳実質内の水分を血液内に移動させる。副腎皮質ホルモン製剤は，血液脳関門の傷害を修復して脳毛細血管の透過性亢進を防ぐ。

3　運動麻痺のある患者の看護

　　　　運動麻痺とは，随意的な運動機能がそこなわれた状態をいい，中枢神経から運動神経を経て筋肉に達する間のどこかの部分が障害されて生じる。麻痺の発症直後に適切な対処ができるかどうかが，患者のその後の回復を左右する。バイタルサインを観察しながら，以下の点を目標として積極的に介入していく。
　（1）変形や拘縮，褥瘡などの二次的障害を予防する。
　（2）ADL に必要な諸機能の維持および回復をはかる。
　（3）患者・家族のリハビリテーションへの意欲を高め，ADL の自立または拡大をはかる。
アセスメント●（1）麻痺の状態・部位・範囲・程度・性質・出現の仕方
　　　　　　　（2）感覚障害の有無とその部位・種類・程度

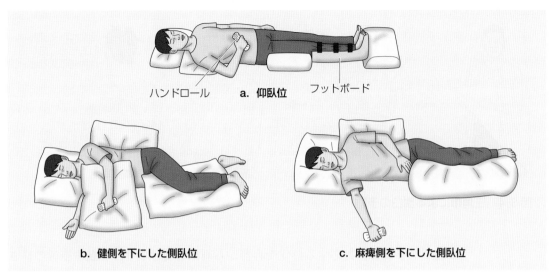

ハンドロール　　a. 仰臥位　　フットボード

b. 健側を下にした側臥位

c. 麻痺側を下にした側臥位

⟳ 図 3-3　運動麻痺のある患者の良肢位

(3) 筋萎縮・筋力低下，拘縮・変形の有無と程度および各関節の可動域

(4) ADL の状況

(5) 治療とその経過・予後

(6) 理学療法の内容と進展度，障害の回復度，残存機能の程度

(7) 患者の心理面・社会面の情報，障害に対する患者・家族の受けとめ方

看護の要点●　①**良肢位の保持**　拘縮と尖足を予防しつつ，良肢位を保持する（⟳ 図 3-3）。

(1) 上肢は外転させ，肘関節は 90 度に屈曲させる。

(2) 手関節はやや背屈位にして大きなクッションの上に置く。

(3) 手指は拘縮をおこしやすいので，ハンドロール[1]を握らせる。

(4) フットボードなどを用いて，足関節を直角に保ち，尖足を予防する。

(5) 下肢は伸展させ，外旋しないように患肢の外側へあて物をあてる。膝の裏へ強い圧迫が加わると，神経麻痺が生じるので注意する。

　②**体位変換**　褥瘡や肺炎をおこしやすいので，側臥位をとらせたときも，前述の良肢位を保持させるように努める。麻痺側は，長時間下にしない。

　③**運動療法**　関節拘縮や筋肉の廃用性萎縮を予防するため，医師の指示のもと，関節可動域訓練や，早期離床を進めていく。座位をとる際，上肢に麻痺がある場合は肩関節の亜脱臼を防止するために，三角巾で肩関節を保護する（⟳ 図 3-4）。

4 感覚機能障害のある患者の看護

　感覚には，温度覚，痛覚，触覚や特殊感覚（視覚，聴覚，味覚）などがある。

1）ハンドロール：タオルやガーゼをロール状にかたく巻いたもので，麻痺した手に握らせることで，拘縮や褥瘡の発生を防ぐ。

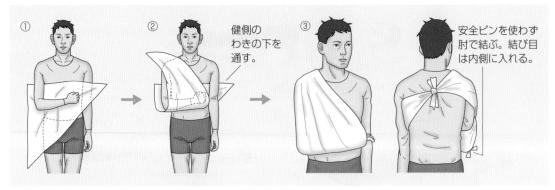

① ② 健側の
わきの下を
通す。
③ 安全ピンを使わず
肘で結ぶ。結び目
は内側に入れる。

◯ 図 3-4　三角巾による脱臼の予防

感覚の多くは，対応する感覚受容器から刺激を受け取り，脊髄や脳幹の高さで交差して大脳に伝わる。その伝達経路に障害が発生すると，感覚機能障害となる。感覚機能障害のある患者は，外部からの刺激が適切に認識されず，危険を察知して避けることができないため，安全への配慮が必要である。また，しびれや痛みなどの感覚異常がある場合には，QOL に大きな影響をきたすこともある。

アセスメント●（1）感覚障害の部位・範囲
（2）感覚障害の種類と程度
（3）日常生活を送るうえでの問題
（4）患者の障害受容度や目ざす QOL

看護のポイント●　①**外傷の予防**　深部感覚障害や視覚・聴覚の障害があると，転倒や衝突をしやすいので，移動・歩行時は周囲に注意して動くように指導する。また，安全な動線の提案を行う。

②**皮膚損傷の予防**　感覚機能が障害されると，外傷に気づかなかったり，熱傷・褥瘡になりかけてもわからなかったりする場合がある。感覚障害のある部位は，とくに注意して皮膚の観察を行い，異常の早期発見に努める。

③**苦痛の緩和**　しびれや痛みに対し，薬物を使用しても，患者が期待する効果がみられない場合もある。保温やマッサージなどの症状を緩和する方法を患者と検討していく。

④**精神的な配慮**　運動障害などの目に見える障害と異なり，感覚障害の場合は患者の感じている症状や不安がなかなか理解されないことがある。看護師は患者の障害や不安を理解していることを示し，悩みや不安を傾聴する。

5 言語障害（失語）のある患者の看護

ここでは言語障害のうち，失語のある患者の看護について述べる。

まず，失語の種類や程度を把握する。そのうえで日常生活を送るうえでのコミュニケーション能力を高めるケアを行う。また患者・家族が症状に対す

る理解を深め，リハビリテーションへの意欲をもちつづけられるように援助していく。

アセスメント●
(1) 言語障害の種類と程度および残存能力
(2) コミュニケーションの方法と手段：対話，書字，絵，ジェスチャー
(3) 言語訓練の内容と経過
(4) 神経学的徴候の有無と程度
(5) 原疾患に対する治療とその経過
(6) 患者の心理面・社会面の情報，障害に対する患者・家族の受けとめ方

看護のポイント●
①言葉の再獲得に対する援助　専門的な言語訓練は言語聴覚士が行うが，看護師はもちろん，家族や親しい人も誤った介入や訓練を行うことのないように，最低限の知識は身につけておくことが必要である。不適切な介入はいたずらに患者を混乱させ，よい結果をもたらさない。患者にかかわるすべてのスタッフは，家族やキーパーソンと情報交換を行い，一貫した接し方ができるように認識を統一する。

②精神的・心理的理解に対する援助　コミュニケーションが障害されるため，患者は不安・興奮・苦悶(くもん)・悲嘆などの心理状態に陥ることが多い。また治療や訓練は長期間を必要とし，患者が望む結果を得られないこともある。看護師は患者の障害や心理状態を理解していることを患者に示し，できないことではなく，できることを強調して不安を軽減し，患者の回復意欲を引き出すようにはたらきかけていく。

6　高次脳機能障害のある患者の看護

高次脳機能障害では，脳内で行われる情報処理に障害が発生する。おもなものに，記憶障害，失行・失認などがある。障害の原因や程度，回復の見通しについての評価はむずかしく，日常生活に困難をきたし，社会復帰への影響も大きい。家族とのコミュニケーションができないことや今後に対する不安も大きくなるため，身体面・精神面・社会面から援助が必要である。医師や理学療法士，作業療法士と連携をとり，統一した説明・対応を行っていく。

アセスメント●
(1) 高次脳機能障害の種類，程度
(2) 日常生活を送るうえで，どのような問題があるか
(3) 患者の障害に対する受けとめ，目ざす QOL

看護のポイント●
①障害に合った援助　食事，排泄，清潔など日常生活がスムーズに送れるような配慮を行う。周囲の環境を整え，危険防止に努める。患者の困っていることや，なにをしたいのかについて，理解したいという態度を示し，せかさず落ち着いて対応する。

②日常生活を送るうえでの工夫　道具の工夫により，対応可能な症状もある。記憶障害に対しては，メモやスケジュール表，タイマーを使用することが有効な場合もある。

③**統一した説明・対応**　日常生活を送ることが困難となるうえに，回復の見通しや回復の程度がはっきりしないことが多く，患者・家族の不安が大きい。また，目で見える障害とは異なり，患者の症状を家族や医療従事者で共通理解することがむずかしい。患者・家族への説明は，医療従事者で共有し，看護師は患者の障害や不安を理解していることを示し，悩みや不安を傾聴する。

⑦ 痙攣発作のある患者の看護

　痙攣は，発作的あるいは不随意的に，筋肉が急激に激しい収縮と弛緩を繰り返す状態である。患者の安全をはかり，二次的障害を防止することが重要である。

アセスメント● (1) 発作の原因：突発的か，または症状の1つとして出現したものか。

(2) 発作の性質：強直性か間代性か。

(3) 発作の持続時間と経過：1回でおさまったか，繰り返し何回もおこったか，1回の発作が何秒くらい続いたか。

(4) 痙攣発作の進展状況：全身性か局所性か，またどの部分から始まって，どのように全身に及んだか。

(5) 意識障害の有無：意識障害を伴う痙攣発作は重篤である。

(6) その他：発作前の状態，発作と関連して考えられる要因，発作がおさまったあとの一般状態や筋肉の運動障害などについて観察する。

看護のポイント●　①**痙攣発作への対処**　発作がおこったら，ただちに医師に連絡しなければならない。医師が到着するまでに発作がおさまることもあるが，発作中，看護師は患者のそばに付き添い，観察しながら以下の対処を行う。

(1) 外傷の予防：危険物は遠ざけ，ベッド柵を上げて転落を防ぐ。また衝撃をやわらげるため，柵は毛布・タオルなどでおおっておく。

(2) 気道の確保：衣類をゆるめ，呼吸がらくにできるようにする。吐物を誤嚥するおそれのある場合は，気道閉塞の防止や気道確保のために側臥位とするほうがよい。

(3) 痙攣重積状態への対処：痙攣が繰り返す重積状態の場合には，呼吸抑制がおこり脳の酸素欠乏を生じる。そのため，すぐ処置が行えるように抗痙攣薬や鎮静薬の用意をする。酸素吸入と，気道確保の準備も行う。

　②**日常生活の指導**　疾患の性質から，日常生活の指導は患者だけでなく，キーパーソンにも同席してもらって行うことが望ましい。痙攣発作には予防が大切であり，正しく薬を服用することや規則正しい日常生活を維持することの重要性を本人が自覚できるように指導する。

(1) 誘因となる過度のストレス・疲労・不眠や飲酒を避ける。

(2) 入浴や外出時には付添者が必要である。また，他人に危険を及ぼすおそれのある行動・業務(自動車の運転や機械の操縦)は避け，開始・再開に

ついては医師に相談する。

(3) キーパーソンに疾患への理解を深めてもらうとともに，逆に過保護にはならないように自覚してもらう。

　③抗痙攣薬投与を受ける患者の看護　抗痙攣薬による予防では，正しい服用が重要となる。

(1) 痙攣発作の予防には，薬物の血中濃度を一定に維持しておかなければならない。指示どおり正確に投与する。

(2) 抗痙攣薬は長期間服用しなければならない。患者自身が薬物療法の重要性を自覚し，薬を規則正しく服用できるように教育する。薬物の種類・量の調節のために定期的な診察が必要であり，ときには患者の生活スタイルに合った薬物の種類・内服方法の検討も必要になる。また，副作用には十分に注意をはらう。

(3) 服用開始直後は眠けを生じることがあるので，日常生活上の危険防止について説明する。

8 嚥下障害のある患者の看護

　嚥下障害があると，誤嚥による肺炎や窒息をおこしやすい。障害の程度を把握するとともに，誤嚥しないように注意しながら，できるだけ自力で摂食ができるように進めることが第一の目標になる。また状態によっては，経口摂取以外の方法で栄養を補給し，体力の維持を目ざしていく。

アセスメント●(1) 咀嚼・嚥下能力

- 咀嚼・嚥下反射の状態：能力の高さと必要な時間，口腔内の状態や流涎の状態
- 食事動作：自立度，速さ，安全性，確実性
- ADL：可能な姿勢・肢位と保持能力，易疲労性
- 重症筋無力症，パーキンソン病などでは，薬物の作用時間

(2) 神経症状，球麻痺症状

(3) 一般状態，バイタルサイン

(4) 原疾患の治療とその経過，障害の回復度，残存機能の種類と程度

(5) 患者の心理面・社会面の情報，障害に対する患者・家族の受けとめ方

(6) 食習慣，嗜好

看護のポイント●　**①経口摂取が可能な患者の看護**　嚥下訓練などにより，経口摂取が続けられるように援助する。

(1) 嚥下訓練：経口摂取に先だって，咳嗽・排痰訓練，発声訓練，唇・舌・頰の運動，頰・咽喉・口腔のアイスマッサージなど，嚥下にかかわる器官の訓練を早期から始める。

(2) 誤嚥性肺炎の予防

- 食事の前後は口腔内を清潔に保つ。

- 姿勢や動作の工夫：健側を下にした側臥位や，座位よりも少し後傾させた体位をとる。顎を引いた姿勢や，二度飲み込みを試みる。

(3) 食物の工夫：嚥下しやすい食事の形に加工・工夫する（◐ Column）。

(4) 食事摂取時の援助

- ゆったりとした雰囲気のなかで食事ができるように環境を整える。食事の介助にあたっては，食物を患者の舌の上に少量ずつのせて，嚥下運動がゆっくりと行えるように配慮する。
- むせや誤嚥が生じたときは，きちんと対処することを説明して励ます。

②**経口摂取が不可能な患者の看護**　さまざまな手をつくしても嚥下ができず，むしろ誤嚥による障害が大きくなった場合は，経鼻胃管による経管栄養法が行われる。患者は嚥下反射のみならず咳嗽反射も減弱しているため，ときに胃管が気管内に誤って挿入されることがある。栄養剤を注入する前に，胃管の先端が胃内に十分入っていることを必ず確認する。

⑨ 認知症患者の看護

　認知症を引きおこす疾患には，アルツハイマー病・脳血管障害のほかに，水頭症や脳腫瘍などがある。原疾患の治療により改善のみられるものもあるが，どのような程度であっても患者の尊厳に配慮したかかわりを行うことが重要である。そのために，急激な環境の変化や，身体的苦痛，不安などといった，心身に対するストレス因子をできる限り取り除き，症状の改善をは

Column

嚥下障害がある患者に合った食事形態の工夫

(1) 経口摂取の訓練
　①誤嚥しても危険の少ない，水・氷片を口に含ませ，嚥下を促す。
　②栄養価の少ないゼリーで嚥下訓練を行う（誤嚥しても危険が少ない）。

(2) 経口摂取開始時
　①半固形物の摂取を試みる。ゼリーなどの嚥下に問題がなければ，しだいに栄養価の高いものに進めていく。
　②ペースト食の摂取を試みる。
　③摂取状況を確認しながら５分がゆ，全がゆ軟菜へと食事形態をかたくしていき，必要な栄養量を十分に経口摂取できるかを評価する。

(3) 注意が必要な食物
　①水分の少ないパサパサしたもの（イモ，ほぐした魚，いり卵など）は，口腔内で食塊としてまとめにくく，嚥下しにくい。水分を加えてペースト状にするか，水分のあるもの（かゆなど）と一緒に摂取する。
　②繊維の長い野菜，のりなどは，口腔内にはりついて嚥下しにくい。細かくするなどの工夫が必要になる。
　③酸味・辛味，塩分の強い食物は，刺激となってむせを誘発するので避ける。
　④はんぺんなどの練り製品や，もちなどは，窒息しやすいので避ける。

かる。また，偶発事故を予防しながら，少しでも日常生活に適応していけるように援助する。認知症であっても，平穏で人間らしく生活ができるように，患者に合った生活スタイルや楽しみの方法を見いだして，援助することが大切である。

アセスメント●　注意深く継続的に観察し，なにがどの程度問題なのかを把握する。そのためにも，直接患者と接していた人からできるだけ綿密に状況を聞きとる。また，認知症のある患者は適切な意思表示ができないため，ほかの疾患や障害を見落としがちになる。全身状態の十分な観察がとくに必要となる。

(1) 認知症に関連するアセスメント
- 意識障害，失語，失行，失認，視力・聴力の低下などとの鑑別
- 認知症の進行度の検査：テストによる査定（改訂長谷川式簡易知能評価スケールなど），性格テスト，心理テスト

(2) 身体的合併症の有無と程度，精神的ストレスの有無と内容
(3) 現在の全身状態の査定
(4) 認知症の行動・心理症状（BPSD）内容や程度，時間帯，言葉の理解力，ADL の状態

看護のポイント●　①**認知症患者との接し方**　患者のペースに合わせて接し，信頼を得られるようにする。

(1) 患者のペースに合わせてゆっくりと話し，ゆっくりと行動する。話をするときには必要なことを1つだけ伝える。重要なことは文字で伝える。
(2) 個人に合わせて話し方や話題を選び，親近感・安心感をもってもらうとともに，信頼感をつちかう。柔軟に対応し，患者の「世界」に合わせることもときには必要である。また，患者が失敗しても，感情・自尊心・羞恥心などを傷つけないように注意する。
(3) 説得するのではなく，納得が得られるように根気よく付き合う。

②**日常生活への援助**　食事，排泄，安全確保について援助する。
(1) 食事と飲水への援助：できる限り患者自身の手で食べられるように援助することが大切である。多少周囲をよごしたり，不潔な行為があったりしても，手出しや口出しはせず，明るくゆったりとした気分で食事をさせる。
(2) 排泄への援助：衣服は着脱のしやすいものを工夫する。夜間の尿意は不眠の原因となり，外傷を引きおこすもとにもなりうるので，飲水はなるべく日中にすすめる。夜間専用の尿器やおむつは，できるだけ患者本人と話し合って，納得のうえで使用する。
(3) 安全確保：床の段差や障害物などの転倒の原因となるものは排除し，環境を整備しておく。また，徘徊・離院などがあらわれた患者に対しては，行方不明や交通事故の危険性もあるので，患者の心を傷つけないように配慮して，名札を持たせるなどの対応も考慮する。

③**BPSD への対処**　認知症患者にあらわれる BPSD には，夜間せん妄，退行，妄想・虚言などさまざまなものがある。あくまで患者本人の立場にたって，その原因をさがし求めることが必要であり，そのうえでどのようにかかわるかを考え，工夫していく。

D　脳・神経疾患患者の看護

1　脳血管障害患者の看護

脳血管障害（脳血管疾患）には，脳内出血（脳出血），クモ膜下出血，脳梗塞（脳血栓・脳塞栓），一過性脳虚血発作（TIA）などがあり，脳の障害された部位やその重症度によって症状はさまざまである。

看護のポイントとなるのは，まず発症時の窒息の防止と再発の予防である。急性期を脱したあとは合併症の予防をはかり，社会復帰に向けて積極的に機能訓練を行い，患者・家族を支援していく。

1　発作直後（急性期）の看護

アセスメント●　発作・発症時の状況やバイタルサインの変化，既往歴とともに，症状・検査結果などを中心に，患者を観察する（● 表 3-2）。

看護のポイント●　①**診断・治療の介助**　再破裂に注意してケアを行う。

(1) 検査時は頭部を固定し，安定した状態で検査室に搬送する。

(2) 絶対安静の期間は，出血か梗塞か，また重症度によって異なる。一般に脳出血の場合は 24～48 時間後にはほとんど止血されるが，クモ膜下出血では動脈瘤の再破裂がおこることが多い。再破裂は初回発作後 24 時間以内に多く，生じた場合の死亡率は非常に高くなる。その間のケアや

● 表 3-2　脳血管障害のおもな原因・症状・検査

	脳梗塞	脳内出血	クモ膜下出血
おもな原因	動脈硬化，心疾患などによる血栓	高血圧，出血傾向	脳動脈瘤
		脳動静脈奇形（AVM），もやもや病	
おもな症状	頭蓋内圧亢進症状（頭痛，吐きけ・嘔吐など），意識障害，痙攣		
	障害部位に応じた局所症状：片麻痺，異常肢位，眼症状（瞳孔異常・眼球偏位・眼瞼下垂・閉眼不全など），言語障害（失語など），嚥下障害，膀胱直腸障害，その他の感覚・運動障害など		突発する激しい頭痛，眼底出血，髄膜刺激症状，脳出血を伴わない場合は脳局所症状は乏しい
注意すべき二次的症状	脳浮腫・脳ヘルニア		
	出血性梗塞	再出血，血腫の増大	再出血，脳血管攣縮，急性水頭症
おもな検査	CT，MRI	CT，脳血管撮影（AVM などが疑われる場合）	CT，脳血管撮影，腰椎穿刺

体位変換は，振動や刺激を与えないよう，とくに注意深く行う。

(3) 血管を確保し，水分・電解質・栄養の補給を行う。この場合，急速な補液は肺水腫をおこすおそれがあるので注意が必要である。また降圧薬で血圧の調節が行われるが，急激な血圧の変動は脳の循環動態に影響を与え，再発作を引きおこすおそれがあるので注意する。

(4) 脳浮腫の治療で，浸透圧利尿薬や副腎皮質ホルモン製剤が使われるので，投与時間や副作用に注意する。

②**気道の確保**　意識障害などによる窒息を防ぐため，気道の確保を行う（◎224ページ）。

③**安静の保持**　血圧の変動に注意しながら生活の援助を行う。検査・処置などでやむをえず刺激を与える場合は，患者の不安と苦痛の軽減に努め，同時に，いつでも救命救急処置が施行できるように準備する。

④**食事の援助**　発症後はしばらく禁飲食となるが，意識の回復に伴って経口摂取が再開される。麻痺側を確認し，少量の水で誤嚥がないことを確認してから，流動食または半固形食を開始する。体位は健側を下にし，誤嚥や口腔内貯留を防ぐ。経口摂取が不可能な場合は経鼻経管栄養となるので，胃部からの逆流がないように体位や注入速度に留意する。

⑤**合併症の予防**　絶対安静および安静保持期間中は，患者は寝たきりの状態になりがちであるが，早期から体位変換，良肢位の保持（◎229，332ページ），および関節の他動運動を開始して関節拘縮を防ぐとともに，清潔保持を心がけて二次感染などの合併症を予防する。

⑥**病室の配慮**　患者の状態を前もって把握し，観察がしやすく，また音・光・振動など刺激が少ない部屋を用意する。エアウェイや気管挿管用具などの救急カート一式，吸引器，酸素吸入器，人工呼吸器を準備し，ベッド周囲は処置に備えて環境を整備しておく。また安静を保つ必要上から，褥瘡予防の減圧マットをあらかじめ敷いておく。

⑦**コミュニケーションおよび精神的側面への援助**　意識状態が改善すると，患者は自分のおかれている状況に驚き，とまどいをみせる。また思うように言葉が出ず，不安と混乱の状態に陥る。看護師あるいは家族がいつでも患者のそばにいることを伝え，正しい病識をもてるように，わかりやすく，繰り返し説明することが必要である。

❷ 回復期の看護

安静保持期間を無事のりきると，回復期に入る。回復期は，社会復帰に向けて積極的にリハビリテーションを行う時期である。患者に希望をもたせ，回復への意欲が高められるように，励ましながら看護を行う。

アセスメント● (1) 意識・運動・嚥下・発語などの状態を把握し，ADLの程度を確認する。

(2) 合併症・二次感染の有無を確認する。

（3）患者・家族の状況の受けとめ方，回復や機能訓練に対する意欲をみる。

看護のポイント● **①環境への援助**　昼夜の生活リズムを整え，規則的な生活ができるように援助する。テレビやラジオなどで視聴覚面から刺激を与えたり，散歩や会話を心がけるようにすすめるのもよい。

　②セルフケア能力獲得への援助　患者の ADL を評価し，できない行為は介助しながら，セルフケアの自立へ向けてはたらきかける。

（1）水分・栄養摂取：嚥下機能の程度に合わせて，経口摂取の訓練を行っていく（◉233, 405 ページ）。介助をして食べさせるのではなく，患者が自分で食べられるように援助を進めていくことが必要である。

（2）清潔の保持：ベッドから下りられる状態になれば，シャワー浴が可能となる。この際，麻痺側上肢の脱臼に注意する。また，食後に必ず歯みがきや含嗽を行って，自発的に口腔内を清潔に保つように指導する。

（3）排泄の援助：尿道留置カテーテルが挿入されている場合は，排泄動作を観察しながら，できる限り早期にカテーテルを抜去する。便秘がみられるときは，食物繊維の多い食品や多めの水分の摂取を促すとともに，緩下薬などを使用して排便を促す。

　③運動療法への援助　関節の拘縮などを防ぐため，運動療法の援助を行う（◉399 ページ）。

　④患者・家族への心理的援助　患者の多くは感情が不安定であり，心の安定を保つための援助が必要である。残存機能についてよく理解させ，希望がもてるようにかかわっていく。しかし，悲嘆・抑うつ状態がみられるときは，励ましの言葉が逆の効果をもつことを念頭におく必要がある。この時期には，家族やキーパーソンの協力と支持が大切であり，家族に対する援助・指導に力点をおく必要がある。

　⑤患者・家族への退院指導　状態が安定した患者は，やがてリハビリテーション専門病院や職業訓練所で機能訓練や技能訓練に取り組むことになる。転院・退院後の生活を，早期から患者・家族とともに考えておく必要がある。また退院後に自立した生活ができるように，トイレ・風呂場・自室の構造上の問題と改善について具体的に検討し，安全で生活のしやすい環境づくりを促す。寝たきりの状態で退院する患者の場合には，基本的なケアや褥瘡の予防法などを家族に指導し，退院前に予行演習をする機会をつくる。

　退院にあたっては，地域の社会資源が活用できるように，保健所や介護保険施設，在宅看護のケア提供者と連絡をとり，必要なケアが自宅でも継続されるように環境を整えていく。

② 脳腫瘍患者の看護

　脳腫瘍の症状は，腫瘍の発生する部位によって異なる。おもに問題となるのは，運動障害や感覚障害，失語症，内分泌機能障害などの局所症状と，腫

瘍の増大に伴う頭蓋内圧亢進症状である。

　おもな治療は手術による腫瘍摘出術であるが，発生部位によっては，全摘出がむずかしい場合もある。また手術の合併症として，局所症状が強くなることもある。悪性の腫瘍に対しては，手術に加え，放射線療法や薬物療法を行うことがある。また，脳実質に対する損傷を最小限にとどめるために，定位放射線治療が行われる場合もある。それぞれの治療の特徴を理解し，合併症・副作用の早期発見と対処を行っていく。

アセスメント● (1) 頭蓋内圧亢進症状の有無と程度，症状が出現や増強するときの状況（頭痛や吐きけ・嘔吐，瞳孔や眼球運動の異常，意識障害など）

(2) 局所症状の有無と程度（運動障害，感覚障害，小脳症状，脳神経障害，失語症，内分泌機能障害など）

(3) その他の症状（痙攣，精神症状など）

(4) バイタルサイン

(5) 放射線療法・化学療法実施中の場合，治療の副作用と程度（骨髄抑制，消化器症状，皮膚・粘膜の状態など）

(6) 患者・家族の精神状態，疾患や治療に対する受けとめや患者の目ざすQOL

看護のポイント● **①症状に対する援助**　頭痛や吐きけ・嘔吐などの症状の緩和に努める。薬物投与により，症状が緩和し，患者の苦痛が軽減することもある。医師の指示どおりの投与を行い，それによる症状の変化を医師に報告するか記録に残す。

　②セルフケアの援助　頭痛や吐きけ，局所症状により，セルフケアについて援助が必要な場合もある。患者の症状や希望に合わせ，食事や排泄，清潔の援助を行っていく。

　③治療を受けるための援助　患者・家族の不安を軽減し，適切な治療が受けられるように，オリエンテーションを行う。

(1) 手術療法：術前には，手術前オリエンテーションと手術前評価を行う。術後は，異常の早期発見，感染などの合併症予防，ドレーン類の管理，セルフケアの援助と病状に合わせた早期のADLの拡大とリハビリテーションが重要となる。

(2) 放射線療法：放射線照射により中枢神経障害や皮膚障害，脱毛が発生する。症状の観察と早期対応に努め，患者には事前に十分なオリエンテーションを行う。

(3) 薬物療法：治療スケジュールおよび使用する薬剤とその副作用についてオリエンテーションを行う。抗がん薬の投与時は，吐きけ・嘔吐やアレルギーなどの重大な副作用に対応できるように準備を行う。

　④患者・家族への精神的な援助　生命や人格，QOLがおびやかされる病状に対し，患者・家族は大きく動揺する。治療を続けても病状が進行し，患

者自身が意思決定をできない状況になる場合もある。患者が疾患や治療を理解し，前向きに治療や日常生活にのぞめるように，不安の軽減に努め，十分な説明をするなどにより精神的な援助を行う。

また，患者の希望にそった治療やケアを提供するために，患者自身が病気や治療とこれからどのように向き合っていきたいか，さらに，そのことを家族やキーパーソンと話し合っているかなどを確認する機会をもつ(⊙ Column)。

3 パーキンソン病患者の看護

パーキンソン病には，四大徴候として，振戦，筋固縮(強直)，無動・動作緩慢，姿勢反射障害があるが，これらの運動機能障害以外にも自律神経症状，精神症状，睡眠障害などの多様な症候・障害がある。治療は薬物療法が中心となるため，日常生活の規則性を維持して正しく服薬することが重要である。

また，薬物療法以外の治療法として，手術治療である脳深部刺激療法(DBS)が普及してきている。DBS は，脳に植え込んだ電極から継続的に電気刺激を与えることで，パーキンソン病の症状をおさえるという治療である。植え込み手術後に，薬剤量の調節や電気刺激の条件調節が行われ，退院後は日常生活のレベルを改善させることを目的にリハビリテーションを行う。

パーキンソン病による ADL の障害に対しては，薬物療法と並行してリハビリテーションの計画をたて，実行することが重要である。患者自身でできる活動を確認し，時間がかかっても可能な限り自分で行うように指導する。また，訓練を続ける意欲を失わないように援助することも大切である。家族が長期的な支援を続けられるように指導し，その支援態勢を援助する。

アセスメント● (1) 四肢の筋力低下と筋固縮，安静時振戦の有無，動作緩慢の程度
(2) 歩行状態(すくみ足，小刻み歩行，突進現象)の有無や程度
(3) 自律神経障害(便秘，発汗，排尿遅延)の有無や程度

Column

脳・神経疾患患者の看護におけるアドバンス-ケア-プランニング(ACP)

アドバンス-ケア-プランニング advance care planning(ACP)とは，将来の変化に備え，将来の医療およびケアについて，患者本人を主体に，その家族や近しい人，医療・ケアチームが繰り返し話し合いを行い，本人による意思決定を支援するプロセスである。

脳・神経系における疾患では，意識障害や失語が出現することで，患者本人が意思決定をすることや，周囲がその内容を確認することがむずかしくなる局面がある。また，手術により一命を取りとめた場合でも，術後の後遺症などで意思決定が困難となることがある。そのため，脳・神経疾患患者の看護においては，日ごろからACP を意識し，医療チームで患者の疾患に対する理解や思いを記録し，共有しておくことが重要となる。

看護のポイント●　①**診察・治療の介助**　服薬に関して援助を行う。

(1) 決められた時間に確実に服薬するように指導する。振戦のために薬の開封などが困難な場合があるので，必要に応じて服薬の援助を行う。

(2) 血中薬物濃度の変化によって，活動状態の低下や，筋固縮の程度の変化があらわれるので，それに応じた ADL の介助を行う。

(3) 抗パーキンソン病薬は，服用を始めて 5～10 年がたつと効果が不安定になり，副作用に悩まされる患者もいる。日常の活動に合わせた使用を指導する。

　②**コミュニケーションの障害**　信頼関係を維持するコミュニケーションをとる。

(1) ゆっくりと話してよいことを伝え，急がせないようにする。障害をもちながらも，自尊心を保って意思の疎通がはかられるように援助する。

(2) 言語以外によるコミュニケーションを工夫し，信頼関係を維持する。

　③**セルフケアへの援助**　ADL ができる限り維持できるように支援を行う。

(1) ADL は，時間がかかってもできるだけ自分で行うように指導する。

(2) リハビリテーションを行うときに，あわせて軽い散歩を取り入れるなどして気分転換をはかり，生活に変化をもたせる。

(3) 衣類はゆったりとしたサイズで，前開きのものとする。

(4) 足に合ったはき物を選択し，障害物や床に注意させる。

(5) 皮膚・粘膜は清潔にし，末梢循環をよくする。

　④**外傷の予防**　転倒などによる外傷を防ぐため，安全な環境を整える。

(1) 起立時の低血圧と身体のふらつき，第一歩の踏み出しに注意し，起立時の安全が保たれるようにする。

(2) ベッド柵を上げ，廊下・トイレ・洗面所を整理し，手の届きやすいところにナースコールを置くなど，安全な病室環境を整える。

(3) 患者・家族に対して疾病の特徴について説明し，安全への配慮や生活上の協力を求め，介助者はゆっくりと見まもるようにかかわる。

　⑤**患者家族への支援**　患者の家族に対し，身体的・精神的，経済的状況などを把握する。必要な対策を医療チームで検討する。

リハビリテー●　パーキンソン病を発症すると，進行速度に個人差はあるが，徐々に身体が
ション　動かしにくくなり日常生活に支障をきたす。しかし，動きにくいからといって運動に消極的になると，筋力や関節の機能低下と病期の進行を早めることになる。そのため，リハビリテーションの継続が重要である。パーキンソン病のリハビリテーションでは，薬物療法と併用して理学療法を実施することが強くすすめられている。薬の加減や，日内変動が大きい患者自身の体調などを慎重に考慮しながら進めていくことが大切である。

重症度に●　パーキンソン病の重症度は，運動症状によって分類されている(●表3-3)。
応じた対応　運動症状は片側に始まって徐々に進行することが特徴である。

⊙ 表3-3 パーキンソン病重症度分類（ホーン-ヤール重症度分類）

重症度	分類基準
0度	パーキンソニズムを示さない
1度	片側性パーキンソニズムがみられる
2度	両側性パーキンソニズムがみられる
3度	軽度から中等度パーキンソニズム，姿勢反射障害を示す 日常生活の介助は不要
4度	高度障害を示すが，歩行は介助なしで可能
5度	介助なしでは歩くことができず，ベッドまたは車椅子での生活

運動症状にあわせて，以下のような対応を行う。

(1) 歩行障害への対応：重症度分類の1・2度相当では，転倒に注意しながら，運動量を確保するためにも並行歩行を進める。3度相当では，小きざみ歩行や突進現象，すくみ足歩行に対して，「いちに，いちに」と声かけをしてリズムをとりながら行う歩行，足踏みをしてから1歩を踏み出す歩行，腕の振りを大きくする歩行などの指導をする。

(2) 関節拘縮への対応：1～3度相当では，四肢を自動運動でゆっくりと可動域まで動かす。筋固縮が強い場合には，介助によって動かす。4・5度相当の場合は，他動運動によって無理のない程度に動かす。

(3) 起居動作障害への対応：3度相当では寝返りや起き上がり，立ち上がりなどの動作が困難となる。立ち上がりの介助時には，介助者は足を手前に引き，体幹を深く曲げてから立ち上げるようにする。

(4) 転倒のリスクへの対応：3度相当では姿勢反射障害が出現し，立ち上がりや歩行の方向転換などに際してバランスをくずし，転倒しやすくなる。

(5) 4・5度相当では，誤嚥による肺炎や関節拘縮，褥瘡の危険が高まる。廃用症候群の予防に努める。

④ 髄膜炎・脳炎患者の看護

脳・神経の感染症には，感染後に急性に発症するものと，感染してから長い経過ののちにゆっくり発病するものとがある。ここでは，急性に発症する感染症の急性期について述べる。危険な徴候を察知し，早めに対処することによって生命の安全をはかることが第一である。

アセスメント● 生命の危険を示唆する頭蓋内圧亢進症状・意識障害・呼吸障害などをよく観察する。

(1) 意識の状態や精神状態，不安や興奮の有無と程度

(2) バイタルサイン：高熱，徐脈，呼吸抑制，血圧の上昇などの間脳・脳幹の圧迫症状

(3) 髄膜刺激症状（頭痛，嘔吐，項部硬直，ケルニッヒ徴候）の有無と程度

(4) 血液・尿・脳脊髄液検査や，CT・MRIなどの検査結果

看護のポイント●　①**診察・治療の介助**　患者が安全に過ごせるように介助を行う。

（1）腰椎穿刺：苦痛にならない体位をとれるように援助する。

（2）発熱が続き，意識障害があるときは，水分・電解質や栄養補給のために輸液が行われる。輸液や与薬は医師の指示に従って正確に行う。

②**環境への援助**　光や音の刺激で羞明（しゅうめい）・頭痛が増強するため，心身の安静が保てるように，うす暗く静かな環境に整える。

③**体位への援助**　頸部が前屈するような高い枕ではなく，低めの枕を使用する。ベッドの頭側は少し挙上し，安楽をはかる。

④**症状の緩和**　発熱時は，氷枕（ひょうちん）・氷嚢（ひょうのう）を用いて冷罨法を行う。頭痛が激しい場合には，鎮痛・鎮静薬や脳圧降下薬の投与が行われる。

⑤**セルフケアの援助**　感覚過敏や項部硬直，ケルニッヒ徴候などを伴っていることがあるので，体位をかえるときや下肢を清拭するときは，苦痛を与えないように十分注意する。食事は消化・吸収のしやすい軟食とし，水分はいつでも補給できるように準備しておく。

⑥**患者・家族の不安の緩和**　検査や処置を行う際には，なるべく前もって説明し，不安の軽減につとめる。

5 頭部外傷患者の看護

頭部の外傷は，頭蓋内出血や血腫の形成，脳挫傷（ざしょう）によって，外見の程度にかかわらず生命をおびやかす危険性がある。経時的に状態を観察し，異常の早期発見に努める必要がある。

1 急性期の看護

異常を早期に発見して生命の安全を確保し，さらに合併症を予防することが大切である。

アセスメント●（1）外傷の程度と受傷の経過：受傷の原因と状況，創部の位置，開放創の有無，出血の状態，鼻腔・耳孔（じこう）からの出血や脳脊髄液の漏出（髄液漏）の有無

（2）意識の状態：現在の状態と時間経過に伴う変化

（3）頭部以外の外傷の有無

（4）検査結果

（5）患者・家族の心理状態

看護のポイント●　①**異常の早期発見**　状態に合わせたこまめな観察の必要がある。表情や意識の状態，バイタルサインはとくに注意深く観察する。

②**開放創部の処置と感染の予防**　開放性の外傷や骨折の場合には細菌による汚染の危険性が高いので，感染に十分に注意する必要がある。

（1）外傷がある場合は，創周辺の除毛を行って，生理食塩水などで十分に洗浄し，創部内の異物は慎重に取り除く。

(2) 頭部に開放骨折がある場合は滅菌ガーゼでおおい，医師の指示を待つ。創部や滲出液（しんしゅつ）の性状を観察する。

(3) 頭蓋底骨折のある場合は，頭部を少し挙上して安静を保つ。鼻腔や耳孔から出血や脳脊髄液の漏出がみられる場合は，タンポンなどで栓はせず，漏出液を滅菌ガーゼに吸い取らせる程度にしておく。これは，汚染された血液や脳脊髄液が上行性に頭蓋内に入って，頭蓋内感染をおこすのを防ぐためであり，重要な処置である。

③**頭蓋内圧亢進症状に対する処置**　意識障害や頭痛，嘔吐などは頭蓋内圧亢進を示す重要な徴候となる（◯145ページ）。

④**減圧開頭術・頭蓋内血腫除去術が必要な場合**　緊急手術が行われることが多い。患者・家族の気持ちに配慮しながら，すみやかに準備を行う。

⑤**患者・家族への心理的援助**　訴えをよく聞き，理解したうえで，適切な助言と処置に対する説明を行い，面会の機会などを考慮する。

② 回復期の看護

頭部外傷の患者は，意識障害からの回復の過程において不穏状態に陥ることがしばしばあるので，危険の防止と，見まもる家族に対する配慮が大切である。神経症状が残ることも多いので，リハビリテーションを積極的に行うことが必要となる。患者や家族は将来を悲観的に考え，意欲を失いがちになるので，支持的・受容的な態度で接する。

E 手術（開頭術）を受ける患者の看護

脳・神経疾患に対する手術治療のうち，ここではとくに開頭術について取り上げ，治療の経過に伴う看護上のポイントについて述べる。

開頭術の対象部位は，生命に直結する中枢神経系であり，わずかな出血や損傷も，その人の生命・生活に大きな影響を及ぼす。とくに頭蓋内圧亢進が著しかったり，脳浮腫が進行したりして脳ヘルニアをおこすおそれがあるようなときには，生命はきわめて危険な状態であるといえる。

① 入院から手術直前までの看護

患者は，術後に症状は改善するのか，また日常生活への復帰の可能性はどうかなどと，不安や疑問をつのらせている。突然発症して意識障害に陥った患者からは状況を聞くことはできないので，バイタルサインの観察の結果と関係者から得た情報から判断し，援助の内容と方法を決定する。

アセスメント●　入院から退院まで観察を行い，必要な援助を判断していく（◯表3-4）。

看護のポイント●　①**検査**　検査の目的・内容・所要時間について，患者がよく理解し，協力

⊃ 表 3-4　開頭術を受ける患者の看護

	入院から手術まで（手術前）	手術直後からドレーン抜去まで	ドレーン抜去から退院まで
観察	1. 意識状態とバイタルサイン 2. コミュニケーション能力 3. 行動・動作，セルフケア能力 4. 症状：頭痛，嘔吐などの疾患ごとの症状。頭蓋内圧亢進症状，脳局所症状など障害の拡大を示す症状にはとくに注意する。 5. 手術・麻酔・輸血歴，既往歴（高血圧，心疾患，呼吸器疾患，糖尿病），治療中の疾患，アレルギーや喫煙歴など 6. 検査：脳検査(CT, MRI, 脳血管撮影結果など)および術前の全身検査(胸部X線，血液検査，心電図など) 7. 心理・社会的側面：疾患・手術の受けとめ，術前処置の受け入れ状況，家族やキーパーソンの有無の確認や援助・受け入れの状況	1. 意識状態とバイタルサイン 2. 症状：頭痛，嘔吐，手足の感覚異常など。手術後の出血(血腫)や脳浮腫によって頭蓋内圧亢進を，出血による神経の圧迫や病変切除によって神経脱落症状を，出血や循環障害によって痙攣発作をおこしやすくなっている。 3. 水分出納：輸液・輸血量，尿量，出血量 4. 創・ドレーンの状態：排液の量・性状，拍動の有無など	1. 創の状態と感染徴候（創感染・髄膜炎・誤嚥性肺炎・尿路感染） 2. 症状：疼痛，しびれや，治療に伴う痙攣，消化管出血など 3. 機能障害：運動麻痺，感覚麻痺，嚥下障害，失語，コミュニケーション能力，ADL能力 4. 心理・社会的側面：現状の受けとめ，将来への不安，家族・キーパーソンの理解と支持
看護のポイント	検査についての説明 手術決定後の説明と準備 手術前日の準備 手術当日の準備	病室の準備，病室への移送 創・ドレーン，与薬・輸液の管理 安静保持・体位，安全の確保 セルフケアの援助 心理・社会的援助	早期離床とADLの拡大 合併症の予防 心理・社会的援助と退院指導

ができるように，わかりやすく説明する。

　②**手術決定後**　検査が終わり，総合的な評価から手術の実施が決まったあと，まず手術について細かな説明が行われる。

(1) 手術の説明：医師が患者と家族に手術の説明を行う。患者の疾患，手術の必要性，手術の方法と危険度，手術時間，術後におこりうる神経脱落症状と合併症などについて説明し，手術を受ける意思があることを再確認する（インフォームドコンセント）。看護師は説明の場に同席し，術式や術後の問題点を把握すると同時に，患者と家族の受けとめ方と理解度を確認する。

(2) オリエンテーション：看護師が患者と家族に術前のオリエンテーションを行う。必要物品，術前・術後に行う処置の目的と内容，回復の目安，予測される苦痛，面会の制限やオンライン面会の対応，手術後の生活などについて説明する。患者と家族には，看護師が疑問や不安を受けとめていることを示したうえで，患者のなすべき行動内容をわかりやすく説明する。さらに，精神的負担をやわらげ，手術に対する心構えをもたせる。

(3) 資材などの予約：医師の指示のもとに，手術中に使用する血液と資材・器材を手配する。また手術室・ICUなど，関係する他部門への連絡・調整を行う。

(4) 手術承諾書を確認する。

　③**手術前日の準備**　手術を受けられるように除毛などの援助を行う。

(1) 除毛：医師の指示に従って頭髪の除去を行う。疾患・症状によっては無理な体位は避け，頭部・頸部に振動を与えないように静かに行う。

(2) 身体の保清：病状によって，シャワー浴か全身清拭，陰部洗浄のいずれかを行い，爪を切る。

(3) 飲食：前日の夕食以降は食事は禁止となるが，水分は前日の夜9時まではとってもよい。

(4) 睡眠：不安から不眠に陥りやすいので，場合により睡眠薬を投与する。

(5) 排便：便秘がちの患者には，前もって緩下薬を投与する。それでも排便がみられなければ，坐薬を使用するか摘便を行い，排便を促す。なお浣腸は血圧を高め，再出血や脳ヘルニアの危険性を高くするので，原則として行わない。

　④**手術当日の準備**　患者の状態を把握し，準備を整えて手術室へ移送する。

(1) 患者の状態の把握と準備：バイタルサインと全身の状態を観察する。また，患者の名前を記入したリストバンドを装着していることを確認する。眼鏡・コンタクトレンズ・時計・指輪・ネックレスなどの装身具類を外し，義歯は取り外して水の入った密閉容器に保管する。

(2) 禁食：当日は朝から禁食である。

(3) 清潔の保持：前投薬[1]を行う前に，排泄・洗面・口腔ケアをすませる。

(4) 前投薬：与薬前と与薬30分後はバイタルサインを測定し，異常な変化がないことを確認する。

(5) 手術室への移送：通常はストレッチャーを使用するが，重症患者や再出血をおこす可能性の高い患者の場合は，振動による刺激を少なくするためにベッドのまま手術室へ移送する。患者を移送する際は，カルテや必要書類，輸血用血液の予約伝票を携行する。手術室に着いたら，手術室の看護師に引き継ぐ。

② 手術直後からドレーン抜去までの看護

　脳浮腫や急性水頭症は，頭蓋内圧を高める要因となる。そのため，これらの合併症を予測して観察を行い，異常を早期に発見することが重要である。

アセスメント●　➡ 表3-4(➡245ページ)の観察ポイントを中心に観察を行う。

看護のポイント●　①**病室の準備**　患者の急変に備えた準備を行う。

(1) ベッド周囲：急変時の処置がスムーズにできるようにベッドの周囲は整理し，チューブ類を整理しておく。また緊急時に備えて，必要な救急薬

---

1) 前投薬：手術直前に，麻酔がスムーズに導入されることを目的として行われる薬物の投与。鎮静や自律神経抑制の効果をもつ。

品，気管挿管用具，人工呼吸器などを準備しておく。

(2) 術後ベッド：酸素ボンベ・マスク，点滴架台，ドレーン鉗子^{かんし}，バスタオル，寝巻き，丁字帯・おむつ，抑制帯などを準備しておく。

②手術室から病室への移送　手術室の看護師から，術式，麻酔の種類，出血量・輸血量・輸液量，手術中の経過，持参物などの情報を引き継ぐ。

③創傷管理　滅菌手袋を使用し，消毒，包帯交換を行う。滲出液^{しんしゅつ}がなければ，1週間後の抜糸まで包帯交換は最小限でよい。滲出液が多い場合は，滅菌ガーゼを多めにあて，ガーゼの上層まで滲出液がみられるようなら，感染を予防するためにすみやかに交換する。

　最近は，フィルムドレッシング材[1]も用いられる。この場合，抜糸時まで消毒・交換は不要である。

④ドレーン管理

(1) 排液の量・性状・流出状態の観察：ドレーン液面上端に拍動がみられないときは閉塞を考え，チューブの状態をくまなく確認し，異常があれば医師に報告する。脳の損傷や，チューブの破損・抜去を防ぐためにミルキング(チューブをしごくこと)は頻繁には行わないが，拍動がみられなくなったときや，管内に凝血塊^{ぎょうけっかい}があるときなどは，医師の指示によりミルキングを行う。この際，脳脊髄液を逆流させないように注意して行う。

(2) バイタルサインの観察・測定：ドレナージ開始から1週間前後経過して発熱がある場合は感染が疑われるので，ほかの感染徴候の観察や検査データの把握を行う。

(3) 感染予防：挿入部・接続部の操作とガーゼ交換は無菌操作で行う。ガーゼの汚染がみとめられたらただちに医師に報告し，ガーゼ交換および縫合の準備をする。

(4) チューブの事故の予防：閉塞・破損・抜去などのチューブの事故は，急性水頭症や生命の危機を引きおこす危険性が高いことを認識し，厳重にチューブの保守・管理を行う。

(5) その他の留意点：ベッドの挙上角度，ドレナージの設定圧の調節は医師の指示に従って行う。患者を移動させるときや，頭の高さ，ベッドの挙上角度をかえるときは，必ず手順通りにドレーンをクランプし，排液の逆流を防ぐ。

⑤バイタルサイン　Spo_2，血圧・心電図，中心静脈圧(CVP)などを持続的に観察しながら，気道内分泌物の除去(吸引，排痰の援助)と，指示された酸素・降圧薬・昇圧薬の投与を行い，バイタルサインを安定させる。

----

1) フィルムドレッシング材：ポリウレタンでできた透明なシール状ドレッシングで，傷を密閉して外気や細菌から保護する。創傷治癒に必要な適度な湿潤環境を維持しつつ，創傷や滲出液の観察を容易に行うことができる。

⑥**与薬**　浸透圧利尿薬・副腎皮質ホルモン製剤・抗菌薬などを，指示どおり正確に与薬する。消化管出血・薬疹などの副作用にも注意が必要である。

⑦**輸液**　急速で多量の輸液は脳浮腫を引きおこすおそれがあるので，指示された量を指示された速度で滴下する。また下垂体近傍の手術では尿崩症（◎76ページ）をおこすことがあるため，1〜3時間ごとに水分出納を計算する。

⑧**安静保持・体位**　手術後早期から四肢の運動を行うが，頭部とドレーン挿入部を安静に保つように注意する。ドレーン抜去までは，セルフケアへの援助は仰臥位のまま行う。意識障害・麻痺がある場合は，あて枕やハンドロールなどで良肢位を保ち，2時間ごとに体位交換を行う。また，創部が直接圧迫されないように，とくに外減圧術後には注意する。

⑨**安全の確保**　必要に応じて体動センサーや抑制用具を使用し，転倒・転落を予防する。また，輸液ライン・ドレーンなどは抜去されないように固定・保護する。

⑩**セルフケアの援助**　水分・栄養摂取，清潔の維持，排泄について援助する。

（1）水分・栄養摂取：意識障害がなければ，手術の翌日に水分を少量与えて誤嚥や嘔吐がないことを確認してから，流動食か半固形食，またはかゆ食から食事を開始し，順次常食へと進める。麻酔後の腸管運動の低下や術後の咀嚼困難がある場合は，しばらくはやわらかい食事とする。意識障害や嚥下障害があって経口摂取ができないときは，経管栄養を行う。

（2）清潔：全身清拭は翌日から開始する。意識障害がなければ含嗽は手術の2時間後から可能であるが，意識障害があれば口腔内清拭を行う。カテーテル挿入中は，陰部洗浄を毎日行い尿路感染を予防する。

（3）排泄：手術直後から尿道留置カテーテルが挿入されるので，時間ごとに尿の量（場合により尿比重）と性状を観察する。カテーテルは意識状態が改善し，自然排尿が可能になれば，できるだけ早く抜去する。また必要に応じて緩下薬や坐薬の投与や，摘便を行う。排尿困難や排便困難は，頭蓋内圧を亢進させるので注意する。

⑪**心理・社会的援助**　全身状態の安定を確認し，手術が終了したことを家族に伝え，患者との面会の機会をつくる。状況によってはオンライン面会を考慮する。医師から患者の状態について説明が行われる際には，患者や家族・キーパーソンの不安・疑問が解消できるように，説明の補足や医師への連絡などの心理的援助を行う。

③ ドレーン抜去から退院までの看護

頭蓋内圧が安定してドレーンが抜去されれば，安静は解除され，行動を拡大する回復期となる。残存機能を維持させ，ADLの拡大と自立をはかり，合併症を予防することが，この時期の看護の目標となる。

　　回復期に生じる問題として，髄膜炎の可能性と，ストレスと副腎皮質ホルモン製剤の使用による消化管出血の可能性があげられる。また，神経脱落症状が生じ，ADLが自立できないことや，残存機能に不安や苦痛・不便を感じるといった問題もおこる。

　　これらに対して，家族・周辺の人々の理解・協力が得られない可能性もあるため，患者本人や家族の訴えを傾聴し，受けとめ方を確認していく。必要時は医師からの説明を行い，治癒過程について理解できるように支援する。

アセスメント●　　●表3-4（●245ページ）の観察ポイントを中心に，注意深く観察する。

看護のポイント●　　**①早期離床とADLの拡大**　　ドレーンが抜去されれば座位が許可されるので，セルフケアの自立へ向けてはたらきかけを開始する。

(1) 水分・栄養摂取：座位を保ち，自分で食事がとれるように援助する。

(2) 清潔の保持：歩行ができればシャワー浴が可能となる。ただし，頭部は消毒薬や血液を除去する程度とし，洗髪は全抜糸の翌日まで見送る。

(3) 排泄の援助：車椅子によるトイレへの移動から，徐々に歩行によるトイレへの移動を進める。その間，バイタルサインを観察しながら，歩行状態に加えて，排泄前・中・後の状態を確認する。

(4) 安全の確保：活動範囲の拡大に伴って転倒や転落などの危険性が高くなるため，患者の状況に合わせた環境整備を行っていく。

(5) 離床：臥床時から，四肢屈伸の運動や下肢の等尺性運動（●368ページ）を心がけるように指導しておく。離床に向けて，筋力，麻痺の程度，視力・視野障害の程度，平衡感覚の異常の有無などを確認し，ゆっくりした動作で，座位から立位をとらせ，安定したら歩行を開始させる。

(6) リハビリテーション：残存機能の維持と社会復帰へ向けて，運動・作業療法・嚥下訓練などを行い，ADLの拡大を促して自立をはかる。また，PT・OTより指導された訓練を，継続して行えるように援助する。

　　②合併症の予防

(1) 創部・ドレーン抜去部は毎日観察する。発赤・腫脹・疼痛，滲出液の増加や混濁などの異常，発熱などの感染徴候，貧血の徴候，便潜血，消化器症状などがみられたら，すぐに医師に連絡する。

(2) 口腔内を清潔に保つとともに，誤嚥性肺炎の予防に努め，さらに尿路感染の徴候に注意する。

　　③心理・社会的援助と退院指導　　退院後の生活に向けて，心理・社会的援助を行い，在宅におけるケアなどについても退院指導を行う（●238ページ）。

まとめ

- 脳・神経疾患は，障害された部位とその重症度に応じてきわめて多様な症状を示すので，異常（発病）の早期発見のためには症状の観察が重要である。
- 脳・神経疾患の急性期では生命の危機に対する処置が第一優先となる。
- 脳・神経疾患では上気道炎・肺炎や，関節・筋の拘縮・萎縮，尿道炎・膀胱炎，褥瘡などといったさまざまな合併症をおこすおそれがあるので，その徴候を早期に発見して予防することが重要である。
- 脳・神経疾患患者は発症後，頭蓋内圧亢進を伴うことも多く，その早期発見は患者の予後・生命を左右する。
- 意識障害が突然におこった場合には救急救命が必要となることが多い。意識障害レベルやバイタルサインなどを注意深く観察するとともに，気道の確保を行って患者の安全をはかり，また排泄，栄養と水分の補給，清潔などに注意が必要である。
- 脳・神経疾患患者は運動麻痺を伴っていることが多く，これらの患者に対しては可能な範囲で早期から良肢位の保持，体位変換，自動的・他動的運動を行う。
- 脳・神経疾患の治療には薬物療法，酸素療法，手術療法などがあり，そのほか，リハビリテーションが行われる。
- 脳血管障害患者では，発作時の窒息の防止と再発作の防止が看護の重要な課題となる。

復習
問題

❶ 正しい選択肢に○をつけなさい。

①意識障害患者では，気道閉塞を予防するために体位は（仰臥位・側臥位）をとる。

②運動麻痺患者の看護において，ハンドロールを握らせ，（拘縮・萎縮）を予防する。

③腰椎穿刺検査後は，（座位・水平仰臥位）をとる。

運動器疾患
患者の看護

看護の役割

1 患者の特徴と看護の役割

人生においては，誰もが思いもかけず事故や怪我，転倒などにみまわれることがある。これらは小児から高齢者まで生じるため，運動器疾患がなくなることはなく，また，患者の年齢層が幅広いという特徴がある。運動器疾患の看護は，患者の日常生活動作（ADL）を向上・拡大する役割をもっており，生活や人生の質に大きく影響する。そのため，対象となる患者がライフサイクルで直面する健康問題や発達課題を把握して看護を行う必要がある。

また，超高齢社会や人生100年時代を迎え，近年では要支援・要介護になる要因の1位が運動器の疾患である。すなわち，ロコモティブシンドロームを予防し，健康寿命の延長をはかることも，運動器疾患の看護における大きな課題であり，今後ますます重要となってくるといえる。

人生の始まりから終わりまで，疾病の予防，運動器の健康の保持・増進，生活の質（QOL）の保持ができるように，外来から入院，在宅療養まで切れ目のない看護を提供することが望まれる。

2 看護のポイント

身体的問題への支援　運動器疾患は，患部における痛み，機能障害，変形を伴う。看護においては，どの部分にどれくらいの症状があり，また，それらが回復していくのか，現状を維持するのかなど，詳細で経時的な観察が必要となる。移動や運動に関する身体機能が大きく制限されるため，急性期・慢性期・回復期を通じた日常生活援助が果たす役割も大きい。

急性期では救急救命が優先され，全身状態の観察，疼痛コントロール，感染，静脈血栓症，脱臼，コンパートメント症候群，不良肢位による神経麻痺（とくに腓骨神経麻痺）に注意をする。

廃用症候群や関節拘縮予防にも早期から取り組むようにする。回復期の安静時には関節可動域訓練によって拘縮の予防や関節可動域の拡大をはかり，ADLなどの基本的動作の訓練を行う。この際，ボディメカニクスの原理を患者が理解することは有用である。装具療法では，医療関連機器圧迫創傷に

注意し，皮膚の観察を行う。牽引療法では，皮膚の観察，良肢位の保持，循環障害や神経障害に注意する。慢性期では病状が安定しているため，再発の予防(脱臼予防)や生活指導，ADL の維持に努める。

　障害が残る場合であっても，残存機能を生かし，ADL の維持・拡大を視野に入れ，患者が実施できることを徐々に増やし，自立を促していくことがQOL 向上のために必要となる。

心理的問題への支援　運動器の障害は，ADL へ直接影響を及ぼし，患者の QOL を左右する。疾患・外傷により機能が大きく制限されている患者は心理的ストレスが大きいため，積極的傾聴に努めて心理的ストレスを軽減する。急性期には，予定外の急な入院や手術を経験することになるため，病状や手術，予後に関する丁寧な説明や，家族を含めた心理的な援助が重要となる。手術後の回復期では，状態が安定していても，患肢の安静療法が続き，動けないことでストレスが増す可能性がある。気分転換に努めることや，日常生活援助を通してゆっくりとコミュニケーションをとるといった工夫が必要である。

　また，数か月から半年ほどリハビリテーションが必要な疾患もある。モチベーションを長期間維持することは容易ではないため，患者の精神状態をアセスメントし，短期・長期目標を明確にし，できた部分は承認する。患者の訴えには深く傾聴し，共感的な態度で接する。関節可動域の拡大が ADL の向上につながり，退院後の生活を豊かにするという具体的なイメージを，患者本人がもてるように支援することも重要である。

社会的問題への支援　近年では在院日数の短縮化により，疼痛が継続していたり，ADL が入院前のように自立できない状態で，退院や回復期病院へ転院することがある。このような場合，患者・家族共に不安が大きくなるため，早期からの退院支援が重要である。

　退院にあたっては，本人の希望する生活と，家族の希望・介護量の見きわめが必要である。入院前後の ADL や手段的日常生活動作(IADL)の変化，住居環境，社会資源の活用状況などを把握し，ケアマネジャー，医師，理学療法士といった他職種と連携して支援を行う。高齢者の場合は，退院前カンファレンスで介護保険申請状況や，訪問看護・訪問介護・デイサービスの導入なども検討する必要がある。

基礎知識

A 運動器のしくみとはたらき

運動器について理解するには，骨・関節・筋肉・神経の解剖学的構造と生理学的機能についての知識が求められる。

1 骨のしくみとはたらき

骨の組成と構造● 骨はタンパク質からなる**骨基質**と，カルシウムやリンなどを主とした**骨塩**からなるかたい組織である。解剖学的には，**骨質・骨髄・骨膜**からなる。骨質は，中心部の**海綿骨**(海綿質)とその周辺の**骨皮質**(皮質骨，緻密骨)とからなる。骨髄は，骨幹中心部の髄腔や海綿骨の小腔を満たしている。骨の表面は結合組織性の骨膜でおおわれている(◐図 1-1-a)。

骨の形と● 人体は 204〜206 個の骨で組み立てられているが，その形はいろいろで，1
はたらき つとして同じ形のものはない。大きく分類すると**長管骨**(大腿骨など)，**扁平骨**(頭蓋骨など)，**短骨**(手根骨など)，**不規則骨**(椎骨など)に分けられる。

代表的な長管骨は，骨端部，骨幹端部，骨幹部の 3 つの部分に分けられる(◐図 1-1-a)。

骨のはたらきとしては，次の 3 つが主となる。

①**支持** からだを支え，運動の支点となるほか，重要な臓器を保護する役目も果たしている。

②**造血** 骨髄において，血球(血液細胞)がつくられる。

③**カルシウムの貯蔵** カルシウム(Ca)は多くの生理現象に関係しており，血中のカルシウム濃度は一定の範囲に保たれる必要がある。血中のカルシウム濃度が高くなるとカルシウムは骨の中に取り入れられ，逆に濃度が低下すると，骨の中のカルシウムが血中へとけ出して，血中の濃度が一定に保たれるように調節されている。

2 関節のしくみとはたらき

関節の構造● 関節は相対する 2 つまたはそれ以上の骨が基本となり，それらをつないで

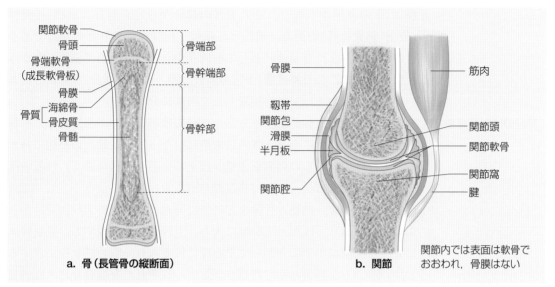

左図の説明（a）
関節軟骨
骨頭
骨端軟骨
（成長軟骨板）
骨膜
海綿骨
骨質
骨皮質
骨髄
骨端部
骨幹端部
骨幹部
a. 骨（長管骨の縦断面）

右図の説明（b）
骨膜
靱帯
関節包
滑膜
半月板
関節腔
筋肉
関節頭
関節軟骨
関節窩
腱
関節内では表面は軟骨で
おおわれ，骨膜はない
b. 関節

◆図1-1　骨と関節の構造

いる**靱帯・関節包**およびその内面の**滑膜・軟骨**などがおもな構成要素となっ
て，円滑な動きができるようになっている（◆図1-1-b）。これを動かす力源
としての**筋肉**と**腱**，さらに，筋肉に収縮する刺激を伝える**神経**も含めて，運
動器官の基本的な1単位となる。

関節のはたらき●　関節の機能としては，運動性と支持性がある。関節はその形状により，**球
関節**，**楕円関節**，**蝶番関節**，**車軸関節**，**平面関節**などに分けられ，それぞ
れ固有の動き方，動く範囲を有する。
　滑膜は**滑液**という液を分泌したり吸収したりし，その潤滑油のようなは
たらきによって関節運動の円滑化がはかられている。

3　筋肉のしくみとはたらき

筋肉の構造●　伸縮性と弾力性に富んだやわらかい多数の筋線維が束になって**筋腹**を形成
し，外周は**筋膜**という薄い膜に包まれている。筋肉は，関節をまたいで両端
が骨に付着しており，骨盤・体幹に近い側が**起始**，もう一方が**停止**とよばれ
る。

筋肉のはたらき●　筋線維には運動神経の終板が分布しており，伝えられてきた刺激に応じて
収縮し，関節の動きの原動力となる。しかし，みずから伸長することはなく，
伸長はもっぱら他動的に行われる。

4　神経のしくみとはたらき

神経の構造●　神経は，脳・脊髄からなる**中枢神経**と，脳や脊髄から出て末梢にいたる
末梢神経に分けられる。

　　　脊髄は31の髄節からなり，それぞれの髄節から左右対称に前根（運動神経）と後根（感覚神経）が出る。前根と後根は，椎骨後部の管状の空間である脊柱管内で合わさり，脊髄神経として椎間孔（ついかんこう）から脊柱外へ出て末梢へ向かう。頸部と腰仙部ではここで**神経叢**（そう）（上腕神経叢，腰・仙骨神経叢）を形成したあと，いくつかにまとまって末梢神経として四肢に分布する。

神経のはたらき ●（1）運動神経は，脳の神経細胞から出た神経線維が脊髄の中を下行し，前根を通って末梢神経に入り，さらに末梢にいたって筋線維内の終板に終わる。これは中枢からの刺激を末梢へ伝える遠心性の伝導路で，終板の部分で刺激が筋肉に伝えられて筋収縮がおこる。

（2）感覚神経は皮膚・粘膜・骨膜などに密に分布する感覚終末（受容器）から末梢神経を通り，後根から脊髄に入り，上行して脳に達する。感覚終末に入った刺激は中枢に向かって求心性に伝えられ，脳の感覚野に達すると，いろいろな感覚として認識される。それぞれの脊髄神経ごとに感覚の支配領域は決まっており，この感覚系の支配領域のことを**皮膚分節**（**デルマトーム**）という（◆図 1-2）。

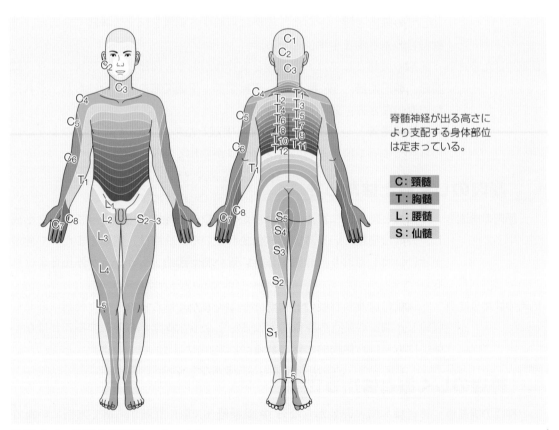

脊髄神経が出る高さにより支配する身体部位は定まっている。

C：頸髄
T：胸髄
L：腰髄
S：仙髄

◆**図 1-2　皮膚分節（デルマトーム）**

(3) 筋肉・腱には**紡錘**（ぼうすい）とよばれる感覚終末があり，刺激を受けたとき，その刺激が感覚神経を通って脊髄に達し，一部が運動神経を刺激して遠心性に伝えられ，筋収縮をおこすことがある。これは**反射性収縮**とよばれ，膝蓋腱（しつがい）反射やアキレス腱反射はこのようにしておこる現象である。

B　診察と検査

　運動器疾患においては，骨・関節・筋肉・神経の病変がほかの全身的疾患の症状の一部であることも少なくないので，広い観点から診療・看護にあたるように心がけなければならない。

　運動器疾患の症状としては，①感覚機能の障害（痛み，だるさ，感覚低下，しびれ），②運動機能の障害（動きの異常，支持力の低下），③変形（体幹・四肢の形の異常）がおもなものとなる。

　治療にあたっては，単に病変だけにとらわれず，その後の生活動作における障害をいかに少なくするかという点を念頭において対処したい。

1　診察

1　問診

　問診では，患者から病状や病歴など，診断に必要なことがらを聴取する。

現病歴 ● (1) 主訴はなにか（疼痛（とうつう），変形，機能障害など）。
(2) いつごろから症状があらわれたか。
(3) どのようなきっかけ（誘因）でおこったか。
(4) おこり方はどのようであったか。
(5) どのような経過をたどってきたか。

既往歴 ● (1) 悪性腫瘍，結核などの既往があるか。
(2) ほかの疾患でも受診しているか。薬を使用中かどうか。
(3) そのほか職業歴，生活環境など。

家族歴 ● 遺伝性疾患がないか聴取する。必要に応じて家族の診察も求める。

2　視診

　視診では患者の顔貌（がんぼう），体格，栄養状態，皮膚の色などを肉眼的に観察する。
(1) 体格：身長，肥満度，体幹と四肢のつり合い
(2) 姿勢：脊椎の彎曲（わんきょく）異常（円背（えんぱい），突背（とつはい）〔亀背（きはい）〕，平背（へいはい），側彎（そくわん），斜頸（しゃけい）など）の有無
(3) 歩容異常（跛行（はこう））：関節痛などによる疼痛性跛行，脊髄や脳の障害による痙性（けい）跛行，失調性跛行，末梢神経の障害による麻痺性（まひ）跛行などの有無

(4) 運動性：可動域（動きの範囲），動きぐあい，強直・拘縮・運動痛の有
無・程度

(5) その他：はれの有無，皮膚の色（発赤，蒼白，色素沈着），変形の有無
（O脚，X脚，内反肘，外反肘[1]など），筋萎縮の有無

③ 触診

触診は，患部を手で触れて，いろいろな情報を得る方法である。おもに調
べるのは次のようなことがらである。

(1) 温度

(2) かたさ，膨隆・腫瘤・浮腫の有無

(3) 圧痛（指や手掌で押したときの痛み），叩打痛（打腱器や拳，指先でた
たいたときの痛み）の有無

(4) 拍動，波動

④ 神経学的診察

脊椎・脊髄疾患や末梢神経麻痺の場合には，神経学的診察が不可欠である。

(1) 筋力測定：次項「2. 計測」の「筋力の測定」参照。

(2) 感覚検査：触覚・痛覚・振動覚などの障害をみる。

(3) 反射：深部腱反射の亢進（脊髄麻痺や脳血管障害で亢進する）や低下（馬
尾障害や末梢神経麻痺で低下する），病的反射（脊髄麻痺で出現する）の
有無が重要である。

② 計測

運動器疾患の診察では，次のような各種の計測が重要な診療の1つとなる。

長さの測定●　原則として，下肢は上前腸骨棘から脛骨果までの長さ，上肢は肩峰突起
先端から橈骨茎状突起までの長さで測定される。

**太さ（周径）の●
測定**　上腕および下腿では最も太い部分ではかる。前腕では腕橈関節の関節裂隙，
大腿では膝蓋骨上縁を基準とし，そこから一定の距離を隔てたところで測定
する。そのほか，指の太さを標準のリングによって測定することもある。

関節角度の測定●　脊椎，四肢の関節は，それぞれ特有の動く方向や角度の範囲がある。関節
が動く範囲を**関節可動域** range of motion（ROM）といい，各関節の運動方向
と正常な関節可動域については，日本整形学会および日本リハビリテーショ
ン医学会で定められている（● 図1-3）。関節可動域の正常値は参考値であり，
年齢・性別・職業以外に，個人差も大きい。関節可動域の測定は，症状の重
症度や治療効果の判定のために重要である。

筋力の測定●　筋肉の力（筋力）の強さを評価することは，麻痺性疾患などの診断および治

1）前腕が上腕に対して外側になす角度が，通常よりも小さいと内反肘，大きいと外反肘という。

部位名	運動方向	参考可動域角度	参考図	部位名	運動方向	参考可動域角度	参考図
A. 上肢測定				手	屈曲（掌屈）	90	
肩甲帯	屈曲	20			伸展（背屈）	70	
	伸展	20			橈屈	25	
	挙上	20			尺屈	55	
	引き下げ（下制）	10		**B. 手指測定**			
肩（肩甲骨の動きを含む）	屈曲（前方挙上）	180		母指	橈側外転	60	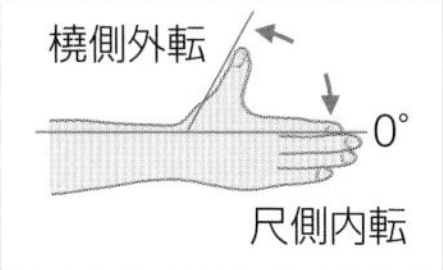
	伸展（後方挙上）	50			尺側内転	0	
	外転（側方挙上）	180			掌側外転	90	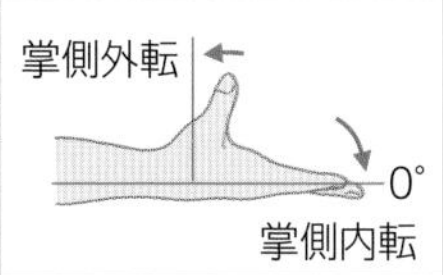
	内転	0			掌側内転	0	
	外旋	60			屈曲（MP）	60	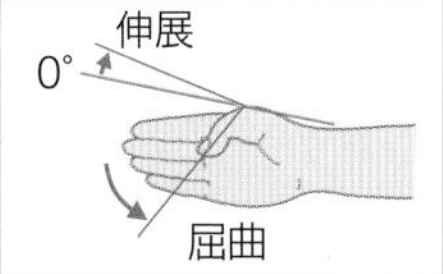
	内旋	80			伸展（MP）	10	
	水平屈曲	135			屈曲（IP）	80	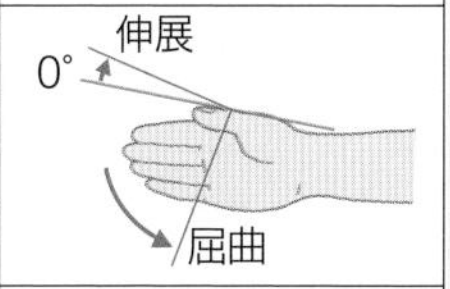
	水平伸展	30			伸展（IP）	10	
肘	屈曲	145		指	屈曲（MP）	90	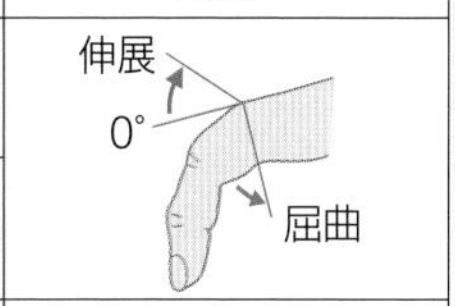
	伸展	5			伸展（MP）	45	
前腕	回内	90			屈曲（PIP）	100	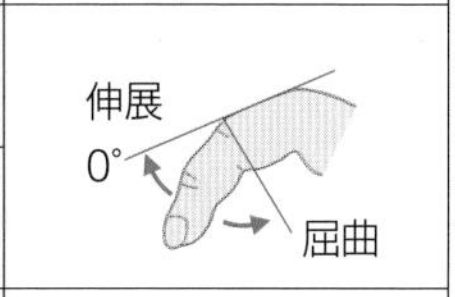
	回外	90			伸展（PIP）	0	
					屈曲（DIP）	80	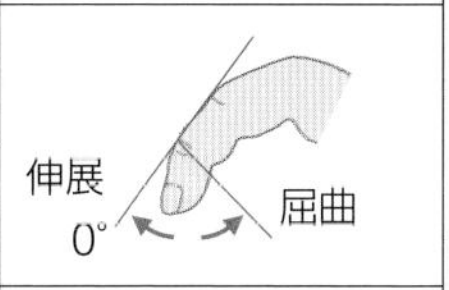
					伸展（DIP）	0	
					外転	—	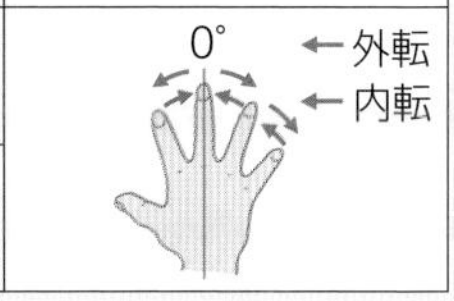
					内転	—	

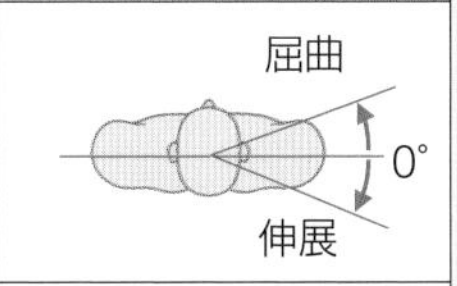

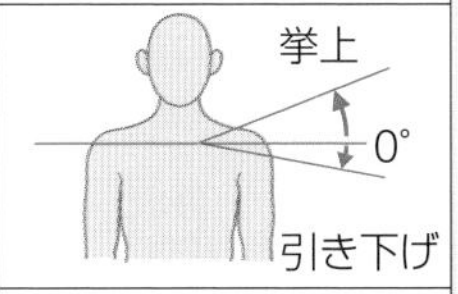

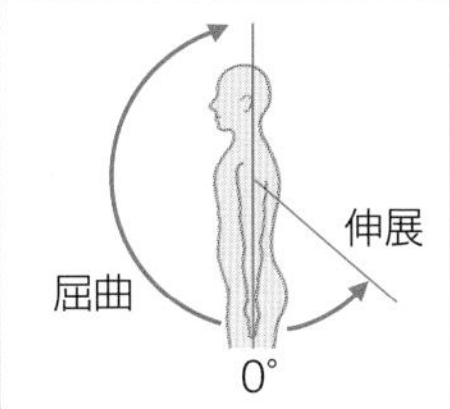

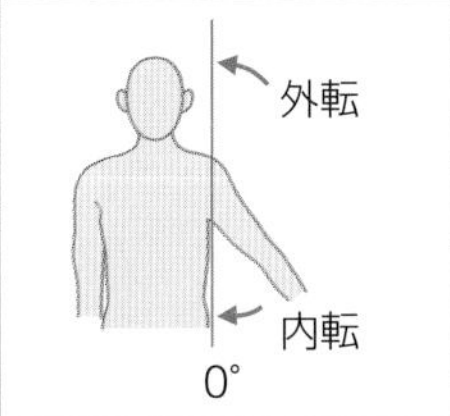

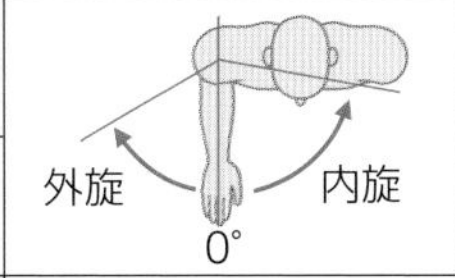

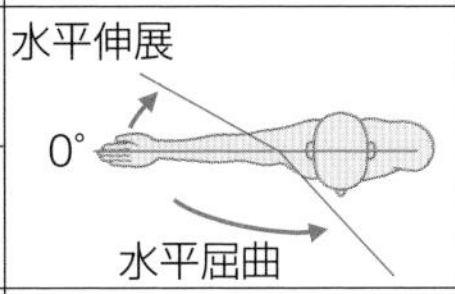

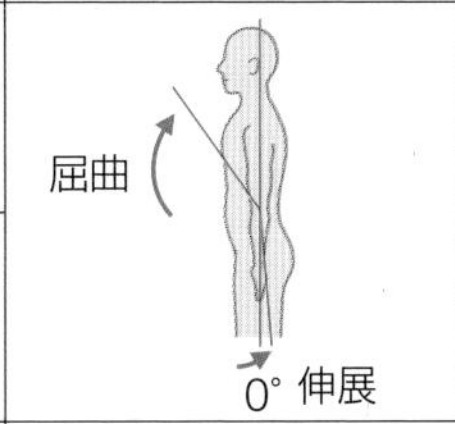

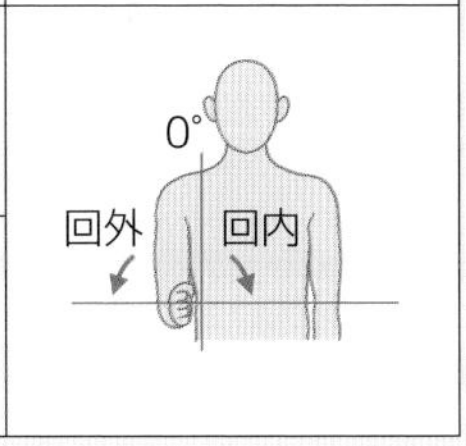

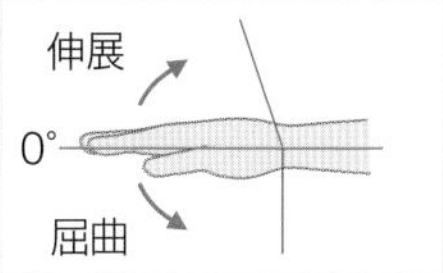

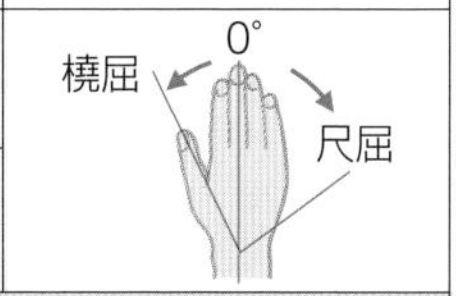

● 図 1-3　関節可動域

部位名	運動方向	参考可動域角度	参考図	部位名	運動方向	参考可動域角度	参考図
C. 下肢測定				**C. 下肢測定（つづき）**			
股	屈曲	125	屈曲 0°	足趾	屈曲（PIP）	35	伸展 0° 屈曲
	伸展	15	伸展 0°		伸展（PIP）	0	
	外転	45	外転 内転 0°		屈曲（DIP）	50	伸展 0° 屈曲
	内転	20			伸展（DIP）	0	
	外旋	45	内旋 0° 外旋	**D. 体幹測定**			
	内旋	45		頸部	屈曲（前屈）	60	0° 屈曲 伸展
膝	屈曲	130	伸展 0° 屈曲		伸展（後屈）	50	
	伸展	0			回旋 左回旋	60	0° 左回旋 右回旋
足	屈曲（底屈）	45	伸展（背屈） 0° 屈曲（底屈）		右回旋	60	
	伸展（背屈）	20			側屈 左側屈	50	0° 右側屈 左側屈
足部	外がえし	20	外がえし 内がえし 0°		右側屈	50	
	内がえし	30		胸腰部	屈曲（前屈）	45	0° 伸展 屈曲
	外転	10	外転 内転 0°		伸展（後屈）	30	
	内転	20			回旋 左回旋	40	右回旋 左回旋 0°
母趾	屈曲（MP）	35	伸展 0° 屈曲		右回旋	40	
	伸展（MP）	60			側屈 左側屈	50	0° 左側屈 右側屈
	屈曲（IP）	60	0° 伸展 屈曲		右側屈	50	
	伸展（IP）	0		MP：中手（足）指節関節，IP：指節間関節，PIP：近位指節間関節，DIP：遠位指節間関節			
足趾	屈曲（MP）	35	伸展 0° 屈曲				
	伸展（MP）	40					

🔵 図1-3 （続き）

⬥ **表 1-1　徒手筋力検査の基準**

評価値	評価の基準
5	強い抵抗を加えても動作できる正常な筋力
4	中程度の抵抗を加えても重力に抗して運動範囲全体を動かせる
3	抵抗を加えなければ重力に抗して運動範囲全体を動かせる
2	重力の影響を最小にした状態ならば運動範囲全体を動かせる
1	筋収縮はあるが関節は動かない
0	まったく筋収縮がない

療効果の判定のために欠かすことができない。簡便に評価するには，上肢では握力計，下肢ではつま先立ち歩行や踵立ち歩行ができるかなどの動作で評価するが，臨床的に個々の筋力を判定するには，**徒手筋力検査**が有用である（⬥**表 1-1**）。この検査では，筋力を重力に抗して動かすことができるか否かを基準に 6 段階で評価する。ただし，目的とする筋肉以外の共動筋や拮抗筋などによるごまかし運動もあり，検査には習熟を要する。

3 検査

画像診断●　骨・関節疾患の診断には，古くから X 線検査が有力な診断法として用いられ，現在でも有用である。軟部組織（⬥ 324 ページ，「2. 軟部腫瘍」）が写らないこと，2 次元であることなどから，精密検査として各種の画像診断法が追加されることが多い。

　①**X 線単純撮影**　運動器疾患の診断には欠かすことのできない検査である。立体的な身体を，平面に投影した影像でとらえるので，1 方向からの撮影だけでは情報が不十分である。通常 2 方向（前後・側方など）の撮影をすることが多く，必要に応じて斜位方向や切線方向の撮影も行われる。

　②**コンピュータ断層撮影（CT）**　断層撮影の一種であるが，ふつうの断層撮影が前額面または矢状面での断面を示すのに対し，CT では水平面を見ることができる。

　③**X 線造影撮影**　ふつうの X 線撮影では写し出されない軟組織を，隣接した空間に造影剤を注入することによって観察できるようにする方法である。造影には，空気などの気体も用いられる。①関節造影（アルトログラフィー），②脊髄腔造影（ミエログラフィー），③椎間板造影（ディスコグラフィー），④脈管造影（アンギオグラフィー），⑤瘻孔（瘻管）造影（フィステログラフィー），などがよく行われる。

　④**X 線透視**　身体を透過してきた X 線を蛍光板にあてて，リアルタイムで像を見る方法である。骨折や脊椎疾患の手術中に，骨に器具を挿入する際のガイド役として使用されることが多い。

　⑤**MRI シンチグラフィー**　核医学的診断とよばれるもので，腫瘍や炎症

の診断などに用いられる。ふつうの X 線検査でははっきりとはみとめられないような初期変化も描出され、早期診断に有力な検査法とされている。

⑥磁気共鳴画像（MRI）　核磁気共鳴という現象を利用して、生体の断面像を描出する方法である。放射線を用いずに生体の縦・横・斜めなどさまざまな断面の像を見ることができる。骨・軟骨以外に、軟部組織の像も明瞭なコントラストをもって見ることができ、脊椎・脊髄疾患や骨・軟部腫瘍などの診断にきわめて有用である。

⑦超音波検査　以前は、乳児股関節（こかんせつ）や肩関節の診断などといった限られた場合に用いられてきたが、整形外科領域全般にわたり、画像診断法として急速に普及した。X 線検査では描出が困難な、軟部組織の状態を把握できることから、筋・腱・靱帯断裂などの外傷やリウマチ、化膿性関節炎などの炎症性疾患の診断に用いられている。場所や時間に制約されずに、理学所見をとりながら、その場で動的な観察ができることも利点であるが、骨内や深部の病変の描出は困難である。

骨密度測定●　全身や局所の骨密度を測定し、骨粗鬆症（こつそしょうしょう）の程度や骨代謝の診断に利用する。さまざまな測定法があるが、エネルギーの異なる 2 種類の X 線を使用し、骨組織での吸収量を測定する二重エネルギー X 線吸収法が一般的である。

筋電図●　筋肉内の電位差、動作電流を電極を通じて拾い出し、増幅して波形を描かせるものである。その所見によって、①麻痺の状況、②回復の可能性、③回復の経過、④原因が筋自体にあるのか神経にあるのかの診断、⑤おかされた筋の範囲、などを知ることができる。

末梢神経伝導
速度測定●　末梢神経に電気刺激を与え、筋肉の収縮がおこるまでの時間によって伝導速度を測定する。神経に障害があるときには、この速度が遅くなる。

関節鏡検査●　関節鏡は、先端にレンズのついた、光ファイバーシステムからなる細い筒で構成される。これを関節内に刺入し、関節の内部を直視下に観察する。関節内滑膜・関節軟骨・半月などを観察し、診断や治療法の決定に役だてる。

また、細い手術器具を関節鏡を通して、あるいは別のところから関節内まで入れ、切除・縫合・組織採取などの手術も行われる。これを**鏡視下手術**という。

関節液検査●　関節に炎症があるとき、関節液の貯留がみとめられることがある。穿刺（せんし）によってこの関節液を吸引し、混濁の有無、色、出血の有無、比重などの性質を調べたり、化学的検査をしたりして、疾患の種類・状態の診断の参考にする。関節液は粘稠（ねんちゅう）度が高いので、針は太いものを用意する。穿刺により細菌感染をおこさないように十分な注意が必要である。

C おもな治療法

1 保存療法(非観血的治療)

1 薬物療法

非ステロイド性●抗炎症薬　痛みどめに用いられる鎮痛薬の大部分が**非ステロイド性抗炎症薬**（NSAIDs）である。慢性の疼痛（関節リウマチ，変形性関節症，変形性脊椎症など）に使用されるほか，打撲・捻挫などの外傷の急性期や，椎間板ヘルニア，痛風発作などの急性疼痛にも使用される。長期服用では，胃潰瘍，腎障害，肝障害といった副作用に注意をはらう必要がある。

副腎皮質ステ●ロイド製剤　強い抗炎症作用を有するので，関節リウマチに経口投与で使用される。非感染性の炎症である，偽痛風・石灰沈着性滑液包炎・変形性関節症急性期に対する関節腔内注射や，腰部脊柱管狭窄症・椎間板ヘルニアに対する硬膜外ブロック注射にも使用されている。

抗腫瘍薬●　抗がん薬である。骨および軟部原発性悪性腫瘍に対し，数種類の薬を組み合わせる多剤併用のかたちで投与されることが多い。

抗菌薬●　骨髄炎，化膿性関節炎，化膿性脊椎炎などでは点滴により経静脈的に投与される。できる限り原因菌を同定し，感受性のある抗菌薬を使用する。手術後に感染を防ぐため，予防的抗菌薬としても使用される。

骨代謝に関連●した薬剤　くる病，骨軟化症，骨粗鬆症に対してビタミンD製剤やカルシウム薬が用いられる。副甲状腺機能亢進症と骨粗鬆症に対してはカルシトニン製剤が使用される。骨吸収抑制薬であるビスホスホネート製剤やデノスマブは，骨粗鬆症の治療に用いられ，それ以外にも，がんの骨転移による高カルシウム血症に使用されている。

近年では，副甲状腺ホルモン製剤が，投与量に応じて骨形成作用を有することが明らかとなった。このため，治療選択肢のひとつとなっている。

抗リウマチ薬と●生物学的製剤　メトトレキサート（MTX）などの免疫抑制薬や，免疫抑制を伴わないブシラミン，サラゾスルファピリジンなどが，抗リウマチ薬として関節リウマチの治療に使用される。近年では，炎症性サイトカイン（TNFやIL-6など）の阻害作用をもつ生物学的製剤が多数開発され，骨・関節破壊の進展を抑える目的で使用されるようになっている。

2 注射療法

関節腔内注射●　関節リウマチ，変形性膝関節症，肩関節周囲炎などに用いられる。炎症が強い場合には副腎皮質ステロイド製剤が使用されるが，長期間の連用は副作用に留意して慎重に行うべきである。

わが国では，関節軟骨の構成成分であるヒアルロン酸ナトリウムがよく用いられており，中等度までの関節障害に対して有効である。なお，腱内・腱付着部・滑液包などには，副腎皮質ステロイド製剤と局所麻酔薬の混注がよく用いられる。

神経ブロック●　局所麻酔薬を神経内や周囲に投与する方法である。胸郭出口症候群，頸椎椎間板ヘルニア，外傷後の神経痛などの，上肢の疼痛をおこす疾患に対する**星状神経節ブロック**や，腰椎椎間板ヘルニアや腰部脊柱管狭窄症に対する硬膜外ブロック，選択的神経根ブロックなどがしばしば用いられる。

③ 整形外科的保存療法

■固定療法

身体のある部分を動かないように抑える**固定療法**は，運動器疾患の治療において重要なものである。

1 固定の目的

運動器疾患における固定は次のような目的で行われる。

(1) 治癒の促進：①骨折・脱臼の整復位を保持，②炎症性疾患の局所の安静，③手術後・外傷後の局所の安静

(2) 疼痛の軽減

(3) 変形の矯正位の保持(内反足，側彎症など)

2 固定の種類

具体的な固定法にはギプス包帯や副子(シーネ)固定などがある。

各種の包帯法●　①**ギプス包帯**　石膏ギプスが広く用いられてきたが，現在は軽くて水にぬれてもこわれにくく，X線の透過性もよいプラスチックキャストが普及している。ギプス包帯には次のような種類がある(➡ 図1-4)。

(1) 有窓ギプス包帯：創傷の治療のために，ギプスの一部に窓開け(開窓)が

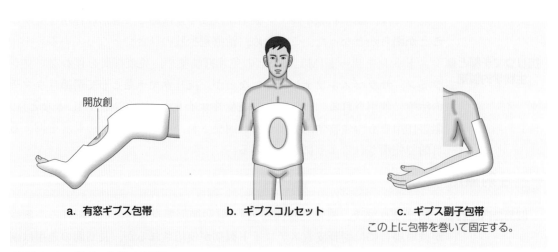

開放創

a. 有窓ギプス包帯	b. ギプスコルセット	c. ギプス副子包帯
		この上に包帯を巻いて固定する。

➡ 図1-4　ギプス包帯の種類

施されている。

(2) ギプスコルセット：脊椎の病巣部を固定するために，体幹に施すギプス包帯である。

(3) ギプス副子包帯：ギプス包帯を一定の長さに何回も折り返して重ね，板状のものをつくり，硬化しないうちに患部にあてて包帯で巻きつけ，患部によく適合する副子としたものである。

②**絆創膏包帯**　ギプスほど固定力は強くないが，手軽に行えるという長所がある。肋骨骨折，足関節捻挫，肩関節脱臼の整復後などの固定に用いられる。短所として，皮膚のかぶれなどをおこすことがある。

③**弾性(弾力)包帯**　布の織り方やゴムの織り込みによって伸縮性をもたせた包帯である。強い固定力は得られないが，肋骨骨折や関節挫傷などの固定などに用いられる。

副子(シーネ)●　板状のものをあてて絆創膏や包帯で固定する方法である。応急的に板(副木)などが利用されることもあるが，ふつうはギプス副子や金属製副子などが用いられる。金属製副子には，梯状副子，網副子，アルミ板副子がある。固定力はギプス包帯より劣るが，装着が簡単で軽いという利点がある。

装具・コルセット●　装具・コルセットについては，後述する(➡267 ページ)。

❸固定時の注意

固定に際しては，とくに圧迫による神経麻痺や循環障害などをおこさないように，注意が必要である。

固定範囲●　長管骨の骨折に対する固定では，骨折部の上下の 2 関節も含めて固定するのが原則である。

固定肢位●　原則として各関節が良肢位(機能肢位)を保つように固定する。

合併症の予防●　固定療法施行中に注意すべき合併症は，褥瘡，神経麻痺，循環障害である。固定を行う場合には，褥瘡のできやすい部位(骨をおおっている軟部組織が薄いところ)や神経が圧迫されやすい部位には綿など弾力性のあるものを厚くあて，強く締めすぎないように注意する(➡図 1-5)。

ギプス包帯の場合，循環障害を防ぐために，固定後に腫脹するおそれがあれば，切れ目を入れておく。絆創膏固定の場合は，横に巻く絆創膏は全周にわたって巻くことを避け，一部を開けておく。また，固定施行後は，痛みや指の色，感覚障害の有無，および動きの良否といった患肢の状態を十分に観察する。

■牽引療法

❶牽引の目的

牽引療法は次のような目的で行われる。

(1) 骨折の整復と固定

(2) 関節拘縮の予防と治療

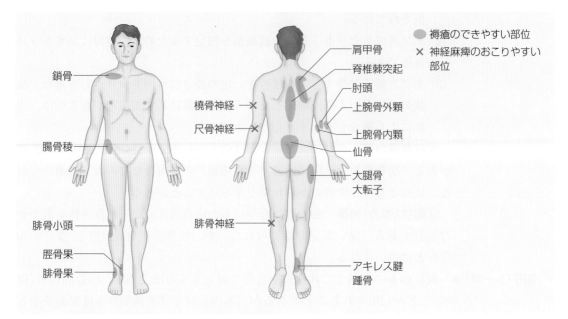

● 褥瘡のできやすい部位
× 神経麻痺のおこりやすい部位

◯図1-5　褥瘡・神経麻痺のおこりやすい部位

(3) 関節炎の安静，鎮痛，骨や軟骨の破壊をもたらす圧迫力の除去，病的脱臼の予防
(4) 椎間板ヘルニアなどによる腰痛，反射的筋緊張の緩和
(5) 脊椎症による神経症状の軽減

２ 牽引の種類

　最も一般的な方法は，重錘（おもり）による垂直方向の牽引力を，滑車によって目的方向にかえて用いるものである。これには，つねに一定の牽引力が得られるという長所がある。

　牽引は牽引力のかけ方によって**直達牽引法**と**介達牽引法**に分けられる。

直達牽引法●　直達牽引法は，骨に直接，牽引力をはたらかせる方法で，骨にキルシュナー鋼線を刺入し，緊張弓などの付属品をつけて牽引を行う鋼線牽引法が代表的なものである（◯348ページ）。牽引力が直接骨にはたらいて強い牽引力を加えることができるので，成人の大腿骨骨折などに用いられる。

　そのほか，頸椎損傷などの患者に対して行われる頭蓋牽引法などがある。

　鋼線刺入は病室で行われることもあるが，刺入部が汚染されることのないように十分に注意する必要がある。

介達牽引法●　介達牽引法は，皮膚を介して行う牽引法である（◯345ページ）。絆創膏牽引（垂直牽引）や，スポンジバンド（スピードトラック）を皮膚にはり，牽引金具をとりつけて牽引する方法があり，小児の骨折や軽度変形の矯正，整復位の保持などに利用される。そのほか，グリソン係蹄による頸椎牽引や，骨盤帯による骨盤牽引（腰椎に対する牽引）などが脊椎疾患に対する理学療法として

行われる。あまり強い牽引力は加えられないが，小児の骨折や軽度変形の矯正，整復位の保持などに利用される。

◢ 牽引中の注意

　一般的な観察の要点は次のとおりである。

(1) 指示どおりの肢位・方向・角度・強さが保たれているか。

(2) 滑車の機能が完全に果たされ，牽引力は十分にはたらいているか。ロープにシーツなどがかかったり，重錘が床についたりしていないか。

(3) 重錘などの振動で，患者に余分な苦痛を与えていないか。

(4) 循環障害，神経麻痺，皮膚のかぶれ，褥瘡などの徴候はないか。

(5) 保温は十分になされているか（とくに冬季）。

(6) その他の一般的な全身状態に変化はないか。

■義肢・装具

◢ 義肢

　義肢には，義手と義足がある。

義手●　義手はその機能により，常用（装飾用）義手，作業用義手，能動義手，体外力源義手に分けられる（ ⮕ 図 1-6）。

　①**常用義手**　機能的ではないが，着衣したときに外観がよくなり，切断者の心理面・社会面における需要は最も高い。

　②**作業用義手**　外形にとらわれず，特定の作業を機能的に行えるようにつくられ，農業従事者・労働者・職人などに多く使われている。

　③**能動義手**　機能的にすぐれ，切断高位による残存機能を活用するので，日常生活上，手先を使う場合に便利である。

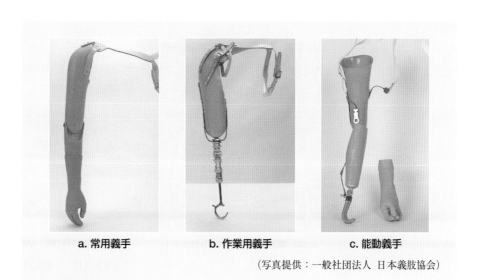

a. 常用義手　　　　b. 作業用義手　　　　c. 能動義手

（写真提供：一般社団法人　日本義肢協会）

⮕ **図 1-6　義手のいろいろ**

④**体外力源義手** 電気などで手先の金具や肘継ぎ手を動かすようにつくられている。

義足● 義足は起立，歩行，腰かけが能率的にできることを目的として作成される。切断した下肢の部位によって種類が異なり，股義足，大腿義足，膝義足，下腿義足，サイム義足，足部の義足に分類できる（➡図1-7）。

2 装具

体幹装具，上肢・下肢装具などがあり，固定・支持・免荷・矯正などを目的として用いられる（➡図1-8）。各装具はそれぞれの目的に応じた構造をもっているので，人体と装具の適合，機構上の欠点，期待する機能があるかどうかなどに留意する。

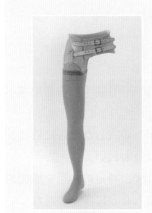
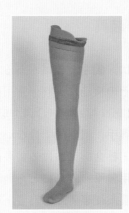
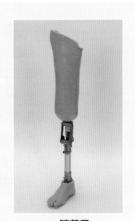

a. 股義足　　　　b. 大腿義足　　　　c. 膝義足

（写真提供：一般社団法人　日本義肢協会）

➡図1-7　義足のいろいろ

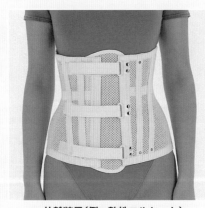
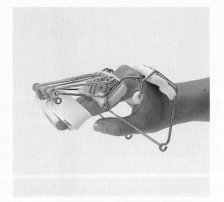

a. 体幹装具(例：軟性コルセット)　　b. 上肢装具(例：MP伸展屈曲装具)

（写真提供：一般社団法人　日本義肢協会）

➡図1-8　装具のいろいろ

④ リハビリテーション

　　運動器疾患における治療法でおもに用いられるのは，運動療法と物理療法である。各論については［特論］リハビリテーション看護(➡393 ページ)を参照されたい。

② 手術療法(観血的治療)

　　手術療法は患者に与える影響が大きい。しかし，手術法や手術器材の改良・開発に伴い，適用範囲が広げられてきた。

手術療法の特徴●　運動器疾患の手術療法の特徴は次のとおりである。

(1) 手術で細菌感染がおこると，ただちに化膿性骨髄炎，化膿性関節炎，関節拘縮などを併発して治癒が長引いたり，著しい機能障害を残したりする。そのため，厳重な感染の予防が必要である。

(2) 同じ手術であっても，個々の症例によって適した体位・肢位は異なり，ときには手術中に体位・肢位をかえることもある。手術野の清潔を保ちながら体位変換を行うために，十分な理解と適切な準備が要求される。

(3) 肘関節または膝関節より末梢の部位の手術では，駆血帯によって血行を遮断して行うことも多い。それによって出血量を少なくし，血液で手術野が見にくくなるのを防ぐ。しかし，止血継続時間があまり長くなると，虚血による障害をおこす危険性が高いため，止血開始時間を正確に記載し，経過時間を術者に知らせる。

(4) 人工物を挿入する手術では細菌感染が非常におこりやすい。手術前・中・後にわたって，とくに清潔の保持に留意する。

皮膚の手術●　整形外科では，関節機能に関係のある瘢痕拘縮，先天(性)奇形，難治性潰瘍などのほか，開放骨折に伴う皮膚欠損に対して皮膚の手術が行われる。

腱の手術●　腱の手術には次のようなものがある。

(1) 腱縫合術：腱を端端縫合する。

(2) 腱延長術：短縮した腱を延長し，関節可動域の拡大をはかる。

(3) 腱短縮術：長すぎてゆるんでいる腱を短縮する。

(4) 腱移行・移植術：腱の起始部または停止部の位置をかえたり，腱の走行をかえたりすることを移行術といい，健康な腱を腱欠損部に移植することを移植術という。陳旧性の腱断裂の再建や，麻痺した四肢の運動機能の再建に用いられる。

(5) 人工腱法：人工材料(ナイロン，ダクロンなど)を腱の代用として用いる。

神経の手術●　神経の手術には次のようなものがある。

(1) 神経縫合術：末梢神経が切断された場合に，端端縫合によって行う。

(2) 神経切断・切除術：脳性麻痺などの痙性麻痺に対して，末梢神経の支配運動枝を切除し，筋肉の痙直性を軽減させる。

(3) 神経剝離術：神経と周囲組織の癒着によって，神経の機能がそこなわれているとき，その癒着部分を剝離して機能の回復をはかる。

(4) 神経移行・移植術：神経の位置を移行させたり，神経欠損部に自家神経を移植したりする。

骨の手術●　骨の手術には次のようなものがある。

(1) 観血的整復内固定術：骨折を観血的に整復し，さまざまな材料を用いて固定をする。

(2) 骨切り術：骨の変形や，関節機能の改善のために行われる。

(3) 骨移植術：骨・関節の固定や，骨欠損部を補うために行われる。目的部位に見合った大きさの骨片を用いたり，海綿骨の細片を詰めたりする。一般的には，脛骨や腸骨から採取した自家骨が用いられるが，他人の骨（同種骨）や人工骨の利用も普及している。

(4) 病巣搔爬術：結核性脊椎炎（脊椎カリエス），骨髄炎の病巣部の壊死組織，肉芽組織を十分にかき出す手術を病巣搔爬術といい，この手術のあとに骨移植が行われることが多い。良性骨腫瘍も病巣搔爬ですむことが多い。

(5) 脚延長術：小児期の外傷により下肢長の左右差がある患者や，骨系統疾患などによる極端な低身長の患者に対して行われる。骨切りを行い，創外固定法を用いて骨を緩徐に延長する。この際，軟部組織も同時に伸長される（◎277ページ）。代表的なものにイリザロフ法がある。

関節の手術●　関節の手術には次のようなものがある。

(1) 関節穿刺：関節内容液を，検査や治療の目的で採取あるいは排除する。

(2) 関節切開術：関節を切開し，膿や異物を排除する。

(3) 関節切除術：腫瘍や関節結核に対する治療として，病巣あるいは病巣を含む部分を切除する。

(4) 滑膜切除術：関節結核（滑膜型）やリウマチなどの関節炎に対する治療として滑膜を切除する。

(5) 関節固定術・関節制動術：骨破壊の著しい関節炎などの場合，動きを犠牲にしてもしっかりとした支持性が得られたほうがよいことが多く，関節を完全に動かなくする関節固定術が行われる。また，麻痺による下垂足に対して，足関節の足背方向への動きは温存し，足底方向への動きだけを抑えるようにするような手術を関節制動術という。

(6) 関節形成術：機能障害の著しい関節に対して，関節を構成する骨を部分的に切除し，人工骨頭・人工関節に置換する方法である。（◎図1-9）。

脊椎の手術●　脊椎の手術には次のようなものがある。

(1) 椎弓切除術：脊髄に対する後方からの除圧目的で行われる。単なる椎弓切除では術後に不安定性が出現することが多いので，脊椎固定術の併用や，疾患や部位に応じて部分椎弓切除術を行うことが多い。

(2) 椎弓形成術：椎弓を切除せずに脊柱管を拡大して脊髄除圧を行う方法が

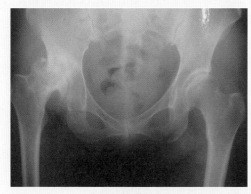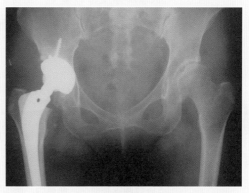

a. 手術前　　　　　　　　　　　　　b. 手術後

◯ 図1-9　変形性股関節症に対する人工股関節全置換術

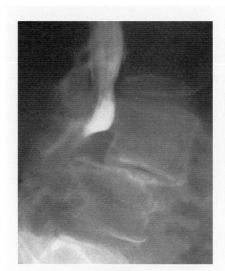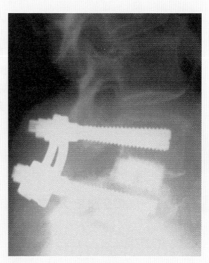

a. 手術前　　　　　　　　　　　　　b. 手術後

◯ 図1-10　第4腰椎すべり症に対する固定術

　　代表的である。脊髄腫瘍摘出に際し，一度椎弓を外して腫瘍を切除したあと，椎弓をもとに戻す還納式椎弓形成術もすぐれた術式である。

(3) 脊椎固定術：脊椎脱臼骨折，脊椎炎，脊椎すべり症や脊椎腫瘍切除後の再建として，罹患部位の頭尾側の脊椎を固定し，癒合をはかる手術である（◯ 図1-10）。

(4) 椎体掻爬術：椎体内の病巣を掻爬し，壊死物質などを除く。

　　切断術●　　悪性腫瘍や高度の開放粉砕骨折，重篤な感染症や血行障害で，末梢部の

状態が極度にわるく，全身的な悪影響が考えられるときには肢切断術が行われる。関節の部分で切断する場合は離断術という。

まとめ

- 診察の方法には，問診，視診，触診に加え，神経学的診察がある。
- 診察にあたって，上・下肢の長さ，太さ(周径)，関節の運動範囲(角度)，筋力の程度などが測定される。
- 各種画像診断や，筋電図，関節鏡検査，関節液検査などが行われる。
- 画像診断には，X線単純撮影，X線断層撮影，CT，X線造影，透視法，RI，MRIなどがある。
- 運動器疾患に対する治療法には，薬物療法，注射療法に加え，整形外科的保存療法として，固定療法，牽引療法，理学療法，作業療法，義肢・装具の装着，さらに手術療法がある。
- 固定には，ギプス包帯・副子(シーネ)・絆創膏包帯などが使用される。
- 牽引には，直達牽引法と介達牽引法がある。直達牽引法は，骨に直接キルシュナー鋼線などを刺入して行う方法で，介達牽引法は，皮膚を介して行う牽引法である。
- 整形外科で行われる手術は，患者に与える影響が大きいので，原則的には最終的な手段であるが，最近では医学の進歩に伴い，積極的に早期手術が行われるようになった。整形外科では，皮膚，腱，神経，骨，関節，脊椎などの手術が行われる。
- 義肢・装具には，義手，義足，体幹装具，上肢・下肢装具などがある。

復習問題

❶ 次の①〜⑦の空欄をうめなさい。

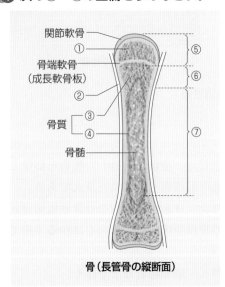

関節軟骨
①
骨端軟骨
(成長軟骨板)
②
骨質
③
④
骨髄

骨(長管骨の縦断面)

(① 　　　　　) (② 　　　　　)
(③ 　　　　　) (④ 　　　　　)
(⑤ 　　　　　) (⑥ 　　　　　)
(⑦ 　　　　　)

⑤
⑥
⑦

❷ 空欄を埋めなさい。

▶やわらかい多数の筋繊維が束になって(① 　　　　)を形成し，外周は(② 　　　　)という薄い膜に包まれている。

▶牽引療法には，骨に直接はたらきかける(③ 　　　　　)と皮膚を介して行う(④ 　　　　　)がある。

第2章 おもな疾患

A 外傷性疾患

1 骨折

骨折とは，外力によって骨組織の連続性が絶たれた状態であり，骨組織のもつ強さよりも強い外力が加わったときにおこる。骨組織が異常に弱い場合には，わずかな外力によっても骨折がおこる。このような骨折を**病的骨折**といい，骨粗鬆症や，くる病，骨腫瘍，骨髄炎などでおこりやすい。

また，弱い外力であっても反復・持続して加えられると，異常のない骨でも局所的に骨質の吸収がおこり，骨折のような状態になることがある。これを**疲労骨折**とよび，マラソン選手の下腿骨や中足骨などにみられる。

1 骨折の分類

骨折は，外力の加わり方や骨折線の状態などによって分類される。

■外力のはたらき方による分類
(1) 裂離(剝離)骨折：筋肉または靱帯を介して牽引力が加えられたとき，その付着部の骨が引きちぎられるようになる形の骨折(⊙図2-1-a)。
(2) 屈曲骨折：強いたわみによっておこる骨折(⊙図2-1-b)。
(3) 圧迫骨折：上下からの圧迫によってつぶされたようになる形の骨折(⊙図2-1-c)。
(4) 引き違い骨折：骨軸に沿って反対方向にはたらく2つの力が，少し間隔をおいた2点に作用したときにおこる骨折(⊙図2-1-d)。
(5) 捻転骨折：ねじれの力による骨折(⊙図2-1-e)。

■骨折線の形による分類
横骨折，斜骨折，縦骨折，らせん骨折，T・Y・V字形骨折，圧縮骨折，陥没(陥凹)骨折，粉砕骨折などがある。

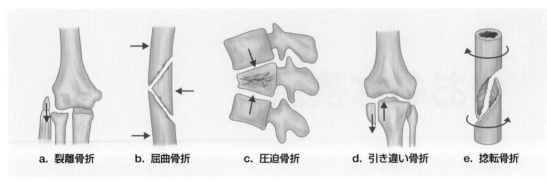

a. 裂離骨折　　b. 屈曲骨折　　c. 圧迫骨折　　d. 引き違い骨折　　e. 捻転骨折

◯ 図 2-1　外力のはたらき方による分類

■外界との交通の有無による分類

①**開放骨折（複雑骨折）**　皮膚表面に外傷があり，創が骨折部と交通しているもの。

②**閉鎖骨折（単純骨折）**　骨折部の皮膚表面に外傷がないか，またはあっても直接骨折部につながっていないもの。

■骨折の程度による分類

①**完全骨折**　骨折部で骨の連続性が全面にわたって絶たれたもの。

②**不全骨折**　骨の連続性が部分的に絶たれたもの。

② おもな症状

全身症状●　骨折の際は，多かれ少なかれショック症状を呈する。そのほか，骨折をおこした場合は全身打撲や臓器損傷を伴っている場合が少なくないので，これらによる症状にも注意が必要である。

痛み●　骨折がおこった瞬間に，組織が損傷されて激しい痛みがおこる。その後は腫脹（しゅちょう）に伴う痛みや，骨折部が動かされるための痛みも生じる。診断には，局所の圧痛や介達痛が有用である。介達痛とは，骨折部とは隔たったところから骨軸に沿って圧迫を加えると生じる，骨折部の痛みである。

腫脹●　骨折直後には骨折部に限局して腫脹が生じるが，これは出血によるものである。ついで腫脹はしだいに周囲に広がり，とくに骨折部よりも末梢側に顕著となる。これは炎症や静脈還流の障害によるものである。

変形●　骨折に際しては腫脹とは別の変形を伴うことが多いが，これは骨片の**転位**による（◯ 図 2-2）。骨片の転位とは骨片の位置のずれのことで，骨折の原因となった外力による転位を一次性転位，骨折後にそれぞれの骨片に付着している筋肉が収縮する力などによって生じる転位を二次性転位という。

異常可動性●　骨組織の連絡が完全に絶たれている完全骨折では，骨折部で動きがみとめられる。動かすと骨折部に機械的刺激が加わるので疼痛（とうつう）を伴い，さらに軟部

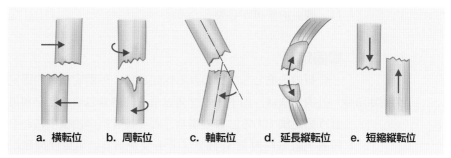

a. 横転位　　b. 周転位　　c. 軸転位　　d. 延長縦転位　　e. 短縮縦転位

⟳図 2-2　骨片の転位

組織に副損傷を与えることもあるので，検査には細心の注意が必要である。

機能障害●　痛みや支持力の低下のために，関節可動域制限や，支持性の低下などの機能障害がみとめられる。

合併症●　骨折時には周囲の組織にも損傷を伴うことが多い。おもな合併症として，次のようなものがある。

①**血管損傷**　血管が骨折端あるいは直接外力によって損傷されるもの。

②**神経損傷**　脊髄，末梢神経が圧迫または損傷されるもの。

③**臓器損傷**　肋骨骨折に際して骨折端が肺を損傷し，血気胸，皮下気腫をおこすことがある。また骨盤骨折によって尿路損傷がおこることがある。

④**細菌感染**　交通事故などにおける開放骨折で土砂による創部の汚染があるような場合には，細菌感染を伴いやすい。とくに破傷風菌や，ガス壊疽菌群の感染がおこった場合には，重篤な症状をまねくので注意を要する。

③ おもな治療法

受傷直後の患者をみるときは，まず全身状態を観察し，意識障害の有無や，ショック症状の程度，胸腹部臓器損傷の有無を確認する。これらがみとめられたときには，それに対する処置をまず行う。開放骨折の場合は，止血と感染予防（創部の洗浄および抗菌薬投与）の処置を行い，必要に応じて破傷風血清・破傷風トキソイドの注射を行う。

骨折部位の応急処置としては，外固定が重要である。外固定により骨折部の動きが制限され，痛みが緩和される。さらに，骨折部またはその周囲の軟部組織の副損傷が防がれ，患者を移動させやすくなる。

治療は，X 線検査のあと**整復**，**固定**，**機能訓練**の順に行われる。

■整復

整復とは，転位を極力なくすことであり，非観血的に行われるのが原則である。非観血的の整復は，徒手整復または持続牽引による。非観血的に整復が困難または不可能な場合，あるいは重篤な神経または血管損傷を伴う場合に

は，観血的整復が必要となる。

■固定

骨折の治療として行われる固定には，**外固定法**と**内固定法**がある。

外固定法 ● 　外固定法は，副子・ギプス包帯・絆創膏包帯などを利用して，非観血的に行う固定法である。この場合，とくに骨折の治療中におこりやすい末梢循環障害・阻血性拘縮に注意する必要がある。阻血性拘縮とは，筋肉や神経への血行が途絶え，そのため筋肉が壊死に陥り，さらに瘢痕化することによってもたらされる拘縮である。上腕骨顆上骨折に伴っておこる前腕の阻血性拘縮は**フォルクマン拘縮**としてよく知られている。転位した骨片による血管圧迫のほか，ギプス包帯による圧迫で腕がはれることが原因となることも多いので，注意を要する。

内固定法 ● 　内固定法は，観血的固定法である。観血的に整復が行われた場合，または外固定だけでは整復位の保持ができない場合に，手術によって骨自体に固定材料をあてて，強固な固定を獲得する。

　固定材料としては，髄内釘（スライディングヒップスクリュー，横どめ型髄内釘），内副子（プレート），螺子（ねじ釘），キルシュナー鋼線，ステンレス製やチタン製の鋼線などが用いられている（◯図2-3）。これらの材料は生体に悪影響を及ぼさない金属などでできている。

創外固定法 ● 　創外固定法とは，上下の骨片に経皮的に刺入させたピンを，関節部分のある金具で連結した創外固定器を装着させ，安定性を獲得する方法であり，骨折の固定に用いられる（◯図2-4）。骨折部位や合併した創の状態によっては，

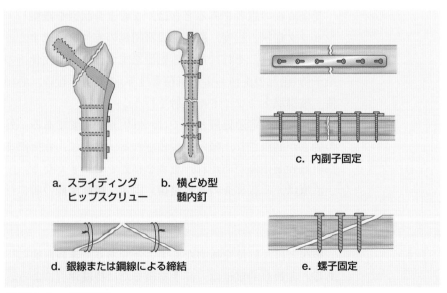

a. スライディング　　b. 横どめ型
　ヒップスクリュー　　　髄内釘

c. 内副子固定

d. 銀線または鋼線による締結

e. 螺子固定

◯**図2-3　内固定法**

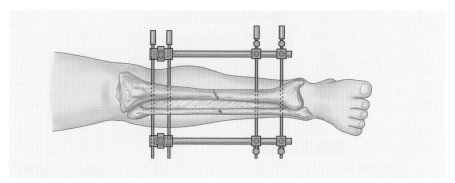

● 図2-4　創外固定法

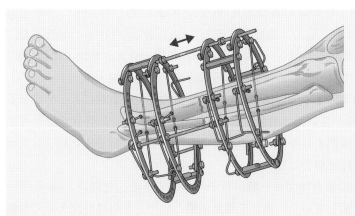

骨折が治る際に，骨と骨の間にやわら
かい仮骨ができてそれが骨になる。イ
リザロフ法は一度骨を切断し，治る部
分を特殊な器具を用いて徐々に引き離
すことにより，変形した骨を矯正した
り，骨を延長したりする方法である。
1日あたり0.5〜0.7 mm程度延長で
きる。

● 図2-5　イリザロフ法

外固定・内固定ともに適さないことがあり，この方法が用いられる。骨折部
位をはさんで入れる螺子によって長さおよび角度の調節が可能なため，骨延
長術（イリザロフ法）にも用いられる（● 図2-5）。

■機能訓練

　ある期間固定が行われると，そこに含まれる関節の拘縮，関与する筋肉の
萎縮および筋力の低下をきたす。その治療のための後療法として理学療法
や機能訓練などが行われてきたが，近年では，機能訓練は骨の癒合後に始め
たのでは遅く，整復・固定と同時に始められるべきものとされている。

　固定中も筋肉の等尺性収縮訓練や，動かすことが許される部分の運動訓練
などを行うことは，単に機能障害の予防だけでなく，骨の癒合の促進のため
にも有意義と認められてきている。

○ 表 2-1　骨折治癒期間の目安

中手骨	8〜12 週	前腕骨	12 週
肋骨	6〜8 週	上腕骨	8〜12 週
鎖骨	12 週	大腿骨骨幹部	8〜16 週
		下腿骨骨幹部	12〜20 週

■骨折の治癒

治癒過程● 骨折部では次のような機転がはたらき，癒合して治癒に向かう。

①血腫形成→②凝血の器質化→③結合織性仮骨→④一次性仮骨（軟骨性仮骨）→⑤二次性仮骨（骨性仮骨）→⑥骨化→⑦機能的再造形。

治癒を妨げる● 要因
①**全身的要因**　低タンパク質や栄養障害，代謝障害性疾患，高年齢。

②**局所的要因**　骨折端の接合不良（転位，不安定性），骨折部にかかる力（引き離すような力，剪力，過度の圧迫力），血行障害（骨片への血行不全，周囲軟部組織の広範な挫滅），骨片間への軟部組織の介入，感染・化膿（開放骨折，尿路系・上気道などの化膿巣からの感染，異物の混入）。

治癒期間● 骨癒合が完成するまでの期間は，年齢，骨折の部位や形態によって異なる（○ 表2-1）。年齢が高いほど骨癒合に要する期間は長く，長管骨では骨幹部中央のほうが骨端部より骨癒合に不利である。前項の骨折治癒を妨げる要因があれば，さらに骨癒合は遅れる。

成人の骨折の骨癒合期間は一般に数か月単位である。受傷後3〜6か月の時点で骨折が治癒していない場合を**遷延治癒**といい，さらに時間を経て骨癒合機転が停止し，骨折部が完全に離れて異常可動性を残した状態を**偽関節**とよんでいる。

④ おもな骨折

鎖骨骨折● スポーツや交通事故などで横転し，肩の外側方から強い圧力を受けた際におこりやすい。上方凸の軸転または短縮縦転の転位をきたすことが多い。

治療に際しては，肩を後方へ引いて骨折部に伸張力を加えるような，あるいは同時に凸部に対して圧迫力を加えるような外固定が行われる（○ 356 ページ，図3-18）。骨片の転位が著しい場合，あるいは骨折部が外側端に近いような場合には，手術による整復・固定が行われる。

肋骨骨折● 転倒や強い圧迫による外力でおこることが多い。多発肋骨骨折では血胸・気胸が合併していることがあり，胸腔ドレナージなどの処置が必要となる。

上腕骨近位端● 骨折
高齢者に多くみられる骨折で，転んで手をついたときなどにおこりやすい。転位が著しい場合には，観血的整復内固定術や人工骨頭置換術が行われる。

上腕骨骨幹部● 骨折
捻転力が作用しておこることが多く，腕相撲や投球動作などの際に筋力によって折れる場合も少なくない。橈骨神経麻痺を伴うこともある。

非観血的治療を行うことが多いが，神経麻痺などの合併症があったり，整

　復が困難であったりする場合には，観血的治療が行われる。

上腕骨顆上骨折 ● 　小児が転んで肘をのばしたまま手をついたときにおこりやすい。多くの場合，周転位と前方凸の軸転位をおこし，その整復が不十分であると肘の内反変形を残したり，のちに肘関節の屈曲制限をまねいたりすることがある。また，正中神経・橈骨神経の麻痺を伴うこともあるので注意を要する。

上腕骨外顆骨折 ● 　顆上骨折と同様の機転で，外顆部だけの骨折をきたすことがある。わずかな転位が残存しても偽関節になったり変形治癒したりすることがあるので，観血的整復内固定術が行われることが多い。偽関節や変形治癒が放置された場合には，将来的に遅発性尺骨神経麻痺をきたすことがある。

橈骨遠位端骨折 ● 　転んで手をついた場合に，成人では橈骨の遠位端部に骨折をおこしやすい。末梢骨片が背側に転位しやすく，フォーク背状変形があらわれるのをコーレス骨折という。通常，徒手整復・ギプス固定など非観血的治療が行われるが，転位が著しい場合には手術治療が行われる。

脊椎椎体骨折 ● 　尻もちをついたり，背部に物が落下したときなど，脊椎の椎体部に上下からの圧迫力や前屈の力が加わっておこる。とくに下部胸椎・上部腰椎によくみられ，骨粗鬆症の場合には，床から物を持ち上げるなどの軽微な力によってもおこることがある。近年では，骨折部に骨セメントを注入するバルーン椎体形成術も行われるようになった。

骨盤骨折 ● 　交通事故・落盤事故などで，強い直達外力によっておこる。血管損傷や尿路損傷を合併することがあるので，注意を要する。

大腿骨近位部骨折 ● 　高齢者によくみられる骨折で，骨折の位置によって大腿骨頸部骨折と転子間骨折に分けられる（● 図2-6）。大部分の症例では，準救急扱いで手術治療が行われる。転子間骨折には観血的整復内固定術が行われ，大腿骨頸部骨折や偽関節・骨頭壊死といった陳旧例では人工骨頭置換術が行われる。

大腿骨骨幹部骨折 ● 　強い直達外力によっておこる（● 図2-7）。乳幼児では，おもに垂直牽引などによる非観血的治療が行われるが，成人では観血的整復内固定術が行われ

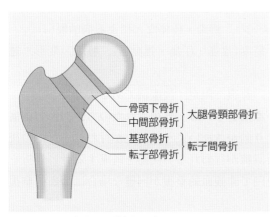

● 図2-6　大腿骨近位部骨折

骨頭下骨折 ┐
中間部骨折 ┘ 大腿骨頸部骨折
基部骨折 ┐
転子部骨折 ┘ 転子間骨折

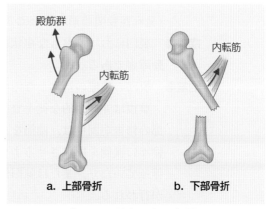

殿筋群

内転筋

内転筋

a. 上部骨折　　　b. 下部骨折

● 図2-7　大腿骨骨幹部骨折の転位

ることが多い。

下腿骨骨幹部● 前面は，被覆する軟部組織が少ないため，開放骨折となりやすい。中下
骨折 1/3 付近の骨折は，血流がわるいため骨癒合が遷延化することも少なくない。

下腿骨果部骨折● 足関節に，内反・外反以外に，回旋力が強く加わったときに受傷する。内
果・外果・後果が単独あるいは合併して骨折する。脛腓靱帯の断裂を伴って
いることが多い。転位があれば観血的整復内固定術が行われる。

踵骨骨折● 高所から飛びおり，踵部を強く打ったときなどにおこりやすい。後距骨下
関節に骨折が及んでいる関節内骨折では，非観血的整復または観血的整復内
固定術が行われる。

2 関節外傷

1 脱臼

■外傷性脱臼と亜脱臼

相対する関節面が，その本来あるべき位置関係からずれを生じた状態のう
ち，関節面の接触が完全に失われたものを**脱臼**，一部接触を保っているも
のを**亜脱臼**という。また，骨折を伴うものを**脱臼骨折**とよぶ。

脱臼の方向は，末梢側が移動している方向で示される。たとえば，肩関節
脱臼で上腕骨頭が前方へ脱出していれば，肩関節前方脱臼とよぶ。通常は，
捻挫や靱帯損傷よりも強い外力によって生じ，骨頭が関節包を破って外へ脱
出した状態となる（関節包外脱臼）。

脱臼が整復されずに放置されたものを**陳旧性脱臼**，初回脱臼を契機に，
軽度の外力や運動により容易に繰り返し脱臼するようになった状態を**反復性
脱臼**とよび，それぞれ特殊な治療が必要となる。

脱臼には神経麻痺や血管損傷を合併することがあるため，注意を要する。
股関節脱臼と坐骨神経麻痺，肩関節脱臼と腋窩神経麻痺，膝関節脱臼と膝窩
動脈損傷などがある。

なお，外傷と異なる原因で脱臼が生じる場合があり，これらは別項で扱う
（発育性股関節形成不全〔→317 ページ〕，感染・腫瘍などによる病的脱臼）。

症状● 脱臼におけるおもな症状は，痛み（疼痛・圧痛・運動痛），腫脹，変形，運
動障害である。

治療● 脱臼の治療の基本となるのは，整復，固定，後療法である。

整復は非観血的な徒手整復が原則とされる。整復されたのち，関節包損傷
部の修復期間中は，関節をあまり動かさないように固定が行われる。その後，
徐々に機能を回復させるような訓練が行われる。関節を構成する骨に骨折を
伴っていたり，または陳旧性脱臼で非観血的整復が困難な場合は観血的整復
が行われる。

■反復性脱臼と習慣性脱臼

前述した反復性脱臼は肩関節に最も多くみられ，大部分は前方脱臼である。関節包がのびてゆるんでいるほか，骨や関節唇[1]の一部にも変形を生じていることが，脱臼をおこしやすい条件となる。また，いっさい外傷がなく，関節包や靱帯がゆるいために繰り返す脱臼を**習慣性脱臼**という。

反復性脱臼の場合の徒手整復は，外傷性脱臼の場合よりも容易に行えるが，根本的には再脱臼を防止するための手術が必要である。

② 関節挫傷（捻挫と靱帯損傷）

体表には創傷がなく，関節周辺の軟部組織の損傷のあるものを総称して**関節挫傷**とよび，**捻挫**や**靱帯損傷**が含まれる。

捻挫とは，関節にその正常運動範囲をこえた運動をしいるような力がはたらいたとき，骨折や脱臼にまでいたらなくても，関節包や靱帯に部分的な損傷がおきた状態をいい，膝関節や足関節におこりやすい。

靱帯損傷が高度（完全断裂など）である場合や，関節安定性に大きく関与する靱帯の損傷である場合には，手術が行われることがあり，捻挫とは分けて治療すべきである。

症状● (1) 疼痛：自発痛もあるが，外力によってしいられた動きと同様の動きをさせると，疼痛が著明に生じる。また，損傷部位に応じて圧痛もみとめられる。

(2) 腫脹：関節部に，関節内外の出血などによる腫脹がみられる。

(3) 運動障害：疼痛および腫脹のための運動障害が主となっている。

治療● はじめの数週間は，局所の安静のために弾性包帯・絆創膏・副子などによる固定および冷罨法を行う。その後，機能回復のための後療法（主として自動運動）が行われる。関節骨折を合併しているものや，靱帯が完全に断裂しているものには手術を行うことがある。

■足関節捻挫・靱帯損傷

前距腓靱帯，踵腓靱帯の順に損傷されることが多い。内反方向へのぐらつきが明らかなものでは，手術が行われることがある。

■膝内障

膝内障は，膝関節を構成する骨や半月板などの障害による疾患の総称であり，半月板損傷，内側または外側側副靱帯損傷，十字靱帯損傷などに鑑別診断される。スポーツ外傷として最も頻度が高く，治療成績が競技活動を左右するため，近年とくに治療の進歩がみられた分野である。

1）関節唇：肩関節や股関節の関節窩をふちどっている，軟骨性の構造。

半月板損傷● 　膝関節の関節内で大腿骨と脛骨の間にある軟骨を**半月板**という（◯255ペー
ジ，図1-1-b）。半月型というより三日月型あるいはC字型を呈し，外側半月
板と内側半月板1つずつが一対となっている。半月板に割れ目が入った状態
を半月板損傷といい，膝を屈曲した状態で，下腿に捻転力が加わった場合に
おこりやすい。また先天性の形態異常（円板状半月板）の場合は，損傷をおこ
しやすい。

　症状としては，膝関節の屈伸の際に音がし，とくに伸展のときにある角度
でひっかかり，なおのばそうとすると，音とともに急にのび，このとき下腿
が横揺れをおこす。

　診断にはMRI検査が有用である。半月板辺縁部の損傷では血行があるの
で保存的治癒が期待できるが，それ以外の場合は手術的な治療が必要となる
ことが多い。

　関節鏡の発達に伴い，半月板の手術は鏡視下で行うことが通常である。関
節鏡視下半月板部分切除や半月板縫合術が行われる。

側副靱帯損傷● 　膝関節の内・外側には強い靱帯がある。膝関節を強く外反または内反させ
る力がはたらいたときに，これらの靱帯に損傷を生じる。近年では基本的に
保存治療が一般的であるが，まれに陳旧性の完全断裂で手術が必要となる。

十字靱帯損傷● 　膝関節の中央部近くに前・後十字靱帯があり，関節の安定性を保つはたら
きをしている。この靱帯が損傷されたものが十字靱帯損傷である。

　前十字靱帯損傷はスポーツで受傷することが多く，半月損傷あるいは内側
側副靱帯損傷などと合併していることも多い。後十字靱帯損傷は，膝屈曲位
で脛骨が後方へ強く押されたときなどに単独損傷をきたすことがある。後十
字靱帯の単独損傷は，症状は疼痛のみで，数日で歩行可能となるため，単な
る捻挫として見逃されることも多い。

　治療はスポーツ活動のレベル・種目によって異なる。通常は，競技レベル
の選手の前十字靱帯損傷には手術，それ以外の場合は保存的治療が行われる。

■小児肘内障

　小児肘内障は，学童前期までの小児の手を引っぱったり，ねじったとき
におきる。患児は痛がり，一見麻痺したように肘も肩も動かさなくなる。骨
の位置関係は正常に保たれているので脱臼ではない。

　捻挫と異なり関節包や靱帯に明らかな損傷もなく，橈骨骨頭の下を押さえ
ている輪状靱帯がずれたためにおきる（◯図2-8）。徒手整復は容易で，症状
はすみやかに消失する。

3 筋・腱の損傷

　腱が，完全にあるいは部分的に切れたものを腱断裂（腱裂）という。刃物や
ガラス片などによる直接的な断裂は，手指の伸筋・屈筋，および足趾の伸筋

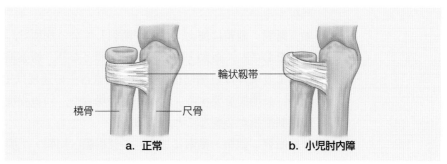

橈骨　　　　　　　尺骨

輪状靱帯

a. 正常　　　　　　　　b. 小児肘内障

⬇ 図 2-8　小児肘内障

腱に最も多くみられる。

1 アキレス腱断裂

　介達力による腱断裂としては，まず**アキレス腱断裂**があげられる。これは，足関節を底屈させるように下腿三頭筋が緊張した状態で，足関節を逆に背屈させるような外力が加わったときに生じ，スポーツ外傷としてみられることが多い。完全断裂でも，趾屈筋の力によって底屈運動が可能な場合もあるが，力は弱く，踵を上げてつま先立ちすることはできないのがふつうである。

　治療として，非観血的にやや尖足位(足関節自然下垂位)でのギプス固定が行われるが，手術(腱縫合)が必要となることも少なくない。

2 手指の外傷

　手指の外傷のうち，伸筋腱の断裂に対しては，ふつうの縫合で機能の回復は良好である。屈筋腱断裂は指神経断裂を合併していることが多いこと，縫合部の癒着により指の可動域制限がおきやすいことなどから，経験豊かな医師の処置が必要である。

　手関節部の掌側の開放創では，狭い範囲に多数の腱・神経が走行しているため癒着がおきやすいので，切断端の状態に応じて，縫合する腱を選択する必要がある。手指の挫滅を伴う開放骨折などでは安易に断端形成が行われることがあるが，とくに母指ではつまみ動作などのためにできるだけの長さが必要であり，可能な限り温存するよう治療すべきである。

4 末梢神経の損傷

1 末梢神経の損傷の分類とおもな症状

損傷程度の分類●　末梢神経の損傷は，損傷の程度や病態によって次の3つに分類される。

　　(1) 一過性神経伝導障害：髄鞘のみが障害されている病態で，損傷部より末梢の変性は生じない。圧迫などの原因が取り除かれれば，短期間で完全

回復する。

(2) 軸索断裂：髄鞘に加え，軸索が断裂している病態で，損傷部より末梢に変性をおこし，運動・感覚の完全麻痺となり，筋萎縮を生じる。軸索再生により麻痺は自然回復するが，軸索再生の速度は1〜2 mm/日であるため，長期間を要する。回復が遅い場合や，回復程度が不良な場合には，神経剝離術が必要なことがある。

(3) 神経断裂：髄鞘・軸索に加え，神経内膜・周膜・上膜が断裂して，神経の連結が完全に絶たれたもので，原因は開放性損傷がほとんどである。近位断端から軸索が再生するが，遠位断端との間に距離があり，自然回復は望めない。神経縫合術や神経移植術を必要とするが，それでもなお十分な機能の回復が得られないことが多い。

症状● 損傷を受けた神経の種類によって症状は異なる。

(1) 運動神経損傷：その神経の支配している筋肉に弛緩性の麻痺をおこし，筋力の低下，腱反射の減弱または消失がみられ，一過性神経伝導障害以外では筋萎縮をきたす。

(2) 感覚神経損傷：その神経の分布している範囲の皮膚に，感覚（触覚・痛覚・温度覚）の低下または脱失がみとめられる。

(3) 自律神経損傷：血管運動の支配機能をそこなうために血流量の調節障害をきたし，また発汗異常などがみられる。

❷ 腕神経叢麻痺

腕神経叢麻痺は，出産時の傷害による分娩麻痺や，オートバイ事故などの直達外力によるものが多い。損傷を受けた神経の場所によって上位型・下位型，全型などの症状の違いを示す。オートバイ事故の場合は，脊髄から神経根が引き抜かれたような型のもの（引き抜き損傷）が多く，著しい機能障害を残す。

❸ 橈骨神経麻痺

橈骨神経麻痺は，上腕骨骨幹部骨折・顆上骨折に伴っておこることが多い。また，上腕中央外側からの圧迫による一時的な麻痺としてもおこりやすい。運動麻痺として典型的なものは手関節の背屈障害で，**下垂手**を呈する（◯図2-9-a）。

❹ 尺骨神経麻痺

尺骨神経は，肘関節近くの上腕骨尺骨神経溝付近で損傷を受けやすい。骨折後の外反肘や内反肘があると，かなりの期間を経たのちに，**遅発性尺骨神経麻痺**をおこすことがある。遅発性尺骨神経麻痺は肘部管症候群ともよばれる。

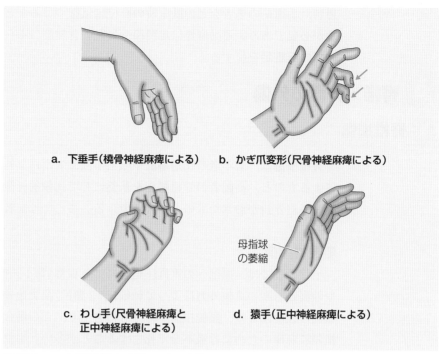

a. 下垂手（橈骨神経麻痺による）　　b. かぎ爪変形（尺骨神経麻痺による）

c. わし手（尺骨神経麻痺と　　　　　d. 猿手（正中神経麻痺による）
　　正中神経麻痺による）

母指球
の萎縮

○ 図 2-9　末梢神経麻痺時の手の症状

　運動麻痺は骨間筋などにあらわれ，第 4・5 指に**かぎ爪変形**がみられ（○ 図 2-9-b），正中神経麻痺を合併すると典型的な**わし手**を呈する（○ 図 2-9-c）。感覚麻痺としては，第 4・5 指の感覚障害が主症状となることが多い。

⑤ 正中神経麻痺

　正中神経麻痺は，上腕骨顆上骨折に伴っておこることがあり，また，より末梢における損傷として，手根管部での圧迫による手根管症候群の主症状となることもある。手首の掌側の切創・刺創による切断も少なくない。
　運動麻痺は母指対立筋，母指・第 2・3 指の屈筋にあらわれ，拳（こぶし）を握る動作で十分に曲がるのは第 4・5 指（尺骨神経支配）だけとなる。母指の対立運動ができず，母指球の筋萎縮が著明な状態を**猿手**という（○ 図 2-9-d）。

⑥ 腓骨神経麻痺

　腓骨神経麻痺は非常におこりやすい麻痺で，正座をしていて足がしびれるというのも，一時的な**腓骨神経麻痺**の症状である。
　腓骨神経は，腓骨骨頭のすぐ下で上後方から外側を通って下前方へ，斜めに骨に接して走っており，この部位で圧迫されて麻痺がおこりやすい。圧迫が強く長く続くと回復不能になることがある。
　ギプス固定の際に圧迫を避けるほか，ギプス固定をした患者や意識のない

患者，手術後の患者などの臥床時の肢位に気をつけるなど，予防のための注意が必要である。運動麻痺は足関節や足趾の背屈筋にあらわれ，典型的なものでは**下垂足**を呈する。

5 脊椎・脊髄の外傷

1 脊椎損傷

脊椎損傷は，若年者の交通事故や転落事故，スポーツ外傷などの強い外力によるものと，高齢者の骨粗鬆症を基盤にして比較的軽微な外力で胸椎・腰椎の圧迫骨折がおきたものとに大別できる。ここでは前者について述べる。

■頸椎損傷

上位頸椎では，頭部への垂直圧迫力により環椎（第1頸椎）骨折が，過屈曲や伸展と剪断の重複外力によって軸椎（第2頸椎）歯突起骨折などがおこる。転位の程度により，頸髄損傷を伴うものもあり，この場合は四肢麻痺に加え，横隔膜麻痺のために呼吸不全で死亡することが多い。中位・下位頸椎では脱臼骨折が多く，頸髄損傷による四肢麻痺を呈する。

初期救護では，絶対安静の保持が原則であり，頭部から頸部を装具や砂嚢で固定する。できるだけ早期の整復・固定が必要である。全身状態や外傷形態，麻痺の状態に応じて，頭蓋直達牽引による整復と外固定などによる非観血的治療か，観血的治療かが選択される。

■胸椎以下の損傷

単純な圧迫力により胸腰椎移行部に好発する椎体圧迫骨折の場合は，黄色靱帯や棘間・棘上靱帯，椎間関節などの後方要素が無傷であり，麻痺も伴わない。非観血的な整復・固定により良好な結果が得られる。

高度の粉砕骨折や脱臼骨折は，胸腰椎移行部に好発する。四肢の骨折や内臓損傷を伴うことも多く，集中治療が必要である。椎体以外に後方要素の損傷や靱帯成分の損傷も伴うため，脊椎が不安定であり，観血的治療が必要なことが多い。

2 脊髄損傷

高度の脊椎骨折・脱臼の場合は，脊柱管内に存在する脊髄も損傷を受ける。頸椎部では，脊柱管狭窄や脊柱靱帯骨化症による脊髄の慢性の圧迫が存在する場合には，頸部の微小な後屈外傷で頸髄損傷がおこる場合も多い。

症状● 損傷髄節以下に感覚麻痺・運動麻痺や，自律神経麻痺による発汗・血流の障害，膀胱・直腸に対する神経支配の不全による排尿・排便の障害などをきたす。運動麻痺や感覚麻痺が重篤な場合には，自力では体位がかえられず，

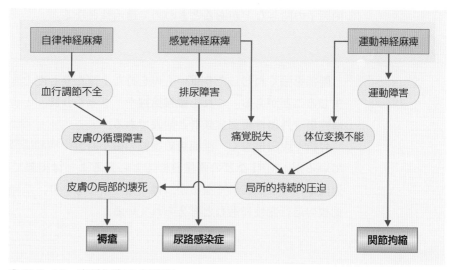

○図 2-10　脊髄損傷の合併症

　また痛みを感じないこともあって，仙骨部・大転子部などの好発部位にきわ
めて褥瘡を生じやすい。排尿障害は尿路感染症のもととなりやすく，運動
障害は早期に関節拘縮をきたしやすい(○図 2-10)。

治療●　脊髄完全損傷の場合は，神経回復は期待できない。合併症の発生をできる
だけ抑え，リハビリテーションを行い，残存機能の最大活用を目ざす。

合併症の予防●　褥瘡，尿路感染症，関節拘縮などの合併症は，いったん発生すると難治性
であるため，予防に全力をつくすことが大切である。

　①褥瘡の予防　約2時間ごとに体位変換を行い，エアマットなどを仙骨部
に使用する。清拭・摩擦によって皮膚の清潔を保ち，循環をよくする。

　②関節拘縮の予防　受傷直後から主要な関節の他動運動を行い，各関節の
良肢位を保つ。

　③尿路感染症の予防　留置カテーテルによる持続排尿よりも，間欠的導尿
が望ましい。1日2,000 mL以上の尿量を保つよう，十分な輸液または水分
摂取を計画する。

③ 頸椎捻挫

　頸椎捻挫には，頭部や頸部に直接外力が加わり頸部の屈曲や伸展が強制さ
れる場合や，自動車で急激に追突された場合などに頸部が直後に過伸展し，
そのあと鞭がしなるように過屈曲を強制される，いわゆる「鞭打ち損傷」の
場合がある。頸部の椎間板・椎間関節・靱帯・腕神経叢・傍脊柱筋などの軟
部組織に損傷がおきた状態と考えられるが，MRI検査などでも損傷箇所が
特定できないことが多い。

　軽症例では数日から2週間程度で治癒するが，中等度以上の損傷で，心理

的因子の関与などがあるときわめて難治性となる。

④ 腰椎捻挫

腰部を強くねじったり重いものを持ち上げたりしたときに，急性に腰痛を生じることがある。これを**腰椎捻挫**や「ぎっくり腰」とよぶことが多い。腰部挫傷や外傷性腰部症候群と同義である。

骨折や脱臼はなく，椎間板線維輪の微小断裂や椎間関節の損傷と考えられているが，MRI などの画像診断でとらえることは困難である。数日から数週間かけて自然によくなるが，繰り返すこともあり，この場合には徐々に椎間板の退行変性に進むと考えられている。

B 四肢循環障害と阻血性壊死性疾患

四肢循環障害や阻血性壊死性疾患では，動脈血流量の減少による阻血と静脈還流の障害によるうっ血が主症状である。ここでは整形外科の臨床で対象となる疾患について述べる。

① 閉塞性動脈硬化症

閉塞性動脈硬化症は，脂質代謝異常などに加齢変化による動脈壁の 粥 状硬化が加わって，四肢の血管内腔の狭窄・閉塞を生じ，慢性の動脈性血行障害をきたす疾患である。四肢の疼痛・冷感・間欠跛行を呈し，初期には腰部脊柱管狭窄症との鑑別が重要である。進行すると皮膚潰瘍や骨・軟部組織を含めた壊死をきたす。喫煙者であったり，高血圧や，糖尿病，脂質異常症，虚血性心疾患，脳血管障害などを合併していることが多く，高齢化と食生活の欧米化に伴い患者数が増加している。

初期には保存治療が行われるが，中等症以上では血行再建術が必要となることが多い。

② 静脈血栓症・血栓性静脈炎

静脈血栓症・血栓性静脈炎は，手術後，肥満，不整脈，経口避妊薬使用者，がん・膠原病 罹患患者などの下肢に好発する。静脈の内膜変化や，還流障害，血液凝固能亢進などが原因で生じるとされる。深部静脈にできた場合を**深部静脈血栓症**といい，血栓がはがれて静脈をとおり肺に詰まると，重篤な肺塞栓を引きおこすことがある。

症状と診断● 下腿より末梢側に生じた場合は，局所の疼痛・腫脹・熱感が主体である。骨盤から膝窩部にかけて生じた場合には，運動時痛や下肢の浮腫を伴うことが多いが，軽い場合には脚がつったりはったりする程度で，ほとんど症状を

呈さない場合もあり注意を要する。重篤な肺塞栓では，突然の呼吸困難，胸部痛，全身倦怠感を呈するが，無症候性のものも多い。確定診断には肺血流シンチグラフィや，肺の CT が用いられる。

治療● 　予防が大切である。とくに整形外科領域の手術では，人工膝・股関節置換術や脊椎手術後に発生しやすいので，術中・術後のフットポンプの使用，抗凝固薬の投与が行われる。いったん発症した場合には，下肢の症状については，保温・挙上・弾性ストッキングなどの局所治療と薬物療法が行われる。症状があらわれている肺塞栓症に対しては，血栓溶解療法・抗凝固療法をすみやかに開始する必要があるが，重篤な場合には急性期死亡例も少なくない。

3 区画症候群（コンパートメント症候群）

　区画症候群（コンパートメント症候群）とは，骨折や動脈損傷などによって，四肢の筋膜によって囲まれた軟部組織の区画内の内圧が上昇して，虚血による筋肉・神経の障害をきたす病態である。通常，上肢では前腕，下肢では下腿にみられ，ギプスや包帯による圧迫，スポーツなどによる過使用でもおこる。小児の肘周辺の骨折に合併しておこるフォルクマン拘縮は，前腕の掌側に発生した区画症候群の1つである。

症状と診断● 　疼痛 pain，蒼白 pallor，知覚障害 paresthesia，運動麻痺 paralysis，末梢動脈拍動消失 pulselessness の 5P サインが有名であるが，全部の症状が出そろってからでは治療が手遅れとなる。痛みが強く，区画内の筋群がかたく腫脹し，他動的に筋肉をのばすと痛みが増強する場合には，本疾患を疑って区画内圧の測定を行う必要がある。

治療● 　ギプスなど，原因が除去できる場合は，保存的に経過をみることもある。筋組織の阻血は 4～12 時間以上持続すると不可逆的な障害をおこすので，改善しない場合はためらわずに筋膜切開を行う。

4 骨壊死

　骨壊死とは，おもに局所的要因によって骨への血行が途絶または低下した場合に，骨が阻血性壊死に陥った状態である。

1 外傷後骨壊死

　骨折などにより骨片への血流が阻害され，壊死に陥ることがある。大腿骨頸部内側骨折に伴っておきる大腿骨頭壊死が代表である。その他，距骨頸部骨折による距骨体部，上腕骨近位端骨折による上腕骨頭，手舟状骨骨折による舟状骨近位骨片などにおきやすい。壊死のために骨片が圧潰すると関節面が不整となり，変形性関節症に進展することが多い。

② 非外傷性骨壊死

外傷以外の要因による阻血性骨壊死で，副腎皮質ステロイド製剤による脂質代謝障害や，各種膠原病による血管炎などが原因となり，大腿骨頭や上腕骨頭，大腿骨遠位，脛骨近位におきることが知られている。また，原因の特定できない特発性のものもあり，特発性大腿骨頭壊死症と，月状骨軟化症（キーンベック病）がよく知られている。

■特発性大腿骨頭壊死症

副腎皮質ステロイド製剤投与歴，アルコール多飲歴がある患者が多く，これらは広義の特発性とされるが，まったく原因の特定できないものも多い。壊死骨周囲に線維性組織が侵入して壊死骨を吸収し，力学的に弱くなると骨頭圧潰がおきる。その後は，外傷性骨頭壊死と同様に，関節面の不適合性を生じ，変形性関節症に進展することが多い。

治療● 青壮年では骨頭壊死部に骨移植術が行われるが，治療成績は一定しない。健常な関節面を荷重部に移動させるためにさまざまな骨切り術も開発されており，治療成績は比較的良好である。骨頭温存が不可能な症例では，人工骨頭置換術または人工股関節全置換術が行われる。

■月状骨軟化症（キーンベック病）

手の月状骨の阻血性壊死で，成人男子の利き手に多くみられる。局所に圧痛がみとめられ，手関節の運動痛があり，可動域が制限される。月状骨は周囲のほとんどが軟骨でおおわれていて，血管は限られた範囲からのみ侵入し，骨内での吻合が少ない。ここに仕事やスポーツにより繰り返される小外傷が加わり，発症すると考えられている。

治療● 手術治療として，橈骨短縮術，血管柄つき骨移植術，有頭骨移動術などが行われる。

③ 骨端症

骨端症は，小児の成長過程にある骨端の二次骨化核に，阻血性壊死を生じた疾患群である。局所の血行障害のほか，繰り返す小外傷や，骨化異常などが加わっておきるとされている。以下にあげる疾患のほか，足の舟状骨（ケーラー病），中足骨骨頭（フライバーグ病）などがよく知られている。

■ペルテス病

5〜10歳の小児が罹患し，大腿骨頭核が阻血性壊死に陥る疾患である。

症状と病態● 跛行と軽い股関節痛あるいは膝関節痛で発症し，進行すると関節可動域が制限される。大腿骨頭の骨端核に骨壊死が生じ，その後，新生血管の侵入と

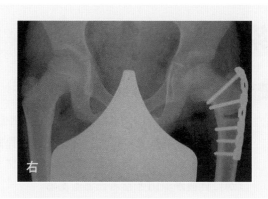

右

⊙図2-11　左ペルテス病に対する内反骨切り術

それに伴う壊死骨の吸収, 新生骨の置換が行われ, 2〜5年で修復過程は終了する。

　幼児期発症のものや, 壊死範囲の狭いものでは骨頭が丸く修復され, たいした後遺症を残さない。年長児発症例や壊死範囲が広い場合には, 頸部短縮や扁平巨大骨頭を生じる。寛骨臼（かんこつきゅう）との適合性がよければ, 成人以後に変形性股関節症に進展することは少ないとされる。

治療● 　成長途中の骨頭におきた阻血性壊死なので, その後の修復反応もさかんであり, この点が成人に発症する大腿骨頭壊死と異なる。

　修復が終わるまでの期間, 骨頭の変形の進行を抑え, できれば丸く修復されるようにするのが治療の目的である。初期で, 疼痛や跛行が強い時期には適度な荷重の軽減（免荷）が必要とされる。進行期には, 症例に応じて外転内旋装具や内反骨切り術が行われる（⊙図2-11）。これらの治療は, 罹患骨頭を寛骨臼内に深くおさめ, 寛骨臼側からの力学的刺激で骨頭を丸く修復に導く目的で行われる。

■オスグッド-シュラッター病

　発育期（10〜17歳）の男子に多く, 脛骨近位骨端線から続く脛骨粗面の二次骨化核に繰り返し大腿四頭筋の牽引力が加わることにより, 骨化不全をきたして疼痛を生じるもので, スポーツ障害の1つとして重要である。大腿骨や脛骨の急激な骨成長により, 大腿四頭筋膝蓋腱が相対的に短縮した状態になることも一因と考えられている。脛骨粗面部は膨隆し, 著明な圧痛がみとめられるが, 膝関節の運動性には異常はない。

治療● 　スポーツ活動の質と量の軽減, 運動前後のケア（十分なウォーミングアップ, ストレッチ, アイシング）が重要である。温熱療法や, 抗炎症薬を含んだ塗布剤の塗布, マッサージも有効とされる。これらの保存療法により, 大部分の症例では3〜6か月間でもとのレベルのスポーツ活動に復帰可能である。

C 感染性疾患

1 一般細菌による感染性疾患

　細菌などの感染によって，局所に壊死や膿瘍形成をおこした状態を**化膿性炎症**といい，病変部位によって，化膿性骨髄炎，化膿性関節炎，化膿性脊椎炎などとよばれる。起炎菌としては黄色ブドウ球菌が最も多く，また細菌のほかに真菌が原因となることもある。

感染経路●　感染経路としては次のようなものがある。

　①**直接感染**　創部を通じての感染のほか，不注意な関節穿刺による感染もまれにみられる。糖尿病，副腎皮質ステロイド製剤の使用，がん患者，生物学的製剤の使用などで免疫が低下した患者に注射するときには，感染予防に十分注意する。

　②**血行性感染**　泌尿器・女性生殖器・胆嚢などの離れた部位の化膿巣を感染源とし，血行によって細菌などが運ばれてきておこる。

　③**浸潤性感染**　隣接部の化膿巣から細菌などが浸潤性に波及してきておこる。骨髄炎の病巣が関節に達して関節炎をおこすような場合である。

1 血行性骨髄炎

症状と病態●　血行性骨髄炎のうち，急性骨髄炎は，乳幼児の長管骨の骨幹端部に好発し，高熱や局所の発赤・腫脹・熱感・疼痛が著明にみとめられる。慢性骨髄炎は，急性骨髄炎が慢性化したものが多い。慢性骨髄炎では，骨髄内の膿が骨外に出て，骨膜周囲・皮下などに膿瘍を形成し，さらに皮膚に開口し，瘻孔形成をみることも多い。

治療●　局所ならびに全身を安静に保つとともに，適切な抗菌薬の投与が行われる。場合によっては，膿の排出や病巣の掻爬などの手術治療が必要となる。

2 外傷後骨髄炎

　外傷後骨髄炎は，開放骨折後感染や骨折手術後の感染によるもので，部位は脛骨が多い。多くの場合，抗菌薬に耐性をもつ耐性菌や複数の細菌などによる骨髄炎となり，骨折は偽関節となっているのが一般的である。起炎菌の問題に加え，局所血行が不良であり，骨欠損や軟部組織欠損を伴うことも多いので，複数回の手術を要することが少なくない。

3 化膿性関節炎

症状と病態●　**化膿性関節炎**では，発熱や赤血球沈降速度（赤沈）の亢進，白血球増加などの全身症状のほか，罹患関節に腫脹・発赤・発熱・疼痛を生じ，関節の可動

域が制限され，関節内に膿性の関節液または膿の貯留がみとめられる。

　X 線検査では，初期にはほとんど変化はみとめられないが，しだいに関節裂隙（れつげき）の狭小化と，関節面の不整・侵食を示し，骨の破壊がおこる。長い経過をたどると，完全な関節強直（きょうちょく）を示すようになることもある。

治療●　関節穿刺により培養検査の材料を採取したあとに，広い範囲の細菌に有効な抗菌薬の全身投与を開始する。関節軟骨の保護のために副子固定または牽引などを行う。培養検査の結果により抗菌薬の再検討を行い，局所投与も追加する。発見が遅れて滑膜病変が高度な場合には，関節切開・滑膜掻爬・持続洗浄などの処置が必要なことがある。

　急性症状が消失したあとは，徐々に関節運動を行わせて，関節拘縮などの機能障害を最小限にとどめるようにしなければならない。

❹ 化膿性脊椎炎

症状と病態●　**化膿性脊椎炎**は，発熱と腰背部痛（たとえば頸椎なら頸部痛）で発症する。化膿性関節炎と同様に血液の炎症所見と，X 線検査で比較的早期から椎間板腔の狭小化がみられる。進行すると椎体終板の不整化や椎体の骨融解像を呈するようになる。

治療●　急性期には臥床安静および，抗菌薬投与が行われる。抗菌薬投与の前に，椎間板生検，血液培養などにより起炎菌を同定することが望ましい。抗菌薬が奏効しない場合や麻痺を生じる場合には，病巣掻爬，脊椎固定術が必要になる。

❷ 骨・関節結核

　結核菌が骨または関節に入り込んで増殖し，病巣を形成したものを**骨・関節結核**という。結核が骨または関節に原発することは少なく，原発巣が肺（まれに腸）にあり，結核菌が血行によって運ばれて二次的に骨・関節に病巣をつくることが多い。

❶ 結核性脊椎炎（脊椎カリエス）

　結核性脊椎炎（脊椎カリエス）は，小児期には頸・胸椎に多く，成人では腰椎に好発する。骨・関節結核の半数を占める。

症状と病態●　化膿性脊椎炎に比べ，進行がゆるやかで急性炎症所見に乏しいが，脊椎の圧痛・叩打痛・不撓性（ふとう）が早期よりみとめられる。慢性の化膿性脊椎炎や真菌症など特殊な脊椎炎との鑑別が必要である。進行すると椎間板や椎体の破壊が進む（➡ 図 2-12-a，b）。亀背（きはい）を呈し，脊髄麻痺（ポット麻痺）をきたすこともある。傍脊椎膿瘍や，さらに下降して腸骨窩に膿瘍（流注膿瘍（るちゅう））を形成することもある。

治療●　正確な診断のためには，椎体・椎間板生検が欠かせない。近年，PCR 法

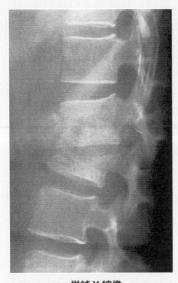
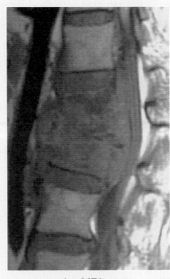
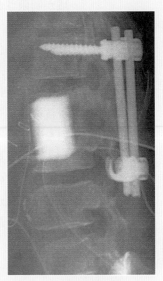

a. 単純X線像 　　　　　b. MRI 　　　　　c. 手術後X線像

● 図2-12　両下肢麻痺をきたした腰椎カリエス

などにより結核菌の検出力は向上したが，陰性の場合でも，臨床症状・画像所見・病理所見で総合的に診断する必要がある。

　治療は，抗結核薬の多剤併用療法と局所安静が基本となる。骨破壊が強い場合や脊髄麻痺を生じた場合は，病巣掻爬や，脊椎固定が必要である（● 図2-12-c）。

② 結核性関節炎

　　結核性関節炎は，まれな疾患なので誤診しやすい。関節リウマチに対する生物学的製剤使用など免疫能の低下した患者において注意が必要である。股・膝・肩・足関節に好発する。

症状と病態● 　化膿性関節炎と異なり，急性炎症所見に乏しいのが特徴である。微熱，貧血，C反応性タンパク質（CRP）陽性などの慢性炎症所見に加え，関節水腫，X線での関節近傍の骨萎縮などが初期の診断のポイントである。進行すると，さまざまな程度の骨・関節破壊を呈する。

治療● 　結核性脊椎炎と同様に，抗結核薬の多剤併用療法と局所安静が基本となる。関節水腫や持続する滑膜炎に対しては滑膜切除が行われる。骨破壊が進行したものにはさらに関節固定術が行われることもある。

D 関節リウマチとその類縁疾患

1 関節リウマチ

　関節リウマチ(**RA**)は，結合組織の自己免疫疾患とされ，遺伝的因子と環境因子の関与が考えられているが原因は不明である。関節滑膜の炎症を主体とし，心膜炎や，間質性肺線維症，末梢神経障害，血管炎などの関節外症状をしばしば伴う。20〜50 歳代に発症するものが多く，女性のほうが多いが，60 歳以上の高齢発症例では男女差はなくなる。有病率は 0.5% 前後とされている。

分類●　関節リウマチには，いくつかの分類がある(⟳ 表 2-2, 3)。

症状と病態●　手指，手・肘・膝・足関節などに軽い痛みと腫脹をきたす。徐々に進行してほかの関節にも症状が及び，いくつかの関節が同時に左右対称的に発症する場合もある。赤沈は亢進し，CRP は高値を呈する。70〜80% の症例でリウマチ因子が証明される。最近では，リウマチ因子より感度・特異度ともにすぐれた抗 CCP 抗体検査が行われるようになった。

　おかされた関節には，腫脹・熱感があり，自発痛のほか，圧痛や運動痛もみとめられる。朝には，**朝のこわばり**とよばれる関節がこわばったようで動かしにくいという特有な症状があらわれる。炎症をおこした滑膜は肥厚し，関節内に滲出液がたまる。増殖・活性化した滑膜はさまざまな炎症性サイトカインや基質分解酵素を産生し，これらが関節内の炎症をさらに増強する。破骨細胞分化誘導因子などを介して破骨細胞が活性化され，関節周囲の骨吸収・骨破壊が進む。長期間の経過によって関節はまったく動かなくなったり，

⟳ 表 2-2　関節リウマチ分類基準(アメリカ/ヨーロッパリウマチ学会による)

所見		点数
関節病変	1 か所の大関節(肩・肘・股・膝・足関節)	0
	2〜10 か所の大関節	1
	1〜3 か所の小関節(MCP, PIP, 2〜5 MTP, 母指 IP, 手関節)	2
	4〜10 か所の小関節	3
	10 か所をこえる関節(最低 1 か所の小関節が必須)	5
血清学	リウマチ因子(RF)および抗 CCP 抗体(ACPA)陰性	0
	RF または抗 CCP 抗体低値陽性(基準値上限の 3 倍以下の値)	2
	RF または抗 CCP 抗体高値陽性(基準値上限の 3 倍をこえる値)	3
急性相反応物質	C 反応性タンパク質(CRP)および赤血球沈降速度(ESR)正常	0
	CRP または ESR 異常	1
滑膜炎症状の持続期間	6 週未満	0
	6 週以上	1

臨床的に明確で，より妥当な原因疾患のない滑膜炎患者に対し，計 6 点以上を RA に分類する。

● 表 2-3　スタインブロッカーの分類

ステージ分類（進行度の分類，＊はそのステージに分類されるための必須項目）	
ステージⅠ （初期）	1. ＊X 線写真上，骨破壊像はない。 2. X 線検査上，骨粗鬆症はあってよい。
ステージⅡ （中等期）	1. ＊X 線検査上，骨粗鬆症がある。軽度の軟骨下骨の破壊はあってもなくてもよい。軽度の軟骨破壊はあってもよい。 2. ＊関節運動は制限されてもよいが，関節変形はない。 3. 関節周辺の筋萎縮がある。 4. 結節および腱鞘炎のような関節外軟部組織の病変はあってもよい。
ステージⅢ （高度進行期）	1. ＊骨粗鬆症のほかに，X 線検査上の骨の破壊がある。 2. ＊亜脱臼，尺側偏位，あるいは過伸展のような関節変形がみられるが，線維性または骨性強直を伴わない。 3. 強度の筋萎縮がある。 4. 結節および腱鞘炎のような関節外軟部組織の病変はあってもよい。
ステージⅣ （末期）	1. ＊線維性あるいは骨性強直がある。 2. それ以外はステージⅢの基準を満たす。
クラス分類（機能障害の分類）	
クラス1	不自由なく日常生活を送ることができる。
クラス2	ふつうの活動をなんとかできる。
クラス3	自分の身のまわりのことはなんとかできる。
クラス4	寝たきり，または車椅子の生活で，身のまわりのこともほとんどできない。

骨の破壊が高度となったりするため，著しい関節の変形をまねくこともある。

　経過は，数年から 5 年ぐらいまでに寛解する少関節破壊型，関節破壊が発症早期より進行して 10 年以内にほとんどの関節がおかされる重症型（ムチランス型），およびその中間型（多関節破壊型）の 3 群に大別され，治療は個々の患者がどの病型に属するのかを考慮して行われる。

治療● 　疼痛寛解と炎症の軽減を目的に，非ステロイド性抗炎症薬（NSAIDs）や副腎皮質ステロイド製剤が用いられる。また，発症早期から抗リウマチ薬や免疫抑制薬による強力な化学療法が併用される。近年，炎症性サイトカインの阻害作用をもつ抗 TNF-α 抗体などの生物学的製剤に続き，分子標的治療薬のヤヌスキナーゼ阻害薬が導入され，その関節破壊の抑制効果について注目されている。臨床症状改善・関節破壊進行抑制効果がすぐれていることがわかり，臨床的寛解を目ざすことが可能となってきた。

　化学療法でも関節炎がコントロールできない場合には，罹患関節への副腎皮質ステロイド製剤やヒアルロン酸ナトリウムの関節腔内注入が有効である。

　手術治療としては，主として発症早期の膝関節・手関節などに滑膜切除がしばしば行われる。関節破壊が進行した症例では，足趾や手関節に対する切除関節形成術，関節固定術などが除痛と機能改善に有効である。股・膝・肘・足関節などには人工関節置換が行われ，良好な成績が得られている。手関節背側で指伸筋腱の皮下断裂を生じることがあり，腱縫合や腱移行術など

が必要となる。重症型の頸椎には，環軸椎亜脱臼や，軸椎垂直亜脱臼，下位頸椎のすべりなどの重度の障害を生じることが多く，除圧と脊椎固定術が必要となる。進行期の症例では手術治療とともにリハビリテーションが重要である。

　このような薬物療法と手術治療などを組み合わせても，処置の困難な多発関節障害（とくに手指の障害）や合併する骨粗鬆症（さらにそれによる多発脊椎圧迫骨折）などにより日常生活動作（ADL）能力が低下する患者が存在することも事実であり，重症例では衣服着脱や，歯みがきなど身のまわりの動作も介助が必要となることが多い。さらに長期罹患例では，肺線維症などの肺機能障害，腎障害，易感染性などが加わり，全身管理が重要となる。

❷ 血清反応陰性脊椎関節症

　血清反応陰性脊椎関節症は，リウマチ因子が陰性であるが，関節リウマチに似た関節症を呈し，さらに仙腸関節炎や脊椎炎の合併が高率にみられる疾患群である。HLA-B27 陽性，家族集積性，眼・皮膚・粘膜などにみられる関節外症状が特徴である。病理学的には滑膜炎ではなく，靱帯・腱付着部炎が主体である。

❶ 強直性脊椎炎

症状と病態●　強直性脊椎炎では，関節リウマチと異なり脊椎と大きな関節が罹患し，手足などの末梢関節炎は少ない。初期は仙腸関節の疼痛で始まり，腰椎や股関節に病変が広がる。進行期には，腰椎から胸椎全体が強直にいたり，脊椎が1本の骨のようにつながった特徴的な X 線像を呈する（⊙ 図 2-13-a, b）。末期には頸椎まで強直し，背中が丸く，股関節が屈曲した独特の姿勢を示すようになる（⊙ 図 2-13-c）。発病年齢は 10 歳代後半から 20 歳代にかけてが多く，経過はきわめて長期にわたる。リウマチ反応は陰性だが，赤沈と CRP は高値で，HLA-B27 陽性の頻度も高いのが特徴である。

治療●　関節リウマチと異なり副腎皮質ステロイド製剤の効果が乏しく，非ステロイド性抗炎症薬が第一選択となる。近年では，TNF 阻害薬，IL-7 阻害薬，IL-23 阻害薬などの生物学的製剤の有効性が示されている。

　進行した股関節破壊に対しては人工股関節置換術が有効であり，脊椎後彎が高度となり，顔を上げて前方を見ることができない場合には，椎体矯正骨切り，固定術が行われることがある。

❷ その他の脊椎関節症

　乾癬や潰瘍性大腸炎，クローン病などの炎症性腸疾患に伴って，末梢関節炎・仙腸関節炎・脊椎炎が発症することがある。

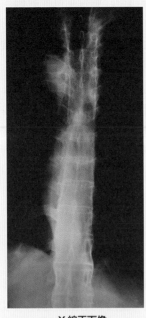 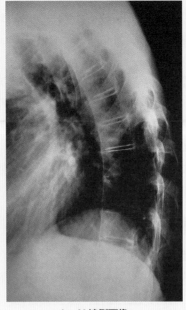 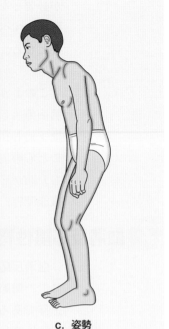

a. X線正面像　　　　　　　b. X線側面像　　　　　　　c. 姿勢

⟳ **図 2-13　強直性脊椎炎**

---

③ 掌蹠膿疱症性骨関節炎

症状と病態 ● 掌蹠膿疱症¹⁾に特異な骨関節炎が発症することがあり，これを**掌蹠膿疱症性骨関節炎**という。とくに前胸壁の病変が多い。胸鎖関節や胸肋関節などに圧痛・自発痛・腫脹・熱感がみられる。

本症の病態も靱帯・腱付着部炎が主体であり，関節包と靱帯に炎症がみられる。炎症が高度の場合は，鎖骨骨幹部が慢性化膿性骨髄炎のように肥大することもある。手指の関節や脊椎にも炎症がみられることがあり，関節リウマチや化膿性脊椎炎などとの鑑別を要する。

欧米では掌蹠膿疱症以外に痤瘡を伴う場合が多く，これらの皮膚疾患と骨関節症が合併した病態を包括して SAPHO²⁾症候群とよんでいる。

治療 ● 対症療法として NSAIDs が有効であるが，根本治療はない。

1）掌蹠膿疱症：手掌と足底，あるいはそのいずれかの部位に新旧の無菌性膿疱を多発する疾患である。
2）滑膜炎 synovitis，痤瘡 acne，膿疱症 pustulosis，骨化症 hyperostosis，骨炎 osteitis の略。

E 代謝性骨疾患

1 くる病・骨軟化症

　くる病・骨軟化症では，骨形成の第1段階であるコラーゲンなどの骨基質タンパク質の形成は正常に進行するが，第2段階としてのカルシウム(Ca)塩の沈着に障害があり，その結果，骨の単位体積あたりのミネラル沈着量が減少した状態になる。発育期におこったものがくる病であり，成人の場合は骨軟化症とよばれる。

　原因は体液中のカルシウムとリン酸の低下であり，ビタミンDの欠乏症あるいは作用不全症により生じることが多い。ビタミンDの大部分は紫外線照射により皮膚で生合成され，一部は食事から栄養素として摂取されるが，肝臓および腎臓で水酸化されはじめて活性型となるため，食事からの摂取不足，日光浴の不足のほか，肝・腎障害でも活性型ビタミンDの欠乏が生じる。

　特殊な病態としては，腎臓の近位尿細管障害によるリン酸の再吸収障害が知られており，代表的な疾患としては家族性低リン血症性くる病(ビタミンD抵抗性くる病)がある。

症状と病態●　発育期には骨端軟骨部で骨形成が盛んであるが，くる病の場合には，この骨形成に障害をおこすために，骨端部における変化が著明で，骨端線の肥厚，内反膝，O脚，X脚，脊柱彎曲異常などの変形を生じる。ビタミンD抵抗性くる病の多くは，線維芽細胞増殖因子23(FGF23)の作用の亢進による。

　成人の場合には骨端軟骨はなくなっているので，骨軟化症では骨端の変形はあらわれないが，全身的に骨の石灰分の減少をきたし，弱くなる。

治療●　活性型ビタミンDの投与が有効である。ビタミンD抵抗性くる病は，ビタミンD欠乏性くる病に対する有効治療量の投与では改善がみられず，大量投与によってはじめて治療効果があらわれる。

　遺残した下肢変形に対しては，矯正骨切り術などが行われる。

2 副甲状腺機能亢進症

　副甲状腺機能亢進症は，副甲状腺の腺腫やがんなどによって副甲状腺ホルモンが過剰に分泌される疾患であり，そのため破骨細胞による骨吸収が亢進されて萎縮性の骨病変を呈する。原発性の場合は血中のカルシウム値が高くなる。一方，続発性の場合は慢性腎不全や小腸からのカルシウム吸収障害などにより低カルシウム血症が生じ，これに二次的に反応して副甲状腺ホルモンが過剰に分泌される病態であり，この場合には高カルシウム血症を呈さない。

③ 骨粗鬆症

骨量の減少と骨質の劣化により，骨の強度が低下し，骨折しやすくなった状態を**骨粗鬆症**という。骨は成長期以後も，破骨細胞により古い骨がこわされる骨吸収がおこっており，この部分に骨芽細胞により新しい骨がつくられる骨形成がおこることで，リモデリング（再構築）を行っている。このリモデリングを繰り返すことで，1年間に約20〜30% の骨が新しい骨に入れかわるとされている。

なんらかの原因により，リモデリングのバランスがくずれて，骨形成に比して骨吸収が上まわると骨量が減少し，骨粗鬆症になる。また，骨基質のタンパク質成分であるコラーゲンの劣化や，骨の微細構造の変化などによる骨質の低下によっても骨粗鬆症になる。

骨粗鬆症の具体的な原因には，原発性として閉経後骨粗鬆症・老人性骨粗鬆症があげられる。続発性としては副腎皮質ステロイド製剤の投与，糖尿病，甲状腺機能亢進症，関節リウマチ，消耗性疾患に伴うものが多く，運動不足，喫煙，過度の飲酒も危険因子とされている。

症状● 骨量の減少だけでは症状があらわれにくいが，骨の強度の減少があると，わずかな外力によっても骨折をおこしやすくなる。脊椎の椎骨の微小骨折による腰背部痛が初発症状になることが多い。進行すると脊柱の後彎変形を呈する。軽微な外力により大腿骨頸部骨折や上腕骨近位端骨折，橈骨遠位端骨折をおこす。

診断● 進行例の単純X線像において，脊椎では椎体の骨陰影が薄くなり，骨梁がまばらになり，しばしば圧迫骨折がみられる。最近では，骨密度や骨代謝マーカーを定量的に測定することで早期に診断ができるようになっている。骨軟化症と異なり，血清カルシウムやリンの値は正常範囲である。

治療● 予防のためには，若いころからの十分なカルシウムの摂取，バランスのよい食事および，適度な運動負荷が重要である。高齢者ではこれらに加え，骨折予防の観点からバランス訓練，家屋内の環境整備などの転倒予防が重要とされる。薬物療法としては，カルシウム剤，エストロゲン・カルシトニン・副甲状腺ホルモン製剤（テリパラチド）などのホルモン製剤，活性型ビタミンD製剤，ビスホスホネート製剤，モノクローナル抗体のデノスマブやロモソズマブなどが投与される。

④ 長期血液透析に伴う骨・関節症

① 透析アミロイドーシス

腎機能の廃絶により，アミロイド線維の構成分子である β_2-ミクログロブリンの分解・排泄が障害されて体内に蓄積され，さまざまな臓器にアミロイ

ドが沈着するようになる。運動器系では靱帯・腱・関節滑膜・軟骨・椎間板などに沈着することにより，手根管症候群や破壊性脊椎関節症などをおこす。

❷ 腎性骨ジストロフィー

　　腎臓は活性型ビタミンＤの産生器官であり，ビタミンＤと副甲状腺ホルモンの標的器官でもある。さらにカルシウムやリン酸の排泄器官でもあるので，腎不全により，これらと関係した複数の病態が合わさって骨病変を呈する。代表的な病態としては，続発性副甲状腺機能亢進や関節周囲の結晶沈着，石灰化などがある。

F 変形性関節症とその類縁疾患

❶ 変形性関節症

　　変形性関節症は，主として中年以降にみられる関節軟骨の退行変性を基盤として発症する進行性の関節障害で，関節疾患のなかでは最も多い。関節炎・骨折・脱臼などの明らかな原因疾患のあとに生じたものを二次性変形性関節症とよび，原因疾患のないものを一次性変形性関節症とよんでいる。

病態●　関節軟骨には加齢に伴って，軟骨細胞の減少と機能低下，軟骨基質の粘弾性の低下などに代表されるさまざまな老化現象が生じる。これらの変化は20歳を過ぎるとすでに始まり，50歳以上ではあらゆる関節にみとめられるようになる。この老化現象が準備状態となり，ここにたび重なる力学的ストレスが加わると，軟骨の破壊が始まると考えられている。いったん軟骨破壊が始まると，破壊された細胞や基質から基質分解酵素が遊離してさらに軟骨破壊を促進し，また破壊が始まった軟骨はますます力学的ストレスに弱くなり，破壊されやすくなるという悪循環に陥る。

　　進行すると荷重部では軟骨基質は脱落し，軟骨下骨が露出していく。一方，非荷重部では骨・軟骨の増生による骨棘が形成される。骨棘の形成は，不安定になった関節の荷重面積を拡大して安定化させようとする生体の修復反応と考えることができる。骨棘形成や変形性股関節症にあらわれる骨性増殖を強調して「変形性」というよび名がついたとされている。

❶ 変形性膝関節症

　　変形性膝関節症は，一次性のものが大多数を占め，50〜70歳代の女性に多く，肥満が危険因子である。わが国では主として関節の内側が障害される内反型が多い。階段昇降時・歩き出し・正座後の疼痛で始まり，徐々に可動域制限と疼痛の増強がみられる。

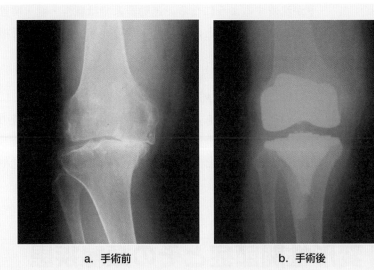

a. 手術前　　　　　　　　　　b. 手術後

◯ 図 2-14　内反型の変形性膝関節症に対する人工膝関節置換術

治療● 　初期には体重の減量，大腿四頭筋筋力増強訓練，抗炎症薬の内服または外用薬塗布が一般的である。進行期には，前記に加え，関節内にヒアルロン酸ナトリウムの注入療法が行われる。関節水腫が多い場合などには，副腎皮質ステロイド製剤の関節内注入が有効である。関節鏡視下での洗浄やデブリドマン（汚染組織切除）が有効な場合もある。変形の著しいものでは，高位脛骨骨切り術や，人工膝関節置換術が行われ，良好な成績が得られる（◯ 図 2-14）。

❷ 変形性股関節症

　変形性股関節症 は，わが国では発育性股関節形成不全や，寛骨臼形成不全，大腿骨頭壊死，ペルテス病などに起因する二次性のものが多い。動作開始時の股関節から大腿，膝前面にかけての疼痛で始まり，進行期から末期には関節可動域制限のために靴下着脱，爪切りなどが不自由となる。疼痛・脚長差・筋力低下のために，跛行も早期からみられることが多い。

治療● 　股関節周囲筋（とくに大殿筋・中殿筋）の筋力増強訓練，抗炎症薬の内服のほか，理学療法も行われる。肥満者の場合は減量する。病態や進行度に応じて，寛骨臼形成術や，大腿骨外反骨切り術，人工股関節全置換術（◯ 271 ページ，図 1-9）が行われる。

❸ 変形性手指関節症

　手の指に生じたものを**変形性手指関節症**という。遠位指節間関節にみられるものをヘバーデン結節，近位指節間関節にみられるものをブシャール結節とよぶ。50 歳以降の女性に多くみられ，遺伝的素因があると考えられている。

2 その他の関節疾患

1 痛風

痛風は，尿酸の代謝異常による高尿酸血症を基盤とし，関節内または関節周囲組織に尿酸塩が析出または沈着して急性関節炎症状をおこす疾患である（◎107ページ）。

症状● 急性に，局所の腫脹・熱感・発赤とともに激しい疼痛を生じる（痛風発作）。それに先だって，重苦しいなどの前徴を伴うこともある。血中尿酸値は高値を示し，尿酸の針状結晶を含んだ関節液の貯留をみとめることもある。

診断● 定型的な痛風発作と血中尿酸値の高値が証明される場合には診断が容易であるが，一部の症例では発作時に尿酸値が正常なことがあり，化膿性関節炎・蜂巣炎（蜂窩織炎）・血栓性静脈炎などとの鑑別が必要になる。

治療● 治療については「高尿酸血症（痛風）」（◎107ページ）を参照のこと。

2 偽痛風

偽痛風は，関節液中のピロリン酸カルシウム結晶によって誘発され，痛風に似た急性関節炎発作をおこす疾患である。高齢者の膝関節に発症することが多く，単純X線で関節半月の石灰化像が特徴的である。足関節・手関節などにも生じることがあり，この場合は軟骨の点状あるいは線状の石灰化がみられる。関節液は黄白色で混濁しており，化膿性関節炎との鑑別のために細菌培養とピロリン酸カルシウム結晶の証明が必要となる。

治療● NSAIDsの投与と関節穿刺，副腎皮質ステロイド製剤の関節腔内注射が有効である。合併する変形性関節症が中等度以上では慢性の経過をたどることがあり，変形性関節症の治療に準じて治療を継続する必要がある。

3 滑膜骨軟骨腫症

滑膜骨軟骨腫症は，滑膜組織の線維芽細胞が軟骨細胞へと化生[1]変換することにより軟骨結節を生じ，それらが石灰化や骨化して滑膜より分離し，関節内に多数の遊離体を生じる疾患である。若年から中年の膝関節に多く，原因は不明であるが良性の疾患である。関節内遊離体による疼痛，ひっかかり感，可動域制限，軋轢音などを生じる。

治療● 二次性の変形性関節症を防ぐために，遊離体除去と滑膜切除が行われる。

4 神経障害性関節症

神経障害性関節症は，中枢あるいは末梢神経の障害により，関節およびそ

1）細胞の分化形質が，その組織の本来のものから変化してしまうこと。

の周囲の組織の深部感覚・痛覚などが減弱して関節にかかる小外傷への防御機能を低下させ，関節破壊にいたる疾患である。神経障害の原因としては，脊髄癆・脊髄空洞症・先天性無痛覚症などがあげられるが，近年では糖尿病による末梢神経炎からの足趾部の関節障害がふえている。関節破壊の程度に比べて疼痛が軽いこと，高度の関節破壊にもかかわらず関節拘縮がないことが特徴とされる。

治療● 初期であれば原因疾患の治療により進行予防をはかるが，進行期では外科的治療が必要なことがある。脊椎では除圧と同時に強固な脊椎固定が必要であり，四肢では人工関節置換術や関節固定術が部位や程度により選択される。

③ 関節周囲の疾患

① 肩関節周囲炎

肩関節周囲炎は，肩関節を構成する軟部組織の退行変性を基盤にして発症した，疼痛性疾患全体を広くさす場合が多く，広義の**五十肩**と同じ意味で用いられる。退行変性の原因としては，加齢に加え，繰り返される機械的刺激も重要である。

■肩峰下滑液包炎・腱板炎

棘上筋腱板が肩峰や烏口肩峰靱帯の下で機械的刺激を受けて生じる。中年以降のみならず，肩をよく使用するスポーツを行う若年者にもよくみられる。

有痛弧徴候[1]やインピンジメント徴候[2]がみられる。最終的には腱板断裂にいたると考えられている。

治療● 疼痛がおきる動作(とくに内旋と外転)の制限と，肩峰下滑液包内への副腎皮質ステロイド製剤やヒアルロン酸ナトリウムの注射療法が有効である。

■凍結肩(狭義の五十肩)

腱板炎や上腕二頭筋長頭腱炎から二次的に生じるものと，特発性に生じるものがある。50歳代を中心に中高年者に発症する。発症初期は疼痛が強く，1～3か月ほどで疼痛は軽減するものの，関節可動域制限が強い時期に移行する。肩甲上腕関節の動きはほとんど消失し，挙上は肩甲胸郭関節によって行われる。外旋制限のために結髪動作[3]，内旋制限のために結帯動作[4]が困難となる。発症1～2年で自然治癒するとされるが，その機序も発症機序と

1）肩関節を自動的に外転挙上する際に，60～120度で生じる疼痛。
2）上肢を他動的に挙上・内旋させる際に，疼痛を生じる。
3）結髪動作：髪を結ぶような動作。
4）結帯動作：着物の帯を後ろで結ぶような動作。

同様不明である。

治療●　発症早期の疼痛の強い時期には NSAIDs の内服，副腎皮質ステロイド製剤やヒアルロン酸ナトリウムの関節腔内や肩峰下滑液包内への注射療法が行われる。

② 肩腱板断裂

肩腱板断裂は，腱板を構成する4つの腱（棘上筋腱・棘下筋腱・小円筋腱・肩甲下筋腱）のいずれか1つまたは複数が切れたものをいい，なかでも棘上筋腱の断裂が最も多い。その理由として，この腱は挙上時に肩峰や烏口肩峰靱帯の下で圧迫・摩擦を受け，かつその部分が血行に乏しく損傷の修復過程に不利であるためと考えられている。若年者の場合には外傷の関与が大きい。

治療●　年齢，機能障害の程度に応じて手術治療が行われる。

③ 狭窄性腱鞘炎

■ばね指

機械的刺激や加齢により指の屈筋腱の腱鞘が炎症性に肥厚して，腱のなめらかな動きが障害される疾患である。中年以降の女性に多いが，若年者でもスポーツや仕事による使いすぎでおこることがある。

症状●　指を曲げようとすると抵抗があり，さらにそれ以上の力を加えると，折りたたみナイフをたたむときのように，急に抵抗がなくなり，弾発的に曲がる。のばすときにも同じ現象があらわれる。その際に疼痛を伴う。

治療●　局所（腱鞘内）に副腎皮質ステロイド製剤を注入すると有効であるが，十分な効果が得られず，また再発を繰り返す場合には腱鞘切開が行われる。

■ドケルバン病

橈骨茎状突起部に疼痛があり，圧痛もみとめられることから，茎状突起痛ともいわれる。短母指伸筋や長母指外転筋の腱鞘に炎症をおこした状態である。中年以降の女性に多いが，妊娠・出産を契機に若年女性でも発症することがある。ばね指と同様の治療が行われる。

④ 滑液包炎・ガングリオン

滑液包は，関節周囲の筋肉・腱・靱帯・関節包などの組織間にあり，運動に伴って生じる組織間の摩擦を軽減するはたらきがある。内面は滑膜に似た細胞に裏打ちされた袋状の構造をしており，摩擦などの機械的刺激が過度におきると炎症性の水分貯留を生じる（**滑液包炎**）。肩・肘・膝・足関節周辺によくみられる。

一方，**ガングリオン**は関節や腱鞘と連続した透明な粘液を含む嚢腫（嚢胞状の腫瘍）である。結合織の変性が原因と考えられるが，若年者にも発生し，

その機序は不明である。手の軟部腫瘤^{しゅりゅう}としてよくみられる。

いずれも良性の疾患であり，穿刺して内容物を除去することで軽快するが，しばしば再発する。

⑤ 靱帯炎，筋膜炎，腱炎，腱周囲炎，筋・腱付着部炎

これらの炎症は，膝・足・肘関節周囲などにスポーツ障害としておこることが多い。使いすぎと加齢による変性が加わっておきると考えられている。局所の安静，ストレッチ，スポーツに関連する場合は練習量や内容の変更，運動後のアイシングなどが共通した保存治療である。難治例には，部位や程度に応じて手術治療が選択されることがある。

①**肘関節周辺** 上腕骨外上顆炎，上腕骨内上顆炎，肘内側側副靱帯炎などが多い。野球やテニスなどのスポーツに伴って生じることが多いが，上腕骨外上顆炎は中年以降の女性などに加齢に伴って生じることもある。

②**膝関節周辺** 膝蓋靱帯炎，オスグッド-シュラッター病（◯291ページ），腸脛靱帯炎，鵞足炎^{がそく}[1]などが多い。ジャンプやサイドステップ動作が多いバスケットボール，バレーボール競技や長距離ランニングなどに伴って生じる。腸脛靱帯炎ではO脚が，鵞足炎ではX脚が発症の要因の1つとされる。

③**足関節・足部周辺** アキレス腱周囲炎，足底腱膜炎，長母趾屈筋腱炎などが多い。前2者は長距離走，後者はクラシックバレエ，サッカーなどに伴って生じる。

G 変形性脊椎症とその類縁疾患

1 脊椎の変性性疾患

1 椎間板ヘルニア

椎間板ヘルニアは，椎間板の退行変性を基盤として，椎間板線維輪に断裂がおき，髄核または線維輪が後方に逸脱し，脊髄または神経根を圧迫・刺激して症状をおこすものである（◯図2-15-a）。下部腰椎に最も多く，ついで頸椎に多い。軽い外傷を契機に発症することもあるが，とくに誘因なく発症することが多い。

症状● ヘルニアは通常片側に寄っているので，片側の神経根に症状があらわれる。すなわち，腰椎にヘルニアが生じると腰痛・殿部痛・下肢痛（いわゆる坐骨神経痛）があらわれ，頸椎では後頸部・肩甲間部・上肢に痛みが生じる。

1）鵞足：膝の内側にある，縫工筋，薄筋，半腱様筋の腱の付着部をいう。

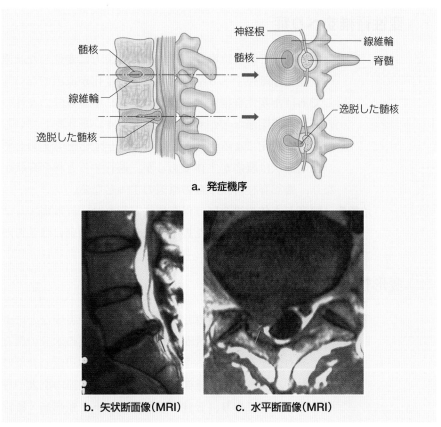

　神経根　　　　　線維輪
　髄核　　　　　　脊髄
　髄核
　線維輪
　逸脱した髄核
　逸脱した髄核

a. 発症機序

b. 矢状断面像（MRI）　　　c. 水平断面像（MRI）

◐ 図 2-15　椎間板ヘルニア

検査所見●　腰椎では，下肢伸展挙上テストを行うと坐骨神経の伸張徴候がみられる。また，頸椎では，腕神経叢の伸張徴候や，ヘルニア高位に応じた感覚障害，腱反射・筋力低下がみられる。頸椎や胸椎部での正中型のヘルニアでは，四肢のしびれや歩行・排尿障害などの脊髄症状があらわれることもある。

　　　　MRI にて診断が確定できる（◐ 図 2-15-b, c）。ただし，手術を計画する場合や，多発ヘルニアの場合には，椎間板造影，選択的神経根造影，脊髄腔造影などに CT を組み合わせて，より詳細な画像診断を追加する場合がある。

治療●　大部分のヘルニアは，腰椎コルセットや頸椎カラーによる局所安静，骨盤・頸椎牽引，硬膜外ブロック，星状神経節ブロック，抗炎症薬投与などによって，3 週〜3 か月ほどで症状が寛解する。

　　　　保存治療の効果がないとき，あるいは症状が再燃する場合には，観血的治療が行われる。腰椎では後方から直接ヘルニアを摘出する方法が，頸椎では前方から椎間板全体を切除して骨移植をする方法がよく行われる。若年者の腰椎ヘルニアでは，経皮的に椎間板内に酵素を注入したり，レーザーで焼灼したりすることにより，間接的にヘルニア腫瘤を縮小させる治療法も有効である。

② 変性脊椎すべり症

　　　すべり症とは上位椎骨が下位椎骨の前方に変位した状態であり，先天性すべり症や分離性すべり症などの変性性変化が原因でないものも含まれる。ここであげた変性脊椎すべり症は，おもに中年以降の女性の腰椎部に生じるもので，椎間関節などがすべりを生じやすい形状をしているところに，椎間板の変性性変化による劣化が加わって発症すると考えられている。

　　　初期症状は腰痛が主体であるが，進行すると神経症状があらわれるようになり，腰部脊柱管狭窄症の原因の１つとなる。

治療● 　腰痛が主体の場合には保存療法が行われ，放散痛・しびれ・弛緩性運動障害・間欠性跛行といった馬尾症状が主体の場合には手術が行われることが多い（⊕ 271 ページ，図 1-10）。

③ 変形性脊椎症（脊椎症）

　　　加齢の影響や，繰り返し加えられた外傷や炎症などによって，椎間板や椎間関節における退行変性が始まると，椎間板の水分の保有量が減少し，収縮して弾力性がなくなる。それとともに，椎体辺縁の骨増殖や椎体終板の骨硬化がおこる。さらに，椎間板の膨隆，椎間関節の肥大や脊柱周囲の靱帯の肥厚を伴うようになり，脊柱の可動性の低下と頸部痛・腰背部痛や神経症状を生じる。これを変形性脊椎症といい，病変部位により変形性頸椎症，変形性胸椎症，変形性腰椎症とよぶ。

　　　また，たとえば頸椎症により脊髄症状があらわれるなど，随伴する神経症状がある場合には，頸椎症性脊髄症とよばれる。腰椎部における変形性腰椎症は変性側彎症・後彎症の原因となり，また腰部脊柱管狭窄症の原因として最も多いものの１つである。

治療● 　脊椎の軸性疼痛が主体の場合には，装具による固定，日常生活指導，体操療法，NSAIDs 投与などの対症療法が主体となる。頸椎症性脊髄症などの神経症状が主体の場合には，手術が行われる。

④ 腰部脊柱管狭窄症

　　　変形性脊椎症による椎間板膨隆・椎間関節肥大や，変性すべりによって脊柱管が狭くなり，神経症状を呈するようになったものが脊柱管狭窄症である。もともと発育に伴って脊柱管が狭くなっていることが多い。

　　　脊柱管狭窄症はおもに腰椎部にみられるため，腰痛・坐骨神経痛・下肢しびれなどが主訴となる。神経障害のタイプにより，神経根性間欠跛行，あるいは馬尾性間欠跛行を呈する。

治療● 　神経根障害タイプでは，装具による固定，日常生活指導，薬物療法，選択的神経根ブロックなどの保存治療が有効なことが多い。馬尾障害では保存治

療が無効なことが多く，手術治療が考慮される。

2　脊柱靱帯骨化症

　　脊椎を頭尾方向に連結する靱帯には，前縦靱帯，後縦靱帯，黄色靱帯，棘間靱帯，棘上靱帯などがあり，これらが骨化したものを**脊柱靱帯骨化症**という。なかでも，後縦靱帯と黄色靱帯は脊柱管内にあり，それらの骨化が脊髄を直接圧迫して麻痺を生じる危険があるため，臨床上重要である。

　　ADL に支障をきたす脊髄障害があらわれた場合には，指定難病として医療費公費負担の対象となる。

1　頸椎の脊柱管内靱帯骨化症

　　頸椎では**後縦靱帯骨化症**が多くみられる（➡図 2-16）。骨化の原因は不明であるが，白人に比して東洋人に多いこと，家系内発生が高いことなどから，遺伝的背景があるとされている。骨化を促進する因子としては，糖代謝異常，カルシウム代謝異常などが指摘されている。骨化増大はきわめて緩徐に進行し，脊髄障害があらわれるまでに長期の無症状期間があるため，脊髄障害が出現する時期には脊髄圧迫は顕著であることが多い。

治療●　靱帯骨化のない部分での頸椎可動性が関与していることがあり，その場合には頸椎固定装具や頸椎牽引などが有効な場合がある。徐々に脊髄障害が進行する例や若年者では，椎弓形成術や前方除圧固定術が行われる。

2　胸椎の脊柱管内靱帯骨化症

　　胸椎では後縦靱帯骨化症とならんで**黄色靱帯骨化症**が多くみられる。両者

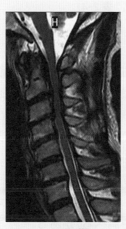 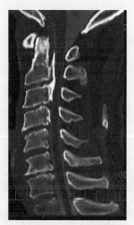 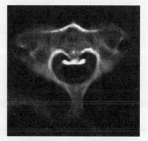

a. MRI 像　　　　b. CT 像（矢状断面像）　　　　c. CT 像（水平断面像）

➡図 2-16　後縦靱帯骨化症の MRI 像・CT 像

はしばしば合併する。

治療● 　頸椎と異なり動的因子の関与が少ないので，脊髄障害があらわれた場合には手術が原則である。黄色靱帯骨化症は脊髄を後方から圧迫するので，椎弓切除術が有効である。一方，胸椎の後縦靱帯骨化症は脊髄を前方から圧迫しており，胸椎は後彎を呈するため，単なる後方除圧では成績が不良であることが多い。後方除圧と後彎矯正，後方侵入前方除圧，前方除圧などが骨化巣のレベルや形態に応じて選択されているが，いまだ成績不良例が少なくない。

H 運動器不安定症・ロコモティブシンドローム

1 運動器不安定症

　世界に類のない超高齢社会のわが国では，介護や在宅医療が必要となる高齢者が増加している。その原因の1つに，膝痛や腰痛，下肢痛といった運動器の障害があり，健康寿命の維持に運動器が重要であることが注目されている。

定義● 　**運動器不安定症**は保険収載された疾患概念であり，定義は「高齢化にともなって運動機能低下をきたす運動器疾患により，バランス能力および移動歩行能力の低下が生じ，閉じこもり，転倒リスクが高まった状態」とされる。

　運動療法などで治療を行うことによって，重篤な運動器障害を防ぐことを目的に，2006年に日本整形外科学会，運動器科学会，日本臨床整形外科学会によりこの病態が命名された。

診断● 　運動器不安定症の診断基準として，①運動機能低下をきたす疾患またはその既往が存在すること，②日常生活自立度判定がランクJ（独力で外出できる）またはA（介助なしでは外出できない）であること，③運動機能評価テストの項目を満たす，があげられる（⮕表2-4）。

2 ロコモティブシンドローム

　日本整形外科学会は，2007年に運動器不安定症の前段階として，**ロコモティブシンドローム**（通称ロコモ）という新しい言葉を提唱し，2014年には「運動器の障害による移動機能の低下した状態」と定めた。また，ロコモティブシンドロームに自分で気づくためのツールとして，日本整形外科学会は7つのロコチェックを提唱している（⮕表2-5）。

　ロコモ度（移動機能）を確認する方法として，①立ち上がりテスト（下肢筋力を調べる），②2ステップテスト（歩幅を調べる），③ロコモ25（25の質問に答えて，身体の状態，生活状況を調べる）がある。

予防● 　ロコモティブシンドロームを予防する方法として，ロコトレという2つの運動がすすめられている。1つは片脚立ちで，左右1分間ずつ，1日3セッ

⊃ 表 2-4　運動器不安定症の診断基準

高齢化にともなって運動機能低下をきたす 11 の運動器疾患または状態	
①脊椎圧迫骨折および各種脊柱変型(亀背, 　高度腰椎後弯・側弯など)	⑦神経・筋疾患
②下肢の骨折(大腿骨頸部骨折など)	⑧関節リウマチおよび各種関節炎
③骨粗鬆症	⑨下肢切断後
④変形性関節症(股関節, 膝関節など)	⑩長期臥床後の運動器廃用
⑤腰部脊柱管狭窄症	⑪高頻度転倒者
⑥脊髄障害(頸部脊髄症, 脊髄損傷など)	

機能評価基準
1. 日常生活自立度判定基準ランク J または A に相当 　　ランク J：生活自立：独力で外出できる 　　ランク A：準寝たきり：介助なしには外出できない
2. 運動機能が以下の 1)または 2)である 　　1) 開眼片脚起立時：15 秒未満 　　2) 3 m timed up-and-go(TUG)テスト*：11 秒以上

＊TUG テスト：椅子から立ち上がり, 3 m 先の目標まで歩行したあと方向を転換し, もとの椅子まで戻り, 腰掛けるまでの時間を測定するテスト。

⊃ 表 2-5　7 つのロコチェック

1. 片脚立ちで靴下がはけない。
2. 家の中でつまずいたり滑ったりする。
3. 階段を上がるのに手すりが必要である。
4. 家のやや重い仕事が困難である。
5. 2kg 程度の買い物をして持ち帰るのが困難である。
6. 15 分間くらい続けて歩くことができない。
7. 横断歩道を青信号で渡りきれない。

(ロコチェック：日本整形外科学会ロコモティブシンドローム予防啓発公式サイト　ロコモ ONLINE による, 一部改変)

ト行う。もう 1 つはスクワットで, 膝がつま先から前に出ないように注意し, 膝を曲げてからだをゆっくり鎮める動作を 5〜6 回行い, これを 1 日 3 セット行う。

3 フレイル

　厚生労働省研究班の報告書によると, **フレイル**は「加齢とともに心身の活力(運動機能や認知機能など)が低下し, 複数の慢性疾患の併存などの影響もあり, 生活機能が障害され, 心身の脆弱性が出現した状態であるが, 一方で適切な介入・支援により, 生活機能の維持向上が可能な状態像」[1]とされて

---

1) 鈴木隆雄ほか：後期高齢者の保健事業のあり方に関する研究(ポイント). 厚生労働科学研究費補助金厚生労働科学特別研究事業. 2016. (https://www.mhlw.go.jp/file/05-Shingikai-12601000-Seisakutoukatsukan-Sanjikanshitsu_Shakaihoshoutantou/0000125471.pdf)(参照 2022-10-17)

○ 表2-6 フレイルの診断基準

1. 体重減少：意図しない年間 4.5 kg または 5% 以上の体重減少
2. 疲れやすい：なにをするのも面倒だと週に 3〜4 日以上感じる
3. 歩行速度の低下
4. 握力の低下
5. 身体活動量の低下

(Fried, L.P. et al：Frailty in older adults：evidence for a pheno-type.The journals of gerontology. Series A, *Biological sciences and medical sciences* 56(3)：146-156, 2001 による)

いる。

　フレイルの基準には，フリード Fried が提唱したものが採用されていることが多い。フリードの基準には 5 項目あり，3 項目以上該当するとフレイル，1 または 2 項目だけの場合にはフレイルの前段階であるプレフレイルと判断される（○ 表2-6）。

予防● 　フレイルの予防には，糖尿病や高血圧，腎疾患，心疾患，呼吸器疾患，運動器的疾患などの慢性疾患に対するコントロール，運動療法，栄養療法，感染症の予防などが重要である。

4 サルコペニア

　サルコペニアとは，加齢による筋肉量の減少および筋力の低下のことをさす。2016 年に国際疾病分類(ICO)に疾患として登録された。サルコペニアになると，歩く，立ち上がるなどの日常生活の基本的動作に支障が生じ，介護が必要になり，転倒しやすくなる。また，各種疾患の重症化や余命にも影響するといわれている。

　日本サルコペニア・フレイル学会では，サルコペニアの診断方法について，「Asian Working Group for Sarcopenia 2019」(AWGS2019)から報告された基準を推奨している。この基準では，サルコペニアを筋肉の力，機能，量という 3 つの指標により判定する。サルコペニアの判定には，筋肉の量が低下していることが必須条件で，筋肉の力と機能のいずれかが低下している場合にはサルコペニア，両方ともに低下している場合には重症サルコペニアと判定される。

　「サルコペニア診療ガイドライン 2017 年版」では，サルコペニアの予防や治療について，運動の実施やタンパク質の摂取などの栄養療法がすすめられている。

5 廃用症候群

　廃用症候群とは，過度に安静にすることや，活動性が低下したことにより身体に生じたさまざまな状態をさす。おもな症状には，筋萎縮，関節拘縮，

骨萎縮，心機能低下，起立性低血圧，誤嚥性肺炎，血栓塞栓症，うつ状態，せん妄や見当識障害といった認知機能の低下，圧迫性末梢神経障害，逆流性食道炎，尿路結石・尿路感染症，褥瘡などがある。

　高齢者が廃用症候群になると，治療してもとの状態まで改善させることは困難である。そのため，廃用症候群には治療よりも予防が重要である。

　臥位でも四肢を動かして筋萎縮や関節拘縮の予防をする，寝ている時間を減らして座位時間を長くする，人とのかかわりを維持して精神機能の低下を予防する，などが重要となる。

Ⅰ 四肢・脊椎の変形をきたす疾患

1 骨系統疾患

　骨系統疾患とは，全身性に系統的・多発的な骨変化をきたす疾患の総称で，おもな病変は骨・軟骨にある。これには骨・軟骨の発育障害や，代謝性疾患，内分泌障害，染色体異常などといった多くの疾患が含まれる。

1 軟骨無形成症（低形成症）

　軟骨無形成症（低形成症）は，骨端軟骨成長板での内軟骨性骨化（軟骨内骨化）が障害され，おもに長管骨の長径の成長が障害される疾患であるが，横径の成長は障害されない。そのため，体幹に比べて四肢が短い不均衡な低身長を呈し，O脚を呈する（◎図2-17）。線維芽細胞増殖因子受容体3（FGFR3）の遺伝子の変異により発症する。

治療● 　四肢短縮に対する骨延長術により，変形の軽減とADLの向上をはかることができる。

2 先天性脊椎骨端異形成症

　先天性脊椎骨端異形成症では，椎体の長軸方向の成長が障害されるため，軟骨無形成症とは逆に，四肢に比べて体幹の短い不均衡な低身長を呈する（◎図2-18）。大腿骨などの長管骨の骨端の異形成による変形もみられ，二次性の変形性股関節症が問題となる。2型コラーゲンの遺伝子の変異で発症する。

治療● 　脊髄障害に対する手術や，変形性股関節症に対する人工関節手術が行われることがある。

3 モルキオ症候群

　モルキオ症候群（ムコ多糖症Ⅳ型）は，ケラタン硫酸の分解の異常が病因と

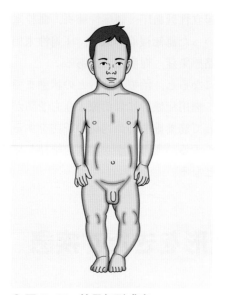

○ 図 2-17　軟骨無形成症

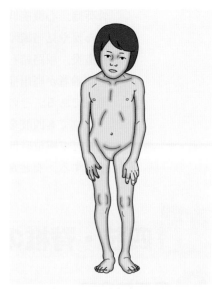

○ 図 2-18　先天性脊椎骨端異形成症

なる疾患である。系統的に骨端の形成不全が生じ，先天性脊椎骨端異形成症と同様の体幹短縮型の低身長を呈する。

④ 骨形成不全症

　　骨形成不全症のほとんどには1型コラーゲンの遺伝子変異があり，そのため骨基質の形成が障害され，骨皮質が薄く，骨折をおこしやすい。しかし，骨折部の治癒傾向は良好である。骨折をおこす頻度は思春期以降に低下する。下肢の変形と側彎などがみられる。

治療●　骨折予防のための特殊な髄内釘や，遺残変形の矯正手術が有効である。

⑤ 大理石骨病

　　大理石骨病は，破骨細胞の機能不全による骨吸収障害により発症する。未熟骨から成熟骨への置換が障害されるため，過剰となった未熟骨により，全身の骨が硬化する。骨硬化をおこすと皮質骨と骨髄腔の区別が不明瞭となり，きわめてもろくなるため，病的骨折をおこしやすい。また，骨髄腔の狭小化により貧血や出血傾向を伴い，さらに，頭蓋骨の硬化・肥厚による圧迫で脳神経障害も生じる。

② 小児の脊柱変形

① 脊柱側彎症

　　脊柱が前額面で見て曲がっているものを**脊柱側彎症**_{そくわん}という。椎骨の奇形や，

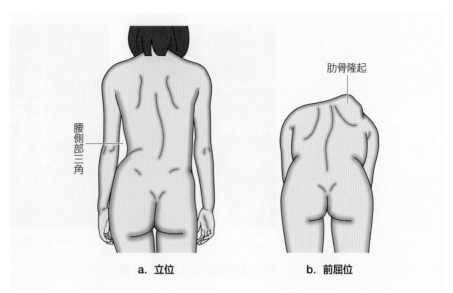

腰側部三角

肋骨隆起

a. 立位

b. 前屈位

●図 2-19　特発性側彎症

脊髄空洞症などの神経疾患，神経線維腫症，骨系統疾患，マルファン症候群，腰椎椎間板変性などのさまざまな原因で生じるが，最も多いのは原因不明の特発性側彎症とよばれるものである。ここでは，臨床上重要な特発性側彎症について述べる。

原因●　原因ははっきりしないが，10 歳前後に発症することが多い。女児に多く，男児の 5〜6 倍の割合で発症する。

症状●　脊柱の彎曲が軽度の場合は外から見ただけではわかりにくいが，彎曲が 15〜20 度以上になると，外見上の変形が明らかとなる（●図 2-19-a）。疼痛や麻痺は通常みられないが，中等度以上の側彎になると，肩こり，腰背部痛がみられる。また 70 度をこえる高度の側彎では，胸郭変形のために肺機能障害がみられるようになる。

　外見的にみとめられやすい所見には，次のようなものがある。

（1）肋骨隆起：側彎には脊椎骨の回旋も伴うため，肋骨が移動することで背中の一方が後方へ盛り上がった状態となる。少し前屈位をとらせるとみとめやすい（●図 2-19-b）。

（2）腰側部三角が左右非対称である。

（3）肩の高さが左右で違う。

治療●　軽度の側彎は経過観察でよい。第二次性徴が出現する前後で進行するので，この時期に注意をして経過を観察する。

　20〜40 度程度の中等度の側彎では，矯正と彎曲進行の予防の目的で装具が用いられる。わきの下から骨盤までの短いコルセットが使用されることが多い。成人に達した中等度以下の側彎の長期経過については，通常は進行し

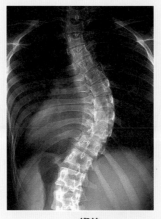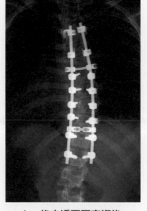

a. 術前　　　　　　　　　b. 後方矯正固定術後

◯ 図 2-20　特発性側彎症の X 線像（15 歳女子）

ないとされているが，十分な調査が行われていないのが実状である。

　高度の側彎では成人になってからも進行し，腰背部痛，肺機能障害や美容上の問題も大きくなる。側彎に限らず，骨関節の変形は高度になればなるほど矯正しにくいので，思春期のうちに手術療法が行われることが多い。手術は，彎曲した脊椎に矯正用の器具を挿入し，その範囲の矯正と脊椎固定を目的に行われる（◯ 図 2-20）。

② 斜頸

　首が左右どちらかへ傾いている状態を斜頸（しゃけい）という。原因によって，先天性筋性斜頸，炎症性斜頸，骨性斜頸，痙性斜頸などに分類される。

■先天性筋性斜頸

　先天性筋性斜頸は左右どちらかの**胸鎖乳突筋**が短縮し，のびがわるくなるために頸が傾いて運動制限をきたすものである。出生時の外傷によると考えられ，骨盤位分娩の児に多い（◯ 図 2-21）。

症状● 次のような特徴がある。

（1）患側の胸鎖乳突筋が短縮するとともに腫瘤を伴う。

（2）頭部は患側に傾き，健側に回旋する。

（3）患側への回旋および健側への側屈の運動が制限される。

（4）頭部および顔面が変形する。

（5）幼児期以後では脊柱側彎もみとめられることが多い。

治療● 生後 1 か月ごろから，腫瘤の縮小とともに胸鎖乳突筋の短縮が軽減して，自然治癒の経過をたどることが多い。したがって，乳児期には，患児が矯正

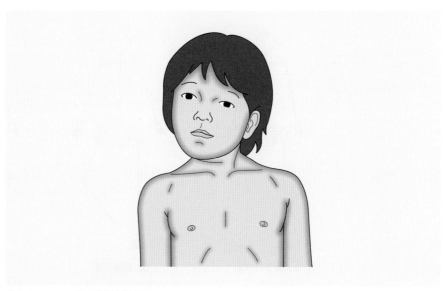

⬤ 図 2-21　先天性筋性斜頸

方向を向くように寝かせ方を工夫するなどして，経過観察を行う。ただし，なかには自然に治癒しないものもある。数か月の観察を行って治癒の傾向がみられない場合は，手術を考慮する必要がある。

■環軸椎回旋位固定（炎症性斜頸）

扁桃炎や中耳炎などの感染後や，外傷後に発症する。

症状●　斜頸がかたく，矯正しようとすると強い疼痛を訴える。初期には軸椎に対して環椎の外側塊が亜脱臼して回旋位となり，長引くと環椎の回旋が固定されて整復が困難になる。

治療●　治療では，初期には抗炎症薬および必要に応じて抗菌薬を投与し，頸椎カラー固定を行う。整復困難例では牽引や麻酔下での徒手整復が必要なこともある。

3 小児の四肢変形・先天性脱臼

1 発育性股関節形成不全

発育性股関節形成不全は，かつては先天性股関節脱臼とよばれ，先天性内反足・筋性斜頸とともに運動器の 3 大先天性疾患の 1 つに数えられてきた。しかし，新生児期や乳児期には異常なしと診断された乳幼児において，後日，股関節脱臼や亜脱臼が発見されるようになり，また，時間の経過に伴って寛骨臼形成不全・亜脱臼・脱臼間で移行がみられることから，近年では先天性股関節脱臼ではなく発育性股関節形成不全とよばれるようになっている。特

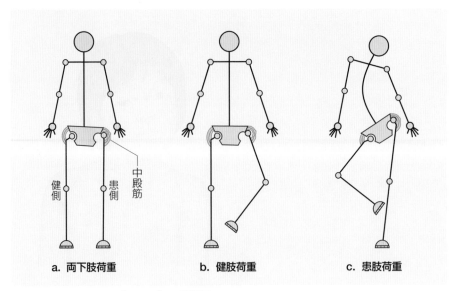

健側　患側　中殿筋

a. 両下肢荷重　　　　b. 健肢荷重　　　　c. 患肢荷重

⮕ 図 2-22　トレンデレンブルグ徴候

徴は，①関節包内脱臼であること，②無痛であること，③関節を構成する骨に発育障害（形成不全）がみとめられることである。

　女児に多く，先天因子として，関節弛緩性や，寛骨臼形成不全があげられる。後天的には，骨盤位などの子宮内環境，窮屈なおむつ，ベビー服などにより，本来新生児・乳児期には屈曲位にある股関節が，伸展位に強制固定されることにより発症するとされている。

症状および診断● (1) 新生児・乳児期の症状としては，患側の股関節開排制限，下肢短縮，大腿内側皮溝（皮膚のしわ）の非対称性などがあげられる。

(2) 幼児期には歩行開始の遅延，トレンデレンブルグ徴候，跛行によって気づかれる。トレンデレンブルグ徴候とは，患肢に体重がかかったときに上体が患側に傾斜するというものである（⮕ 図 2-22）。

治療●　新生児期には，おむつをあてる際に，股関節を左右に開く体位である開排位に保つなどの注意によって自然治癒が得られることや，完全脱臼への進展が予防できることが広くみとめられている。この普及によって，典型的な発育性股関節形成不全は著しく減少した。わが国では，乳児期における**リーメンビューゲル法**による保存治療が原則となっている（⮕ 図 2-23）。これにより 80～90％ の症例が整復される。

　難治例では，生後 7～8 か月以降に全身麻酔下徒手整復や観血整復が行われる。初期治療終了後も，難治例の再脱臼，著しい骨頭外方化や寛骨臼形成不全に対しては，減捻内反骨切り術や骨盤骨切り術が行われることが多い。

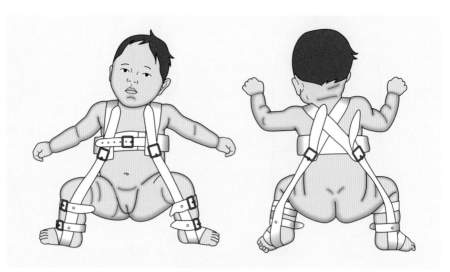

🔵 **図 2-23　リーメンビューゲル法による固定**

② O 脚・X 脚

　小児の膝は，生後 2 歳ごろまで生理的に内反しており，**O 脚**の状態であるが，3〜4 歳ごろには両膝が内側に彎曲する **X 脚**ぎみとなり，6〜7 歳ごろまでには X 脚も消失するという報告が多い。これらの生理的な変形の大部分は経過観察でよい。一方，ブラント病・骨系統疾患・外傷などによる進行性の変形の場合には，装具治療や手術的治療が早期に必要なことがあり，注意を要する。

■ブラント病

　脛骨近位における成長軟骨板の後内側部の成長障害により，脛骨が内反・内旋して O 脚を呈する。原因は不明だが，生理的 O 脚に肥満や関節弛緩性などの力学的負荷が加わることで生じるのではないかと考えられている。

　変形の程度に応じて，装具療法や，骨切り術などの手術治療を要する場合が多い。

③ 先天性内反足

　内反足とは，内反・内転・凹足・尖足の 4 つの変形要素が組み合わさった状態である（🔵**図 2-24**）。先天性のもの以外にも，後述する麻痺性疾患に伴うものといった後天性のものもある。先天性のものには，先天性内反足のほか，骨系統疾患，絞扼輪症候群，関節拘縮症，二分脊椎に合併するものなどがある。ここでは，とくに重要な先天性内反足について述べる。

病態・原因●　遺伝的要因，子宮内肢位，腓骨神経の神経麻痺，胎生期の距骨頸部や後脛

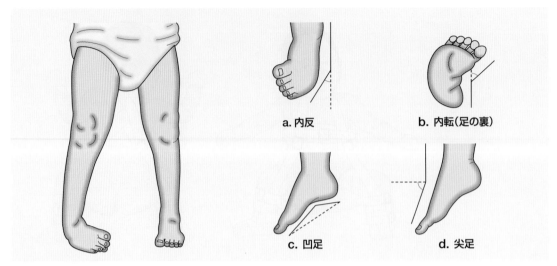

a. 内反　　b. 内転(足の裏)

c. 凹足　　d. 尖足

◐ 図2-24　内反足

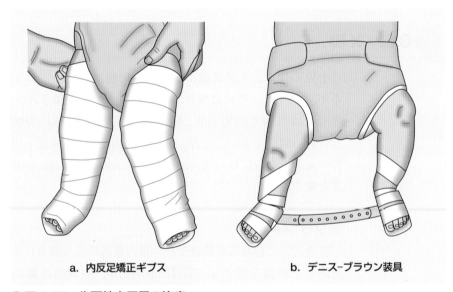

a. 内反足矯正ギプス　　b. デニス-ブラウン装具

◐ 図2-25　先天性内反足の治療

骨動脈の形成異常などがあげられているが，詳細は不明である。

治療●　変形の各要素に対して矯正を行い，矯正位に保持することが基本となる。できるだけ早い時期からの治療が必要とされるが，早期から治療が行われても，十分な期間にわたり観察を続けないと再発することがあるので注意が必要である。また，保存治療抵抗例には手術が行われる。

　①矯正ギプス法　治療の際，最初に行われる方法で，大腿部から足部までギプスを巻き，ギプスが固まらないうちに変形の徒手矯正を行う（◐図2-25-a）。1〜2週間ごとに繰り返し行い，しだいに矯正を進めていく。

②**デニス-ブラウン装具**　矯正ギプスに引きつづき用いられ，矯正位を維持するとともに，患児が足首以下を動かすことによる動的矯正の効果も期待できる（◯図 2-25-b）。

③**矯正靴**　起立歩行が可能となったときに用いられる。

④**手術**　上記のような矯正では効果が得られない場合，腱・靱帯・関節包などを切離する軟部組織解離術や腱移行・延長術が組み合わされて行われる。年長になってからの治療では，前述のものに加えて骨の成形も必要なことが多い。

④ 手・足の先天性異常

手・足の先天性異常は，胎生期の手・足の器官形成過程でおきた発生・分化の異常により生じる。**多指症，合指症，短指（趾）症**などが代表である。出生時に判明するが，治療は病態に応じて乳幼児期まで待ってから手術的に行われる。短指（趾）症の場合は，ほかの正常指（趾）の骨成長がある程度終了してから，患指（趾）の中手（足）骨の延長術を行う。

⑤ 後天性足部変形

■静力学的扁平足

足内在筋群の弱化，関節弛緩，体重増加，妊娠，靱帯・腱の脆弱化などの複合的要因により，荷重時に足底のアーチが消失する。

治療●　減量，足趾の体操，つま先歩行などによる足内在筋群の筋力強化，アーチサポート，温熱療法，マッサージなどの保存療法が一般である。

■外反母趾

母趾が基関節部で著しい外反変形を呈するもので，内側の突出部の軟部組織（粘液包など）に炎症をおこすと強い痛みを伴うようになる。遺伝的背景，扁平足，足内在筋群の弱化，はき物の影響など，多くの因子が関与して発症する。

治療●　保存治療としてはさまざまな矯正装具，とくに外反母趾用のはき物が用いられる。中等度以上の変形では手術が行われ，成績が良好である。

■その他の足部変形

片麻痺や脳性麻痺で生じる内反尖足変形や，ポリオや二分脊椎などで生じる尖足変形がある。また，足関節骨折後の内反変形や，踵骨骨折後の扁平足などが臨床上問題となる。

J 腫瘍および腫瘍性疾患

1 骨腫瘍

骨腫瘍は性状により良性腫瘍と悪性腫瘍に大別され，また，悪性骨腫瘍には骨に原発する**原発性骨腫瘍**と，他臓器の腫瘍が骨に転移してきた**転移性骨腫瘍**とに分けられる。

症状● 局所の疼痛や病的骨折で発見されることが多いが，炎症性疾患のように発赤・熱感を伴うことは少ない。良性腫瘍では，腫瘍自体の疼痛はほとんどみとめられないが，微細な病的骨折により運動時痛を生じることがある。

悪性腫瘍では比較的早期から疼痛を生じ，骨破壊が進んだり病的骨折をおこしたりすると疼痛はさらに激烈となる。

診断● 単純 X 線，CT，MRI などの画像により診断が可能なものが多い。とくに悪性腫瘍が疑われる場合には，生検による病理組織診断が必須である。

治療● 良性腫瘍では，切除または搔爬・骨移植などが行われ，良好な結果が得られる。悪性腫瘍では，手術療法・化学療法・放射線療法の３つを腫瘍の種類・部位・年齢などに応じて併用する。近年では，患部の広範切除と再建により，できるだけ患肢を切断せずに温存する手術が一般的となっている。

1 良性骨腫瘍

■軟骨性外骨腫（骨軟骨腫）

軟骨性外骨腫は長管骨の骨幹端部に生じる。棘状・球状・サンゴ状などさまざまな形状があり，表面は軟骨におおわれている（● 図 2-26）。良性腫瘍であるが，隣接の神経を圧迫したり，骨を変形させたり，関節運動の際に腱が

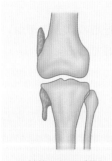
棘状のものが最もよくみられる。

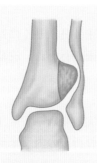
脛骨下端部に生じ，腓骨を圧迫して変形をきたしている。

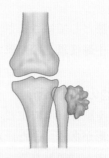
腓骨小頭部に生じたサンゴ状のもので，腓骨神経麻痺をきたす。

● 図 2-26 軟骨性外骨腫（骨軟骨腫）

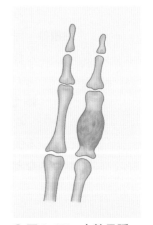

● 図 2-27 内軟骨腫

ひっかかって炎症をおこす場合は，症状に応じた手術治療を要する。

　同様のものが，成長軟骨板に近い骨幹端部に多発的にみられることもあるが，これは多発性軟骨性外骨腫とよばれ，骨系統疾患の1つである。

■内軟骨腫

　指節骨の骨幹部に好発する。骨髄内から生じ，成長するにしたがってしだいに骨皮質は薄くなり，膨隆を呈するようになる（→図2-27）。まれにこの腫瘍から二次性軟骨肉腫が発生することがある。

■骨巨細胞腫

　大腿骨下端や脛骨上端などの骨端部に好発し，骨髄内の骨 梁 の破壊に続いて骨皮質が薄くなり，膨隆してくる。通常の掻爬のみでは局所再発率が高いので切除が望ましいが，関節軟骨直下にまで腫瘍が広がっていることが多く，術式に工夫を要する。まれに肺転移を生じる症例もあり，局所再発例も少なくないことから，慎重な経過観察が必要である。

■骨嚢腫

　小児期に長管骨の骨幹端部に生じることが多い骨内の嚢腫で，単発性の孤立性骨嚢腫であることが多い。進行するにしたがって骨皮質が薄くなり，外方にふくらんでくるため，病的骨折で発見されることが多い。

■線維性骨異形成症

　一部の骨組織が線維性の組織におきかえられてくるものであり，その所見は線維性骨炎に似ている。単骨性の場合が多いが，多骨性の場合もある。X線では骨の良性腫瘍・骨嚢腫と似た所見を呈する。

② 悪性骨腫瘍

■骨肉腫

　骨に原発する悪性腫瘍のうち最も多いものが骨肉腫である。約2/3は10歳代に発生し，大腿骨遠位・脛骨近位・上腕骨近位に好発する。

治療● 　手術療法は，腫瘍とその周囲の組織を一塊として切除する広範切除が原則である。かつては患肢切断しかなかったが，MRIやCTなどの画像検査により病変の三次元的広がりの把握ができるようになってからは，腫瘍が重要な神経・血管束を巻き込んでいるなどの場合を除いて，原則として患肢温存手術が行われるようになった。広範な骨・関節欠損に対しても，かつての関節固定術ではなく，腫瘍用人工関節による機能再建が原則となっている。

　骨肉腫に対しては化学療法が有効であり，ドキソルビシン塩酸塩（アドリ

アマイシン），シスプラチン，メトトレキサートなどを組み合わせた化学療法を術前・術後に行うことで肺などへの遠隔転移の予防が行われ，生命予後が大幅に向上した。また，術前の化学療法により局所病変を縮小することで切除範囲を縮小し，患肢温存手術後の機能障害を少なくする試みも行われている。

■軟骨肉腫

X線像では，軟骨性の透明像と石灰化による硬化像が混在する。生命予後には腫瘍の組織学的悪性度が関係している。通常は化学療法が無効であり，広範切除を行うが，骨盤や脊椎などでは部位の特殊性から困難であり，局所再発を繰り返し，予後が不良なことが多い。一方，四肢では広範切除，あるいは切断することで比較的予後はよい。

■骨髄腫

血液系悪性新生物の一種であり，B細胞が分化して免疫グロブリンを産生するようになった形質細胞が腫瘍化したものである。通常，骨髄内に多発性に増殖する多発性骨髄腫であるが，孤立性のものもみられる。頭蓋骨・肋骨・脊椎・骨盤などが好発部位であり，腰背部痛から発見されることも多い。治療は化学療法と放射線療法が主体であり，いったんは寛解するが長期予後は不良である。

■悪性腫瘍の骨転移

乳房・肺・子宮頸・子宮体・前立腺・腎臓がんなどは骨に転移しやすく，転移巣は脊椎・骨盤・大腿骨に多くみられる。がんの既往歴のある患者で，原因不明の腰背部痛，手足の感覚障害などの症状がおこったときは，まずがんの脊椎転移を疑って精査する必要がある。病的骨折などによって，骨転移巣が原発巣よりも先に発見されることもある。

治療● 骨転移で見つかった場合には，原発がんを確定する必要がある。原発がんの種類，内臓転移，ほかの骨転移の有無，予想される生命予後などを総合的に判断し，治療法を選択する。四肢の病的骨折に対してはできるだけ強固な内固定手術を行い，ADLを維持することが重要である。予後が比較的長いがん腫の転移では，転移巣の切除と人工関節を併用した再建が行われることもある。脊椎転移に対しては放射線療法が主体であるが，強い疼痛や脊髄麻痺がある場合には，脊髄除圧と脊椎内固定術が行われる（● 図2-28）。

2 軟部腫瘍

軟部組織とは，細網内皮系，神経膠細胞（グリア細胞）および実質臓器の支柱組織を除いた生体の骨格外の非上皮組織と定義され，これに発生した腫瘍

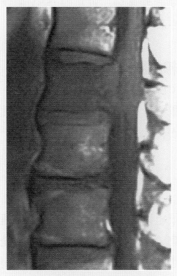
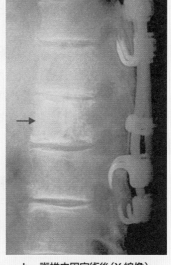

a. 脊椎内固定術前（MRI 像）　　b. 脊椎内固定術後（X 線像）

⬤ 図 2-28　第 12 胸椎転移性脊椎腫瘍（両下肢麻痺）

および腫瘍様病変を**軟部腫瘍**という。軟部腫瘍は骨腫瘍と同様に良性腫瘍と悪性腫瘍に大別される。まれにがんの軟部組織への転移もあるが，ほとんどの悪性軟部腫瘍は原発性である。

診断●　単純 X 線，CT，MRI などの画像により診断が可能なものも少なくないが，とくに悪性腫瘍や炎症性疾患が疑われる場合には，生検による病理組織診断が必須である。

治療●　良性腫瘍では肉眼的全切除で十分であり，再発はまれである。これに対して悪性腫瘍では，健常な周囲組織を含めて大きく切除する広範切除が原則である。大部分の軟部悪性腫瘍に対する化学療法の有効性は確立されていないが，肺転移などの遠隔転移に対して行われることも少なくない。手術が不十分な切除縁に終わった場合や，主要な神経血管束が腫瘍に巻き込まれていることで，切除が不可能な場合には，放射線療法が追加されることが多い。

❶ 良性軟部腫瘍

■脂肪腫

　成熟した脂肪組織が腫瘍を形成したものである。筋肉内や筋肉間にできるものは比較的大きくなってから発見されることがあるので，脂肪肉腫との鑑別が問題となる。

■血管腫

　毛細血管腫，海綿状血管腫などが多く，皮膚や皮下組織に形成されて，幼

小児期に発見されることが多い。近年の ISSVA 分類では，それぞれ毛細血管奇形，静脈奇形とされる。

■神経鞘腫・神経線維腫

神経鞘腫は，ほかの腫瘍に比べて疼痛を生じることが多く，ティネル徴候[1]があることが特徴である。神経線維腫は遺伝性の神経線維腫症を発症するものが有名であるが，大部分は孤発性である。

2 悪性軟部腫瘍

■未分化多形肉腫

未分化多形肉腫[2]は組織球[3]様の細胞と線維芽細胞様の細胞からなる悪性腫瘍で，悪性軟部腫瘍のなかで最も多い。骨から発生することもあり，起源細胞は不明である。中高年の殿部や下肢の深部筋層内に発生することが多いが，下腿などでは皮下組織内にもみられる。長期予後は不良である。

■脂肪肉腫

脂肪肉腫は悪性軟部腫瘍のなかで 2 番目に頻度が高く，組織型によって分化型と未分化型に分類される。分化型は予後がよいが，未分化型は予後がわるく，再発や肺転移が問題となる。

■滑膜肉腫

滑膜肉腫は青壮年期の関節近傍に発生することが多い。上皮様細胞と線維芽細胞様の二相構造を示すことが特徴的である。長期予後は必ずしも良好ではない。

3 脊髄腫瘍

脊髄実質・神経根・馬尾に生じる腫瘍を**脊髄腫瘍**といい，神経腫・血管腫・髄膜腫・神経膠腫などがある。腫瘍の占拠部位によって，硬膜外腫瘍・硬膜内髄外腫瘍・髄内腫瘍の 3 種類に大別される（○図 2-29）。

症状● 腫瘍のできた部位によって症状は異なるが，それぞれに応じた運動麻痺・感覚麻痺や脊柱部の痛み，脊柱の運動制限などがおこってくる。腫瘍によって脊髄内で運動神経線維が障害されると痙性麻痺がおこり，神経根や馬尾の障害の場合は弛緩性麻痺が生じる。

1）ティネル徴候：障害された末梢神経を圧迫・叩打すると，その支配領域にビリビリした痛みが放散する徴候をよぶ。
2）未分化多形肉腫：以前は悪性線維性組織球腫とよばれていたが，現在は WHO の分類にて未分化多形肉腫に統一されている。
3）組織球：組織球結合織内に存在する貪食機能をもつ細胞。マクロファージの一種。

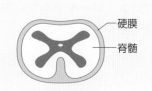
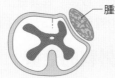
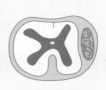
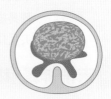

a. 正常脊髄横断面　　　　b. 硬膜外腫瘍　　　　c. 硬膜内髄外腫瘍　　　　d. 髄内腫瘍

⮕ **図 2-29　脊髄腫瘍**

診断● 　感覚障害のある範囲を調べることによって，脊髄腫瘍の発生部位（高位）が わかる。ミエログラフィ，MRI, CT などによりさらに明確に発生部位が診 断できる。

治療● 　硬膜外または硬膜内髄外にある良性腫瘍は，手術的に摘出する。髄内腫瘍 のなかには全摘出が困難なものも多く，残存麻痺や再発のために難治性である。

K 神経疾患

1 脳性麻痺・脳血管障害に対する整形外科的治療

1 脳性麻痺

　脳性麻痺は，新生児仮死・重症新生児黄疸・未熟出産などと関連して，胎 児期・出生直後に生じた脳損傷に基づく運動および姿勢の異常である。筋 トーヌス異常[1]のタイプによって，①痙直型（伸長反射の亢進），②低緊張 型・失調型（伸長反射の低下），③アテトーゼ型（伸長反射の変動），④これら の混合型に分けられる。

治療● 　機能訓練が治療の主体となる。学童期以降には，症状の程度や機能に応じ て，股関節周辺の拘縮に対する内転筋切離術・腸腰筋延長術，膝関節屈曲拘 縮に対する屈筋腱延長術，尖足変形に対する下腿三頭筋延長術などが行われ る。

2 脳血管障害

　脳血管障害による痙性片麻痺のうち，下肢機能障害に対して，リハビリ テーション治療と合わせて整形外科的治療が行われる。下垂足に対しての短

---

1 ）筋トーヌス異常：筋緊張の異常な状態をよぶ。

下肢装具の処方，殿筋・大腿四頭筋不全に対しての長下肢装具の処方などの装具療法がその1つである。さらに，装具療法でコントロールできない内反尖足に対しては，腱移行術や腱延長術などの手術治療が有効である。

2 末梢神経麻痺に対する整形外科的治療

1 外傷性腕神経叢損傷

神経根の引き抜き損傷（節前損傷）の場合には，自然回復はおろか，神経修復も不可能である。一方で，節後損傷では保存治療か神経移植術により，修復が可能である。したがって，外傷性腕神経叢損傷の治療にあたっては，まず腕神経叢を展開し，節前損傷か節後損傷かを確定する。節後損傷の場合には，有連続損傷か神経断裂かの診断を行う。

手術には，神経移植術・移行術などの直接神経修復を行う方法や，腱移行術や関節固定術などの機能再建術がある。このなかから，損傷高位・程度，年齢，職業などを考慮に入れて手術方法が選択される。

「A 外傷性疾患，4 末梢神経の損傷」の項も参照のこと（◯ 283 ページ）。

2 絞扼性神経障害

末梢神経の走行には，慢性的に機械的圧迫や刺激を受けやすい部位があり，神経絞扼点とよばれる。この部位で生じる神経障害を**絞扼性神経障害**とよぶ。正中神経の障害による手根管症候群と，尺骨神経の障害による肘部管症候群の頻度が高い。治療では，神経絞扼点の除圧，および神経剝離が行われる。肘部管症候群では，これらに加えて尺骨神経の前方移行術を併用することも多い。

3 その他の末梢性神経障害

ギラン–バレー症候群，シャルコー–マリー–トゥース病などの四肢機能障害，関節変形においては，さまざまな腱移行術・関節固定術により機能改善が得られることがある。

まとめ

- 外傷性疾患には，骨折・脱臼などの関節外傷，筋や腱の損傷，末梢神経の損傷，脊椎・脊髄の損傷がある。
- 骨折や動脈損傷などによって軟部組織の内圧が上昇し，虚血による筋・神経の障害をきたす病態を区画症候群という。とくに前腕掌側に発生したものをフォルクマン拘縮という。

- 骨系統疾患とは全身性に系統的・多発的な骨変化をきたす疾患の総称で，骨・軟骨の発育障害や代謝性疾患，内分泌障害，染色体異常などの多くの疾患が含まれる。
- 代謝性骨疾患には，くる病および骨軟化症，副甲状腺機能亢進症，骨粗鬆症，透析アミロイドーシスのように長期血液透析に伴う骨・関節症がある。
- 腫瘍および腫瘍性疾患としては，骨腫瘍，軟部腫瘍，脊髄腫瘍などがある。

復習問題

❶ 空欄を埋めなさい。

▶ 骨粗鬆症やくる病などでみられる，わずかな外力によってもおこる骨折を（①　　　　　）という。

▶ 骨折の固定には（②　　　　　）と（③　　　　　）があり，（②）を行う場合は阻血性拘縮に注意する。とくに前腕におこる阻血性拘縮を（④　　　　　）という。（②）にも（③）にも適さない場合には（⑤　　　　　）が用いられる。

▶ 関節挫傷には，スポーツ外傷として最も頻度の高い（⑥　　　　　）や小児の手をひっぱったときなどにおこる（⑦　　　　　）がある。

❷ 左右を正しく組み合わせなさい。

①橈骨神経麻痺・　　　・Ⓐ下垂足
②尺骨神経麻痺・　　　・Ⓑ下垂手
③正中神経麻痺・　　　・Ⓒかぎ爪変形
④腓骨神経麻痺・　　　・Ⓓ猿手

❸ 正しい語に○をつけなさい。

①（椎間板ヘルニア・すべり症）は髄核または繊維輪が後方に逸脱し，脊髄や神経根を圧迫するものをいう。

②骨の良性腫瘍のうち，棘状，サンゴ状などの形を示すものを（軟骨性外骨腫・内軟骨腫）という。

③骨に原発する悪性腫瘍で最も多くみられるのは（骨髄腫・骨肉腫）である。

❹ 次の問いに答えなさい。

①「高齢化にともなって運動機能低下をきたす運動器疾患により，バランス能力および移動歩行能力の低下が生じ，閉じこもり，転倒リスクが高まった状態」と定義される症状をなんというか。

　　　　　　答（　　　　　　　　）

②①よりも広い概念で，運動器の障害により移動機能の低下した前段階の状態をなんというか。

　　　　　　答（　　　　　　　　）

第3章

患者の看護

A 共通する看護

1 経過別の看護

疾病の経過という視点から，病期を急性期，回復期・リハビリテーション期，慢性期，終末期に分けて，各期の特徴と看護の概要を述べる。

1 急性期患者の看護

急性期は，身体に侵襲が加わって重篤な症状が発現する。そのため生命機能の回復を最優先とし，身体的苦痛を取り除く。

観察と救急処置● 出血性ショック症状の有無，意識・呼吸状態，損傷の部位・程度をすばやく観察し，状態に応じて応急的な処置を行う。受傷の原因や経過，疾患の経過などを把握する。

心理的側面の●
支援 身体侵襲が大きく，重篤な症状が発現する場合もあるため，患者・家族の不安は大きく，不穏状態に陥ることもある。緊急時であっても，処置を行うときは説明をし，患者のプライバシー保護に留意し，できるだけ不安を取り除く。また，病態や治療などに関する情報を適切なタイミングで提供することも重要である。

2 回復期・リハビリテーション期患者の看護

回復期は，全身状態が安定する。この時期には，多職種による積極的なリハビリテーションが行われる。患者の意思を尊重し，また，家族の意向も考慮して退院後の生活を視野に入れたリハビリテーションを行う。

心理的側面の●
支援 回復期は，急性期に比べ期間が長いという特徴がある。看護師には，患者のリハビリテーションへの努力や効果を承認し，動機づけや意欲を維持するかかわりが求められる。退院後の生活をイメージさせることや，訓練内容のわかりやすい図示や進展度の可視化，訓練時に音楽を流すことなどが効果的である。

ADL の拡大と● 　機能訓練は離床前の時期から始まる。患肢以外の関節や筋肉は，早期から
自立 積極的に動かし，廃用症候群を予防する。治癒の状況に合わせて患肢の運動
を開始し，筋力維持訓練から筋力増強訓練へと進める。

　　離床は，ギャッチアップ，長座位，端座位，車椅子，松葉杖，杖歩行，自
立歩行の順序で進める。自立の促進のため，必要に応じて自助具を取り入れ
ながら，進展度に合わせて ADL を拡大する。

退院支援● 　患者が安心して自宅・施設に退院できるように，関係職種のチームアプ
ローチにより退院支援を行う。家の構造などの退院後の生活上の問題点につ
いては，歩行訓練が始まった時点から，退院後の生活を具体的にイメージさ
せ，準備を進める。できれば，退院前に自宅訪問を行い，家屋の調査をする
ことが望ましい。必要に応じて社会資源を活用する。

③ 慢性期患者の看護

　　病状が安定するこの時期は，特有の症状がない場合もある。しかし，多く
の患者は長期あるいは生涯にわたって，慢性症状とともに生活していくこと
になる。そのため，最終的には患者自身が自己管理できることを目標とする。
　　生活習慣の改善や，セルフケアの向上・獲得までには長い時間を必要とす
ることも多いが，患者が QOL を高め，病気と共存するという健康観をもっ
て生活できるように，患者の家族と協力して援助していく。

病状の観察と● 　①痛みに対する援助　慢性期の痛みは安静，温罨法，マッサージなどで緩
援助 和されることが多い。

　　②良肢位の保持　麻痺がある場合は，不良肢位による拘縮をおこさない
ように良肢位を保持する。病状に応じて各関節の自動運動や他動運動を行う。

　　③皮膚の管理　感覚障害がある場合は，皮膚の損傷や圧迫を避け，清潔の
保持と保護に努める。

社会的・経済的● 　患者の状況に応じて，社会資源や利用可能な制度の情報提供を行い，必要
側面の援助 な場合は各市町村の窓口や関係各所につなぐ。

④ 終末期患者の看護

　　終末期においては，患者の QOL を尊重し，最期までその人らしく生きら
れるように援助する。患者や家族との時間や接触を保ち，環境面に配慮する。
また，家族の付き添いや面会などについても柔軟に対応していく。

苦痛の緩和● 　終末期の患者は，身体的な痛みとともに，孤独感や死へのおそれ，仕事や
家族の問題などを含めた「全人的な苦痛」を感じる。さらに，身体的な痛み
により不安・不眠・食欲低下などが引きおこされ，苦痛がさらに増強するこ
ともある。したがって，積極的な疼痛コントロールが重要である。ホスピス
や緩和ケア病棟，地域医療とも連携し，その人らしく最期まで生きられるよ
うに援助する。

家族への援助● 患者の療養期間が長期に及ぶ場合，家族の身体的・精神的・社会的負担も大きくなる。患者本人を尊重しながらも，家族の気持ちの揺れや家族の意向もくみとるこまやかな援助が必要である。

2 身体的援助

① 良肢位と関節可動域

良肢位とは，日常生活を送るうえで最も苦痛の少ない肢位のことで，便宜肢位あるいは機能的肢位ともいわれる。これと相反する肢位を不良肢位とよぶ。また，関節可動域（ROM）は，四肢・体幹を動かして測定した関節の運動範囲をいう。構造上，関節には特有の運動方向と機能，可動域があり，基本肢位から各運動方向への角度で表現する（◎ 図 3-1）。生理的な運動範囲により関節可動域の角度が減少した場合には，可動域制限があると表現する。

関節可動域は，年齢や性，職業，手術後の固定や安静の状況によっても異なり，歩行や日常生活動作（ADL）などの遂行障害にどの程度関与しているかを知ることができる。

治療でからだの動きが制限される際は，関節可動域を確保するため，良肢位を保持し，関節の拘縮や二次性変形を予防することが必要である。

② ボディメカニクスと身体各部の相互位置関係

ボディメカニクスとは，身体各部位の関節や軸を正しい力学的な位置におくことをいう。運動器疾患では，治療に伴い体動や体位に制限が生じるため，各体位に応じて正しい相互位置関係（アライメント）を知り，適切なポジショ

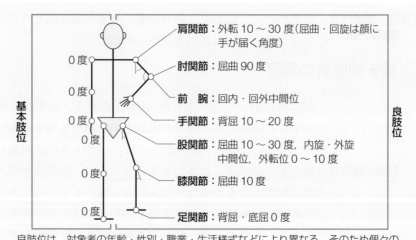

肩関節：外転 10 〜 30 度（屈曲・回旋は顔に手が届く角度）
肘関節：屈曲 90 度
前 腕：回内・回外中間位
手関節：背屈 10 〜 20 度
股関節：屈曲 10 〜 30 度，内旋・外旋中間位，外転位 0 〜 10 度
膝関節：屈曲 10 度
足関節：背屈・底屈 0 度

基本肢位　　　良肢位

良肢位は，対象者の年齢・性別・職業・生活様式などにより異なる。そのため個々の状況に応じて良肢位の保持を行うことが重要である。

◎ 図 3-1　良肢位

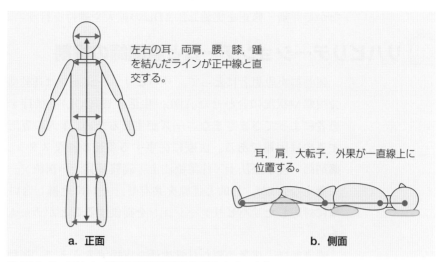

左右の耳，両肩，腰，膝，踵を結んだラインが正中線と直交する。

耳，肩，大転子，外果が一直線上に位置する。

a. 正面　　　　　　　　　　　　　　　b. 側面

○図 3-2　正しい相互位置関係図（アライメント）

ングをとることが身体の変形を引きおこさずに機能を保持するために重要である（○図 3-2）。

　体軸の自然な流れをつくり，筋緊張がない状態で体位を安定させることが，関節にかかる負担の軽減につながる。そのためには，脊柱を主軸とする全身のラインのねじれや傾き，拘縮や脱臼がないかを観察し，ボディメカニクスを考えたポジショニングをとることが必要である。

③ 日常生活動作（ADL）に対する援助

　日本リハビリテーション医学会評価基準委員会では，**日常生活動作（ADL）**を，「ひとりの人間が独立して生活するために行う基本的な，しかも各人ともに共通に毎日繰り返される一連の身体的動作群をいう」[1]と定義している。疾患や安静度により程度は異なるが，運動器疾患患者は，日常生活行動に障害を生じ，いままでできていたことができないことに苦痛を感じることが多い。看護援助として，機能障害の程度を把握し，失われた ADL をできるだけ以前の状況に改善し，必要な範囲内でセルフケアを行うことが目標となる。

　厚生労働省 ADL 分科会によれば，ADL は①起居，②移動，③食事，④更衣，⑤整容，⑥トイレ，⑦入浴，⑧コミュニケーション，に分類される[2]。ほかにバーセル指数（BI）や機能的自立度評価法（FIM）がある。看護師は，現在どの程度の援助が必要かを評価し，具体的な目標を決めて，患者が自分で行ってよい動作かできない動作かを明確にする。そして，療養する過程の

1）今田拓：ADL 評価について．リハビリテーション医学 13(4)：315, 1976.
2）厚生省特定疾患 神経・筋疾患リハビリテーション調査研究班 ADL 分科会：日常生活動作の手引き．リハビリテーション医学 19(2)：114-131, 1982.

なかで評価・修正を実施し，ADL の拡大や維持を行う。

3 リハビリテーションチームと看護師の役割

運動器疾患患者にとって，リハビリテーションは運動機能を回復させ，社会復帰や状況に合わせた ADL，生活の質(QOL)を維持することにつながる。患者によってさまざまなニーズが生じるため，1人の専門家がすべてに対応するのは困難である。医療に従事する多種多様なスタッフ(医師・看護師・薬剤師・理学療法士・作業療法士・義肢装具士・医療ソーシャルワーカー・栄養士など)が，目的と目標を共有し，互いに連携し合い，患者の状況に的確に対応したリハビリテーションを提供することがチーム医療として必要である。

看護師は，患者が望む日常生活を支援するうえで，運動機能がどのように生活に影響を与え，障害を受容し，再構築するのかを身近で把握することができる。そのため，全人的(身体・心理・社会・霊的)な視点をもち，個別性に合わせた日常生活訓練を他職種と相談し，取り入れていくことが可能となる。看護師は，チームにおいて情報提供者として，患者と各専門職者どうしとの連携をはかり，またチームの中心として調整役割を果たすことも重要である。

B 症状に対する看護

1 神経障害（神経麻痺）

神経麻痺は外傷や骨折・脱臼に合併しておこる。ギプス固定や不良肢位，安静臥床時におこりやすい。外傷や骨折，手術後，ギプス固定や牽引時には以下の点を観察する（⮕図 3-3）。

①上肢神経麻痺　上肢では，橈骨・尺骨・正中神経麻痺がおこりやすい。
- 橈骨神経麻痺：運動機能は，母指の外転，手関節の背屈が可能かを検査する。感覚機能の検査は，前腕と手の橈側，母子と示指との背側指間部の感覚の検査をする。
- 尺骨神経麻痺：運動機能は，環指・小指の伸展が可能かを検査する。感覚機能は，小指・環指の尺側半分の感覚の検査をする。
- 正中神経麻痺：運動機能は，母指の屈曲が可能か，母指・小指対立が可能かを検査する。感覚機能は，母指から中指・環指橈側の知覚の検査をする。

②下肢神経麻痺　下肢では腓骨神経麻痺がおこりやすい。
- 腓骨神経麻痺：運動機能は，足関節・第 1 趾の伸展(背屈)が可能かを検査する。感覚機能は第 1・2 趾間の感覚を検査する。

		運動のチェック	感覚の検査
上肢神経麻痺の検査	橈骨神経麻痺の検査	母指の外転 手関節の背屈	固有支配領域 **背側**
	尺骨神経麻痺の検査	環指, 小指の 伸展が可能か	**掌側**　　**背側**
	正中神経麻痺の検査	母指, 小指 対立が可能か 母指屈曲が可能か	**掌側**　　**背側**
下肢神経麻痺の検査	腓骨神経麻痺の検査	第 1 趾の背屈腱 の収縮があれば 検者の指で感知 できる	■ 浅腓骨神経 　の支配領域 ■ 深腓骨神経 　の支配領域

⬩ 図 3-3　神経障害のチェック

下肢の肢位は回旋中間位とし，外旋位にならないように保持する。腓骨骨頭部の圧迫を避けることが重要である。固有支配領域に麻痺がおこると下垂足を呈し鶏歩となり，歩行障害となる。

2 循環障害とフォルクマン拘縮

循環障害は，骨折・脱臼・手術後におこりやすい。浮腫や腫脹が増強すると循環障害から阻血となり，2〜3時間で不可逆性となる。これを阻血性拘縮といい，とくに前腕の屈筋群に生じたものをフォルクマン拘縮という。

看護のポイント● (1) 頻回な観察と早期発見：①疼痛の増強，②顔面蒼白，③感覚異常，④屈筋の麻痺，他動伸展時の疼痛，⑤末梢動脈の脈拍減弱・消失，⑥浮腫と腫脹を観察し，異常がみられたらただちに医師に連絡する。

(2) 患肢を高挙し，浮腫・腫脹の軽減をはかる。

(3) 包帯やギプスにより圧迫状況がみられたら巻き直す。

3 疼痛

ここでは術後の疼痛について述べる。術後痛は，一般的に9〜12時間をピークとし，48時間程度続くとされる。十分に観察をし，積極的に鎮痛対策を行う。

痛みは，創部痛だけでなく，牽引の不良やギプス・装具による圧迫，不良肢位・同一体位による圧迫などによってもおこる。また，手術後の経過に対する心配や不安も痛みに影響する。

看護のポイント● (1) 痛みの原因の把握：痛みの訴えを傾聴し，患者の表情や局所・全身状態から，創部痛かそれ以外の原因による痛みかを判断する。創部痛である場合には鎮痛薬を使用する。

(2) 疼痛の緩和：多くの場合，痛みは肢位・体位の補正や圧迫の除去，マッサージなどにより緩和される。循環障害による痛みを予防するために，患肢を高挙する。また，同一体位やギプスや包帯などによる圧迫は，循環障害，神経麻痺，褥瘡をまねきやすいので注意する。

(3) 不安の緩和：患者の話をよく聞き，状態や経過を観察し，不安を表出できるように援助する。

4 出血

出血は外傷や骨折，手術直後におこりやすい。創部からの出血だけではなく，出血性ショックの危険性を考慮した観察が必要である。

看護のポイント● (1) 観察のポイント：局所の出血と全身状態を観察する。血圧の低下，脈拍の頻数・微弱，呼吸促進，顔面蒼白，意識状態の低下は要注意である。

(2) ドレナージの状態：手術後，創部からドレーンによって持続的に血液や滲出液を体外に排出する場合は，経時的に記録し，変化を把握する。

吸引式ドレーンの場合は吸引圧を確認し，またドレーンの閉塞や屈曲に注意する。

(3) ギプスの状態：ギプスの上方から下方まで観察する。ギプス上に血液が滲出する場合，出血の状態や増量の程度についてギプスに印をつけ，経時的に把握する。

(4) 出血と不安：血液量の多少にかかわらず，出血は患者や家族に不安感を与える。血液が付着した場合はすみやかに処置し，清潔を保つ。

5 深部静脈血栓症

手術や外傷により，同一肢位や体位の維持，長期の臥床を余儀なくされた場合，下肢に深部静脈血栓症をおこすことがある。深部静脈血栓症は肺血栓塞栓症の原因となる。

看護のポイント● (1) 観察：患肢の腫脹，皮膚の暗赤色化，圧痛，足関節の背屈による腓腹筋部の疼痛(ホーマンズ徴候)などに注意する。術後 1〜2 週で胸痛や呼吸困難が出現する場合は，肺血栓塞栓症が疑われる。

(2) 早期運動：手術直後から下肢を挙上し，足関節の底背屈運動，大腿四頭筋の等尺性収縮運動(⊕368 ページ)などを行い，早期運動・早期離床を目ざす。

(3) 体位変換：長時間のファウラー位は骨盤静脈や大腿静脈のうっ滞をまねくので避ける。積極的に体位変換を行う。

(4) 弾性ストッキングなどの装着：予防のために弾性包帯や弾性ストッキングを装着する。カーフポンプタイプなどの間欠的に空気圧迫ができるものもある。

(5) 脱水の予防：体内の水分量が少ないと血栓が生じやすくなる。そのため，脱水に陥らないように注意する。

6 褥瘡

褥瘡は，臥床時のギプス固定，装具の装着，牽引治療時に同一肢位・体位をとる場合におこりやすい。麻痺や運動・感覚障害，高齢，やせている，栄養状態がわるい，自力で体位変換ができないなどの場合は，褥瘡発生のリスクが高くなる。

看護のポイント● (1) 観察：褥瘡好発部位である仙骨部・大転子部を観察する。発赤が生じた場合は要注意である。栄養状態，寝具や寝衣によるしわや摩擦の有無も観察する。

(2) 清潔の保持：皮膚の清潔と保護に留意する。

(3) 除圧：同一体位・肢位による圧迫を軽減するため，エアーマットなどの体圧分散型寝具を使用する。

C 診察・検査を受ける患者の看護

1 診察を受ける患者の看護

外来を訪れる患者は不安と緊張をつのらせているので，看護師はやさしく自信をもった態度で患者を迎え入れ，患者の緊張の緩和をはかる。

診察では，身体を広範囲に露出させる必要があるので，患者に恥ずかしい思いをさせないように配慮する。

四肢の計測では，患側・健側の両側をはかり，比較する。関節の角度，つまり関節の可動域をはかるときには，支点となる部位を支え，正しい計測ができるように介助する（◯図 3-4）。

2 検査を受ける患者の看護

各種検査の目的・方法，介助の仕方，検査後の副作用についてよく理解しておくことが必要である。

患者は検査そのものや結果を苦痛に思い，不安に陥る。患者が安心して，できるだけ苦痛の少ない状態で検査が受けられるように配慮する。

検査介助の●
注意点
一般的な検査の介助の注意点は次のとおりである。

(1) 必要物品を不足のないように用意する。

(2) 不手際な介助によって感染をおこすことのないように，また感染の徴候を見落とすことがないように十分注意をはらう。

(3) 検査中・検査後に必要な体位が安楽にとれるように配慮する。また必要

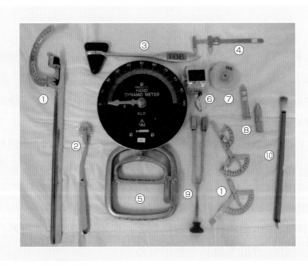

①角度計
②ルーレット
③ハンマー
④ノギス
⑤握力計
⑥数取器
⑦メジャー
⑧神経針
⑨音叉
⑩筆

◯図 3-4　診察用具

　な場合には，救急処置がとれるように準備する。

（4）検査によっては，検査後に重篤な副作用を生じることもあるので，その予防と対処の仕方を知っておく。

D 治療・処置を受ける患者の看護

1 手術を受ける患者の看護

　　運動器疾患に対する手術は，機能再建の治療過程の一要素であることを患者が理解している必要がある。ここでは運動器疾患に対する手術に特徴的な側面について述べる。

1 手術前の看護

剃毛・清拭●　剃毛は必要時に広範囲に行う。とくに，四肢の手術では患部を広く露出させることが多い。骨・皮膚・腱などの移植術では，採取する部位の剃毛も必ず行う。患部表面の皮膚は，突発的な事故や長期間持続する疼痛や固定のためによごれていることが多いので，清拭は念入りに行い，剃毛・清拭が十分に施行できないときには，その旨を手術室に報告する。不十分な部分は手術室で麻酔をかけてから行うことになる。

排泄の訓練●　それまで歩行していた患者が，手術後は一定期間ベッド上での生活をしいられることもあるので，必要に応じてベッド上での排泄訓練を行っておく。

2 手術直後の看護（術後急性期の看護）

　　患者が手術を受けて，外科的侵襲から回復するまでは，心身ともに不安定な時期である。経時的な観察と治療の介助によって，全身状態の回復をはかることが看護の目標になる。

観察●（1）麻酔覚醒の回復過程：意識レベル，血圧・脈拍・呼吸などのバイタルサイン，麻酔随伴症状や出血

（2）術式に応じた肢位・体位，合併症の有無

（3）患部・患肢と，循環障害，神経障害などの二次障害（●335ページ，図3-3）

（4）疼痛・苦痛と精神・心理的反応。

看護援助●（1）術後は定時的に観察し，状態を安定させる援助を行う。

（2）床上生活の調整のため，清潔，更衣，食事，排泄，体位変換，患部の安静など，患者の状況に応じた援助を行う。

（3）家族に対する心理的配慮を行う。

③ 回復期の看護

回復期には，患者の ADL 自立への意欲を高め，可能な範囲で安楽・安全に動作できるように，環境を整えるための援助をしていく。この時期は，全身状態が安定していても，治療上の観察が必要な状態にある。

観察● (1) 安楽な体位・肢位，体位変換，関節可動域

(2) 患部の状態と循環障害，神経障害などの二次障害の有無

看護援助● (1) 回復に応じて運動訓練の援助を行う。

(2) 排泄などの障害に対する援助を行う。

(3) ADL の自立に対する援助を行う。

(4) 手術に対する患者の反応や認識に応じて援助を行う。

④ リハビリテーション期の看護

手術後は，床上安静の時点から患者の運動機能に応じた対応がなされる。四肢の機能の維持や自立に向けて意欲を確かめ，患部安静や手術後の体力に問題がなければ健康な部位の運動が進められる。

患部に対する積極的なリハビリテーションは自立に直接関係するので，この時期には最も重要なことである。患者の「治りたい」「よくなりたい」という意欲を引き出し，活用していく。

観察● (1) リハビリテーションに対する意欲

(2) 他動運動・自動運動の方法と実施状況

看護援助● (1) 自助具・補装具の使用方法を指導する。

(2) ADL の自立度に見合う範囲で生活の拡大ができるように支援を行う。

(3) 必要な援助の方法を家族に指導する。

(4) 社会復帰に向け，諸問題の調整を行う。

② 副子固定患者の看護

副子(シーネ，スプリント)は簡便な固定用具で，骨折の応急処置のために用いられることが多い。鉄やアルミニウム，プラスチックなどの製品があり，ギプス包帯を副子として用いることも多い。

必要物品● シーネ，下敷用綿，綿包帯，弾性包帯など。

方法● (1) 適切な長さ(2 関節固定が原則)と幅のシーネを選び，余分な部分は折り曲げる。

(2) 必要時，下敷用綿を適当な厚さに敷く。

(3) 健肢で見当をつけてシーネを適切な肢位に曲げ，患肢に弾性包帯で固定する。固定は医師が行う。

腫脹を防ぎ，良肢位を保つために，患肢はブラウン架台や枕などを用いて高挙し，指先・足趾の運動を積極的に行わせる(● 図 3-5)。

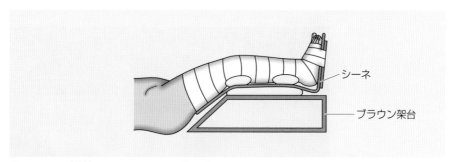

シーネ

ブラウン架台

⮕ 図 3-5　梯状シーネによる下肢固定

観察● (1) 循環障害，神経麻痺，褥瘡の危険性

(2) 患肢の指先・足趾の疼痛，腫脹，しびれ，運動障害の有無

(3) 骨の突出部の，圧迫痛などの有無

看護のポイント●　上記の徴候があらわれたら，包帯をゆるめたり高挙を強めたりして様子をみる。

3　ギプス固定患者の看護

　ギプス固定は，骨折の整復位持続や，変形の矯正位持続，関節疾患の安静，腱や神経の手術後の安静などの目的で行われる。従来，石膏ギプスが広く用いられてきたが，現在はプラスチックキャストが普及している。

1　ギプス固定時の看護

施行前の注意点●　安心してギプス固定が受けられるよう患者に説明する。入浴または清拭を行い，排尿・排便をすませておく。

必要物品●　ギプス固定に必要な物品は，バケツと水，綿包帯，ギプス包帯，ギプスシーネである（⮕ 図 3-6）。

施行時の介助● (1) プラスチックキャストの場合は，直接皮膚に触れると皮膚炎をおこすことがあるので，固定部位は撥水性のよい下巻きでおおい，術者・介助者はゴム手袋を着用する。

(2) ギプス包帯をしぼる際には，次の手順で行う（⮕ 図 3-7）。①ギプス包帯を縦にして静かに入れ，十分に水を含んで気泡が出なくなるのを待つ。水は 18〜24℃ の室温程度とし，石膏の場合は湯を用いる。②両端を圧縮するように持って水を軽く切る。③両手で 2〜3 回もむ。④巻きやすいようにギプス包帯の端を広げて術者に渡す。

(3) 患肢を保持する際は，肢位がくずれないように，またギプスをへこませないように，手掌でしっかりと支える。

(4) ギプスを乾燥させるときには，熱気浴を用いることもある。夏季であれば外気にさらすとよい。プラスチックキャストの場合は，ぬれた際にそ

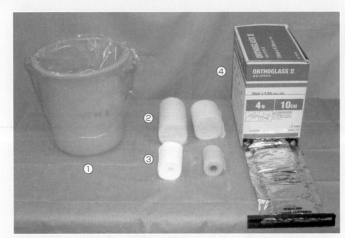

①バケツと水
②綿包帯
③ギプス包帯
④ギプスシーネ

● 図 3-6　ギプス固定の必要物品

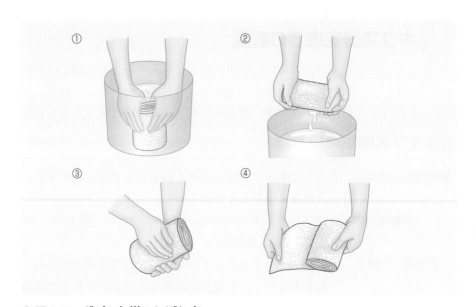

● 図 3-7　ギプス包帯のしぼり方

のままにしておくと，皮膚がふやけて皮膚炎になりやすい。タオルなど
で十分に水分をふきとったあと，ヘアドライヤーなどで下巻きを完全に
乾燥させる。また，端がざらざらしたら，やすりなどでけずって表面を
なめらかにして，皮膚を保護する。

(5) 患者の一般状態に注意する。

② ギプス固定後の看護

　　　　腫脹を防ぐため、患肢はブラウン架台やビニールでおおった枕などを用いて高挙し、手指・足趾の屈伸運動を励行させる。また、ギプスのふちが身体にくい込まないよう、肢位に注意する。

観察●　施行後の循環障害・神経障害、褥瘡の発生など

看護援助●　(1) 患肢を高挙する。

(2) 患肢の手指・足趾の腫脹、疼痛、チアノーゼなど症状の有無を確認する。

(3) 運動機能・感覚異常を定時的に確認する。①上肢の場合：手関節の背屈、母指対立位、指先の感覚(触覚、痛覚、しびれ)。②下肢の場合：腓骨神経の障害の有無の確認、第1趾・第2趾間の感覚、足趾周辺の感覚、母趾の背屈の有無。

(4) 筋萎縮・関節拘縮予防のために固定部位の等尺性運動を励行させる。患部は固定されているので、安心して積極的に動かすようにすすめる。

(5) 固定部位が広範囲であればあるほど、ADL が制約される。なにができないのか、またどのような工夫をすれば患者自身でできるようになるかを評価し、必要な援助を行う。

(6) 腰部ギプス固定での排泄時には、枕を用いて腰部を浮かせ、便器を挿入する。ビニール布を用いて排泄物でのギプスの汚損を防ぐ。

③ ギプス除去時の看護

　　　　ギプス除去後、一時期は患肢の不安定さをおぼえることもあるが、無理のない範囲で動作を進めていくことが重要である。

必要物品●　患肢からギプスを除去するため、超音波カッター、電動式ギプスカッター、ギプス展開器、ギプスばさみを用いる(⚫図 3-8)。

注意事項●　(1) 電動式ギプスカッターは大きな音がするが、けがの心配はないことを施行前に説明しておく。やむをえない場合以外はギプス室などで行うほうがよい。

(2) 切断中の熱は摩擦熱であり、心配のないことを説明する。

(3) カッターの刃でギプスを押さえるようにして切っていくが、皮膚を傷つけないように十分に注意する。

(4) ギプス除去後、清拭する。

(5) 関節拘縮が強い場合は、枕などを用いて固定時の肢位に近づけておく。

④ 牽引患者の看護

　　　　看護師は牽引の目的・原理・方法・副作用などを熟知して治療の介助にあたり、牽引の効果をそこなうことなく日常生活の援助を行う。また、患者が安楽に牽引治療を受けられるように配慮しなければならない。

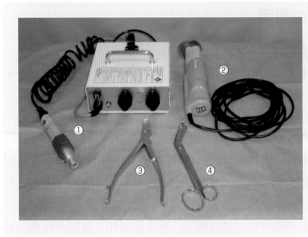

①超音波カッター
②電動式ギプスカッター
③ギプス展開器
④ギプスばさみ

⊃ 図 3-8　ギプスカットに用いる必要物品

観察● (1) 正しい姿勢と肢位が保たれているか，また，対抗牽引[1]が効果的にはたらいているか。

(2) 重錘が床についたり，ベッドの枠にのったりしていないか。

(3) 牽引のひもが滑車から外れたり，掛け物の重みで押さえられたりしていないか。

看護上の問題点 **とその対策●** **①正確な牽引**　骨折や脱臼の整復・固定の目的で牽引中の重錘は，かってに減らしてはならない。

②体位変換　骨折などの場合，体位変換は，小枕などを用いて身体の位置を軽度にかえる程度になる。下肢の場合は半座位までとれるが，傾斜角度を少し変化させるだけでも背・殿部の荷重の位置がかわり，らくになる。

③清潔　腰・殿部の清拭は，患者に懸吊具（トラピース）をつかませるか，両肘でベッドを押さえるようにさせ，腰部を浮かしてもらって行う。便器の使用や，シーツの交換時も同様である。

④関節拘縮・筋力低下の予防　不必要な安静は関節拘縮や筋力低下を助長し，肺炎・褥瘡・尿路障害・無気力・認知症などを引きおこす。

牽引患者は不必要に安静をとりがちであり，とくに高齢者ではその傾向が著しいので注意をはらう。また，患肢の等尺性収縮運動と指先の運動は，禁止されていなければ積極的かつ計画的に行う。なお，患肢の治癒までは健側で患肢を補助することになるため，ふだん以上の強い力が要求される。そのため，健側の訓練も十分に行う。

⑤食事　できるだけ自分で食べられるように工夫する。おにぎりやサンドイッチにしたり，食器類にも配慮する。

1）牽引と反対方向に，同じ強さで支える力をさす。対牽引，反対牽引ともいう。

　⑥**保温**　牽引により保温が妨げられることが多いため，患肢は靴下・手袋・膝掛けなどで包み，すきまから空気が入らないように掛け物で十分におおい，安全ピンなどでとめるとよい。

　⑦**気分転換への援助**　限られた行動範囲のなかでも患者の趣味をいかせるような環境を整え，また家族や親しい人々との交流がはかれるように調整する。看護師もよい聞き役となるように心がける。

❶ 介達牽引

■絆創膏牽引

絆創膏を 貼 付し，皮膚を介して牽引力を及ぼす牽引療法である（⏩図3-9）。

必要物品●　絆創膏（粘着力が強く，皮膚への刺激の少ないもの），牽引金具，ロープ，重錘と重錘つり，滑車，包帯（必要時，ブラウン架台，小ぶとん，離被架，砂嚢，剃毛用具）。

方法●
(1) 絆創膏に対する過敏症の有無を聞き，パッチテストを行う。
(2) 必要時は，剃毛や清拭を行う。
(3) 適当な幅と長さに切った絆創膏を中央で折り返し，患肢の内・外側にしわができないようにぴったりとはる。⏩図3-9の茶色で示した部分は，くっついてよじれたりしないように，包帯をはりつけておく。
(4) 固定絆創膏は全周にははらず，必ず両端を空けておく。
(5) 包帯を軽く巻いておくと，絆創膏がめくれるのを防ぐことができる。
(6) 絆創膏が十分に粘着したら中央に金具を取りつけ，重錘をかけて牽引を開始する。

観察●　牽引のゆるみの有無，皮膚損傷の有無など

看護援助●
(1) 小児では思うように苦痛を訴えられないことがあるので，循環障害や神

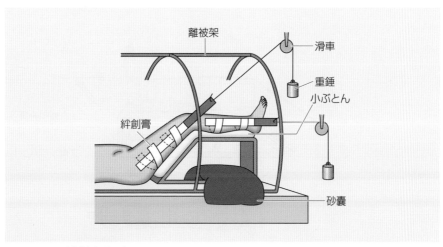

⏩**図3-9　絆創膏牽引**

経圧迫の徴候には十分配慮する。

(2) 腫脹の強い骨折の場合には，牽引によってさらに圧迫を強めることになり，重篤な症状に陥ることがあるので注意する。

(3) 絆創膏でかゆみ・発赤・水疱といった皮膚炎が生じていないか，また，絆創膏がずれてきたり切れかかったりしていないかに注意する。皮膚炎には処方により副腎皮質ステロイド軟膏を塗布するなどの処置をとることもある。

■スポンジバンド牽引

スポンジバンドを貼付し，皮膚を介して牽引力を及ぼす牽引療法である（◯図 3-10）。

必要物品● スポンジバンド（スピードトラック），弾性包帯，ストッキネット（皮膚の過敏な患者用），牽引金具，ロープ，重錘と重錘つり，滑車。

方法● (1) 患肢に合わせて，適切な幅と長さのスポンジバンドを用意する。

(2) スポンジバンドのスポンジ面を患肢の内・外側に引っぱりぎみにあて，弾性包帯をややきつめに巻く。

(3) 圧迫予防のために，腓骨頭は外して巻く。

(4) 皮膚の過敏な患者にはストッキネットをはかせ，その上からスポンジバンドをあてる。

(5) 牽引金具を取りつけ，重錘を下げる。

観察● 牽引のゆるみの有無，皮膚損傷の有無など

看護援助● (1) 弾性包帯の巻き方が強すぎると循環障害やしびれをおこすが，ゆるいとずれやすい。状態を観察しながら，適度な巻き方とする。

(2) 弾性包帯は1日1回，または必要時に巻きなおす。その際に皮膚を清拭するとよい。

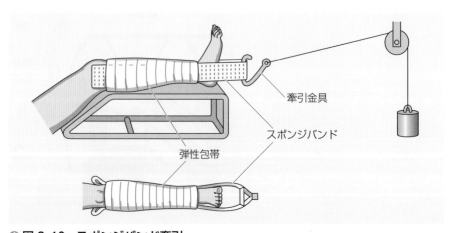

牽引金具
スポンジバンド
弾性包帯

◯図 3-10 スポンジバンド牽引

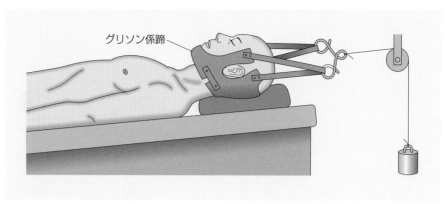

グリソン係蹄

●図 3-11　グリソン牽引

■グリソン牽引

頸椎{けいつい}につり革装具を装着し，牽引力を及ぼす牽引療法である（● 図 3-11）。

必要物品●　グリソン係蹄{けいてい}（頸椎つり革），牽引金具，ロープ，重錘と重錘つり，滑車。

方法●（1）患者に合ったグリソン係蹄を用意する。骨折や脱臼以外では患者自身で着脱してよいことが多いので，着脱の仕方を指導する。

（2）牽引を開始する。頸椎を 10〜15 度前屈位の方向に牽引すると同時に，前顎と後頭部に均等に力が加わっているか患者に確認する。

観察●　グリソン係蹄による圧迫や違和感の有無，後頭部の圧迫の有無

看護援助●（1）牽引により，グリソン係蹄に圧迫されて皮膚の疼痛，下顎に違和感を生じることがある。予防のために，つり革の内側と，下顎，後頭部に綿やタオルなどをあてるとよい。

（2）上記の症状が出たら，随時外してマッサージや下顎の運動を行うとよい。

（3）歯が浮いたようになったときには，食事をかゆ食にしたりして負担を軽くする。

（4）麻痺がある場合は「脊髄損傷患者の看護」（● 378 ページ）に準じる。

■骨盤牽引

腰部に骨盤帯（コルセット）を用いて，牽引力を及ぼす牽引療法である（●図 3-12）。

必要物品●　骨盤牽引用コルセット，S 字フック 2 個，ロープ，重錘と重錘つり，滑車。

方法●（1）必要に応じてベッドをジャックナイフ型（頭部を約 20 度上げ，膝部を約 20 度屈曲）にかえる。

（2）体形に合ったコルセットを腰部にぴったりと装着する。

（3）ロープの中央から 30 cm ほど先に S 字フックを結びつける。S 字フックから先のロープの適当な長さのところに輪を結び，重錘を下げる。

（4）コルセットの両わきの革ひもに通っているリングに S 字フックをかけ，

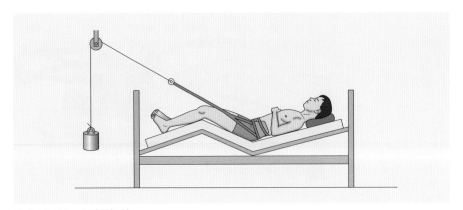

◯図 3-12　骨盤牽引

牽引を開始する。

(5) 毛布は，1枚を上半身に，1枚を足方にかける。

(6) 身体が頻繁にずり下がるようであれば，対抗牽引として胸部コルセットを用いたり，ベッドの足方に足台を用いて高挙したりする。

観察● 痛みの程度と有無，コルセットによる皮膚の圧迫の有無

看護援助● (1) 牽引によって痛みが増強するときには，牽引を中止して患者のらくな姿勢で休ませ，痛みがやわらいだ時点で牽引を再開する。

(2) 歩行許可があれば，患者自身で牽引装具の着脱ができるように指導する。

(3) コルセットにより前腸骨部が強く圧迫されるので，やせている患者にはタオルなどをあてて除圧する。

(4) 夜間，牽引の持続が苦痛になった場合は，一時的に外して様子をみる。

❷ 直達牽引

■キルシュナー鋼線牽引

キルシュナー鋼線を刺入し，骨に直接牽引力を及ぼす牽引療法である。

必要物品● キルシュナー鋼線牽引セット（◯図3-13），手袋，局所麻酔薬，スキントレイ，接続コード，重錘と重錘つり，ロープ，滑車，S字フック，対抗牽引用具（必要時，ブラウン架台，離被架，砂囊，小ぶとん）

方法● 手術に準じる無菌操作で行う。方法を理解して介助する。

(1) キルシュナー鋼線刺入部の剃毛，清拭を行う。

(2) 貫通部周辺を広範囲に消毒し，その周囲を四角巾でおおう。

(3) モーターをセットし，キルシュナー鋼線を取りつける。

(4) 鋼線貫通部の局所麻酔を行う。

(5) 貫通部に方向指示器をはめ込み，キルシュナー鋼線を刺入する（◯図3-14）。

(6) キルシュナー鋼線の両端から，コメガーゼあるいはYカットガーゼを

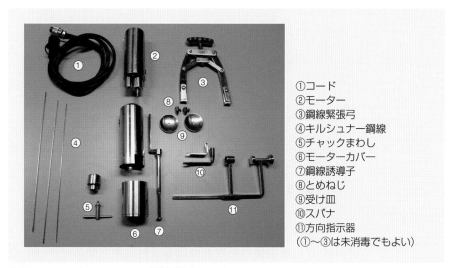

①コード
②モーター
③鋼線緊張弓
④キルシュナー鋼線
⑤チャックまわし
⑥モーターカバー
⑦鋼線誘導子
⑧とめねじ
⑨受け皿
⑩スパナ
⑪方向指示器
（①～③は未消毒でもよい）

⟳図3-13　キルシュナー鋼線牽引セット

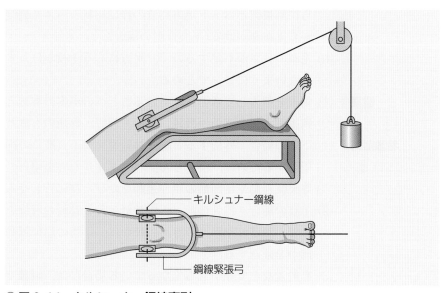

キルシュナー鋼線

鋼線緊張弓

⟳図3-14　キルシュナー鋼線牽引

あて，次に受け皿を通し，とめねじで皮膚に固定する。

(7) 鋼線緊張弓を取りつける。

(8) 緊張弓の端から2～3cmのところで鋼線を切り，緊張弓に沿って曲げる。鋼線の先端は，皮膚を傷つけないようにコルクをはめるか布絆創膏でおおう。

(9) 緊張弓にS字フックをかけ，ロープを結び重錘を下げる。下肢の場合はブラウン架台に患肢をのせる。

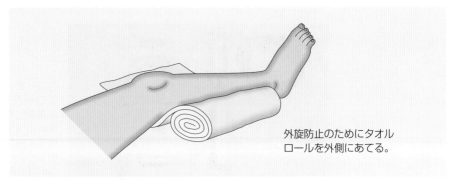

外旋防止のためにタオルロールを外側にあてる。

● 図 3-15　下肢の良肢位の保持

⑽ 対抗牽引装具を取りつける。対抗牽引装具はベッドの横に足台を置いたり，綿をくるんだ帯やコルセットを用いて体幹をベッドに固定したりするなど，牽引の状態に応じて工夫する。

⑾ ロープや緊張弓に掛け物の重みがかからないように離被架でおおい，さらに離被架とベッド足方高位の枠に梯状シーネを橋渡しにして，その上から毛布をかける（下肢牽引の場合）。

⑿ 毛布の長さが不足するので，足方にもう1枚かけ，すきまから空気が入らないようにピンでとめる。

観察● ⑴ 鋼線を刺入して牽引されていることへの不安の有無と程度

⑵ 鋼線刺入部の感染の徴候，発赤・腫脹・疼痛の有無と程度

看護援助● ⑴ 下肢の場合：外旋すると腓骨神経麻痺や不良肢位の拘縮をおこしやすい。予防するために，小ぶとん，バスタオルなどを用いて良肢位を保持し，等尺性運動や足関節の屈伸運動をたびたびに行わせる（● 図 3-15）。

⑵ 上肢の場合：橈骨神経・正中神経・尺骨神経の麻痺をおこす危険があるので，しびれや疼痛の有無のほかに，手指の屈伸運動や母指対立位が可能かを確認する。

⑶ 高齢者などで骨がもろくなっている場合には，鋼線で骨が切れることがある。皮膚を牽引しているような場合は注意を要する。

⑷ 仙骨部に圧迫が加わりやすくなるため，マットレスなどを使用して仙骨部の圧力を弱める。

■頭蓋直達牽引

　頭蓋骨外板に牽引器を装着し，頸椎に牽引力を及ぼす牽引療法である（● 図 3-16）。

必要物品● 頭蓋直達牽引用セット（要消毒），局所麻酔薬，スキントレイ，ロープ，重錘と重錘つり，滑車。

方法● 手術に準じる無菌的操作で行う。方法を理解して介助する。

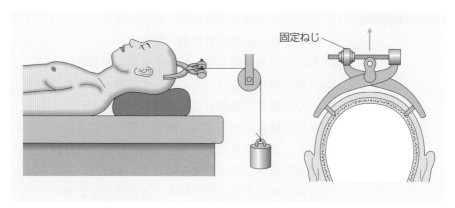

固定ねじ

●図3-16　頭蓋直達牽引

(1) 刺入部の剃毛，清拭，消毒，局所麻酔を行う。

(2) 刺入部にドリルで孔をあける。

(3) 牽引器をかけて固定する。固定ねじはしっかりと締める。

(4) 刺入部にガーゼをあてる。

(5) 牽引具にS字フックをかけ，ロープをつなぎ重錘を下げる。

観察● 　刺入部の疼痛，頭皮緊張感の訴え，出血・発赤・腫脹の有無

看護援助● (1) 牽引具が頭蓋から外れるのを防ぐため，ねじは定期的に締める。

(2) 治療中は頭部を動かせないため，骨突出部に圧力が加わりやすい。状況に応じて除圧し，均等圧になるようにする。回転ベッドを用いると体位変換や全身清拭が容易であり，褥瘡予防にも効果的である。エアマットの使用も効果的である。

(3) 麻痺がある場合は，「脊髄損傷患者の看護」(● 378ページ)に準じる。

5 四肢切断患者の看護

　切断術は，以前は外傷による血行不全や広範にわたる軟部組織の損傷がおもな原因であったが，近年は糖尿病や動脈硬化症による慢性血行障害が増加しており，それにより切断術を受ける高齢者が増えてきている。

　切断術を受けるということは四肢の一部を失うことであり，歩行障害をはじめとした ADL が困難になるなどの機能的な変化に加え，形態的な変化も生じる。それらの変化は患者の心理に大きな影響を与える。手術前には患者が手術を受容できるよう援助し，手術後は断端部の管理を正しく行い，合併症を防ぎ，早期に義肢を装着して社会に復帰できるように援助することが必要である。また，義肢装着のためには断端部の管理が重要である。糖尿病の場合には感染がおこりやすく，創治癒が遅延しやすいのでとくに注意が必要である。

　なお，骨の途中で切断するものを**切断**，関節で切断するものを**離断**という。

術前の看護援助●(1) 切断の必要性や義肢装着，社会復帰までのリハビリテーションに関する説明を行い，不安の軽減に努める。

(2) 利き手切断の場合は，利き手交換の練習を行う。

(3) 下肢切断の場合は，義足歩行が可能となるまでの間，移動に用いる車椅子や松葉杖の使用方法を説明し，練習を行う。

術後の観察と●(1) 血腫・縫合不全・感染・断端浮腫の有無を観察し，異常の早期発見に努
看護援助　める。糖尿病を合併している場合はとくに注意する。

(2) 断端部痛・幻肢・幻肢痛の有無を確認し，除痛をはかる。すでに失われた四肢がまだ存在しているような感覚を**幻肢**といい，幻肢に痛みが伴ったものを**幻肢痛**とよぶ。

　幻肢は平均6か月から2年程度持続し，下肢よりも上肢にみとめられることが多い。幻肢痛は患者により「針で刺すような」「焼け火箸をあてられたような」「氷が置かれたような」などと表現され，出現の状況もさまざまである。

　疼痛が著しい場合には，薬物療法や心理療法を行う。一般的には義肢の装着が日常的になると消失していくといわれている。また，切断の事実を受け入れていない人ほど痛みを感じやすいため，断端の管理を患者自身が行うことで受け入れられるよう導いていく。

(3) 切断後の四肢は，関節拘縮を予防するために肢位の保持に注意する。とくに大腿切断では，股関節の屈曲・外転・外旋拘縮がおこりやすい。頻回に腹臥位をとり，大腿前面とベッドの間に枕を入れて股関節を伸展位に保つ。また，下腿切断では膝関節の屈曲拘縮を防ぐようにする。

(4) 断端の浮腫をとり，義肢を装着できる断端を形成するために弾性包帯を巻くソフトドレッシング法を行う（◯図3-17-a）。断端部は強めに，中枢

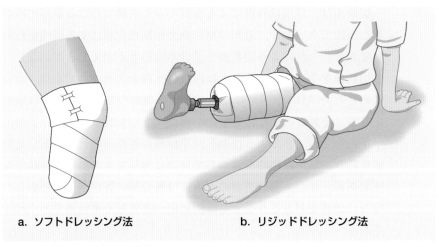

a. ソフトドレッシング法　　　　　　b. リジッドドレッシング法

◯図3-17　ドレッシング法

部に向かうにつれて弱めに巻き，締めつけないようにする。痛みやしびれがある場合には巻き直すようにする。なお，ソフトドレッシング法のほかに，術直後よりギプス包帯を巻いて断端肢全体に接触するように固定するリジッドドレッシング法や，弾力性のある材料や透明なエアバッグで断端を包み込む方法もある（⇨図 3-17-b）。

(5) 四肢切断による精神的苦痛に対し，感情の表出ができるようにかかわる。そして，切断の現実を受容し，主体的にリハビリテーションを行えるように援助する。

リハビリテーション●

(1) 関節拘縮を予防するために，術後早期から良肢位の保持の指導と，関節可動域を保つ運動を行う。

(2) 早期離床は，術後に廃用症候群をきたさないためにも重要である。下肢切断の場合は，膝関節の屈曲拘縮を予防するために，車椅子に長く乗ることを避け，歩行器や松葉杖を使用した歩行を取り入れる。

(3) 義足による歩行には強い筋力を必要とするため筋力強化は重要である。患肢の筋力強化のほかに，健側上下肢の筋力や体幹の筋力も義足歩行の獲得に影響するため，術前から継続して行うことが望ましい。下肢切断の場合は，健側下肢によるバランス練習や片足でのスクワット，片足とびなどの練習を行う。

(4) 年齢・合併症・切断部位によっては，義足歩行の適応とならないこともあるため，車椅子や松葉杖を用いる場合や，義足とこれらを併用する場合がある。リハビリテーションの目標設定は，患者の状況に合わせて行う。

6 義肢・装具装着患者の看護

1 義肢（義手・義足）

義肢（義手・義足）は，四肢の一部を切断，あるいは欠損したときに，その形態・機能を補うため装着する。

装着中の観察●

(1) 断端ソックスは毎日取りかえ，清潔にしているか。

(2) ソケットの内側はいつも清潔に乾燥させているか。

(3) 金属部分はさびないようにみがき，関節部には適時注油をしているか。

(4) 小さな故障も早めに直しているか。

(5) 義足の場合，踵部がすり減っていないか。

(6) 義肢を外したときには，いつも断端に弾性包帯を巻いてあるか。

(7) 体重コントロールに留意しているか（肥満は義足にかかる負担を増し，ソケットの不整合も生じさせ，ADL が低下してその他の体動がより困難になる）。

2 装具

装具は，免荷・矯正・支持・固定などの目的で用いられ，下肢用・靴型・脊柱用・上肢用装具，カラーなどがある。

装着中の観察●
(1) 正しく装着できているか。

(2) 着用後の皮膚の発赤，疼痛，擦過傷などの有無

(3) とめねじのゆるみ

(4) すり減り，破損

(5) 使用中の状態

軟性コルセット●
の観察
(1) 両側の上前腸骨 棘 の位置に合わせ，身体によく密着させて装着しているか

(2) 胸もとは呼吸が苦しくない程度にしているか

(3) コルセットに対して，薄手のシャツを下に，ショーツを上に着ているか

(4) 装着の仕方の指導にそってきちんと装着できているか

E 運動器疾患患者の看護

1 骨折患者の看護

骨折には，軽度のものから全身に重大な影響を与えるものまで，さまざまな重症度がある。小児期から老年期まであらゆる発達段階においておこりうるため，患者の発達段階を理解することが重要である。

骨折の治療は，整復・固定・リハビリテーションを原則としており，整復・固定を保存的治療で行う場合と，観血的治療（手術療法）で行う場合がある。骨折部位や種類などにより治療法が異なるため，その治療に合わせた看護を実践する。また，骨折は疼痛を伴うとともに，その多くは予期せぬ受傷であるため，不安や恐怖心に配慮することが重要となる。

■受傷時の看護

(1) 意識障害があれば気道確保のための準備とその介助を行う。

(2) 血圧，脈拍数，呼吸数，体温，意識状態などのバイタルサインをチェックし，医師に報告する。

(3) 骨折に伴う出血が多い場合は，出血性ショックの予防と治療の目的で輸液・輸血が行われるため，その準備と介助を行う。

(4) 開放骨折の場合は止血，創部の洗浄，抗菌薬の投与が行われるため，その準備と介助を行う。必要に応じて破傷風トキソイドの接種が必要な場合がある。

(5) 検査・処置の介助で血液や体液に触れるような場合もあるため，標準予防策にのっとり感染予防対策を講じる。

(6) 受傷部位により四肢の神経障害，循環障害をチェックする。

■保存的治療時の看護

(1) 徒手整復後に副子固定・ギプス固定を行う場合は，その介助を行い，固定後の観察を行う(→340 ページ)。

(2) 固定後に帰宅する場合には，患肢を挙上することで腫脹を予防し，しびれや感覚異常，運動障害などが出現した場合には連絡をするように説明する。

(3) 持続牽引による整復の場合は牽引の準備を行い，牽引中の観察を行う(→343 ページ)。

■手術療法時の看護

(1) 手術療法を行う場合には，術前のバイタルサインを観察し，手術の準備を行う。

(2) インフォームドコンセントの準備や，患者・家族に対して精神的援助を行う。

(3) 手術侵襲と麻酔侵襲をふまえて術後の観察を行い，異常の早期発見と合併症の予防に努める。

■リハビリテーション

(1) ある期間固定が行われると，関節の拘縮，筋肉の萎縮，筋力の低下をきたす。整復・固定と同時に，機能訓練を始めることが原則である。

(2) 固定中，筋肉の等尺性収縮運動や，運動が許される部位の運動訓練を行う。ギプス固定が行われている場合，ギプスの中で等尺性収縮運動をするように指導する。

(3) 手術療法を受ける患者には，術前より等尺性収縮運動や関節の可動域訓練を指導し，術後は早期より開始する。

(4) 深部静脈血栓予防のために，足関節の自動運動を積極的に行うように指導する。

(5) 骨癒合の状態に応じて関節可動域訓練や筋力増強訓練が実施される。また，下肢の骨折の場合は，骨癒合が確認されてから，段階的に負荷をかけた訓練が行われる。

(6) 疼痛や疲労に配慮しながら，意欲的に機能訓練が実施できるように援助する。

① 体幹骨折患者の看護

■鎖骨骨折

　鎖骨骨折は横に倒れて肩をついて転倒するなど，介達外力[1]によっておこることが多く，あらゆる年齢層において頻度の高い骨折である。

　治療は手術療法あるいは保存療法が行なわれる。保存療法の場合は，胸をはって両肩を後方に引き，鎖骨の変形を矯正して鎖骨バンドを装着する（◯図3-18）。必要に応じて三角巾で固定する。

観察● (1) 鎖骨バンドの使用目的などの，治療概要の理解

　　　(2) 鎖骨バンドの装着状況

　　　(3) 鎖骨バンドの圧迫によるしびれ，痛み，皮膚の損傷の有無

看護援助● (1) 鎖骨バンドを正しい位置で適切な強さで固定する。

　　　(2) 固定中は正しく整復位を保持するよう指導する。

　　　(3) 鎖骨バンドのゆるみ，上肢の異常なしびれ，痛み，腫脹が生じた場合は来院するよう指導する。

■肋骨骨折

　肋骨骨折は，転倒・転落や交通事故，コンタクトスポーツなどの際の直達外力によるものが多い。このほか，スポーツや呼吸器疾患などによる疲労骨折のこともある。

　治療は，バストバンドやテープなどによる胸郭の固定である。痛みが強くなければ歩行可能であるが，初期には活動を抑えることが安静につながる。肺損傷をおこしている場合には胸腔ドレナージなどが必要となる。

観察● (1) 疼痛の程度，呼吸状態

　　　(2) バストバンドの固定状態

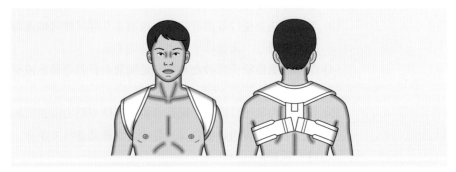

◯図3-18　鎖骨骨折患者の鎖骨バンドによる固定

1）介達外力：外力が加わった部位から離れた部位に力が加わること。直達外力による骨折では，外力が加わった部分に骨折が生じる。

(3) 皮膚の損傷，かゆみ

看護援助● (1) 疼痛に対して鎮痛薬の投与を行う。

(2) 胸郭の固定が正しく行われるよう援助する。呼息が完了して胸郭が最も狭くなった時点で固定を行う。

(3) 皮膚トラブル防止のために，原則として下着の上から固定する。

(4) 疼痛が生じることで深呼吸や咳嗽が困難となり，無気肺をおこしやすくなるので，安楽な呼吸の援助と疼痛緩和に努める。

■脊椎骨折

　脊椎骨折は，交通事故，労働災害，スポーツ外傷，自殺企図による飛び降りなどによりおこることが多く，しばしば脊髄損傷を合併する。また，高齢者では骨粗鬆症に関連する椎体骨折が多い。

　保存療法としてギプス固定や装具固定があり，手術療法では椎骨の固定と神経圧迫因子の除去を行う。損傷高位に合わせた観察と看護援助が必要となる。

観察● (1) バイタルサイン，呼吸状態

(2) 感覚異常，運動麻痺，排尿障害

(3) ギプス固定・装具固定による皮膚損傷・神経障害・循環障害

(4) 手術療法の場合は手術時の看護に準ずる

看護援助● (1) 頸椎骨折の場合は，呼吸状態を観察し，必要に応じて酸素投与や人工呼吸器の準備を行う。

(2) ギプスと装具固定の介助を行い，正しく装着できていることを確認し，皮膚の保護と，神経障害・循環障害の予防に努める。

(3) 保存療法中の生活の援助を行う。

(4) 安静にすべき部位と，積極的に運動を行う部位を確認し，筋力低下の予防のための機能訓練の支援を行う。

(5) 社会復帰に向けた準備と，心理・社会的援助を行う。

■骨盤骨折

　骨盤骨折は，交通事故や高所からの転落などで強力な外力が加わった場合に生じる。骨折部位によって，骨盤輪骨折と寛骨臼骨折に分けられる。

　骨盤周囲には多くの血管が存在するため，血管損傷を合併すると大量の出血をもたらし，出血性ショックに陥ることがある。そのため，治療として止血術や内固定術，創外固定術などが行われる。恥骨や腸骨翼のみの骨折や骨盤輪の断裂のない骨折では保存療法が行われる。疼痛が軽減するまで安静臥床とし，そののち徐々に歩行を行う。

観察● (1) 意識状態，バイタルサイン，循環動態

(2) 疼痛，出血，腫脹，下肢の神経障害

(3) 排尿障害，血尿，性器出血，肛門からの出血・血便

(4) 深部静脈血栓症，肺血栓塞栓症

(5) 手術療法の場合は手術時の看護に準ずる

看護援助● (1) 出血性ショックに対する輸血・輸液の準備と介助を行う。

(2) 緊急手術の場合はその準備を行い，患者や家族の精神的安楽のための援助を行う。

(3) 疼痛に対する援助を行う。

(4) 床上における生活の援助を行う。また，安静が長期にわたる場合は呼吸器合併症，筋力低下の予防に努める。

(5) 排尿障害，性機能障害に対する援助を行う。

② 上肢骨折患者の看護

■上腕骨骨幹部骨折

上腕骨骨幹部骨折は，直達外力による骨折のほか，投球や腕相撲による捻転力で生じることがある。手術が必要な場合もあるが，おもに保存療法が行われ，ハンギングキャストや，U字型副子，機能的装具が用いられる。

ここではハンギングキャストによる治療について述べる。ハンギングキャストは，腕の重みを利用しての骨のずれを直し，骨折を治す方法である。合併症として偽関節と，橈骨神経麻痺がある。

観察● (1) 疼痛，橈骨神経麻痺の症状

(2) 患肢の下垂位の有無

(3) 首からつるすひもの長さ，ひもによる圧迫部位の皮膚の状況

看護援助● (1) ハンギングキャストの原理について説明し，正しい肢位の指導を行う。

(2) 後頸部にパッドをあてるなど，ひもによる圧迫を避ける工夫を行う。

(3) 肩関節の拘縮予防のための運動を促す。上半身が床と平行になるように前傾姿勢をとり，患肢の力を抜いて前後左右に振る。

■上腕骨顆上骨折

上腕骨顆上骨折は，小児で最も頻度が高い骨折と言われている。おもに滑り台や鉄棒などからの転落・転倒により受傷する。強い疼痛と腫脹がみられ，自動運動は不可能となる。また，橈骨神経・尺骨神経・正中神経の損傷がみられることがある。

保存療法の場合は，徒手整復後に外固定を行う。合併症に，フォルクマン拘縮，変形治癒がある。

観察● (1) 疼痛，しびれ，感覚異常

(2) 橈骨動脈の触知，皮膚の色，冷感，爪の色

(3) 腫脹，水疱，バイタルサイン，呼吸状態

(4) 指先を他動的に伸展させたときの痛み

看護援助● (1) 患児や保護者の恐怖や不安に対する援助を行う。

(2) 徒手整復を行う場合の準備と介助を行う。

(3) ギプス固定を行う場合や，牽引療法を行う場合はそれぞれの看護を行う（○341, 343 ページ）

(4) 橈骨神経・尺骨神経・正中神経の神経障害の徴候が見られた場合には医師に報告する。

(5) フォルクマン拘縮は非可逆性であり，予防が重要である。観察を行い，拘縮が疑われる場合にはすみやかに医師に報告する必要がある（○336 ページ）

■上腕骨外顆骨折

　上腕骨外顆骨折は小児に多い骨折であり，上腕骨顆上骨折と同様，転倒した場合の内反または外反で発生する。偽関節や外反肘をおこしやすいので，小児の骨折のなかでは手術治療が適応となる数少ない骨折の 1 つである。転位が軽微な場合は副子固定が行われる。副子のゆるみ・破損などに注意する。

■定型的橈骨遠位端骨折

　中高年が転倒して手掌をついたときに，介達外力によって生じる。局所麻酔下で徒手整復が行われ，その後ギプス固定がなされるので，その準備と介助を行う。腕神経叢ブロック下で整復する場合には，ブロック時にまれに気胸をおこすことがあるので，異常があれば医師に報告する。

❸ 下肢骨折患者の看護

■大腿骨近位部骨折

　大腿骨近位部骨折は高齢者に多い骨折であり，高齢化に伴い顕著に増加した。骨折部位により，大腿骨頸部骨折と転子間骨折に分類される。大腿骨頸部骨折では骨癒合しにくいため，骨頭壊死や偽関節がおこりやすい。

　高齢者の長期臥床を避けるために，手術治療がなされることが多い。手術前に，転位の予防と除痛を目的にスピードトラック牽引が行われる場合がある。

観察● (1) 疼痛，全身状態，合併症，認知機能

(2) スピードトラック牽引実施時の皮膚などの観察

(3) 腓骨頭の圧迫の有無，腓骨神経麻痺の有無

(4) 術後の肢位

看護援助● (1) 疼痛緩和に努める。

(2) スピードトラック牽引の準備と介助を行う。

(3) 牽引中の生活の援助を行う。とくに排泄をがまんしないことと，水分を制限しないように注意を促す。

(4) 手術前のオリエンテーションをわかりやすく行い，不安の軽減に努める。

(5) 術後の全身管理と疼痛管理を行うとともに，術後せん妄の予防に努める。

(6) 術後の肢位に注意し，腓骨神経麻痺・深部静脈血栓の予防に留意する。

(7) 離床の援助を行うときには転倒予防に注意する。また，脱臼を予防するための肢位などの指導を行う。

■大腿骨骨幹部骨折

　大腿骨骨幹部骨折は，交通事故やスポーツ中の受傷が多い。受傷直後から疼痛・変形がみられ，起立・自動運動は不可能となる。500〜1,000 mL の出血がおこるため，血圧低下や出血性ショックなどに注意が必要である。

　治療では，整復と疼痛緩和の目的でキルシュナー鋼線などによる直達牽引が行われることがある。手術療法が行われる場合の看護は，手術時の看護に準じる。

観察● (1) バイタルサインの変化，とくに血圧低下の有無

(2) 疼痛，変形，腫脹

(3) キルシュナー鋼線刺入部の状態，直達牽引の観察

(4) 腓骨頭が架台により圧迫されていないか，腓骨神経麻痺がおこっていないか

看護援助● (1) 入院時，酸素吸入，および輸液・輸血を行う場合は，その準備と介助を行う。

(2) キルシュナー鋼線牽引を行う場合はその準備と介助を行う。不安を伴う処置であるため，精神的援助を行う。

(3) 予期せぬ受傷と緊急入院により生じる不安の軽減に努め，家族や職場・学校などとの連絡がとれるよう配慮する。

(4) 手術後は，早期より筋力訓練などを開始し，筋肉の萎縮を予防する。

■下腿骨骨幹部骨折

　下腿骨骨幹部骨折は，交通事故やスポーツ外傷が原因となることが多い。下腿は外傷を受けやすい部位であり，さらに脛骨は被覆する軟部組織が少ないために開放骨折になりやすい。閉鎖骨折の場合は整復後にギプス固定を行うが，開放骨折の場合などは手術療法を行う。

観察● (1) バイタルサイン，ショック症状

(2) 疼痛，腫脹，変形，出血

(3) 神経障害，循環障害(区画症候群)

(4) 感染徴候，創外固定の場合はピン刺入部の観察

看護援助● (1) 出血が多く輸液や輸血を行う場合は，その準備と介助を行う。

(2) 手術療法の適応となる場合はその準備を行う。

(3) 手術後に観察を行う。

(4) 創外固定が行われる場合は，固定具の刺入部の清潔管理を行う。

(5) 腓骨神経麻痺を予防するために，腓骨頭付近の圧迫を避ける。

(6) 腓骨骨折では区画症候群（◯ 289 ページ）をきたすことがあるため，疼痛や足背動脈触知困難などの，疑われる症状がある場合はすみやかに医師に報告する。

■下腿骨果部骨折

下腿骨果部骨折は，足関節に内反・外反などの過大な外力が加わったときにおこる。疼痛・皮下出血・腫脹の症状があらわれる。治療では，ギプス固定による保存療法，または手術療法が行われる。

観察● (1) バイタルサイン

(2) 疼痛，腫脹，変形

(3) 神経障害，循環障害

看護援助● (1) 足関節の腫脹・疼痛に対して，高挙や冷罨法を行う。

(2) 整復・ギプス固定の場合は，その準備と介助を行う。

(3) 腫脹が軽減したら，ヒールつきギプスにかえて松葉杖歩行による荷重歩行が開始となる。松葉杖の正しい使い方の指導を行う。

(4) 腓骨神経麻痺を予防するために，腓骨頭付近の圧迫を避ける。

■踵骨骨折

踵骨骨折は，高所からの転落や交通事故によりおこる。

保存療法では，徒手整復後に弾性包帯で圧迫する。骨折の転位が大きい場合は手術療法が適応となる。腰椎圧迫骨折を伴うこともある。

観察● (1) バイタルサイン

(2) 疼痛，腫脹，皮下出血

看護援助● (1) 疼痛に対して，安静，患肢の高挙，冷罨法を行う。

(2) 手術療法が行われる場合はその準備を行う。

(3) 足関節の自動運動が開始された場合は，必要性を説明し，援助する。

2 脱臼患者の看護

1 肩関節脱臼患者の看護

肩関節脱臼は，転倒・転落やスポーツの接触プレーでおこる外傷性脱臼である場合が多く，徒手整復が行われる。

若者では反復性脱臼となることが多く，日常生活やスポーツに支障がある場合は手術が必要となる。

観察● (1) バイタルサイン

(2) 疼痛，腋窩神経麻痺，血管損傷

看護援助● (1) 整復に麻酔が必要な場合はその準備と介助を行う。

(2) 整復後は外固定(外旋位)を行うため，その必要性を説明し，固定具の管理を指導する。

(3) 指示されたとおりに関節を保護し，反復性脱臼を予防する。外転・外旋がおこると脱臼を生じるためとくに注意する。

(4) 手指の屈伸運動や肩甲筋群の等尺性収縮運動など，固定中に可能な運動の部位と方法を指導して行うよう援助する。

② 肘関節脱臼患者の看護

肘関節脱臼は，転倒・転落などにより，肘関節を伸展して手掌をついた場合におこる。受傷直後から激しい疼痛が生じ，自動運動が不可能となる。尺骨神経麻痺を生じることや，整復が遅れた場合にフォルクマン拘縮をおこすことがある。

観察● (1) バイタルサイン

(2) 疼痛，腫脹，しびれ

(3) 尺骨神経麻痺の有無

(4) フォルクマン拘縮の症状の有無

看護援助● (1) 徒手整復の際，麻酔下で行われる場合はその準備と介助を行う。

(2) 整復後は副子などによる外固定が行われるため，その準備と介助を行う。

(3) フォルクマン拘縮の可能性から，循環動態を確認し，異常時はすみやかに医師に報告する。

(4) 固定の方法，固定部位以外の自動運動について指導する。

③ 関節内障患者の看護

① 肘内障患者の看護

肘内障は，子どもの手を親が急に引っぱりひねったときに，輪状靱帯がずれて発症することが多いといわれている。疼痛のため上肢を動かせず，下垂することが多い。

治療は徒手整復が行われる。整復は比較的容易で，症状の消失もすみやかである。

観察と看護援助● (1) 疼痛，動きを観察する。

(2) 小児の恐怖や保護者の不安をやわらげるよう声かけを行う。

(3) 徒手整復の介助を行い，整復後の疼痛や動きを観察する。

(4) 整復後はおもちゃなどを与えて上肢の動きを確認する。

(5) 家族に対し，急に子どもの手を引っぱらないように説明する。

2 膝内障患者の看護

　　膝内障は膝関節を構成する骨や半月板などの障害の総称であり，半月板損傷，内側・外側側副靱帯損傷，前・後十字靱帯損傷などが含まれる。スポーツ外傷によるものが多い。

　　固定などの保存療法が適応となる場合もあるが，手術療法が必要となる場合もある。

観察と看護援助●
(1) 疼痛，腫脹，しびれなどを観察する。

(2) 受傷時は冷罨法を行い，圧迫固定，患肢の高挙を行う。

(3) 疼痛や精神的苦痛への配慮を行う。

(4) 関節穿刺や関節造影，関節鏡検査が行われる場合は，その準備と介助を行う。無菌操作で行い，感染予防に努める。

(5) ギプスや装具などによる保存療法が行われる場合はその準備を行い，装着時の循環障害・神経障害の予防に努める。

(6) 保存療法中の関節可動域訓練や，大腿四頭筋の筋力訓練を指導する。

(7) 手術療法の場合は，手術後の疼痛緩和に努め，適切に持続的他動運動（CPM）訓練が行われるように援助する。

(8) スポーツへの復帰については，担当医と相談できるように調整などを行う。

4 骨端症患者の看護

　　骨端症は，血流障害などによりさまざまな部位におこる。ここでは，6〜7歳の男児に多いペルテス病について述べる。

　　ペルテス病は大腿骨頭の虚血性壊死で，その原因は明らかになっていない。股関節痛および大腿から膝関節までの痛みを訴える。保存療法の場合は，免荷の目的で装具を用いる。手術療法が適応になる場合もある。

観察●
(1) 疼痛の程度

(2) 装具による循環障害・神経障害

(3) 装具の装着時の日常生活の状況

看護援助●
(1) 疼痛が激しいときは安静臥床をすすめる。

(2) 装具装着の目的を説明し，正しい着脱方法の指導を行う。

(3) 日常生活への影響を配慮しながら，学童期の生活が送れるように援助する。

(4) 手術療法の場合は，手術療法の看護に準ずる。入院中の気分転換や学習の時間確保にも配慮する。

(5) 手術後にギプス固定が行われる場合は，ギプス固定時の看護に準ずる。

(6) 松葉杖を使った歩行訓練を行う。

(7) 中殿筋などの筋力訓練を免荷で行うよう指導する。

⑤ 骨の感染症患者の看護

■化膿性骨髄炎患者の看護

化膿性骨髄炎は骨髄に細菌が感染することで生じる。原因菌としては黄色ブドウ球菌が多い。急性化膿性骨髄炎と慢性化膿性骨髄炎があり、それぞれ症状が異なる。治療法には、保存療法と手術療法がある。炎症が長引く場合、持続洗浄療法（◯図3-19）がおこなわれる。

急性化膿性骨髄炎の炎症が慢性化することで慢性化膿性骨髄炎に移行することもある。

①急性化膿性骨髄炎

観察● (1) 発熱　悪寒　倦怠感、食欲不振、体重減少。

(2) 激しい疼痛、熱感、腫脹、発赤、浮腫。

(3) 白血球数増加、赤沈の亢進、C反応性タンパク質（CRP）増加などの検査値。

(4) 抗菌薬の服用状況、副作用の有無。

看護援助● (1) 激しい疼痛による不良肢位をとりやすいため、良肢位の保持をはかる。

(2) 清拭などを行い、皮膚の清潔を保ち、褥瘡が生じないようにする。

(3) 病的骨折を避ける。

(4) 易感染性患者の場合は、基礎疾患のコントロールが重要である。

②慢性化膿性骨髄炎

全身症状は軽度である。

観察と看護援助● (1) 抗菌薬の服用状況、副作用の有無を確認する。

(2) 瘻孔がある場合は、瘻孔と滲出物の観察を行う。

(3) 臥床が長期間に及ぶ場合、廃用性症候群に注意する。

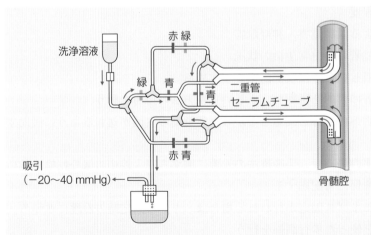

同色部分を同時にクランプすると3種類の流路ができる。矢印は赤部分をクランプしたときの洗浄液の流れを示す。

◯ 図3-19　閉鎖性持続洗浄の回路

6 化膿性関節炎患者の看護

　　化膿性関節炎とは，関節内に細菌が侵入して化膿をおこしてしまうものである。原因菌としては黄色ブドウ球菌が最も多い。成人では膝関節・肩関節・股関節，乳幼児では股関節が好発部位である。

　　乳幼児の場合，オムツ交換時に激しく泣く，関節痛のために関節をほとんど動かさないといった症状に注意をする。感染は進行性で，進行は急速なため，迅速な診断と治療が重要である。

観察● (1) 発熱，悪寒，関節痛，関節の腫脹・熱感・発赤，食欲不振，全身倦怠感などの有無

(2) 検査データのチェック，関節穿刺液の培養結果

(3) 抗菌薬・鎮痛薬の使用状況と副作用の有無

看護援助● (1) 安静が必要な場合は，良肢位の保持や ADL や保清の援助を行う。

(2) 活動量の低下によるストレスの軽減をはかる。

(3) リハビリテーションは医師の指示に従い，CPM 訓練，ROM 訓練，筋力強化訓練を行う。

7 関節リウマチ患者の看護

　　関節リウマチは免疫の異常により関節が炎症をおこす疾患である。原因は不明で，自己免疫疾患と考えられている。男女比は 1：4 で女性に多い。

　　進行すると関節が破壊され，さまざまな機能障害をおこす。早期診断・早期治療により寛解を目ざすことが可能である。

　　治療においては，薬物療法・手術療法・リハビリテーションに加え，患者と家族への教育がおもな柱となる。慢性期には関節の機能障害が生じるため，ADL の低下を最小限におさえ，日常生活におけるリハビリや，動作の工夫が必要である。

観察● (1) 関節症状：朝のこわばり，疼痛(安静時の疼痛が特徴的である)，腫脹，熱感，関節動揺性，関節可動域制限。

(2) 全身症状：倦怠感，体重減少，食欲不振。

(3) 内服薬の服用状況と副作用の有無。

(4) リウマトイド結節の有無。

(5) 手指の変形。

症状と治療に●
対する看護
　　関節リウマチの症状である，朝のこわばりや疼痛，倦怠感を観察し，予後に関する不安に対して精神的援助を行う。

　　関節リウマチの治療では，抗リウマチ薬のメトトレキサート(MTX)による薬物療法が行われる。副作用として，消化器症状や日和見感染，間質性肺炎，骨髄抑制などがあらわれるため注意する。

　　病状が進行した場合，疼痛緩和と機能改善を目的として手術療法がおこな

われる。手術には人工関節置換術や滑膜切除術などがある。装具を使用する場合は，ボディイメージに影響がないかを確認をする。

関節リウマチは治療が長期に及ぶこともあるため，患者の自己管理への支援や精神的なサポートも重要である。介護保険などの制度や患者会など社会資源を活用できるように情報提供を行う。

日常生活への支援 関節リウマチは慢性の炎症性疾患であるため，患者は長期間にわたり疾患と付き合っていかなくてはならない。また，関節に負担がかからないようにするなど，日常生活のなかで症状を悪化させないための工夫が必要となる。患者が疾患について正しく理解し，炎症や関節の変形などを予防できるように支援する。

(1) 自己の体調チェックができるよう援助する。
(2) 疼痛がある場合は安静にする。
(3) 規則正しい生活とバランスのよい食事，適度な運動，質のよい睡眠をとる。
(4) ストレスを避ける。
(5) 皮膚の清潔を保ち，口腔ケアを実施するなどで，感染症をさける。
(6) 関節に負担のかからない生活を送れるよう指導する（◯図3-20）。
(7) リハビリテーションとして，筋力や関節可動域の訓練，歩行訓練を行う（◯図3-21）。
(8) 自宅で生活する場合は居室の環境を整え，自助具を使用し，本人が自立できるように支援する。

8 関節の変形性疾患患者の看護

1 変形性膝関節症患者の看護

変形性膝関節症は中年以降の肥満した女性に多く発症する。原因疾患のない一次性のものが多く，発症には畳の生活が影響しているといわれている。おもな症状は，膝関節の腫脹・疼痛・変形・可動域制限である。

治療は，過体重の人には体重コントロールをすすめ，同時に大腿四頭筋の筋力強化や温熱療法を行う。また，非ステロイド性抗炎症薬（NSAIDs）の内服，副腎皮質ステロイド製剤やヒアルロン酸製剤の関節内注射などが保存療法として行われる。一方，軟骨破壊が内側にかたよっているときは高位脛骨骨切り術，病変が進行し高度な関節破壊のある場合には人工膝関節全置換術といった手術療法が行われる。

保存療法時の観察と看護援助 (1) 膝関節の疼痛・変形・可動域制限の程度を観察する。
(2) 生活環境を把握し，必要に応じて手すりや杖の使用をすすめる。畳に座る生活から椅子に座る生活にかえるなど，和式から洋式の生活への変更をすすめる。

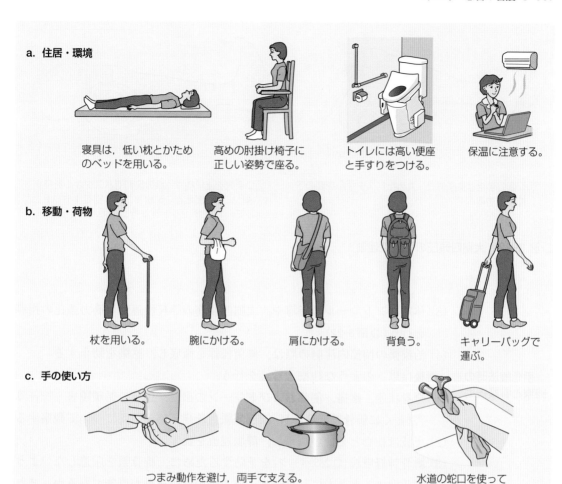

a. 住居・環境

寝具は，低い枕とかための
ベッドを用いる。

高めの肘掛け椅子に
正しい姿勢で座る。

トイレには高い便座
と手すりをつける。

保温に注意する。

b. 移動・荷物

杖を用いる。

腕にかける。

肩にかける。

背負う。

キャリーバッグで
運ぶ。

c. 手の使い方

つまみ動作を避け，両手で支える。

水道の蛇口を使って
タオルをしぼる。

◯図 3-20　関節に負担のかからない生活

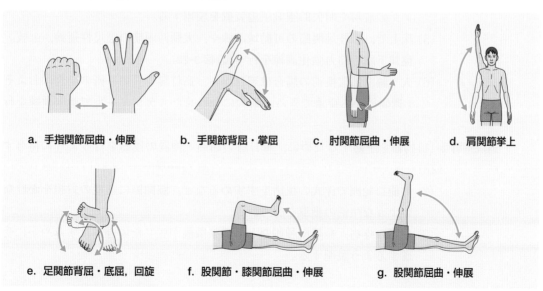

a. 手指関節屈曲・伸展　　b. 手関節背屈・掌屈　　c. 肘関節屈曲・伸展　　d. 肩関節挙上

e. 足関節背屈・底屈，回旋　　f. 股関節・膝関節屈曲・伸展　　g. 股関節屈曲・伸展

◯図 3-21　関節可動域訓練

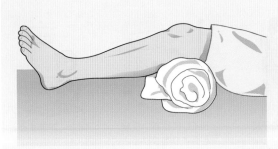
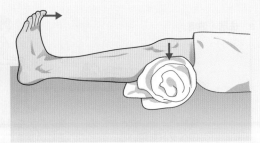

①仰臥位または長座位で，丸めたバスタオルを膝の下に挿入する。

②つま先を上に向け，膝の裏側でバスタオルを押すように力を加える。5 秒ずつ 20 回を 1 セットとして，1 日 3 セット程度行う。

⇨ **図 3-22　大腿四頭筋の等尺性運動**

(3) 体重コントロールの指導や，大腿四頭筋の等尺性運動・筋力強化の指導を行う（⇨図 3-22）。

(4) 治療薬の関節内注射の際は，無菌操作を徹底し，感染を防止する。

手術療法時の観察と看護援助●　術後は以下のような観察と看護を行う。

(1) 全身状態，疼痛，創部およびドレーンの出血，患肢の循環障害・神経障害（とくに腓骨神経麻痺），深部静脈血栓症，感染徴候について観察する。

(2) 患肢は枕などを使い高挙し，静脈還流を促す。

(3) 腓骨神経麻痺（⇨285 ページ）を予防するために，腓骨頭を圧迫しないように注意するとともに，足関節・第 1 趾の背屈運動が可能であるか，また，第 1・2 趾の間にしびれなどの感覚異常がないかを観察する。

(4) 深部静脈血栓症予防のために，足関節の自動運動を促し，弾性ストッキングの着用や間欠的空気圧迫装置を使用する。

(5) 床上で，患肢足関節の可動域訓練や，大腿四頭筋の等尺性運動，上肢・健側下肢の筋力強化訓練を行う（⇨図 3-22）。

(6) 人工膝関節置換術の場合は翌日から，高位脛骨骨切り術の場合はおよそ 1 週間後から荷重できる。術式に合わせたスケジュールで離床訓練を行う。

退院指導●(1)拘縮を予防するために，毎日膝の屈曲・伸展の運動を行うように指導する。

(2) 可能な範囲で洋式の生活をすすめるなど，膝関節に過度の負担をかけないような生活の指導を行う。

(3) 局所の疼痛，発熱や腫脹などの感染徴候が生じた場合にはすみやかに受診するよう説明する。

❷ 変形性股関節症患者の看護

　　変形性股関節症は，わが国では発育(先天)性股関節脱臼や寛骨臼形成不全などの後遺症としておこる二次性のものが多い。30 歳代後半以降の女性に多い疾患である。長期にわたって受けた荷重によって関節軟骨が損傷を受け，関節が変形して可動域障害がおこる。おもな症状は疼痛・可動域制限，跛行(はこう)であり，疼痛は運動や過重負荷の際に増強する。

　　局所に対する保存療法には，体重コントロールや，安静，筋力訓練，牽引などがあり，NSAIDs を用いた薬物療法も行われる。手術療法は，筋解離術，寛骨臼形成術，関節固定術，骨切り術，人工股関節全置換術などで，患者の年齢や病態に合わせた術式で行われる。

保存療法時の観察と看護援助
(1) 疼痛の程度と ADL の障害の程度を観察する。
(2) 体重コントロールの指導や，杖使用の指導など股関節への負担を軽減するための援助を行う。
(3) 筋力強化運動としてとくに股関節外転筋の運動の指導を行う。

人工股関節全置換術実施時の観察と看護援助
①**手術前**　以下の看護を行う。
(1) 手術に向けての説明，術後の肢位やリハビリテーションスケジュールなどを説明し，必要に応じて体位変換や車椅子移乗などの練習を行う。
(2) 自己血輸血のために貯血している場合には，貧血症状に注意し，造血剤がきちんと飲めているかを確認する。
(3) 感染防止のために，齲歯・歯周病，足白癬(あしはくせん)などの治療をしておく。

②**手術後**　以下の看護を行う。
(1) 全身状態，疼痛，創部およびドレーンの出血，患肢の循環障害・神経障害(とくに腓骨神経麻痺)，感染徴候について観察する。
(2) 創部の感染予防のために，ドレーンの管理や創傷の処置創部の感染予防に努める。
(3) 腓骨神経麻痺を予防するために，腓骨頭を圧迫しないように注意するとともに，足関節・第 1 趾の背屈運動が可能であるか，第 1・2 趾の間にしびれなどの感覚異常がないかを観察する。
(4) 深部静脈血栓症を予防するために，弾性ストッキングの着用や，間欠的空気圧迫装置の使用，足関節の自動運動の促進などを行う。静脈うっ滞の予防のため，膝窩部にはかたい枕を用いないようにする。
(5) 殿部側から手術を行う後方アプローチの場合，術後は股関節脱臼をおこしやすい状態となる。そのため，内転・内旋位をとらないようにする。仰臥位の場合には，内転予防のために外転枕を使用することがある。
(6) 側臥位への体位変換は健肢側が下になるようにし，患肢を外転位に保ちながら行い，側臥位時に内転しないように両脚の間に大きな枕などをはさむ。

(7) 床上で，患肢足関節の可動域保持の運動や，大腿四頭筋の等尺性運動，上肢・健側下肢の筋力強化運動の指導を行う。

(8) 術後1日目よりベッドを上げ，およそ術後2日目より車椅子乗車，3～4日目ごろより歩行練習を開始する。股関節が脱臼しやすい肢位をとらないよう注意する。

退院指導● (1) 脱臼をおこしやすい肢位を，日常のさまざまな動作を具体的に示しながら指導する。

(2) 術後一定期間経過後に，人工股関節のゆるみや感染がおこることがある。定期受診をすることや，齲歯・歯周病などの感染症にも注意するよう説明する。

(3) 局所の痛み，腫脹や発熱，脱臼，歩行障害などが生じた場合は受診するように説明する。

⑨ 肩関節周囲炎患者の看護

　　肩関節周囲炎は，いわゆる五十肩とよばれるものである。肩の外旋と挙上が制限され，日常生活に支障が出る。

観察と看護援助● (1) 初期には，肩の安静や，肘枕の使用で痛みが軽減する。

(2) 消炎鎮痛薬の正しい服用について指導し，副作用の有無を観察する。

(3) コッドマン体操を指導する（◐図3-23）。

(4) 可動域獲得，自動・自動介助（つり具・滑車・棒体操）運動を指導する。

(5) 運動は過度にならないよう愛護的に進める。

⑩ 椎間板ヘルニア患者の看護

　　後方に逸脱した椎間板組織（ヘルニア）は3か月前後で縮小する。そのため，

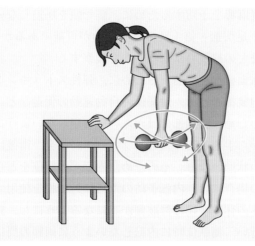

①立位で体幹を前屈させ，患側上肢を下にたらす。
②健側手は机上に置き，身体を安定させる。
③患側手に重錘を持ち，前後左右，円弧を描くように振り子運動を行う。
※家庭で行う場合，重錘のかわりにアイロンを用いることもある。

◐図3-23　コッドマン体操

保存療法が多く行われるが，重度の場合には手術療法が選択される場合が多い。このほか，保存療法と手術療法の中間に位置する椎間板内酵素注入療法があり，2018 年に保険適用となった。

保存療法時の●
観察と看護援助

安静と薬物療法，ブロック療法，理学療法，牽引療法，コルセットの装着によって症状の軽減をはかる。おもに痛みの軽減を促す援助が必要となる。観察は疼痛の部位や程度，感覚異常や日常生活での障害，薬剤の効果と副作用を把握する。筋力低下の進行と膀胱直腸障害の出現に注意し，早期発見に努める。

(1) 痛みの緩和のため，患者にとって一番らくな体位をとり安静にする。その際，かためのマットレスや枕を選択し使用する。

(2) 生活に応じて NSAIDs や神経障害性疼痛薬などを使用する。また麻酔薬や副腎皮質ステロイド薬の硬膜外注射が行われる場合は，発熱や血圧の変動，歩行状態を観察する。

(3) 牽引療法やコルセットを装着する際は，コルセットの適合性と皮膚損傷の有無を観察する。コルセットを正しい装着方法で使用し，夜間や就寝時は取り外す。腰痛予防と治療に効果が得られるため，腰まわりの筋の強化運動を指導し，徐々に起立や歩行の練習を進めていく（◐図 3-24）。

手術療法時の●
観察と看護援助

急激に進行する筋力低下，膀胱直腸障害がある場合は絶対的な手術適応となり，3 か月の保存的治療で改善しない場合も手術適応となる。術後は出血により脊椎圧迫症状の出現リスクが高くなるため，全身状態を確認し，日常生活指導を進めていく。

(1) 手術前は排泄動作訓練を行い，手術後のイメージをもってもらう。

(2) 手術後は，一般状態，患部の血腫の有無やドレーンからの排液の性状と量，痛みの程度，感染徴候，下肢の動きや感覚の有無，排尿状態を観察する。とくに膀胱直腸障害は発見が遅れると治癒しにくいため，排尿の

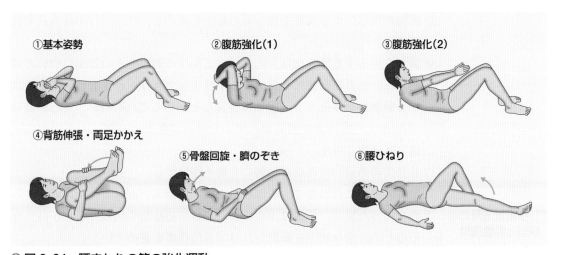

①基本姿勢　　②腹筋強化(1)　　③腹筋強化(2)

④背筋伸張・両足かかえ　　⑤骨盤回旋・臍のぞき　　⑥腰ひねり

◐図 3-24　腰まわりの筋の強化運動

有無を観察し，長時間なければ導尿が必要である。

(3) 脊椎をねじらないように姿勢に注意し，枕などを使用して体位変換を行い，皮膚の局所圧迫予防を行う。

(4) 術後 1～2 日でドレーンを抜去し，コルセット装着下で起立や歩行が開始となる。痛みや筋力低下，起立性低血圧による転倒のリスクがあるため注意が必要となる。

(5) 痛みにより動きが抑制されるため，鎮痛薬を使用すること，また痛みは徐々に改善することを伝え，早期自立に向けて ADL への援助を行う。

● 退院に向けた指導　ADL 指導として，生活習慣などを確認し，腰に負担がかからないような動作を一緒に検討する。前かがみの姿勢を避けることや，重いものは持ち運ばないこと，急に腰をひねることや，無理な体位での作業は行わないことなどを伝える。また，必要に応じて禁煙と肥満の解消を指導し，肉体労働やスポーツの復帰は 2, 3 か月間控えるよう指導する。

⑪ 変形性脊椎症患者の看護

変形性脊椎症は，加齢によって脊椎が退行性変化をおこすことで生じる。可動制限や頸部，腰背部といった局所に痛みがあらわれる程度のものから，しびれや運動障害などの神経圧迫症状が出現するものまで，症状や程度はさまざまである。治療ではおもに保存療法が行われるが，日常生活に影響が出る場合は手術が考慮される。

● 保存療法時の観察と看護援助　保存療法の際は，おもに痛みの軽減を促す生活援助が必要となる。観察により疼痛の部位や程度，感覚異常の有無や日常生活での障害，薬剤の効果や副作用を把握する。そのうえで，安静と薬物療法，ブロック療法，理学療法，装具の使用によって症状の軽減をはかる。

(1) 生活に応じて NSAIDs や神経障害性疼痛薬などの鎮痛薬を使用する。薬剤の効果や副作用によって日常生活に問題が生じないかを確認する。

(2) 医師の指示による安静を保っているかを確認し，生活動作の注意点を説明する。

(3) 装具を使用する場合には，固定による動作の制限とその対処について説明する。装具には頸椎を保護するポリネックカラーや，脊椎の安定をはかる胸腰椎コルセット，腰仙椎装具などがある（◐ 図 3-25）。正しい装着で使用し，24 時間の装着がむずかしければ医師の許可のもとで夜間や就寝時は取り外す。

(4) 装具装着の適合性と皮膚損傷の有無を観察する。

(5) 装具の種類に合わせて，吸湿性のよい下着やガーゼなどの上に着用する。

● 手術療法時の観察と看護援助　手術を行った場合，術後は出血により脊椎圧迫症状の出現リスクが高くなる。そのため，全身状態を確認し，日常生活指導を進めていく。

(1) 手術前は排泄動作訓練を行い，手術後のイメージをもってもらう。

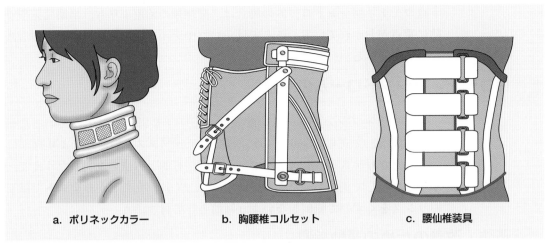

a. ポリネックカラー　　　b. 胸腰椎コルセット　　　c. 腰仙椎装具

🔶 図3-25　頸椎・脊椎の装具

(2) 手術後は，一般状態，患部の血腫の有無やドレーンの排液の性状と量，痛みの程度，感染徴候，動きや感覚の有無，排尿状態を観察する。

(3) 安静や装具装着による皮膚損傷の有無を観察する。可能な範囲で，枕などを使用して体位変換を行い，皮膚の局所圧迫予防を行う。

(4) 術後1〜2日でドレーンを抜去し，装具装着下で起立や歩行が開始となる。痛みや筋力低下，起立性低血圧による転倒のリスクがあるため注意が必要となる。

(5) 痛みや装具固定により動きが抑制される。痛みに対しては，鎮痛薬を用いることを伝える。また，痛みは徐々に改善することを伝え，早期自立に向けて日常生活動作に向けた援助を行う。

(6) 装具は，指示期間は退院後も使用するため，取り扱いについて指導する。

12 運動器不安定症・ロコモティブシンドローム患者の看護

　運動器不安定症およびロコモティブシンドロームは，ともに高齢化を前提とした概念である（🔶310ページ）。しかし，ロコモティブシンドロームは，定義上は年齢について言及しておらず，運動器不安定症よりも広い概念である。また，運動器不安定症は診療報酬点数表に収載されているが，ロコモティブシンドロームは収載されていないという違いがある。

　運動器不安定症に対しては，まずは原因となった運動器疾患の治療が必要である。原因となる疾患には，脊椎圧迫骨折や下肢の骨折，骨粗鬆症，変形性関節症，腰部脊柱管狭窄症などがある。薬物療法や手術療法，リハビリテーションといった治療方法のいずれが行われるのかを確認したうえで，その援助を行う。加えて，筋力を増強する訓練やバランス訓練を行い，転倒を予防することも重要である。

ロコモティブシンドロームの場合は，発症後の治療よりも，早期発見や予防に重点がおかれている。ここでは，ロコモティブシンドローム患者の看護について述べる。

① ロコモティブシンドロームの評価

ロコモティブシンドロームの評価は，①ロコモ 25，ロコモ 5 といった自記式質問票，②立ち上がりテスト，③2 ステップテストの結果により行う[1]。

立ち上がりテストや 2 ステップテストは，目的と方法を説明したうえで，安全に配慮して実施できるよう援助する。とくに，立ち上がりテストでは，バランスをくずして転倒しないよう補助として付き添う。

② 予防・改善のための運動指導

ロコモティブシンドロームの患者に対しては，下肢筋力の強化とバランスの維持・改善が推奨されている。ロコモーショントレーニング(ロコトレ)として，開眼片脚立ちやスクワット，ヒールレイズ，フロントランジがある。理学療法士と協働しながら，これらのトレーニングの指導を行う(◎ 図 3-26，表 3-1)。

③ 食事指導

規則正しく，バランスのよい食事が必要である。肥満は股関節や膝関節，腰部に負担がかかり，ロコモティブシンドロームの原因となる。また一方で，低栄養によるサルコペニアや骨粗鬆症もロコモティブシンドロームの原因となるため，栄養状態に注意して適切な食事指導を行う。

④ 健康教室

ロコモティブシンドローム予防のための運動は，継続のために健康教室などで集団で行うのもよい。参加のために出かけるということや，仲間との交流が，継続の意欲につながる。健康教室の開催にあたっては，対象者・場所・時間・プログラムなどを十分に準備し，安全に実施できるよう計画する。

⑬ 脊柱側彎症患者の看護

脊柱側彎症は，脊柱の前額面で，椎骨の側方転位と凸側に向かう回旋をきたしたものである。変形が強い場合や進行するものでは，心肺機能・内臓諸器官への影響，神経症状・疼痛の発現などが問題となる。体操や装具による保存療法や脊椎の手術，牽引療法などが行われる。近年では，側彎症の手術

1）日本整形外科学会：ロコモティブシンドローム予防啓発公式サイト(https://locomo-joa.jp/check/test/)(参照 2022-10-18)

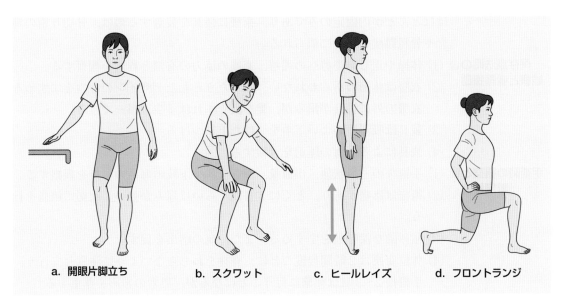

| a. 開眼片脚立ち | b. スクワット | c. ヒールレイズ | d. フロントランジ |

◉図 3-26　ロコモーショントレーニング

◉表 3-1　ロコモーショントレーニングの方法と注意点

	方法	注意
開眼片脚立ち	1. 開眼した状態で，片方の肢を 5〜10 cm あげ片脚で立つ。 2. 1 分ずつ，1 日 3 回行う。 3. 1 分間続かない場合は，机や椅子などの安定したものにつかまって行う。	1. 転倒に注意する。 2. 膝関節，股関節に痛みがある側では実施しない。
スクワット	1. 腰を後ろに引いて上体を前傾しながら膝を曲げ，再び立ち上がる。 2. 膝は 90 度まで屈曲し，つま先よりも膝が前に出ないようにする。 3. 3〜6 秒かけて膝を曲げ，3〜6 秒かけて立ち上がる。 4. 息は止めないで呼吸しながら行う。両手を前に出し，バランスをとるとよい。 5. 5〜10 回を 1 セットとし，1 日 3 セットを目標とする。	1. 立位や歩行が不安定な場合は，椅子からの立ちあがる，座るをゆっくり行う。 2. 必要時，机などに手をついて行う。 3. 膝が痛む場合はフォームが正しいか確認する。 4. それでも膝痛がある場合は休止する。
ヒールレイズ	1. 立位で踵の上げ下げを行う。 2. 20 回を 3 セット行う。	1. 転倒のリスクがある場合は，机や椅子などにつかまりながら行う。
フロントランジ	1. 両手を腰にあて，両脚をそろえた状態から片脚を大きく前に踏み出す。 2. 踏み出した脚をもとに戻す。 3. 同じように反対側の脚を踏み出し，元に戻す。 4. 5〜10 回を 1 セットとして，1 日 2〜3 セット行う。	1. 転倒に注意してゆっくり行う。 2. 強度の高い運動であるため無理しないように進める。

（ロコモティブ診療ガイド策定委員会編：ロコモティブシンドローム診療ガイド 2021. p.95-97，文光堂. 2021 をもとに作成）

はほとんどが内固定のみであり，術後に装具を装着するのは，骨切り術の場合や骨粗鬆症の患者に限られる。

保存療法時の観察と看護援助 ●

(1) 体操や正しい姿勢への理解，家族の協力の有無と程度を観察する。

(2) 衣服は体形のあらわれない，ゆったりとしたデザインのものをすすめる。衣服の外に装具が出るが，髪を長くすれば多少カバーできる。

(3) 装具は吸湿性のよい下着をつけた上につける。

(4) 装具による皮膚の圧迫を点検する。

手術時の観察と看護援助 ●

(1) 手術後の一般状態，出血量，腹部症状や下肢の麻痺の有無を観察する。

(2) 術後は疼痛があり，とくに3日間ぐらいは痛みが強い。適切に鎮痛を行う。

(3) 積極的な深呼吸をすすめる。また，痰の喀出を促す。

(4) 体位変換は2時間程度ごとに，脊柱をねじらないように注意して行う。手術後2〜3日は頻繁に行うことになるが，患者の希望を尊重する。

(5) 背部の突出部の十分な除圧対策を行う。

(6) 吐きけ・嘔吐，腹部膨満などの腹部症状が出現することがあるので，症状があれば側臥位とし，改善しなければ医師に報告する。

(7) 食事は，腸の雑音を聴取して指示が出される。流動食から徐々に普通食に戻す。

(8) 術後の状態が安定したら，四肢は自動運動をさせ，離床の準備をする。

(9) 離床は術後3日から開始となる。多くの場合，座位，車椅子，歩行器歩行の順に進み，約2週間で退院となる。

14 先天性筋性斜頸患児の看護

先天性筋性斜頸は，胸鎖乳突筋の拘縮によって生じる。生後直後に気づくことが多く，患側と反対側に顔を向け，患側に頸が傾く。ほとんどが1歳までに自然治癒する。かつて行われていたマッサージ療法は効果がないため，現在は行われない。

観察と看護 ●

(1) いつから首がかたむきはじめたかを確認する。

(2) 定期的な通院を行い，経過観察を行う。

(3)「むき癖」の改善を行う。呼びかけや光，テレビなどの刺激を顔が向いている反対側から与える。

15 関節の先天性疾患患者の看護

1 発育性股関節形成不全患児の看護

発育性股関節形成不全は，出生時または生出後に，股関節が脱臼している状態である。女児に多く，股関節の不良肢位が原因となる場合もある。脱臼をしている場合，徒手で整復する際にカクッとした感覚であるクリックサイ

ンを触知する。

　股関節脱臼がある場合でも，おむつのあて方や抱き方を工夫することで，自然治癒が得られることが多い。リーメンビューゲル装具の使用時には，関節の動きを保つために，装具やおむつの装着の仕方に注意をする（⤴318ページ）。そのほかの治療法には，整復治療，牽引治療，手術がある。

② 先天性内反足患児の看護

　先天性内反足の患児では，足部が生まれつき内転・内半・尖足^せんそくの状態になっている。原因は不明で発生頻度は 1% 以下である。徒手整復，ギプス治療，デニス-ブラウン副子による装具治療が行われ，重度の場合は手術が行われる。

　先天性内反足の治療には時間がかかり，通院も長期間に及ぶため，患児のライフサイクルを考慮した援助に加え，保護者への援助も重要となる。

16 骨の悪性腫瘍患者の看護

　悪性骨腫瘍は，骨肉腫とがんの骨転移に代表される。

　骨肉種の多くは，10 歳代の若年者に発生する。骨肉腫に対する治療には，化学療法・手術療法・放射線療法などがある。腫瘍が増大すると病的骨折や肺転移をおこす確率が高い。症例によっては，切断術が行われる。この場合，切断肢の術後の良肢位保持が重要となる。近位関節の拘縮をおこすと，断端と義肢の不適合により歩行に支障をきたす。

　骨転移をおこすがんは，乳がんと肺がんが多い。予後の程度により手術療法や保存的治療が行われる。

化学療法時の●
観察と看護援助

　治療では，複数の薬剤を用いた多剤併用療法が行われる。そのため，抗がん薬の副作用の観察が重要となる。

(1) 消化器症状：化学療法の副作用として食欲不振，吐きけ・嘔吐，腹痛，腹部膨満感などがおこる。嘔吐は患者に苦痛をもたらすため，治療開始時から適切に制吐薬を用いる。同時に，電解質のバランスや脱水の症状，水分の出納^すいとうも観察する。食欲不振時には，食事・水分摂取量を把握し，食事には患者の嗜好^しこうを取り入れて食欲がわくよう工夫する。感染予防のために口腔内の清潔を保つ。

(2) 骨髄機能の抑制：白血球・赤血球・血小板減少などが生じる。とくに白血球が減少すると，感染の危険性が高まる。感染の危険性がある場合は床上安静とし，状況によっては個室に移動し，面会を制限する。また口腔内および陰部の清潔にも留意する。

(3) 脱毛など：与薬 3 週目ころから脱毛があらわれる。患者には事前に説明して，かつらなどを準備する。また，頭髪は与薬中止後に再びはえてくることを伝え，安心させる。

精神的援助● 治療経過が長く，化学療法の副作用などの身体的苦痛のほか，予後に対する不安も強い。患者および家族に対する精神的支援が重要である。

17 脊髄損傷患者の看護

脊髄が完全に損傷すると，損傷部以下に感覚・運動麻痺が生じるが，損傷されたレベルによって自立度は大きく左右される。したがって，残存機能の最大活用が看護の基本となる。

観察● (1) 脊柱の安静の状態

(2) 麻痺の改善の有無と程度

(3) 褥瘡の発生の有無と予防対策

褥瘡予防● (1) 体位変換は，体幹をねじらないように 2 人以上で行う。

(2) 脊髄ショックは，重度の脊髄損傷を負った際に，脊髄反射が一過性にすべて消失した状態のことであり，症例によって異なるが 24 時間〜数週間続く場合がある。この脊髄ショック期では褥瘡がとくに発生しやすい。脊髄ショック期を過ぎたら，夜間は仰臥位の時間を延長していくことができる。仙骨部の除圧を十分に行うことが大切である。

(3) 肢位や体位を保持するために，枕や砂嚢を有効に活用する。

(4) 体位変換のたびに皮膚の点検と手当てをする（◯ 266 ページ，図 1-5）。

(5) 皮膚は清潔に乾燥した状態に保つ。

排尿管理● 初期の管理が腎機能の予後を決定する。一般的には無菌的持続的閉鎖式導尿法が行われる。

(1) 感染徴候の有無と十分な水分の摂取に注意をはらう。

(2) 尿の量・性状をチェックする。尿がアルカリ性に傾くと感染をおこしやすくなるので，pH にも注意する。

(3) 尿道瘻を予防するために，男性では陰茎を腹壁に向け，カテーテルを腹部に固定し，左右交互に毎日固定位置をかえる。

(4) カテーテル交換時は，尿道圧迫の休止時間をおいて再留置し，また 1 時間ごとにカテーテルを閉め，膀胱に尿をためる訓練を開始する。

(5) 排尿の自立を獲得させ，必要なときは自己導尿法の指導をする。

排便管理● (1) 食事の調整をはかる。

(2) 便をやわらかくするために，緩下薬の正しい服用を心がけ，2 日以上排便のないときは，浣腸や摘便により排泄を促す。

(3) 肛門・殿部周囲の清潔保持に留意する。とくに下痢の場合には，粘膜や皮膚の十分な清潔の保持と手当てが必要となる。

関節拘縮の予防● (1) 第 5 頸椎以上の損傷では，肘の屈曲拘縮，手関節・手指の拘縮の予防が大切である。

(2) 下肢では膝の屈曲拘縮，ふとんの重みによる尖足拘縮を予防する。

(3) 拘縮予防に副子を用いた場合は，皮膚の観察を行い，褥瘡予防に努める。

（4）関節可動域最大限の運動をゆっくりと正しく愛護的に行う。

痙縮●　（1）痙縮がおこったら静かに関節を押さえ，しずまるまで軽く押さえる。

（2）痙縮が日常生活の支障となる場合には，薬物投与や手術が行われる。

自律神経過緊張●　（1）膀胱充満や褥瘡などの刺激で，自律神経の過緊張が誘発されるので，管理を正しく行う。

（2）血圧上昇，胸内苦悶，発汗，頭痛などの症状に注意して観察する。

関節周囲異所性骨化●　（1）麻痺域の打撲・出血などに注意して，愛護的に対応する。

（2）運動訓練は正しく進める。

疼痛●　（1）幻肢痛などの訴えがある場合には，支持的に接する。

（2）疼痛の発現には患者の心理状態も影響する。体力の回復をはかるとともに，精神的な支援を行う。

（3）気分転換を積極的に行うようにする。

リハビリテーション●　一般的状態が安定したら，①ベッド上（床上）運動，②自力での体位変換，③移動動作，④車椅子操作，⑤可能なら装具をつけての松葉杖歩行の訓練といった順序でリハビリテーションを積極的に進める。

●**参考文献**
1）加藤光宝編：整形外科（新看護観察のキーポイントシリーズ）．中央法規出版，2011.
2）武田宜子ほか：リハビリテーション看護（系統看護学講座），第6版．医学書院，2015.
3）田中栄ほか：運動器（系統看護学講座），第15版．医学書院，2019.
4）土屋弘行ほか編：今日の整形外科治療指針，第8版．医学書院，2021.
5）日本整形外科学会監修・日本脊椎脊髄病学会監修：腰椎椎間板ヘルニア診療ガイドライン，改訂第3版．南江堂，2021.

まとめ

• 運動器疾患患者における身体的問題は，痛み，変形，機能障害に代表される。
• 運動器疾患の回復期では，チームによる積極的なリハビリテーションが行われる。
• 運動器疾患患者の看護では，つねにボディメカニクスを意識しなければならない。
• 骨折患者においては，神経障害や循環障害などの損傷を確認することも重要である。

復習問題

❶ 空欄を埋めなさい。

▶四肢切断において，骨の途中で切断するものを（①　　　），関節で切断するものを（②　　　）という。術後も四肢がまだ存在しているような感覚を（③　　　）といい，痛みが伴うこともある。

▶五十肩とよばれる（④　　　　　　）の患者には（⑤　　　　　　）体操を指導する。

❷ 左右を正しく組み合わせなさい。

①肋骨骨折・　　　・Ⓐハローベスト

②発育性股・　　　・Ⓑリーメンビューゲル
　関節形成　　　　　　装具
　不全　　　　　・Ⓒバストバンド

③変形性脊・
　椎症

❸ 正しい語に○をつけなさい。

①直達牽引には（グリソン牽引・キルシュナー鋼線牽引）があり，感染症には注意

が必要である。

②切断後は，良肢位の保持のため関節を（屈曲・伸展）させるように指導する。

③関節リウマチでは，関節に負担をかけないため，（低い・高い）枕と（やわらかい・かたい）マットレスを用いる。

④人工膝関節全置換術では，術後（翌日・1週間）から荷重できる。

⑤ヘルニアは（保存療法・手術療法）が多く行われる。

⑥頸椎コルセット着用時は，（直接・下着の上に）つける。

❹ 次の問いに答えなさい。

①変形性膝関節症患者に指導する等尺性運動をなんというか。

答（　　　　　　　）

［特論］
リハビリテーション看護

第1章 リハビリテーションにおける看護

A リハビリテーションと看護

リハビリテーションという言葉の語源はラテン語で，「再び」を意味する「re」と，「たやすく使いこなす」「適応する」「適する」という意味の「habilis」をつなぎ合わせたものである。

世界の歴史のなかでさまざまなとらえられ方をしてきた言葉であるが，現在は「障害のある人が社会のなかで自立した生活を送れるようにすること」という意味で用いられている。

1 リハビリテーションの概要

リハビリテーションは，障害による心身機能の低下を改善し，生活上の問題を解決することで，障害者が再び社会のなかで生活できるようにすることを目標としている。

一般的に，リハビリテーションといえば病院内で行われる歩行訓練や生活訓練をイメージしがちであるが，それだけで実際の社会生活を送ることはむずかしい。障害者にはそれぞれ会社に勤めて仕事をしたり，自宅で子どもの世話をしたり，学校で勉強をしたりといったように役割や属する場所がある。障害者が社会のなかに再び適応するためには，そういった背景にも目を向ける必要がある。障害を負う前の生活に戻ることができる場合もあるが，障害によって心身機能が低下した状態では，それが困難になることが多い。

このような人たちに対しては，障害そのものに対する治療やケアを行うことはもちろん，障害者の生活する環境を整えることも必要となる。また，教育を受けたり仕事をしたりといった社会的役割を果たせるように，訓練や指導を行うことも重要である。このように，リハビリテーションはさまざまな分野からのアプローチが統合されることで，はじめて目標が達成できるものである。

2 障害の理解

1 国際障害分類（ICIDH）

　20世紀後半に入ると，疾病により機能障害や後遺症を残す人が増えるようになったことを受け，疾病と障害が生活に及ぼす影響を知る必要があるとの認識が高まった。そこでWHOは1980年に**国際障害分類**International Classification of Impairments, Disabilities and Handicaps（**ICIDH**）を発表し，これは世界の障害者医療や障害者福祉のなかで広く普及してきた（● 図1-1）。しかし，このモデルでは，障害をとらえることはできても障害者の生活全体をとらえることはできていないなどの問題点も指摘されていた。

2 国際生活機能分類（ICF）

　ICIDHの問題点を受け，2001年に新たに**国際生活機能分類**International Classification of Functioning, Disability and Health（**ICF**）が発表された（● 図1-2）。ICFには次の6つの項目が設定されている。

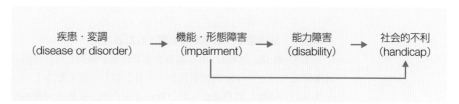

● 図1-1　ICIDH

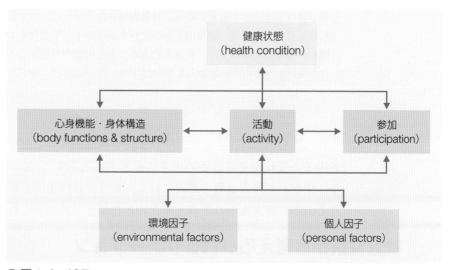

● 図1-2　ICF

①**健康状態** 疾病のほか，加齢などの生理的変化，ストレスなども含んだ概念。

②**心身機能・構造** 身体的・精神的な機能や構造のこと。

③**活動** 日常生活動作や仕事，家事，習いごとなどその人が生きるために行うすべての活動。

④**参加** 仕事などの社会的な役割への参加，主婦などの家庭内での役割，地域活動への参加など。

⑤**環境因子** 階段や段差，交通機関などの物的要因，家族や会社の上司，友人などの人的要因，介護福祉制度や法律などの制度的要因など。

⑥**個人因子** その人の年齢や性別，生活習慣や考え方などその人の特徴。

ICF では，これらの 6 つの因子が互いにかかわり合っていることが示されている。ある 1 つの因子が変化すると，善悪は別として，その他の因子にもなんらかの影響を与えるということが明確に表現されている。

ICF において障害がどのようにとらえられるかをみていく。ICF の概念においては，人が生きていくために必要なものとして，心身機能・身体構造，活動，参加の 3 つの要素があげられている。そして，この 3 要素がその人の生活機能としてとらえられ，その機能が低下することを障害とよんでいる。

以上をふまえ，ICF について事例に基づいて説明する。

> **■事例① 脳梗塞後，職場復帰を果たした A さん**
>
> A さん(45 歳，男性)はある商事会社で営業を担当していたが，ある日突然，脳梗塞を発症し，右半身に麻痺が残り，言葉が話しづらくなるといった後遺症が残ってしまった。一度は勤め先からの退職を考えたが，家族や同僚のサポート，リハビリテーションによる身体機能の回復，そして福祉用具などの利用を通じて，担当部署は違うものの，もとの会社に職場復帰することができた。
>
> A さんは，脳梗塞により四肢麻痺や言語障害が残ってしまったことで，一度は職務を遂行することが困難になり，社会参加が阻害された。しかし，周囲のサポート，福祉用具の利用など，環境因子へはたらきかけることで変化がおこり，職場への復帰がかなった。ここでは，A さん自身の仕事上の能力や信頼なども，周囲が職場復帰を後押しするための原動力となった。

この事例のように，ICF はそれぞれを構成する要素が互いに影響し合い，各因子の変化がそのほかの因子に影響をもたらす（● 図 1-3）。生活機能の低下，すなわち障害を負った人に対し，どうすれば生活水準を高めることができるのか，多方面からとらえるための指標として用いられるものである。

③ 社会背景から考えるリハビリテーション

現代，そしてこれからの社会のなかで，リハビリテーションがどのような

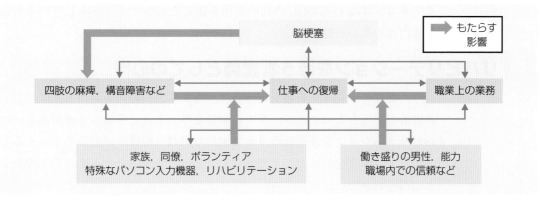

○図1-3　AさんのICFモデル

意味をもつのかをみていく。

　高齢者は，加齢に伴い身体機能が衰え，疾病への罹患率が高まるため，さまざまな障害をもちながら生活している。また，これまでは生産年齢人口に支えられ生活することができていたが，今後は高齢者人口が増加を続ける一方で，生産年齢人口の割合は減少していくと予測されており，これからは高齢者自身が社会のなかで自立して生活していくことが必要になってくる。

　なんらかの障害によって生活機能が低下した高齢者に対し，リハビリテーションの理念に基づいて心身機能・構造，活動，参加の要素にはたらきかけることで，自立した社会生活を促すことができる。高齢者が住み慣れた地域でいきいきと生活を続けていくために，リハビリテーションはこれからより一層重要な役割を担うといえる。

④ リハビリテーション看護

　リハビリテーション看護とはなにか，ということについて考えるにあたり，2つの重要な概念についてふれておく。1つは **ADL**(activities of daily living)という概念で，もう1つは **QOL**(quality of life)という概念である。ADL は，日常生活動作と訳され，日常生活を営むうえでごくふつうに行っている行為や行動のことである。具体的には，食事や排泄，移動，入浴などのことをいう。ADL が1人で実施できる場合は，ふつうは他者の援助を必要としない状態であるといえる。

　QOL は，生活の質と訳され，その人らしく，満足して生活しているかどうかをあらわす。リハビリテーション看護でより重要視されるのは，ADL の自立より QOL の向上である。

　リハビリテーション看護とは，疾病や発達段階，加齢などによる障害によって，ADL の低下をまねいた人とそれをとりまく環境にはたらきかけることで，生活機能の維持と向上をはかり，障害を負った人が再びその人らし

く生きる，すなわち QOL の高い生活を送るためのサポートをしていくという専門性の高い分野である。

5 リハビリテーションを行う看護師としての心得

　　リハビリテーション看護を行う者は，なんらかの障害をもつ人々に対して差別的な思考をもつことが，ケアに影響を与えることを知る必要がある。リハビリテーション看護を行ううえで大切なのは，障害そのものをとらえることよりも，障害を負ったことで変化したその人の生活をとらえることであると心得ておきたい。

6 リハビリテーション看護の果たす役割

精神的支援●　　看護師は障害者が障害を負った直後からかかわる。障害者が障害を受け入れるまでにはさまざまな精神面の動揺を繰り返し，葛藤を生じる。そのすべての過程に看護師が寄り添い，障害者が障害を受け入れられるように，そして障害とともに生きていけるという自信をもてるようにサポートしていく役割がある。

生活上の支援●　　障害者は，障害によってなんらかの生活機能の低下をまねいている。看護師は，身体的・精神的な構造の変化，機能の変化を補う役割をもつ。たとえば，腕を骨折した人は，食事や入浴などの日常生活行為が自分ひとりではできなくなる。看護師はそれらの行為を手だすけすることが求められる。

社会参加への支援●　　障害者にとって，病院などで治療を受けている時間は，人生のなかのほんの一部分である。リハビリテーションの最大の目標は社会復帰であるため，看護師は障害者が生活する環境を整えたり，身体能力に応じた福祉用具の導入や社会資源の活用などを検討したりする。

家族の支援●　　障害者を支えていく家族もリハビリテーション看護の対象となる。障害者と同様に，その家族も障害を受け入れるまでにはさまざまな心理状態を経験する。家族が障害を受け入れて，障害者とともに生活していけるように，精神的なサポートと技術面での支援を行っていく必要がある。

B チームアプローチによるリハビリテーション

1 リハビリテーションにかかわる職種

　　リハビリテーションは，医療・福祉・教育に携わるさまざまな職種がおのおのの専門性を発揮し，連携することでなりたっている。それぞれの職種がチームとして機能するためには，リハビリテーションにかかわるメンバーが，互いの職種の専門性を理解し，尊重し合うことが必要不可欠である。ここで

は，医学的リハビリテーションにかかわるおもな職種とその役割について説明する。

①**医師**　医師は，治療全体を管理し，統合する立場にある。リハビリテーションにおける医師の役割も同様であり，患者の状態を評価したうえで，必要なリハビリテーションを計画し，看護師・理学療法士・作業療法士・言語聴覚士に指示を出す。また，実施状況を把握し，患者の目ざす目標を明確にし，医学的視点から助言・修正を行う。

②**看護師**　リハビリテーションを行う患者の多くが，在宅復帰を目標とする。患者が各療法士とのリハビリテーションによって獲得した「できるADL」を，日常生活を基準とする「しているADL」にしていくことが，リハビリテーションにかかわる看護師の大きな役割である。そのためには，すべてを介助するのではなく，患者の状態に合わせて教育的にかかわることや，病棟生活でのADLのケアもリハビリテーションの一環であることを認識してかかわることが求められる。また，リハビリテーションを受ける患者は，疾患や障害に伴いADLが一時的に低下することが多い。患者・家族の障害の受容過程における精神的なフォローについても，日々のかかわりのなかで看護師が中心となって行う。

③**理学療法士（PT）**　理学療法士は，疾患や障害，加齢によって失われた身体機能の維持・改善を目的に，運動療法や物理療法を行う医学的リハビリテーションの専門職である。起き上がる，立つ，座る，歩くなどの基本的な身体機能動作の維持・回復，および障害の悪化の予防を目的に，物理療法・運動療法・日常生活活動練習を行うことがおもな役割である。

④**作業療法士（OT）**　作業療法士は，仕事・家事・遊びなどの作業に含まれる動作を訓練・指導することで，日常生活能力の回復・向上や社会参加に必要な能力の改善をはかる。作業療法士の役割は，理学療法士と比較すると実際の生活や仕事の訓練の比重が高い。具体的には，家事や食事の摂取・調理，買い物などの日常生活機能の向上や，社会参加に必要な機能回復をサポートしている。

⑤**言語聴覚士（ST）**　言語聴覚士は，話す・聞くなどのコミュニケーションおよび摂食・嚥下機能に障害がある患者を対象に，訓練・指導を行い，機能回復や障害の軽減をはかり，ADL・QOLの向上を目ざすことをおもな役割とする。具体的には，高次脳機能障害に対する訓練，言語訓練，構音・発声訓練，嚥下・摂食訓練などを行い，残存機能を利用した日常生活および社会生活を営むための援助をする。

⑥**義肢装具士（PO）**　義肢装具士は，障害された身体機能を補助する装具の採寸・製作・調整を行うことをおもな業務としている。装具には，義足・義手，体幹を固定するコルセットなどがある。

⑦**医療ソーシャルワーカー（MSW）**　医療ソーシャルワーカーは，病院間

または病院と地域をつなぐ役割を担う。病院で働く医療ソーシャルワーカーは，患者・家族の退院後の生活を経済面・心理面・社会面からコーディネートする。リハビリテーションが長期的に必要な患者には，リハビリテーション専門の病院への転院や通院を継続して行えるよう調整する。また，家族のサポート状況や自宅環境を把握し，療養環境を整える役割もある。

⑧**薬剤師**　薬剤師は，処方箋に基づく調剤，服薬指導，薬歴管理などの役割を担う。また，適切な栄養剤の選択により栄養改善をはかることや食思不振患者の薬物治療上の問題解決にもかかわる。リハビリテーションを必要とする患者は，身体障害から服薬自体が困難な場合も少なくない。リハビリテーションを順調に進めるうえでも，薬剤の適切な選択や薬物投与形態を整えることが重要である。

⑨**管理栄養士**　リハビリテーションを行っている患者は，原疾患による侵襲や食欲不振などにより栄養障害をきたしている場合が少なくない。栄養障害がある場合，リハビリテーションの効果が十分に得られない可能性がある。管理栄養士は，患者の栄養状態を評価し，食事管理を行うことがおもな業務である。また，嚥下機能，ADL に応じた食事形態の選択・調整を行う。

⑩**臨床心理士（CP）**　臨床心理士は，心理学の専門家である。心理学的視点・技法を用いて患者・家族の思いや希望を引き出し，医療者との仲介役を担う。リハビリテーションにおいても，障害や疾患の受容過程を考えながら介入し，QOL の向上を目ざす。専門的知識・技術を用いて対象の心理・行動を誘導するわけではなく，あくまでも尊重しながら，心理的な支援を行う。

② リハビリテーション医療における多職種の連携

前述のように，リハビリテーションはチームで行い，患者・家族を中心にさまざまな専門職で構成される。リハビリテーションチームの形態は，対象（状態や経過・時期）や社会的背景（経済状況や医療福祉体制）などによって変化し，メンバー構成も流動的に入れかわる。ただし，誰よりも症状や状況を理解しているのは，患者・家族であり，患者・家族が中心であることだけはかわらない（● 図 1-4）。患者・家族を含めたチーム全員が，同じ方向・目標の達成を目ざすことが重要である。

対象患者の ADL・QOL 向上や目標達成のためには，医師や看護師などの医療職だけのかかわりでは限度がある。対象のニーズが多様化・複雑化するなかで，求められるサービスも多種多様となり，保健・医療・福祉の視点からも総合的に介入することが重要となる。

また，リハビリテーションチームが効果的に機能するためには，多職種の専門性・役割の正しい理解とチームメンバーを互いに尊重することが大切である。医療者がそれぞれの専門性をいかし，協働することで，チームは効果的に機能し，それぞれの視点により，思考のかたよりが防がれ，視野が広が

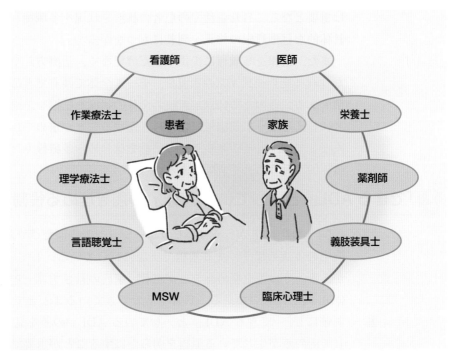

● 図 1-4　リハビリテーションチーム

るからである。ただし，専門職間の境界はあいまいなことが多く，職種間の
軋轢（あつれき）や対立が生じたり，情報が錯綜（さくそう）したりすることもある。互いを尊重し，
適時情報共有・コミュニケーションをはかることが重要となる。

③ リハビリテーションチームにおける看護師の役割

リハビリテーションチームの構成は一定ではないが，患者につねに付き添
い，生活レベルで患者とかかわる看護師は，リハビリテーションチームにお
いて必要不可欠なメンバーである。チームにおける看護師の役割は多岐に及
ぶが，ここではおもな役割について説明する。

① 専門職をつなぎ，調整する役割

患者・家族の目標達成のために，医師は各職種の指揮官となり，PT・
OT・ST は専門的な知識・技術を駆使して具体的な指導を行う。看護師は，
患者・家族の代弁者として，患者・家族・各専門職に情報提供するとともに，
リハビリテーションチームの仲介役となりチームをまとめ，おのおのをつな
ぐ役割を担う。

看護師は，患者・家族と最も身近に接する存在であり，生活レベルで対象
の状態・状況を把握している。その情報を医師や PT・OT・ST と共有し，
適時コミュニケーションを取り合うことが，患者・家族の目標達成のために

は重要となる。日常生活での患者の状態・状況を多職種と共有することは，具体的な目標設定の修正・調整にもつながる。

　また，情報を多職種に提供するだけでなく，治療方針や各療法士が実施したリハビリテーションの状況を，チーム全体で共有できるように調整する役割もある。そのためには，チーム全体の状況を把握し，連携・協働がスムーズに行えるように多職種にはたらきかけることが求められる。情報共有の手段としては，日々のカルテでの共有をはじめ，多職種カンファレンスなどを積極的に行うことが有効である。

❷「できる ADL」と「している ADL」の差を埋める役割

　PT・OT・ST が行うリハビリテーションの場面で「できる ADL」と，入院中の生活の場，つまり病棟で実際に行っている「している ADL」には差がある。その差を埋めることが患者・家族の目ざすゴールへの近道となり，QOL 向上にもつながる。日常生活でできていることとできていないことを明確にし，「できる ADL」と「している ADL」の差を見きわめること，そしてその差が生じている原因を明らかにすることが重要である。また，その差を正しく患者に伝え，「している ADL」が「できる ADL」に近づくように日常生活のなかで指導する役割も担っている。

❸ 病棟でリハビリテーション・ADL 訓練を行う役割

　PT・OT・ST が訓練室でリハビリテーションを実施する時間には限りがある。それに対して，看護師はつねに患者と接することができる。これをいかして，患者の入院中の生活空間である病棟において，リハビリテーション

Column

できる ADL としている ADL

　ADL は，「できる ADL」と「している ADL」に分けられる。
- できる ADL：リハビリテーションスタッフが訓練している環境のなかでできる ADL
- している ADL：ふだんの生活のなかで実際に患者が行っている ADL

　リハビリテーションスタッフとともに行う訓練環境下では，時間が限られていることやリハビリテーション訓練を行っているという目的意識から，患者のモチベーションも向上し，ふだん行っている以上の動作ができることが多い。しかし，毎日 24 時間の日常生活のなかで，それと同じモチベーション，同じ強度で生活リハビリテーション動作を行うことはむずかしい。

　看護師は，リハビリテーション訓練と実際の生活で行っている動作の違いを把握し，患者の ADL の状況についてスタッフで共有できるように情報共有していくこと，ADL に応じて介助量を調整し「できる ADL」から「している ADL」に移行していくことが必要である。

および ADL 訓練を行う。

　ADL・QOL 向上のためには，病棟でのリハビリテーション・ADL 訓練をいかに有効に行うかが重要であり，患者の経過にも大きく影響する。そのうえで，「できる ADL」と「している ADL」を見きわめ，過剰な介助は行わず，適切な指導・介入を行うことが大切である。

　また，訓練室でのリハビリテーション以外に病棟でできる日常生活訓練を実施することは，患者が退院後の生活をイメージすることにつながり，新たな課題もみえてくる。そして，病棟生活を送るための1つひとつの動作(移乗・移動，食事，排泄など)を身につけることがリハビリテーションであるということを，患者自身が認識できるように指導し，ケアにいかす役割も担っている。

■事例②　リハビリテーションチームの連携

　Y さん(83歳，女性)は夫(85歳)と2人で暮らしている。夫は，認知症(要介護3)をわずらっており，Y さんは日々介護・家事に追われて過ごしていた。長女(55歳)は，自宅から徒歩圏内に住んでいる。長女は，平日に仕事をしているため，休日のみ Y さん夫婦の家を訪れ，家事や介護の手伝いをしてくれていた。

　ある日，夫と散歩中に後方から走ってきた自転車を避けようとして転倒した。すぐに救急搬送され，右大腿骨頸部骨折・右上腕骨遠位端骨折の診断を受けた。翌日，右大腿骨頸部骨折・右上腕骨遠位端骨折に対して，それぞれ観血的整復術を施した。

　手術後1日目より，理学療法士の介入があり，車椅子で離床した。また，利き手は右手であり，左手で食事の摂取や更衣をすることに不自由を生じていた。そのため，看護師は病棟での生活状況を医師に報告し，作業療法の導入を開始した。リハビリテーションを進め，T字杖で100mは歩行可能となった。

　入院前の Y さんは，家事と介護を両立させてきた。リハビリテーションを進めるなかで，「家に帰って自分のことだけならまだしも……夫のお世話もしなきゃいけないからね」「手だけでも自由に動けばね」と看護師に話していた。

　手術後3週間前後での自宅退院を目ざしていたため，MSW も介入し，退院支援のために多職種カンファレンスを行った。そして，介護保険の審査・自宅改修・自助具の購入の調整を行った。退院時には，「娘にも手伝ってもらって，無理しないようにがんばるわ」と笑顔であった。

　Y さんは認知症の夫と2人暮らしであり，受傷・入院に伴って，家庭内での役割遂行に支障をきたした。自宅退院のためには，Y さん自身の ADL 拡大に加え，夫の介護問題を解決する必要があった。受傷前に家事役割と介護の両立を行っていたこともあり，自身のリハビリテーションだけではなく，退院後の生活に大きな不安を感じていたことが Y さんの発言から見受けられる。

　この事例では，Y さんの問題解決・目標達成のため，多職種がリハビリテーションにかかわった。日々の情報共有に加え，多職種カンファレンスを行い，患者・家族の状況をチームが把握し，連携をはかった。それにより，リハビリテーションが順調に進み，Y さんが安心した状態で自宅退院することが可能となった。

まとめ

- 現在では障害のある人が社会のなかで自立した生活を送れるようにすることという意味でリハビリテーションという言葉が用いられている。
- リハビリテーションは，病院内で行われる訓練だけでなく，障害そのものに対するケアや社会的役割を果たすためのケア，生活環境を整えることなど，さまざまなアプローチが求められる。
- リハビリテーション看護では，ADL の自立も大切であるが，その人らしく満足して生活できる QOL の向上がより重要視される。
- リハビリテーション医療では他職種が連携して患者を支援していく必要があり，看護師は専門職間の調整を行いつつ，患者のケアを日常生活の場面から行うことが求められる。

復習問題

❶ 空欄を埋めなさい。

▶ 1980 年，WHO が疾病と障害が生活に及ぼす影響を知る指標として（① 　　　　）を発表した。ICIDH ともいう。

▶ 2001 年，WHO により（② 　　　　）が発表された。ICF ともいう。

▶ ICF には健康状態，心身機能・身体構造，活動，参加，（③ 　　　　），個人因子の 6 つの項目が定められている。

▶ リハビリテーションの重要な概念として日常生活で行う行為をさす（④ 　　　　）と生活への満足度をさす（⑤ 　　　　）がある。

❷ 左右を正しく組み合わせなさい。

①理学療法士・　　　・Ⓐ機能回復訓練

②臨床心理士・　　　・Ⓑ運動療法

③作業療法士・　　　・Ⓒ心理的な支援

❸ 正しい語に○をつけなさい。

①（理学療法士・看護師）は患者の「できる ADL」を「している ADL」にする役割を担う。

②リハビリテーションチームの中心は（医師と看護師・患者と家族）である。

③（理学療法士・言語聴覚士）は言語訓練や発声訓練を行う。

第2章 リハビリテーションの実際

A リハビリテーションの流れ

リハビリテーションは，患者の情報収集，評価（アセスメント），目標の設定→実践→再評価を1つのサイクルととらえ，さらに実践内容の調整→実践→再評価と繰り返して，最終評価となる（●図2-1）。

このサイクルは1回まわせば終わりではなく，何回もまわすことにより，患者の状況に応じた実践や改善につなげることが重要である。

1 情報収集

情報収集は，一般的な既往歴のほかに，リハビリテーションに必要な日常生活や社会生活における ADL，疾患や障害についての患者本人の思い，リハビリテーションに対しての要望や意欲，退院後の家族支援の内容，社会資源の活用内容，自宅を含めた生活社会環境の内容などについて行う。

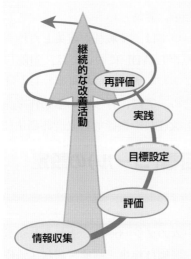

情報収集：評価のための情報収集
評価（アセスメント）：集めた情報の評価
目標設定：評価に基づき患者に合わせた目標・計画
実践：患者に合わせた実践
再評価：患者の状態変化や達成内容に応じ，再評価

● 図2-1　リハビリテーションの流れ

　疾患の病期により必要な情報は異なり，急性期においては生命維持に関する病態中心の情報が重要であり，回復期に移行するにつれて生活活動に必要な情報の優先度が高くなる。

　回復期では自宅退院や就業復帰が最終目標となることが多い。そのため，より具体的な介入を可能にするため，居住空間や，就業復帰が想定される患者に対しては，仕事の内容や職場環境，通勤手段や所要時間について情報を得る。たとえば，居住空間の段差の有無，階段の段数や１段の高さ，居住空間内の手すりの有無や位置，就眠はベッドかふとんか，トイレや食卓の種類，仕事は事務系か立ち仕事か，細かい作業が必要か，通勤は電車やバスなど，どの公共の交通手段を利用するか，あるいは自家用車を使うかなどである。

　患者・家族が疾患や障害をどのように認識し，受容のどの段階であるかという心理面の情報は，患者のリハビリテーションを含めた社会的自立を促す要因となる。また，高齢の患者は罹患により身体機能が低下することが多く，なんらかの福祉用具や居宅・通所サービスが必要になることがあるため，介護保険の利用の有無を確認する。

　これらの情報は基本的に本人から聴取するが，脳血管障害や認知症，精神疾患などにより本人からの聴取がむずかしかったり，主観的で情報のかたよりがあったりする場合には，キーパーソンとなる家族や重要他者からも聴取する。感染症や症状による面会制限がある場合は，入院の時点で退院後の生活を想定して情報を聴取する。また，家族やキーパーソンと直接会って聴取することができない場合は，電話によるききとりも考慮する。

２ 評価（アセスメント）

　リハビリテーション医学では，疾患の病期や予後，身体的機能の状態，罹病によって ADL がどのように変化したかといった，患者の状態や社会的状況をアセスメントすることを，評価という。

　リハビリテーションにおいては，多職種が収集した情報を総合して評価し，患者の目標を設定する。ただし ADL については，退院して家庭や社会に復帰するときに，いままでできていた ADL と同等もしくは近づくことが目標となる場合が多い。そのため，実際に行っている動作を評価する必要がある。評価方法には，バーセル指数（BI）や機能的自立度評価法（FIM）などがある。

３ 多職種間での情報共有と目標（ゴール）の設定

１ 情報共有

　リハビリテーションチームのメンバーは，それぞれが職種に特有の情報を収集している。たとえば，医師は疾患・病態・病状・治療方針など，看護師は日常生活や心理・社会的状況など，PT・OT・ST は身体機能の状況や訓

練の内容，進行状況などの情報を得ている。こうした情報を共有することが，患者の全体像をより詳細に把握することにつながる。

　情報の共有と目標の設定には，カンファレンスが有効である。これはリハビリテーションが必要になった時期や入院早期に行い，疾患や病状，現在のADL，将来的に見込まれるADL，本人の社会復帰における希望，どの時期からどのようなリハビリテーションを行っていくか，日常生活でのリハビリテーションにはどのようなことが必要か，社会資源が必要になる場合はどのような手続きや支援が可能なのか，などについて話し合い，情報共有とともに目標を設定する。

　つねに患者のそばにいる看護師は，患者にかかわる時間が限られるほかの医療スタッフよりも，患者のADLの状況や，日常生活のなかで行っている活動，希望や感情，精神状態や社会的状況などの詳細を把握しやすい。これらの情報を，患者・家族の代弁者として他職種に発信することで，患者の状況に応じたリハビリテーションを行うことができる。

　また，回復期リハビリテーション後に自宅退院となる場合は，ヘルパーなどの介護支援が必要になる場合が多いため，介護保険の認定を含めMSWやケアマネジャーと情報共有を行い，連携していく必要がある。

❷ 目標設定

　リハビリテーションの最終目標は，患者の要望を考慮し，身体機能が最大限活用できるADLを獲得することにある。しかし，疾患や障害の程度が同じ場合でも，患者の要望や身体能力，家庭や社会における役割などの違いにより個々の目標は異なってくる。そのため，患者の要望，役割，現在できているADL，疾患予後や機能的な限界を考慮したうえで，最善の目標を設定する。ただし，予後や機能的な限界で目標の上限が決まってしまい，患者の要望にそえないこともある。

　目標が設定されてから，医師の処方のあとにリハビリテーション計画書が作成され，それに基づいて，医師，看護師，各療法士によるリハビリテーションが開始される[1]（◎表2-1）。

❹ 実践

　リハビリテーションにおいては，リハビリテーション訓練室ではPT・OT・STらが中心となり，日常生活のなかでは看護師が中心となる。訓練室でのリハビリテーションは時間が限られているが，日常生活では起床から消灯まで，起居動作，食事，排泄，洗面，入浴，歩行など患者のすべての行

1）厚生労働省：令和4年度診療報酬改定について（https://www.mhlw.go.jp/stf/seisakunitsuite/bunya/0000188411_00037.html）（参照 2022-10-12）

● 表 2-1　リハビリテーション実施計画書

リハビリテーション実施計画書

患者氏名		性別（　男 ・ 女　）	年齢（　　　歳）	計画評価実施日　（　　　　　年　　　月　　　日）
算定病名		治療内容		発症日・手術日　（　　　　　年　　　月　　　日）
		□理学療法　□作業療法　□言語療法		リハ開始日　（　　　　　年　　　月　　　日）
併存疾患・合併症		安静度・リスク		禁忌・特記事項

心身機能・構造　※関連する項目のみ記載

□意識障害（JCS・GCS　　　　　　　　　　）
□呼吸機能障害
　－□酸素療法（　　　　　　）L/min □気切 □人工呼吸器
□循環障害
　－□EF（　　　　　　）% 　□不整脈（ 有 ・ 無 ）
□危険因子
　□高血圧症　□脂質異常症　□糖尿病　□喫煙
　□肥満　□高尿酸血症　□慢性腎臓病　□家族歴
　□狭心症　□陳旧性心筋梗塞　　□その他
□摂食嚥下障害（　　　　　　　　　　　　　　　　　）
□栄養障害（　　　　　　　　　　　　　　　　　　　）
□排泄機能障害（　　　　　　　　　　　　　　　　　）
□褥瘡　（　　　　　　　　　　　　　　　　　　　　）
□疼痛　（　　　　　　　　　　　　　　　　　　　　）
□その他　（　　　　　　　　　　　　　　　　　　　）

□関節可動域制限（　　　　　　　　　　　　　　　　）
□拘縮・変形　（　　　　　　　　　　　　　　　　　）
□筋力低下　（　　　　　　　　　　　　　　　　　　）
□運動機能障害
　（□麻痺　□不随意運動　□運動失調　□パーキンソニズム）
□筋緊張異常　（　　　　　　　　　　　　　　　　　）
□感覚機能障害（□聴覚　□視覚　□表在覚　□深部覚）
□音声・発話障害
　（□構音　□失語　□吃音　□その他（　　　　））
□高次脳機能障害（□記憶　□注意　□失行　□失認　□遂行）
□精神行動障害（　　　　　　　　　　　　　　　　　）
□見当識障害　（　　　　　　　　　　　　　　　　　）
□記憶障害　　（　　　　　　　　　　　　　　　　　）
□発達障害
　（□自閉スペクトラム症　□学習障害　□注意欠陥多動性障害）

基本動作

□寝返り　　（□自立　□一部介助　□介助　□非実施）
□起き上がり（□自立　□一部介助　□介助　□非実施）
□立ち上がり（□自立　□一部介助　□介助　□非実施）

□座位保持　（□自立　□一部介助　□介助　□非実施）
□立位保持　（□自立　□一部介助　□介助　□非実施）
□その他　　（　　　　　　　　　　　　　　　　　　）

日常生活活動（動作）（実行状況）　※BI または FIM のいずれかを必ず記載

		項目	得点 FIM	開始時→現在 BI	使用用具及び介助内容等
運動	セルフケア	食事	→	10・5・0 → 10・5・0	
		整容	→	5・0 → 5・0	
		清拭・入浴	→	5・0 → 5・0	
		更衣（上半身）	→	10・5・0 → 10・5・0	
		更衣（下半身）	→		
		トイレ	→	10・5・0 → 10・5・0	
	排泄	排尿コントロール	→	10・5・0 → 10・5・0	
		排便コントロール	→	10・5・0 → 10・5・0	
	移乗	ベッド，椅子，車椅子	→	15・10・5・0 → 15・10・5・0	
		トイレ	→		
		浴槽・シャワー	→		
	移動	歩行（杖・装具：　　　）	→	15・10・5・0 → 15・10・5・0	
		車椅子			
		階段	→	10・5・0 → 10・5・0	
	小計（FIM 13-91，BI 0-100）		→	→	
認知	コミュニケーション	理解	→		
		表出	→		
	社会認識	社会的交流	→		
		問題解決	→		
		記憶	→		
	小計（FIM 5-35）		→		
	合計（FIM 18-126）		→		

栄養（※回復期リハビリテーション病棟入院料1を算定する場合は必ず記入）

基礎情報　　□身長（＊1）：（　　　　　　）cm □体重：（　　　　　　）kg □BMI（＊1）：（　　　　　　）kg/m²
栄養補給方法（複数選択可）　□経口：（□食事　□補助食品）　□経管栄養　□静脈栄養：（□末梢　□中心）　□胃ろう
嚥下調整食の必要性：（□無　　□有：（学会分類コード　　　　　）
栄養状態の評価：□問題なし　　□低栄養　　□低栄養リスク　　□過栄養　　□その他（　　　　　　　　　　　　）
【上記で「問題なし」以外に該当した場合に記載】
必要栄養　量熱量：（　　　　　　）kcal　タンパク質量（　　　　　　）g
総摂取栄養量（経口・経腸・経静脈栄養の合計（＊2））　熱量：（　　　　　　）kcal　タンパク質量（　　　　　　）g

＊1：身長測定が困難な場合は省略可　　＊2：入院直後等で不明な場合は総提供栄養量でも可

社会保障サービスの申請状況　※該当あるもののみ

□要介護状態区分等
　□申請中　　□要支援状態区分（□1　□2）
　□要介護状態区分（□1　□2　□3　□4　□5）

□身体障害者手帳
種　　　級

□精神障害者
保健福祉手帳
級

□療育手帳・
愛護手帳
障害程度

□その他（難病等）

目標（1ヶ月）		目標（終了時）	□予定入院期間（　　　　　　　　　　）
			□退院先（　　　　　　　　　　　　　）
			□長期的・継続的にケアが必要

● 表2-1　（続き）

<table>
<tr><td colspan="2">治療方針(リハビリテーション実施方針)</td><td colspan="2">治療内容(リハビリテーション実施内容)</td></tr>
</table>

リハ担当医	主治医
理学療法士 ＿＿＿＿＿	作業療法士 ＿＿＿＿＿
言語聴覚士 ＿＿＿＿＿	看護師 ＿＿＿＿＿
管理栄養士 ＿＿＿＿＿	社会福祉士 ＿＿＿＿＿

説明者署名

説明を受けた人：本人，家族(　　　)
説明日：　　年　　　月　　　日

　署名

	目標　※該当する項目のみ記載する	具体的な対応方針　※必要な場合記載する
参加	□居住場所 －□自宅(□戸建　□マンション)　□施設　□その他(　　　　　　　) □復職 －□現職復帰　□配置転換　□転職　□不可　□その他(　　　　) －□通勤方法の変更 □就学・復学・進学 －□可能　□就学に要配慮　□不可　□その他(　　　　　) －□療育・通学先　(　　　　　　　　)　□通学方法の変更(　　　　　) □家庭内役割(　　　　　　　　　　　　　　　) □社会活動　(　　　　　　　　　　　　　　　) □趣味　　　(　　　　　　　　　　　　　　　)	
活動	□床上移動(寝返り，ずり這い移動，四つ這い移動など) －□自立　　□介助　　□非実施 －□装具・杖等　□環境設定 □屋内移動 －□自立　　□介助　　□非実施 －□装具・杖・車椅子等(　　　　　　　) □屋外移動 －□自立　　□介助　　□非実施 －□装具・杖・車椅子等(　　　　　　　) □自動車運転 －□自立　　□介助　　□非実施 －□改造(　　　　　　　　) □公共交通機関利用 －□自立　　□介助　　□非実施 －□種類(　　　　　　　) □排泄(移乗以外) －□自立　　□介助(□下衣操作　□拭き動作　□カテーテル) －□種類(□洋式　□和式　□その他(　　　　　　)) □食事 －□自立□介助□非実施 －□箸　　□フォーク等　　□胃ろうまたは経管 －□食形態(　　　　　　　　　　) □整容　　□自立　　□介助 □更衣　　□自立　　□介助 □入浴　　□自立　　□介助 －□浴槽　　　　　□シャワー －□洗体介助　　　□移乗介助 □家事 －□全て実施　　□非実施　　□一部実施：(　　　　　　　) □書字 －□自立　　□利き手交換後自立　　□その他：(　　　　) □ PC・スマートフォン・ICT －□自立　　□介助 □コミュニケーション －□自立　　□介助 －□コミュニケーション機器　□文字盤　□他者からの協力	

	対応を要する項目	具体的な対応方針
心理	□精神的支援(　　　　　　　　　　　　　　) □障害の受容(　　　　　　　　　　　　　) □その他(　　　　　　　　　　　　　　　)	
環境	□自宅の改築等　(　　　　　　　　　　　　) □福祉機器の導入　(　　　　　　　　　　) □社会保障サービス －□身障手帳　□障害年金　□難病・小慢受給者証　□その他(　　) □介護保険サービス －□通所リハ　　□訪問リハ　　□通所介護　　□訪問看護　□訪問介護 　□老健　　　□特養　　　□介護医療院　□その他(　　　　) □障害福祉サービス等 －□放課後デイ　□児童発達支援(医療・福祉)　□生活介護　□その他 □その他　　　(　　　　　　　　　　　　)	
第三者 の不利	□退院後の主介護者　(　　　　　　　　　　) □家族構成の変化　(　　　　　　　　　　) □家庭内役割の変化　(　　　　　　　　　) □家族の社会活動変化(　　　　　　　　　)	

動がリハビリテーションの対象となる。訓練室で行った ADL をどの程度ふだんの生活に移行していくかは，そのときの患者の体調に応じて調整する。実践にあたっては，目標を細分化し，できることから始めて成功体験を積み，徐々により難度の高い目標に移行するスモールステップ法の活用や，肯定的な評価の伝達により動機付けを行うポジティブフィードバックなどを行い，援助する。

　また，訓練室でのリハビリテーションをより有効にするために，関節可動域の拡大や筋力増強など，患者が 1 人で行う訓練も実施する。

モチベーション● 　リハビリテーションの継続のためには患者本人のモチベーションが大切で**の維持** ある。しかし，目標の意義はわかっていても，いま現在できないこと，できづらいことを日常生活のなかで改善・修正するには相当なエネルギーを必要とする。モチベーションの維持のため，チームの協力や重要他者のかかわりが重要である。疾患や病状，障害の受容が困難な場合やストレスが強い場合には，臨床心理士などによる心理的なアプローチも必要である。患者のストレスが強い場合，家族などに攻撃的な言葉を発したり攻撃的な行動をとったりすることもあるため，家族へのケアも必要である。

リスクへの対応● 　また，リハビリテーションを行うということは，身体になんらかの負荷を与えることである。そのため，看護師を含めたリハビリテーションスタッフは，心疾患や脳血管疾患，運動器疾患などのそれぞれの疾患の合併症や急変，転倒などのリスクを念頭においておき，急変や転倒がおこった場合に対応できるようにしておく必要がある。

⑤ 再評価（再アセスメント）

　リハビリテーションを実践していくなかでは，当然予定どおりに進まない状況もある。そのためすべての患者について，予定どおりにリハビリテーションが進んでいるか，目標設定が妥当かについての再評価（再アセスメント）が必要である。予定どおりであればそのままリハビリテーションを進めていく。予定から逸脱した場合は実態を再評価し，実施内容や目標の再設定が必要になる。

Ｂ リハビリテーションの内容

① 理学療法

① 理学療法の目的

　理学療法とは，病気やけが，加齢により失われた身体の機能の維持・改善

を目的に，理学療法士（PT）によって行われる運動療法や物理療法を用いる治療方法である。起き上がる，立つ，歩くなどの基本的な身体機能動作の練習がおもであり，病気やけがをした人が，病院・施設からもとの生活や職業に復帰するために必要な訓練を行うものである。

② 理学療法の種類

■運動療法

　運動療法とは，身体機能に障害や低下があるときに，運動を取り入れて機能の回復・維持，進行の予防を目的として行う治療法である。おもに関節機能の改善，筋力増強訓練を通して目的の動作を再獲得するために実施される。また，生活習慣病の改善や予防にも用いられる。

■1 関節可動域（ROM）訓練

　関節の可動域制限は，拘縮と強直の2つに分類される。**関節可動域（ROM）訓練**（◐367ページ）は，おもに拘縮の予防・改善を目的として行われる。拘縮の原因は1つではないが，看護の場面では麻痺や関節の固定による不動が要因として多い。不動によって発生した拘縮を改善するためには，その何倍もの時間がかかるため，看護師は患者の障害や疾病に応じた適切な可動域を把握し，できる限り早期に関節可動域訓練を行うことが重要である。

　①他動的関節可動域運動　実施者の手や器具による外力を用いて関節運動を行う。可動域を維持する場合は，痛みのおこらない範囲で行う。可動域を拡大する場合は，痛みを伴わない，もしくは痛みがすぐにおさまる程度で行う。他動的に関節を屈曲・伸展させることで筋に伸張を加え，関節窩と関節頭の動きを重視することで，関節可動域の改善をはかる。

　②自動関節可動域運動　患者自身の筋力を用いて関節運動を行う。関節の可動域を維持する場合に適している。二次的に，循環の改善にもはたらきかけるため，足関節の屈曲・伸展運動では下肢静脈血栓症の予防に効果的である。

　③自動介助関節可動域運動　患者の健側や滑車を用いて自力で関節運動を行う。片麻痺患者の肩・肘関節運動など患者が随時行うことができる。患者が在宅に移行しても，自主的に行えるように指導していく必要がある。

看護師の役割●　看護師が関節可動域運動を行う場合には，医師に範囲と方法の指示を確認したうえで，理学療法士の訓練方法を把握して行う必要がある。良肢位（◐332ページ）を整え，対象とする関節の体幹側を固定し，末梢側で運動をおこすようにする。ゆっくりと愛護的に行い，疼痛が伴わないように注意する。2，3時間ごとの体位変換のなかに取り入れたり，移乗動作を始める前に促したりするなど，看護業務のなかに取り込み，実施することが望ましい。

■2 筋力増強訓練

　運動には，関節の可動性だけでなく，関節を動かすための筋力が必要である。毎日数秒間最大張力の20〜30%の強さの筋収縮を行うことで筋力の維

持が可能である。30% をこえる負荷で筋力は増大するが，20% 未満の負荷では維持できない。安静臥床のままでは，初期に 1〜3%/日，10〜15%/週の割合で筋力低下がおこり，3〜5 週間で約 50% に低下するといわれている[1]。

①徒手筋力検査（MMT）　筋力は徒手筋力検査（MMT）により評価する。これは特定の筋について，重力及び測定者の与える抵抗に対する筋力をみるものである。測定者の抵抗のかけかたによって測定結果に影響がでるため，測定者には解剖学的知識と熟練が必要であるが，回復の程度を知る重要な指標となる。

②等尺性運動　関節運動を伴わず筋を収縮する運動である。関節の固定や炎症，疼痛がある場合に行う。下肢をのばした状態で，大腿四頭筋を収縮させる大腿四頭筋セッティング（パテラセッティング）などがある（● 368 ページ，図 3-22）。

③等張性運動　関節運動を伴って筋を収縮する運動である。椅子に座った状態で足関節に重りなどを巻いて，膝関節を伸展させることで，大腿四頭筋を収縮させる方法などがある。

④等速性運動　専用の機器を用いて関節運動を一定速度で行う運動である。全関節可動域にわたって同じ速さで最大張力を発揮する。筋力増強をはかるのにより効果的な運動である。

看護師の役割●　看護師は，患者の目的とする筋力増強部位を把握し，時間や回数，負荷の目標値を共有し，患者が主体的に実施できるよう支援する。床上患者では，関節可動域訓練と同様に，2, 3 時間ごとの体位変換のなかに取り入れる。また，日中にリハビリテーションの時間をつくることで，入院生活にメリハリをつけ，患者のモチベーションの向上につながるような支援が必要である。

❸基本動作訓練

理学療法における基本動作訓練は，寝返り，起き上がり，座位の保持，立ち上がり，立位保持，歩行や階段昇降といった移動動作などである。床上安静や術後に患者が離床する際に，1 つひとつの動作を指導し，それらを複合的に連動させることで，生活に必要な基本的な身体機能動作の獲得を目ざしていく。歩行動作では，患者の身体機能や疼痛状況に応じて車椅子・歩行器・松葉杖・杖などを選択し，使用方法や歩行動作を段階的に指導する（●412 ページ）。また，麻痺患者や四肢に障害をもった患者の残存機能を評価し，代償機能の獲得や訓練を行う。

看護師の役割●　人の基本的欲求の 1 つである排泄を例としてみていく。患者にとって，1 人でトイレに行き排泄をするという行動の再獲得は，大きな目標の 1 つである。看護師はその患者の欲求を理解し，トイレに行くためにベッドからの起

1）東京都福祉保健局：内部障害の廃用症候群，東京都福祉保健局．（http://www.fukushihoken.metro.tokyo.jp/iryo/sonota/riha_iryo/kyougi01/rehabiri24.files/siryou242.pdf）（参照 2022-10-12）

● 表 2-2　物理療法の種類

	種類	使用例	目的	注意・禁忌
温熱療法	伝導熱	ホットパック，パラフィン，蒸しタオル	痛みの緩和，筋緊張の軽減，循環の改善，新陳代謝の向上，リラクセーションなど	急性炎症，温度の感覚障害，浮腫，循環障害，悪性腫瘍，脱水，体温調節障害など
寒冷療法	伝導冷却	アイスパック，氷枕	痛みの緩和，浮腫の軽減，炎症の沈静化，筋緊張の軽減，新陳代謝低下，二次的な血管拡張など	感覚の欠如，レイノー病，動脈不全などの循環障害，心機能不全，凍傷など
電気療法	経皮的電気神経刺激	肩こり治療器	痛みの軽減	重篤な心疾患，血栓症，悪性腫瘍，痙攣，心臓ペースメーカー使用者，妊婦，腹部の皮膚障害など
電気療法	神経・筋電気刺激	腹筋電気刺激装置	筋萎縮の予防・改善，麻痺・痙性の改善	
水治療法	静水圧 浮力 温熱	シャワー プール ジャグジーバス	痛みの緩和，血管拡張，循環温熱効果，マッサージ，リラクセーションなど	重篤な心疾患，消化器疾患，骨盤内器官などに出血傾向がある場合，急性期の炎症・熱傷など
牽引療法	介達牽引	脊椎牽引療法	椎間関節周囲軟部組織の伸張，椎間板・椎間関節の軽度の変位の矯正，椎間板・椎間関節の離開，筋緊張の軽減，神経刺激の軽減，循環改善など	著しい全身衰弱，精神疾患，急性期の炎症，著しい脊椎分離症状，すべり症，関節リウマチ，骨粗鬆症，腫瘍の骨転移など

き上がり，座位保持，立ち上がり，歩行のどの動作段階に介助を要するのか，自力でできるのかを判断し，適切な介助を行い，基本的動作の再獲得を支援していく。

■物理療法

　物理療法は，おもに①温熱療法，②寒冷療法，③電気療法，④水治療法，⑤牽引療法に分類され，目的にあわせて使い分けられる（● 表 2-2）。

2　作業療法

1　作業療法の目的

　作業療法とは身体や精神に障害のある人が，動作能力や精神活動の維持・改善を目的として行う治療法である。作業療法士（OT）によって行われる。
　作業とは食事や着衣などの家事・生活動作，遊び，仕事などであり，日常生活の訓練，自助具，アクティビティで訓練する。患者の個別性に応じてさまざまな能力を維持・改善し，生活の再獲得を目標にする。一般社団法人日本作業療法士協会では作業療法の対象となる各能力を次のように分類している[1]。

1）一般社団法人日本作業療法士協会：作業療法士ってどんな仕事？，一般社団法人日本作業療法士協会．（http://www.jaot.or.jp/ot_job）（参照 2022-10-12）

- 基本的動作能力：運動や感覚・知覚，心肺や精神・認知などの心身機能
- 応用的動作能力：食事やトイレ，家事など，日常で必要となる活動
- 社会的適応能力：地域活動への参加，就労・就学

② 作業療法の種類

■1 機能的作業療法

　関節可動域訓練や筋力増強訓練などを徒手的にまたは道具を用いて行い，関節可動域，筋力の改善をはかる。また，協調運動の向上を目ざす。上肢機能運動では肩関節の支持性の向上，手指の巧緻性向上が目的となる。おはじきやペグボード[1]，粘土などそれぞれの道具に応じた手指の動作や，反復運動を通じて，正常な運動の再獲得を目ざす。

■2 日常生活動作訓練

　起き上がり，移乗，移動，食事，更衣，排泄，入浴，コミュニケーション（書字を含む）など，患者の障害や運動能力に応じて実際の生活動作訓練を行う。

　片麻痺患者の更衣を例にすると，着衣では麻痺側から袖やズボンを通し，脱衣では健側から脱ぐ。腕の通しやすい素材や前開きの衣服を選び，ファスナーやボタンをマジックテープに変更したり，ボタンエイドを使用したりするなどの工夫をし，動作の獲得を目ざす。

　また，麻痺側が利き手の場合は，利き手交換訓練が行われる。食事での箸の操作では非利き手用自助具箸を用い，調理訓練でも自助具を用いて繰り返し訓練し，習得を目ざす。

■3 自助具・福祉用具

　障害部位の動作能力を代償するために自助具・福祉用具の選択・調整や，実際に使用するための訓練が行われる。食事用自助具だけでも，障害に応じてさまざまな種類があり，フォークなどの柄を太くして握りやすくしたものや，柄の部分に可動性があるもの，ばねつきの箸などが患者の手指の巧緻性能力に応じて選択される。市販品を用いることもあるが，患者の残存機能に合わせて作業療法士が作製することもある。自助具の使用は，患者の日常生活動作の獲得・自立を目ざすとともに患者の意欲の向上にもつながる。

■4 心理支持的作業療法

　ゲーム性のある作業や，手指上肢機能の訓練で作業に集中する時間をつくることで気分転換をはかり，疾患や障害，長期の入院生活による心理的ストレスを軽減する目的で行われる。

1）ペグボード：複数の穴が開いた板で，ペグという短い木の棒を差し込む，抜く，反転させるといった動作で訓練を行う。

5 職業訓練

職場復帰の準備を目的として，作業耐久力の増進，学習能力，問題解決能力，コミュニケーション能力，家事への再適応などを訓練する。

看護師の役割 ● 患者の動作能力に応じた段階的な ADL 状況を，作業療法士から情報収集や助言を受けて共有する。また，病棟での日常生活場面において，更衣や食事動作などの訓練内容を繰り返し練習させる。実際の自助具の使用状況を評価し，より適切な自助具の調整・工夫を依頼する。また，リハビリテーション中には自主的に取り組んでいる患者が，病棟では看護師や家族に依存的になる場面も多々あるため，自立の範囲と介助の範囲を明確にし，看護師間で共有して ADL の拡大を支援する。一方で，患者が訓練による疲労や現状の ADL 状況へのあせりや不安などで，精神的に苦痛を感じている場合には，看護師の介助の範囲を広げる場合もある。

看護師は疾患による後遺症，麻痺や運動機能障害などをかかえて生活していく患者の精神的・身体的な苦痛に共感し，ポジティブフィードバックを行ってモチベーションの向上を目ざすなどの心理的支援も重要である。

3 言語聴覚療法

1 言語聴覚療法の目的

言葉によるコミュニケーションには，言語，聴覚，発声・発音，認知機能などが複雑に関係している。**言語聴覚療法**とは，その障害の有無の判定，種類と重症度などを検査・評価して，残存機能の維持・向上を目的に，発声・構音訓練，摂食・嚥下訓練および聴覚訓練などを行う治療法である。言語聴覚士(ST)によって行われる。

おもな言語聴覚障害には，小児の言語発達障害，疾患やけがによる失語症，構音障害，高次脳機能障害，摂食・嚥下障害などがある。

2 言語聴覚療法の種類

■ 言語障害

代表的な言語障害として失語症と構音障害の2つがある。失語症は言語機能の障害，構音障害は運動機能の障害として分類される。

1 失語症

脳梗塞や脳出血などの脳血管障害，脳腫瘍，頭部外傷などにより大脳の言語野が障害されることで，それまで獲得されていた言語機能が失われる状態である。代表的な言語野の障害としてはブローカ失語(運動性失語)とウェルニッケ失語(感覚性失語)がある(◐ 154 ページ)。

失語症の言語症状は，発語・理解・復唱・読み・書きの障害が，場合によっては複雑にからみ合い出現するため，ST は患者の症状から失語症の識

別や重症度，失語のタイプ分類を評価して適切な治療計画を検討する。訓練をするにあたっては，突然に言語機能が障害されたという危機に直面している患者との信頼関係の構築から開始する。

訓練●　①**言語訓練**　代表的なものに**刺激・促通法**がある。これは，患者に応じた言語（言葉）を繰り返し話しかけ，聴覚から刺激することで患者の脳内にある言語（言葉）の反応を引き出す方法である。刺激・促通法の原則として，①適切な言語刺激を与える，②強力な言語刺激を与える，③刺激を反復して与える，④刺激に対するなんらかの反応を患者から引き出す，⑤得られた反応を選択的に強化する，⑥矯正よりも刺激する，の6原則がある。

②**機能回復訓練**　急性期から回復期，維持期と経過に応じて訓練の内容も変化していく。単語レベルの訓練では，複数の絵カードから，言われたものを指さす，絵カードを見て名前を言う，示された文字単語を読んでそのカードを指さす，カードを見て文字を書くなど，聴覚，呼称，読解，書字機能の訓練がある。単語レベルの訓練の次に，構文の訓練，談話の訓練，日常生活における実用的コミュニケーションの訓練，グループ訓練へとステップアップしていく。どの時期においても，言語症状だけでなく患者の葛藤や不安などの心理面にも注意して訓練していく必要がある。

２構音障害

発声器官（肺・喉頭・鼻腔・口腔）の運動・機能障害により，正しい発声や発語ができなくなる障害である。原因疾患としては脳血管疾患，筋神経障害，口腔腫瘍などがある。運動性構音障害に対する訓練には，①障害された発話機能そのものに直接アプローチする機能回復訓練，②残存する能力の強化や補助をはかる能力向上訓練，さらに，③ハンディキャップに対して行われる家族指導や環境調整などの環境改善的アプローチがある[1]。

訓練●　患者は思考を言葉にできないことへの苦痛を感じる。また，発声練習で繰り返し声を出すため，プライバシーに配慮した訓練場所を使用するなど，患者の心理状況に応じた環境整備を行うことが大切である。全身の姿勢保持やリラクセーションを指導し，筋緊張を緩和する。

機能訓練は呼吸・発声・共鳴・調音の順序で行い，それぞれの正しい運動パターンを訓練し，再獲得を目ざす。呼吸のリズムや，意識的な発声や声量を調整し，口の運動では鏡を使用し，自分の口もとを見ながら，口唇・歯・舌・軟口蓋などを動かす。調音としては，リズムやスピード，アクセントなどの訓練がある。訓練の目的は，実用的な発声を獲得し，日常会話のなかで無意識に発語できることである。

看護師の役割●　自分の意思が家族や医療者などの身近な人に伝わらないという患者の精神的苦痛は，はかり知れない。また家族にとっても，突然患者とのコミュニ

1）平野哲雄ほか監修：言語聴覚療法臨床マニュアル，第1版．p.158，協同医書出版社，1995.

ケーションがとれなくなってしまったという現実は受け入れがたいことである。看護師は，患者・家族の精神的苦痛を把握し，ST と共有することで，精神状況に応じたかかわり方や段階に応じた訓練についての相談にのる。そのために，患者が興味を示したものやわずかな発語，繰りかえし表出する言動などを観察する。それまでの生活習慣や趣味，嗜好品などを把握し，患者の刺激になるものや訓練に活用できるものなどについて家族から情報収集する。回復期においては，日常生活に向けて，患者の習得した発声や代償方法などのコミュニケーション手段を，家族や身のまわりの人と共有する必要がある。

■摂食・嚥下障害

　摂食・嚥下障害をおこしやすい原因疾患には，脳血管疾患や，頸椎損傷，口腔・咽頭・食道の腫瘍，加齢性変化などがある。それらの疾患や障害が嚥下のどの過程に影響しているのかを検査・評価し，正常な摂食・嚥下の再獲得を目ざして訓練を実施する。

　摂食・嚥下障害をきたすと，栄養障害や誤嚥性肺炎のリスクが高まり，患者の生命予後に影響する。そのため，摂食・嚥下訓練は，重要なリハビリテーションの 1 つである。

◼1 基礎的嚥下訓練

　食物を使わずに，間接的に嚥下器官の筋力強化訓練や嚥下反射を促進する訓練である。頸部や肩関節の拘縮に対し，関節可動域訓練を行う。咽頭の食塊の残留や誤嚥に対し，空気嚥下，介助・抵抗による喉頭挙上運動を行う。喉頭挙上の遅延に対しては，水をしみこませ凍らせた綿棒で舌根部や舌，口腔内を刺激して嚥下反射を誘発するアイスマッサージが行われ，声門の閉鎖不全に対しては，音声訓練や随意的に咳嗽を行う訓練が行われる。

◼2 摂食訓練

　食物を直接摂取する訓練である。水飲み検査や嚥下造影検査で嚥下機能を評価しながら，食事の姿勢や食物形態の調整などを行う。摂食訓練は，意識が鮮明であること，感染や発熱などがなく全身状態が安定していること，嚥下造影検査などで誤嚥がないことが確認された患者に行われる。

　食事の体勢についてはギャッチアップの角度の調整とともに，障害部位や麻痺の状態に応じて頸部の角度の調整を行うことや，側臥位にして誤嚥のおこらない姿勢の保持を行うことを指導する。食形態では，とろみ食・きざみ食・1 口大食などを検討する。また，口腔内の食物残渣に応じて，1 口量の調整や，1 口に対して嚥下が何回必要かなどの指導を行う。

看護師の役割●　栄養摂取経路には静脈栄養や経管栄養・胃瘻などもあるが，経口摂取には栄養状態の改善のみならず，精神衛生の向上をはかるうえでも重要な意義がある。そのため，看護師には，患者の状態に応じて早期に経口摂取へ移行で

きるような看護が求められる。

　摂食・嚥下訓練では，誤嚥性肺炎のリスクが伴うため，排痰介助や口腔ケア，保湿による口腔内の清潔の保持，気道浄化や誤嚥防止のポジショニングなどを行う。また，ST の食事訓練に参加し，患者の嚥下状況やギャッチアップの角度，1口量・嚥下回数などの訓練方法を把握し，訓練以外の食事時間でも実施できるようにする。

4 看護師による調整

急性期リハビリ ● 　急性期リハビリテーションでは，患者の疾患や障害に応じた全身状態の管
テーション　理と，疾患の治療が最優先される。全身状態が安定してきたら，検査や評価のあとに医師の許可のもとで，PT による早期離床に向けた ROM 訓練や筋力増強訓練などが開始される。全身状態に応じて看護師も加わり，バイタルサインの測定や酸素ケア，吸引などの必要な看護を行う。

回復期リハビリ ● 　回復期リハビリテーションでは，ADL の獲得に向けて PT による歩行や
テーション　移乗動作の訓練，OT による ADL 訓練の開始，嚥下評価を行ったうえで，ST による嚥下訓練が開始される。患者は入院生活のなかでそれぞれのリハビリテーションを受けながら，失われた機能の再獲得を目ざす。入院患者にとって，病棟は生活の場であり，訓練の応用の場でもある。看護師はそれぞれの訓練内容の把握・共有をし，ほかのスタッフから助言を受け，日常の基本動作を確認し，ポジティブフィードバックや指導，再評価をし，患者の目標を適切に設定していく役割がある。

　機能回復過程では，機能の再獲得だけでなく，患者の QOL 向上および社会生活を意識して訓練を行う。そのため，家族から情報収集を行い，自宅環境や生活パターンを把握し，PT・OT・ST と情報を共有することで，より実用的な訓練を計画する。

維持期リハビリ ● 　維持期リハビリテーションでは，退院後に患者の社会生活の場となる地域
テーション　や家庭，職場，学校での活動に向けて，より実用的な ADL の拡大，代償方法やコミュニケーション方法を獲得していく。そのため，それぞれのリハビリテーションはより実用的な訓練へとステップアップしていく。この時期は，患者が退院後の生活に向けて不安やあせりをいだく時期でもある。リハビリテーションに対し，意欲の停滞がみられる場合や，消極的になる場合もある。そのため，PT・OT・ST と相談し，気分転換をはかれるような訓練メニューを検討するなど，精神的支援も必要となる。

　また，退院に向けて，患者・家族が必要な支援を地域から受けられるよう，看護師は医師，PT・OT・ST と連携し，情報共有と退院後の生活について調整する。必要ならば MSW も含めて退院前カンファレンスを行い，環境調整を行う。

●参考文献
1）亀田メディカルセンターリハビリテーション科リハビリテーション室編：リハビリテーションリスク管理ハンドブック，第4版．メジカルビュー社，2020.
2）武田宜子ほか：リハビリテーション看護（系統看護学講座），第6版．医学書院，2015.
3）平野哲雄ほか編：言語聴覚療法臨床マニュアル，第3版．協同医書出版社，2014.
4）廣瀬肇監修：言語聴覚士テキスト，第3版．医歯薬出版，2018.

まとめ

- リハビリテーションは患者の状況に応じて実践し，改善していくことが重要である。
- リハビリテーションは，患者の情報収集，評価（アセスメント），目標の設定，実践，再評価（再アセスメント）を1つのサイクルとし，さらに実践内容の調整，実践，再評価を繰り返し，最終評価となる。
- 訓練室ではPT・OT・STらが中心となってリハビリテーション援助を行い，看護師は日常生活のなかでのリハビリテーション援助を行う。
- リハビリテーションには理学療法，作業療法，言語聴覚療法などがあり，それぞれの専門職が中心となって患者を援助する。
- 看護師は，リハビリテーションの開始から，各専門職との連携や情報共有をはかり，リハビリテーションチームの仲介役を担う。

復習問題

❶ 適切な語に○をつけなさい。
①運動療法には，（関節可動域訓練・摂食訓練）がある。
②関節を動かさず筋を収縮させる筋力増強訓練を（等張性運動・等尺性運動）という。
③（失語症・構音障害）の訓練として代表的なものに刺激・促通法がある。

❷ 関節可動域訓練について，空欄を埋めなさい。
▶患者以外の実施者の手や器具による訓練を（①　　　　　　），患者自身の筋力を用いるものを（②　　　　　　），患者の健側や滑車を用いるものを（③　　　　　　）という。

第3章 患者・家族の主体性を引き出す看護

A ADL 機能向上のための援助

1 看護師が実施するリハビリテーション

1 移乗・移動動作を獲得するリハビリテーション

①**起き上がり動作** 起き上がり動作とは，臥位から長座位・端座位になるまでの一連の動作をさす（● 図3-1）。

②**立ち上がり動作** 立ち上がり動作とは，座位から立位に移動するための動作であり，立位・歩行の準備動作である（● 図3-2）。また，歩行の安定のためにも，立ち上がり動作の獲得は重要である。

③**端座位から車椅子への移乗** 車椅子をベッドに対して 20〜45 度程度に設置し，ブレーキを掛け，フットレストを上げる。ベッド上で水平移動し，

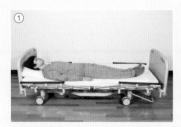
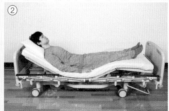
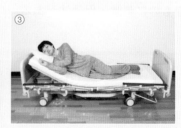
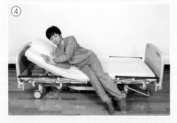

①仰臥位の状態で，骨盤がベッドのギャッチアップの連結部の真上にくる位置に移動する。
②次に脚上げを利用し，膝関節が軽く屈曲する程度に挙上し，殿部を滑り落ちにくくし，頭部を挙上する。
③足側を徐々に平坦に戻し，側臥位になる。
④両肘または片肘で身体を支え，手でふとんまたはマットレスを押しながら下肢を下垂させることで自然に端坐位となる。

● 図 3-1 起き上がり動作

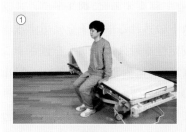
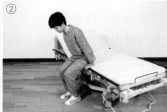
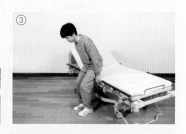

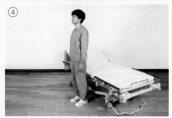

①まず，ベッドに浅く腰掛けるように座位（膝関節が100度以上屈曲していることが必須）となる。
②立ち上がる際は背筋をのばし，上体を前傾させる。
③④次に，斜め前方に向かって立ち上がる。重心を足に移動すると自然に殿部が浮いてくる。これが，立ち上がりのタイミングである。立ち上がる際，オーバーテーブルなどの固定していないものを支えにすると転倒の危険性につながるため，避けるように指導をする。

◯ 図3-2 立ち上がり動作

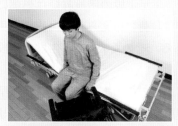
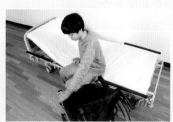
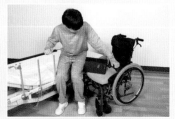

a. 車椅子への移乗①   b. 車椅子への移乗②   c. スライディングボードの使用

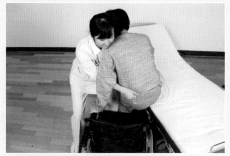
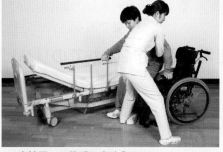

d. 車椅子への移乗の介助①   e. 車椅子への移乗の介助②

◯ 図3-3 端座位から車椅子への移乗

　　　　できる限り車椅子に近い位置で端座位をとる（◯ 図3-3-a, b）。また，ベッドは車椅子と同じ高さに調整することでスムーズに移乗できる。介助が必要な場合は，アームレストやフットレストを外して対応する（◯ 図3-3-d, e）。
　　　　スライディングボードは，おもに下肢の筋力低下などにより立位保持が困難な患者の車椅子移乗の際に使用する。スライディングボードをベッドと車

椅子の間に設置し，座位のまま殿部を滑らせて移乗する（ 図3-3-c）。スライディングボード使用の際は必ずアームレストの外れる車椅子を使用する。

④**歩行練習**　歩行練習の目的は，歩行の安定性や耐久性の向上を目ざすことにある。訓練室でのリハビリテーションは時間に限りがあるため，ADL向上のためには日常生活の場である病棟での歩行練習が重要である。ただ単に廊下を歩くだけではなく，トイレや食堂までの移動動作のなかで歩行練習を行うことで，日常生活を意識したリハビリテーションが可能となる。また，横断歩道を渡るなど，病院外での生活を想定した練習も退院に向けた準備としては重要である。

次に，効果的な歩行練習のポイントをあげる。まず，患者自身が自分で歩行姿勢を意識し，確認しながら歩行練習ができるように見まもる。そして，歩行状態を患者に伝え，患者自身が歩行姿勢を修正できるよう指導する。そして，看護師が病棟で指導した内容や歩行状況を理学療法士と共有することで，訓練室でのリハビリテーションにもいかすことができる。

⑤**階段昇降**　階段昇降が可能かどうかは，外出や自宅退院が可能かを判断するうえで重要な基準となる。疾患によるが，1足1段の階段昇降は患部に負担がかかり，筋力が回復していない状態では負荷に耐えられず，疼痛が生じたりバランスがくずれたりする可能性がある。そのため，2足1段の階段昇降を指導する。

⑥**ベッド上での筋力トレーニング**　ベッド上での筋力トレーニングは，早期離床につながるとともに廃用症候群の予防にも重要である。患者本人がリハビリテーションの必要性・目的を理解できるよう指導するとともに，どの筋肉を刺激し，強化しているかを意識できるように伝えながら訓練を行うことが重要である。

② 日常生活動作のなかでのリハビリテーション

患者が，日常生活動作のなかで行う1つひとつの動作を身につけるなかで，看護師は直接的にかかわり指導する役割を担う。日常生活動作を獲得する過程すべてがリハビリテーションの一環であると，患者自身も理解できるように説明・指導することが重要である。

①**排泄**　トイレでの排泄が可能になるまでは，尿器・便器・ポータブルトイレの使用を検討する。また，日中と夜間では移乗・移動動作の安定性が異なるため，排泄方法の選択では，夜間の排泄回数や睡眠導入薬の内服状況などの把握も重要となる。

床上排泄からポータブルトイレやトイレでの排泄に移行することで，離床機会が増え，そのことがADLの拡大につながる。また，排泄の介助を受けることは，羞恥心を伴い心理的苦痛をもたらす。可能な限り自立を目ざし，患者の状態に合わせた排泄方法を選択する。

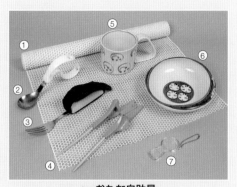
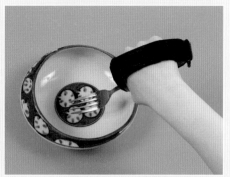

a. おもな自助具　　　　　　　　　　b. 介護用フォークの使用例
①食器すべりどめマット　②介護用スプーン
③介護用フォーク　④補助つき箸
⑤介護用コップ　⑥介護用皿　⑦オープナー

○図 3-4　食事用自助具と使用例

②**食事**　麻痺や手指巧緻性・握力の低下，手指の変形などがある場合は，食事形態の調整，自助具の使用，食器の変更，食器滑りどめマットなどの使用を検討する（○図 3-4）。

食事動作をリハビリテーションとしてとらえられるように指導をすることも大切だが，食事は患者にとって楽しみの 1 つでもある。そのため，摂取動作に伴う疲労や患者の ADL を評価し，介助レベルを判断することも重要である。また，適切な食事姿勢の調整を行うことで，誤嚥の予防および疲労感の軽減につながる。患者が可能な限り自分のペースで自力摂取できるよう，環境整備を行う。

③**整容・清潔**　身なりを整えることや身体を清潔にすることは，意欲・QOL 向上につながる。運動機能障害に伴い自力での整容・清潔動作が困難となった場合は，自助具の使用の検討や衣服の工夫・改良を行い，可能な範囲で自立を促す（○図 3-5）。シャワー浴・入浴については，バスボードやシャワーチェアの選択，手すりの使用方法を指導し，安全に動作を獲得できるようリハビリテーションを行う。

2 介助のポイント

1 ボディメカニクス，患者の筋力・能力の把握

無理なく安全に介助するためには，ボディメカニクスを理解することが大切である。また，介助を行う際には患者・介助者双方の能力を把握し，介助方法を検討する。過度な介助は患者の ADL 拡大を妨げる可能性があるため注意が必要である。

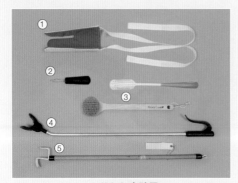
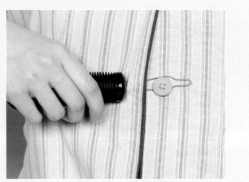

a. おもな自助具
①ソックスエイド　②ボタンエイド　③長柄ブラシ
④マジックハンド　⑤リーチャー

b. ボタンエイドの使用例

◯ 図 3-5　整容・清潔用自助具

② リハビリテーションに対する意欲を向上させる看護

■1 現実的な目標設定とポジティブフィードバック

　患者が主体的にリハビリテーションに取り組むためには，患者の状態に応じた現実的な目標設定を行うことが大切である。目標設定の過程において，可能であれば患者自身が目標を導き出せるようサポートする。また，患者自身が達成感を得られるよう，スモールステップで無理のない目標設定を行うようにする。取り組み中は，できていることを「できている」と患者に伝え，ポジティブフィードバックをしていくことが重要となる。一方で，計画どおりにリハビリテーションが進まない場合も「できていない」と否定するのではなく，想定内のことであり，けっして異常なことではないことを十分に説明し，できないつらさに共感し，患者のモチベーション維持に努めることも重要である。

■2 長期臥床に伴うリスクの理解

　臥床による安静は，治癒の促進や疼痛の軽減，身体への負担を軽減する効果がある。しかし，その一方で廃用症候群を引きおこす原因にもなり，それに伴う，回復の遷延や，社会復帰を遅らせるというリスクがある。長期臥床により生じるさまざまな弊害を患者自身が理解することが，早期離床やリハビリテーションの意欲の向上につながる。

③ 適切な移動補助具の選択

　移動・移乗補助具は，杖，歩行器・歩行車，車椅子に大きく分類される。選択の際にはまず，片脚立位を 10 秒以上可能か否かを測定し，判断基準とする。可能であれば独歩で問題ないと判断する。次に，左右重心運動が可能

であり，杖を使って片脚立位が30秒以上可能であれば杖を，それがむずかしい場合は歩行器を選択する。歩行が不安定な場合は車椅子での移動・移乗を検討する。

■杖

杖は，ケインとクラッチに大きく分けられる。**ケイン**は，杖先と身体の1か所で固定するものをさす。一方で**クラッチ**は，杖先と身体の2か所の計3点で固定するものをさす。代表的なクラッチにロフストランド杖，松葉杖がある。基本的に杖は健脚側につくが，歩行の安定性の評価を行い，疾患や病態によって患脚側での杖使用や両手での杖使用，また，2動作歩行・3動作歩行についての選択をする（● 図3-6）。

杖にはさまざまな利用方法があるが，患者に合った杖の種類・調整を行い，歩行方法・使用方法の指導を行うことが重要である（● 表3-1）。杖を用いて階段昇降を行う際は，動作の順序を指導する（● 図3-7）。

■歩行器

歩行器は，歩行補助具のなかでも安定性にすぐれるため，立位・歩行バランスが不安定な場合に選択される（● 図3-8）。歩行器は杖やクラッチより大きいため，自宅や，段差や障害物の多い屋内での使用には不向きである。また，両手の使用に支障がないことが使用の条件となる。

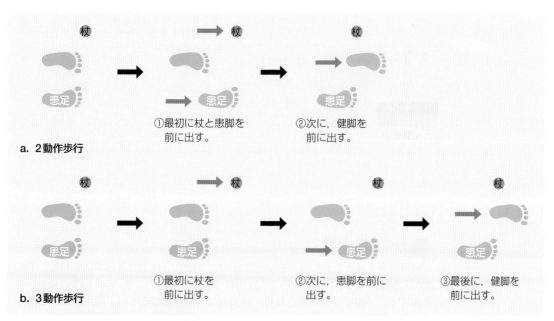

● 図3-6　2動作歩行・3動作歩行

◆ 表 3-1　杖の種類と特徴

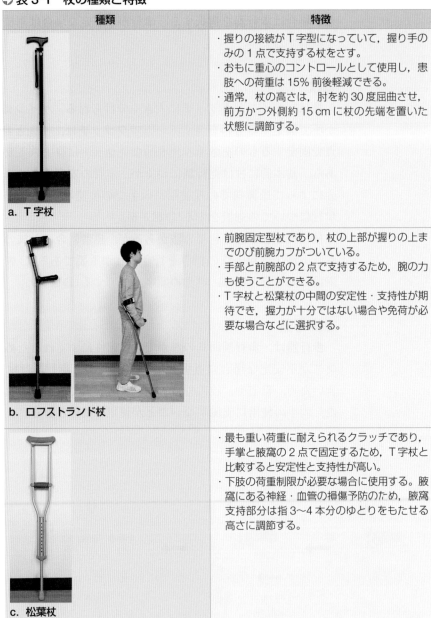

種類	特徴
a. T字杖	・握りの接続がT字型になっていて，握り手のみの1点で支持する杖をさす。 ・おもに重心のコントロールとして使用し，患肢への荷重は15%前後軽減できる。 ・通常，杖の高さは，肘を約30度屈曲させ，前方かつ外側約15cmに杖の先端を置いた状態に調節する。
b. ロフストランド杖	・前腕固定型杖であり，杖の上部が握りの上までのび前腕カフがついている。 ・手部と前腕部の2点で支持するため，腕の力も使うことができる。 ・T字杖と松葉杖の中間の安定性・支持性が期待でき，握力が十分ではない場合や免荷が必要な場合などに選択する。
c. 松葉杖	・最も重い荷重に耐えられるクラッチであり，手掌と腋窩の2点で固定するため，T字杖と比較すると安定性と支持性が高い。 ・下肢の荷重制限が必要な場合に使用する。腋窩にある神経・血管の損傷予防のため，腋窩支持部分は指3〜4本分のゆとりをもたせる高さに調節する。

Column

退院時の ADL 評価

　横断歩道を渡るためには，およそ1秒間に1m以上進むことが求められる。そのため，3動作歩行では渡りきることが困難である。また，多脚・歩行器型の杖で退院となると，外出には不向きとなり，結果的に外出意欲が低下し，廃用症候群の進行につながる。

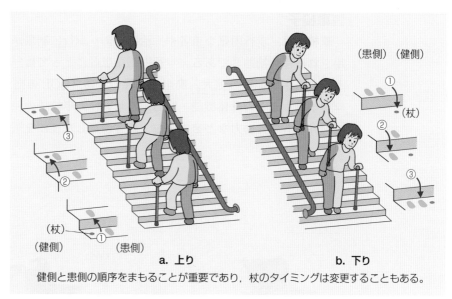

a. 上り　　　　　　　　　　b. 下り

健側と患側の順序をまもることが重要であり，杖のタイミングは変更することもある。

◯ 図 3-7　杖を用いた階段昇降

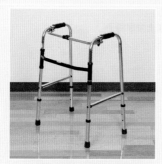

a．ピックアップウォーカー

・車輪のついていない四脚固定
　型の歩行器であり，操作が簡
　単である。
・フレーム全体が固定されてい
　るため，座位からの立ち上が
　りにも使用できる。立位の安
　定性がない場合は，後方に倒
　れてしまうため，前方に重心
　が傾きがちな患者に適してい
　る。
・歩行動作のなかでピックアッ
　プウォーカーを持ち上げるた
　め，上肢の力が必要である。

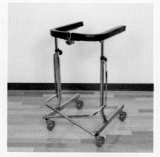

b．サークル型歩行器

・四脚にキャスターがついてい
　るため，立位バランスが不安
　定で，腕などの筋力が低下し
　ている場合に適している。
・フレーム上部に肘をつき，体
　を支え前進する。キャスター
　がついているため，ほかの歩
　行器と比較し，取り扱いが簡
　単である。

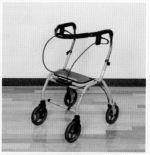

c．四輪歩行車

・車輪が大きい構造であり，低
　重心のため安定性が高い。
・手で操作するブレーキの高さ
　を身長に合わせて設定するこ
　とが可能であり，機能性にす
　ぐれている。
・正しくブレーキ操作ができな
　い場合は転倒リスクにつなが
　るため，理解力に応じて使用
　の検討を行う必要がある。

◯ 図 3-8　歩行器の種類と特徴

■車椅子

車椅子は，歩行困難な患者や，治療により歩行に制限がある場合などに使用される移動補助具である。歩行困難な患者にとっては，車椅子が移動手段となり，生活範囲の拡大，廃用症候群の予防，QOL の向上にもつながる。

車椅子は，患者の身体機能・筋力，移乗動作，車椅子の使用用途・サイズ，また介助者の介助力などを考慮し，患者に適した種類を選択する（◯ 図 3-9）。

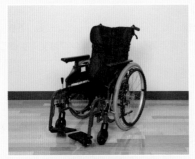

a. 標準型車椅子

・前輪が小さく，後輪が大きい標準型の車椅子であり，患者自身が操作可能であることが大きな特徴である。
・後輪の外側に備えつけられているハンドリムとよばれる輪を手でまわして操作するものや，足で操作するものとがあり，操作性はさまざまである。

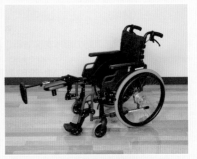

b. 下肢挙上型車椅子

・患脚の角度を調整できる車椅子である。
・骨折などで患肢に荷重制限が必要な場合や，膝関節の屈曲ができない場合に用いられる。

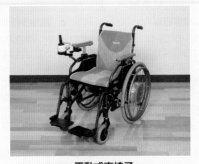

c. 電動式車椅子

・手指巧緻性はあるがハンドリムの使用がむずかしい場合や，下肢の運動制限・受傷後などで足こぎが困難な場合に，おもに使用される。

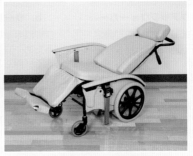

d. リクライニング車椅子

・背もたれと座面の角度の調整ができ，座位姿勢の保持が困難な場合やバランス機能が低下している場合に使用されることが多い。
・離床直後で血圧変動が生じやすいときに，頭部と下肢の高さ調整が可能であることから選択されることが多い。

◯ **図 3-9 車椅子の種類と特徴**

④ 環境整備・設定

患者のベッド周囲・病室の環境を整えることは安全の確保だけではなく，患者の能力を最大限に引き出すうえで重要な視点となる。

マットレスの選択●　患者の運動能力・麻痺・皮膚の状態などを評価し，褥瘡予防の観点から体圧分散マットレスを使用することが多いが，やわらかく身体が沈み込んでしまうため，起き上がり・移乗動作において障害となることがある。患者の能力・状態に応じたマットレスを選択する。

ベッドの位置・高さ●　片麻痺や下肢の受傷の場合には，健側から下りられるようにベッド位置を調整する。また，端座位から立ち上がるときに，浅く腰掛けた状態で踵（かかと）が少し浮く程度の高さに調整する。ベッドの座面が高すぎると不安定であることに加え，ずり落ちる可能性があり，低すぎる場合は，殿部が沈み込んで立ち上がりにくい。

ベッド柵の選択●　ベッド柵は，サイドレール，折りたたみサイドレール，介助バーに分けられる。患者の使用用途に合わせ，適切なベッド柵を選択する。ベッド柵は，転落予防だけではなく，体位変換や起き上がり，移乗の際の支持物としても使用されるため，ストッパーがついているタイプの場合は必ずロックがかかっているかを確認する。

B　患者・家族への教育

リハビリテーションの中心は，医療者ではなく患者・家族である。ここでは，事例を通して患者・家族の主体性を引き出す看護と，教育的介入について具体的に述べていく。

■事例
患者情報
・患者氏名：A さん
・年齢：78 歳
・性別：男性
・病名：脳梗塞（右片麻痺）
・既往歴：高血圧
・家族構成：74 歳の妻と 2 人暮らし。妻は心筋梗塞の既往があり通院している。身のまわりのことはできるが，家事や買い物は A さんがしていた。長男は遠方在住で協力が得られにくい。
・患者背景：60 歳までトラックの運転手をしていた。退職後は，妻の介護をしながら生活をしており，介護保険サービスは利用していない。年金受給があり，経済面はとくに問題はない。

・自宅環境：坂の多い郊外の１戸建て。２階が生活スペースであり，階段に手すりはない。屋内は段差が多い。

・患者本人の思い：失語があり，言語での表出はないが，「家に帰りたいですか？」との質問にうなずく。

家族(妻)の思い：「家の中では歩けるようになって，帰ってきてほしい。」

・経過：自宅で入浴中意識を失い救急搬送された。頭部 CT・MRI，脳波検査を行い，脳梗塞と診断を受けた。左側頭葉の後遺症(嚥下障害，右片麻痺，構音障害)が残った。妻は自宅退院を希望していたが，ADL や後遺症の状況から長期的なリハビリテーションが必要であった。また，医療処置の実施状況や家族のサポート状況を考慮し，現状を患者・妻と話し合い，リハビリテーション専門病院に転院後，自宅退院を目ざす方針となった。

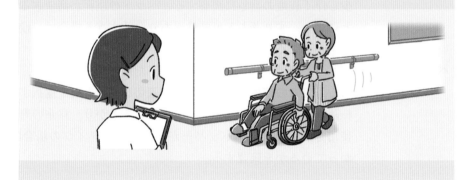

■セルフケアへの援助

ADL の獲得 ● (1) 食事摂取：嚥下障害があるため，ST が中心となり医師・看護師も含め嚥下状況を評価し，食事形態および食事摂取時の姿勢について検討した。食事内容については，栄養士・薬剤師にも加わってもらい，定期的にカンファレンスを実施して調整した。

(2) 移乗・移動動作：車椅子への移乗方法や，歩行器の使用方法について理学療法士から指導を受けた。病棟では，理学療法訓練をいかし，食事時の車椅子乗車の励行，および歩行器での歩行練習を励行した。

(3) 利き手交換の実施：利き手に麻痺が残ったため，利き手交換が必要となった。自助具の使用のための作業療法訓練を行い，さらに看護師も実際の食事の場面で A さんの疲労感および精神的負担を観察したうえで，自身で食事ができるように介入した。

■コミュニケーションへの援助

(1) 作業療法：ジェスチャー練習，指さし練習を行った。

(2) 言語療法：発声・発語の練習を行った。

　OT，ST を中心に，上記のリハビリテーションを実施した。医師，看護師，理学療法士は，作業療法・言語療法の実施状況を把握し，それをふまえ

てAさんとコミュニケーションをはかった。また，発語できずコミュニケーションがうまくとれない状況にいらだつ様子もみられたため，看護師は病棟でのAさんの表情や反応を他職種と共有し，心理的負担をかけすぎないように負荷の調整を行いながら介入した。

■転院時のAさんの状況

(1) 移乗・移動：歩行器で10m程度歩行でき，車椅子は看護師1人の介助で移乗可能である。

(2) 食事：かゆ食を3回/日摂取している。左手でスプーンを保持し，自力で摂取可能である。

(3) コミュニケーション：簡単な指示動作の理解は可能で，構音障害はあるが，意志疎通は可能である。

1 家族支援

1 家族への精神的サポート

　Aさんは脳梗塞発症後に嚥下障害，コミュニケーション障害，右片麻痺の状態となった。入院当初，妻は変容したAさんの状況を受け入れることが困難で，面会に来ても積極的に声をかけることは少なく，どのようにかかわっていけばよいのかわからないような状況であった。病状などの状態の変化があったときには医師から説明を受けていたため，看護師は説明後に妻に声をかけ，医師からどのような説明を受けたのかを確認した。説明内容の把握が不十分であった場合には，医師の説明が困難でわかりづらかったのか，または妻のショックや不安が強いために受容できていないのか，妻の理解状況と心理状況を把握するようにかかわった。

　患者のキーパーソンとなる家族が，病気や障害を受けたあとの患者の状態をどの程度理解できているか，また，受容できているかは，患者・家族の今後の生活に大きく影響する。看護師は，家族の受容段階を医師と共有し，看護師も同席のうえで医師から家族への説明の場を設定し，家族の理解を促していく役割を担っている。さらに，ADL指導を含め，今後の社会復帰に向けた方針の決定において，早期から介入して家族を精神的にサポートしていくことも重要な取り組みの1つである。

　Aさんの妻は心筋梗塞の既往があり，Aさんのことと自分の身体のことの両方を心配し，今後の生活に漠然とした不安をかかえていた。看護師は，そのような状況を理解し，面会時には積極的に声をかけ，不安に対する精神的支援を行った。

　疾患により障害を受けるのは患者のみならず，その家族も同様である。患者をサポートする家族が精神的に混乱している場合や，疲労の蓄積がみられ

た場合にはそれに共感し，看護師から家族に声をかけ，信頼関係を構築することで不安を表出しやすい環境をつくる必要がある。また，臨床心理士などに介入を依頼し，家族の受容段階に応じた介入方法について相談し，それを医師や病棟スタッフにフィードバックした。

② ADL 拡大に向けた家族へのかかわり

　妻が A さんに声をかける回数が徐々に増え，言語的・非言語的コミュニケーションがとれるようになっていった。妻から看護師への質問では，食事はなにを食べているのか，どこまで自分でできているのか，リハビリテーションではなにをしているのかなどの入院中の生活状況についての具体的な疑問や，今後身体の機能はどのように回復していくのかといった前向きな質問があった。その一方で，回復がみられないのではないかという悲嘆的な不安がみられた。

　そこで，A さんがリハビリテーションを実施している様子を妻に見てもらうよう，PT・OT・ST に依頼した。妻は実際に，A さんの歩行訓練や，利き手交換訓練，食事の場面，コミュニケーションの場面を見て，A さんの現状の ADL や代償方法を理解できたようであった。また，A さんが一生懸命にリハビリテーションをしている姿を見た妻からは，機能の回復状況の変化に着目した発言が聞かれるようになり，補助具や A さんの嗜好などを看護師に伝えるようになっていた。看護師も，一緒に同席した際には，A さんが日々回復していく過程を実感できるような声かけを行った。

　このように，家族の受容や理解を促す過程で，患者が ADL の獲得に向けてリハビリテーションを行っている場に，家族にも実際に参加してもらうことも支援の 1 つである。実際に患者の状態を見学することや，看護師や PT・OT・ST の言葉を聞くことは，現状を把握する機会となる。家族は患者の失われた機能に目が向きショックを受け，悲嘆的になりやすいが，リハビリテーションで機能の再獲得を目ざす様子を見ることで，できていることに意識を向けてもらうような効果が得られる。

　患者・家族が主体的にリハビリテーションを行っていくには，それぞれが，現状とそれに対する治療やリハビリテーションの目標を理解していくことが重要である。現実を悲嘆せず，しかし，過大な目標設定とならないよう，医師や看護師，リハビリテーションスタッフは適切な時期に現状の説明と指導を行う必要がある。

② 患者指導

　看護師には，患者の ADL の習得の過程で，リハビリテーションの内容を把握し，適切な介助とフィードバックを行うことで，患者が依存的にならず，患者・家族が主体的に行動できるように指導していく役割がある。ADL の

獲得において重要なことは，患者が自分の障害の部位と，それによる可動域制限や荷重制限，禁忌肢位，麻痺の範囲などを理解し，無理な姿勢や活動による身体への負荷をかけすぎないようにしていくことである。今後，障害をかかえながら生活していくなかで，障害部位だけでなくほかの部位への負担や新たな障害をおこすことがないよう，患者自身が自分の身体をまもるすべを体得していけるように，看護師も指導のポイントを適切に把握して介入することが求められる。

　A さんのように PT・OT・ST などの他職種が介入してリハビリテーションを行っている場合，看護師は他職種と連携をはかり，実施したリハビリテーションの状況およびそれに対する患者の反応・言動について把握する必要がある。患者の ADL の拡大状況に応じてリハビリテーションもステップアップしていくため，看護師は適切な指導・介助を行い，患者の ADL の拡大を阻害しないように努めなければならない。そのため，A さんの筋力や関節可動域などの身体的能力や精神状況に応じて，ADL の獲得を段階的に指導した（⊃ 表 3-2）。入院中のリハビリテーションでは，A さんが主体的に取り組めるように，転院予定であっても退院後の生活を見すえた指導やポジティブフィードバックを行い，自立の範囲が広がるように ADL の指導を行った。

　A さんのように，脳梗塞の障害によるコミュニケーション能力の低下や，片麻痺・嚥下障害などのセルフケア不足がみとめられる場合，主介護者である妻が A さんの身体の制限や障害の範囲を把握しておく必要がある。看護師は，妻に A さんの ADL の獲得状況と介助や見まもりが必要な場面を伝え，

⊃ **表 3-2　右片麻痺をもつ患者の ADL 訓練の援助のポイント**

生活動作	指導のポイント
寝返り	麻痺側を上にすることが原則である。仰臥位から左側臥位になるときは，上肢は左手で右上肢を保持し左側に引っぱり，下肢は左下肢を右下肢の下から補助して，体幹の捻転を利用し重心を左側に移動する。
起き上がり	寝返りで左側臥位となった状態から，下肢側をベッドの下に降ろし，左肘関節に重心を移動して起き上がる。
立ち上がり	両下肢を肩幅程度に開き，足底が床に接地するよう健側を使って整える。ベッド柵や固定された家具を左上肢で保持し，上体を前傾させる。
更衣	ゆったりとした衣服を選択し，着るときは患側から，脱ぐときは健側から行えるよう指導する。ズボンをはくときは座位の状態で行い，右下肢を左下肢の上に組んで右下肢からズボンを通してはいていく。
食事動作	利き手交換訓練と自助具の使用方法を指導する。食器を固定するための滑りどめマットや，食事がすくいやすいような食器を選択して，自力で食事を摂取できるように調整・指導する。
排泄動作	まずは床上排泄で，尿器を左上肢で保持して行えるよう指導する。床上排泄が可能になったらトイレでの排泄動作を指導する。トイレでは，手すりを用いて車椅子から便座へと安定して移乗できるように指導する。その後，ズボンの更衣動作や，左上肢を使用した殿部の拭き取り動作が自立するように導く。

Aさんのセルフケアを阻害しないよう指導した。同時に，妻に介助の負担をかけすぎないように配慮した。

さらに，ADL状況に応じた自助具の使用方法や，自宅で代替可能なものの提案，自宅の階段や段差，手すりの有無を把握し，より生活しやすいように社会資源の提案をした。このように，患者・家族がともに安全に生活できるような環境調整もADLの指導の一環である。

③ 患者・家族の関係の調整

Aさんは脳梗塞の発症前，妻の介護をしながら生活していたという社会背景があり，家事や買い物，家計の管理なども含め，家庭内において主要な役割を担っていた。しかし，Aさんが発症したことで，妻がAさんの主介護者となり，それまでAさんがしていた家庭内役割を担うという関係性の変化が生じた。

このように，家族の1人が疾患や障害をかかえるとそれまでの家族関係に変化が生じ，家事や介護などの家庭内役割や，経済活動・社会活動などへ影響を及ぼす。さらに，患者・家族の精神衛生・QOLにも大きな影響を与える。看護師は，患者・家族のそれまでの生活スタイルを把握し，どのような変調をきたすかを予測し，家族関係の再構築や社会復帰に向けたサポートの一端を担う役割をもつ。患者・家族が不安を表出しやすいように信頼関係を築き，漠然とした不安を具体的かつ段階的に整理し，必要なサポート体制を検討して他職種と連携するなど，早期より介入していくことが重要である。その際に，医療スタッフは多種多様な家族のあり方を尊重し，自己の価値観にとらわれることなく患者・家族それぞれの意思を把握し，家族関係の再構築をはかるよう努めなければならない。

Aさんの場合は，Aさんの介護や妻をサポートする体制をつくることがおもな課題となったため，介護保険の申請を提案するとともに，妻が地域のなかで相談できる窓口として，ケアマネジャーや保健師などにつなぐなどの介入が検討された。

④ 患者・家族への継続看護

自宅への退院となるか他施設への転院となるかで療養の場は異なるが，早期から退院後の生活を見すえて必要な介入を検討していく必要がある。そして，それぞれの療養の場において患者・家族が必要な治療や，看護ケア，リハビリテーション，精神的サポートを包括的に受けられるように継続支援の準備を行う必要がある。

Aさんと妻は自宅退院を希望していた。しかし現実的には，Aさんは高齢の妻と2人暮らしであり，自宅環境や発症前にAさんが妻の介護をしていたという社会的背景を考慮すると自宅退院は困難な状況であった。また，

妻の面会時に，Aさんのリハビリテーションの状況や病棟での生活状況を見学してもらった結果，妻から「車椅子では家に帰るのは大変ね」という発言があり，Aさんも妻の発言にうなずいていた。医師からも，自宅での歩行が可能な段階にまでADLを拡大するためには，長期的なリハビリテーションで機能回復をはかる必要があるという説明があった。医師からの説明やADLの状況，自宅環境から，Aさん・妻ともに転院を選択した。Aさんは，現状のADL，家族のサポート状況から，回復期リハビリテーション病院へ転院となった。

　自宅退院や転院など，療養の場を決定していく段階では，患者・家族のそれぞれの意思を把握し，ともに納得して決定していくことが重要である。患者は，入院生活から早く住み慣れた自宅に退院したいという希望と，ADLの状況によっては家族のサポートが必要不可欠であり，負担をかけてしまうことへの不安との間で葛藤をいだきやすい。また，家族も患者を介護していけるのか，医療処置が必要となったときや急変時にはどうしたらよいのかなどの不安が強く，転院を希望することが多い。看護師は双方の意思を把握し，医師やMSWと連携し，意思決定の支援を調整する。

　他施設への転院の場合には，それまでの疾患や治療の経過，リハビリテーションとADLの状況，患者・家族が希望する支援，退院に向けた目標などを，看護情報提供書（転院サマリー）として作成し，継続的に支援が必要なことや，自宅退院に向けてADLの獲得や自宅調整が必要なものなどを引き継ぐようにする。

　自宅への退院では，社会資源を活用して家屋の環境調整を行い，患者・家族がそれぞれ具体的に退院後の生活をイメージし，患者のADLとそれに応じた介助の指導，ならびに必要な治療処置があれば家族への技術指導を，入院中から準備していく必要がある。また，家族にも支援が必要な場合や，治療処置が必要となるような場合は，患者・家族の状況や処置が適切に行われているかを確認するため，外来継続看護や訪問看護，訪問医療の介入が検討される。退院前には患者，家族，看護師，医師，リハビリテーションスタッフ，MSW，ケアマネジャー，訪問看護スタッフを含めた退院前カンファレンスの場を設け，それぞれの信頼関係の構築を行うとともに，疑問や問題を共有し，適切なサポート体制を検討する。看護師には，それらサポート体制の一端を担い，患者・家族が安心して自宅退院できるよう，施設と地域のかけ橋となることが求められている。

●**参考文献**
1) 大森太郎：ベッド上リハビリテーション指導. 整形外科看護 2014 春季増刊：pp. 231-237, 2014.
2) 北訓美ほか：これでバッチリ！ 先輩ナース＆リハビリスタッフが教える整形外科ナースが"できる"病棟リハビリテーション指導. 整形外科看護 20(9)：10-53, 2015.
3) 武田宜子ほか：リハビリテーション看護(系統看護学講座)，第 6 版. pp. 29-32, 医学書院, 2014.
4) 仲田享平：歩行器歩行. 整形外科看護 2014 春季増刊：pp. 214-220, 2014.
5) 姫村佳奈ほか：車いす移乗. 整形外科看護 2014 春季増刊：pp. 134-160, 2014.
6) 山川隆：松葉杖・杖歩行. 整形外科看護 2014 春季増刊：pp. 221-230, 2014.

まとめ

- 看護師は，患者の日常生活のなかで，車椅子への移乗や起き上がりの際の介助を行う。
- 看護師は，患者の状態を適切に評価し，患者・家族の思いを尊重した目標設定やフィードバックを行う。
- 移動・移乗補助具は，杖，歩行器・歩行車，車椅子に大きく分類され，患者の状態によって適切なものを選択する。
- 患者の生活環境を整えることは安全の確保とともに患者の能力を最大限に引き出すうえでも重要である。
- 疾患による障害の程度にかかわらず，患者のみならずその家族の受ける影響も大きいため，看護師は早期から患者の家族に対して精神的な支援を行うことも重要である。

復習問題

① 空欄を埋めなさい。

▶臥位から座位になるための動作を(①　　　　　　　)といい，座位から立位になるための動作を(②　　　　　　　)という。

▶杖使用時の階段昇降では(③　　　　　　　)の歩行を指導する。

② 正しい選択肢に○をつけなさい。

①杖は通常(健側・患側)につく。

②クラッチの中で最も重い荷重に耐えられるのは(ロフストランド杖・松葉杖)である。

③歩行困難な患者には(車椅子・歩行器)を選択する。

③ 左右を正しく組み合わせなさい。

①車椅子移乗・　・Ⓐオープナー
②整容・清潔・　・Ⓑクラッチ
③食事　　　・　・Ⓒスライディングボード
④階段昇降　・　・Ⓓリーチャー

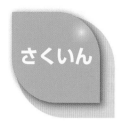

さくいん